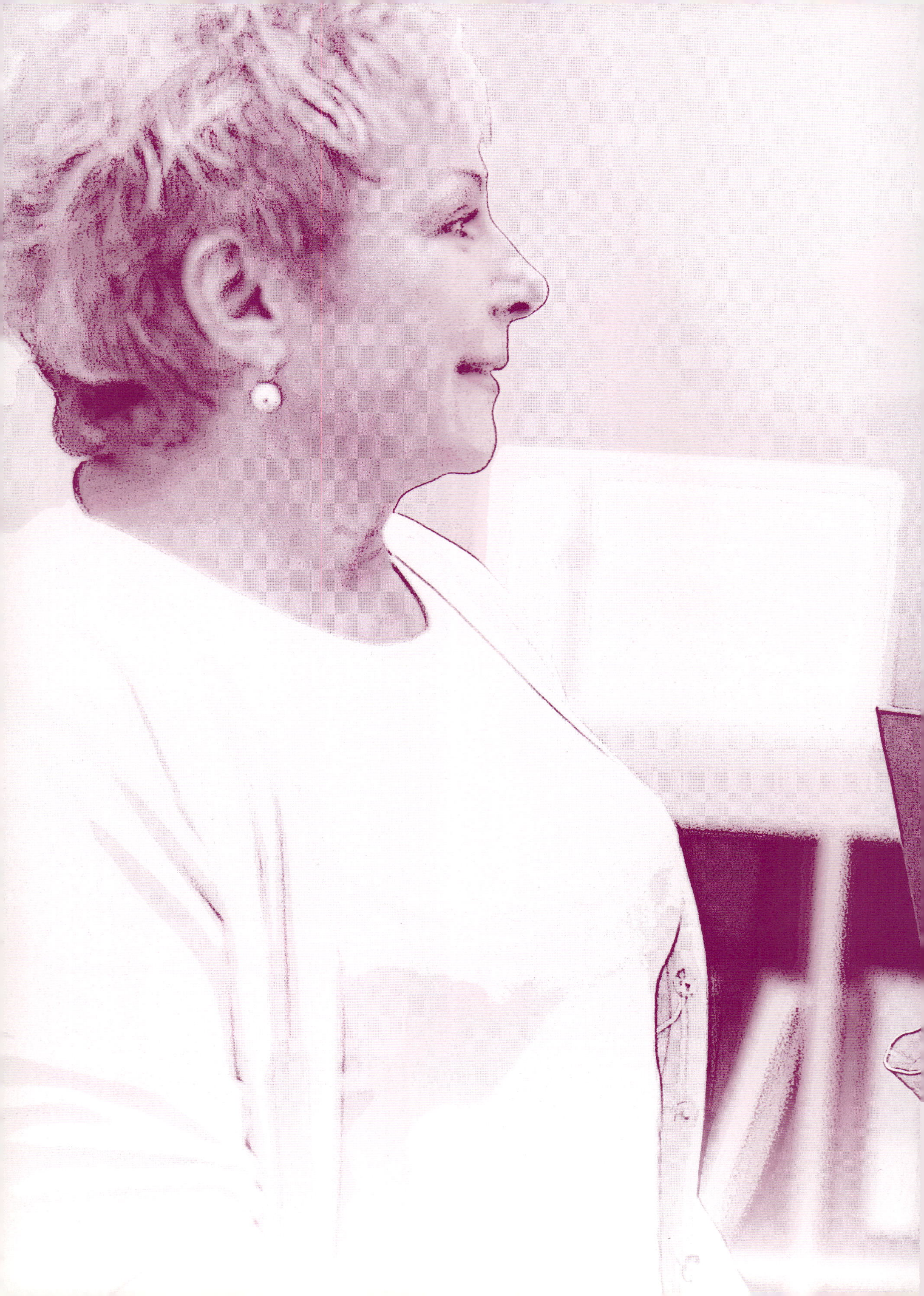

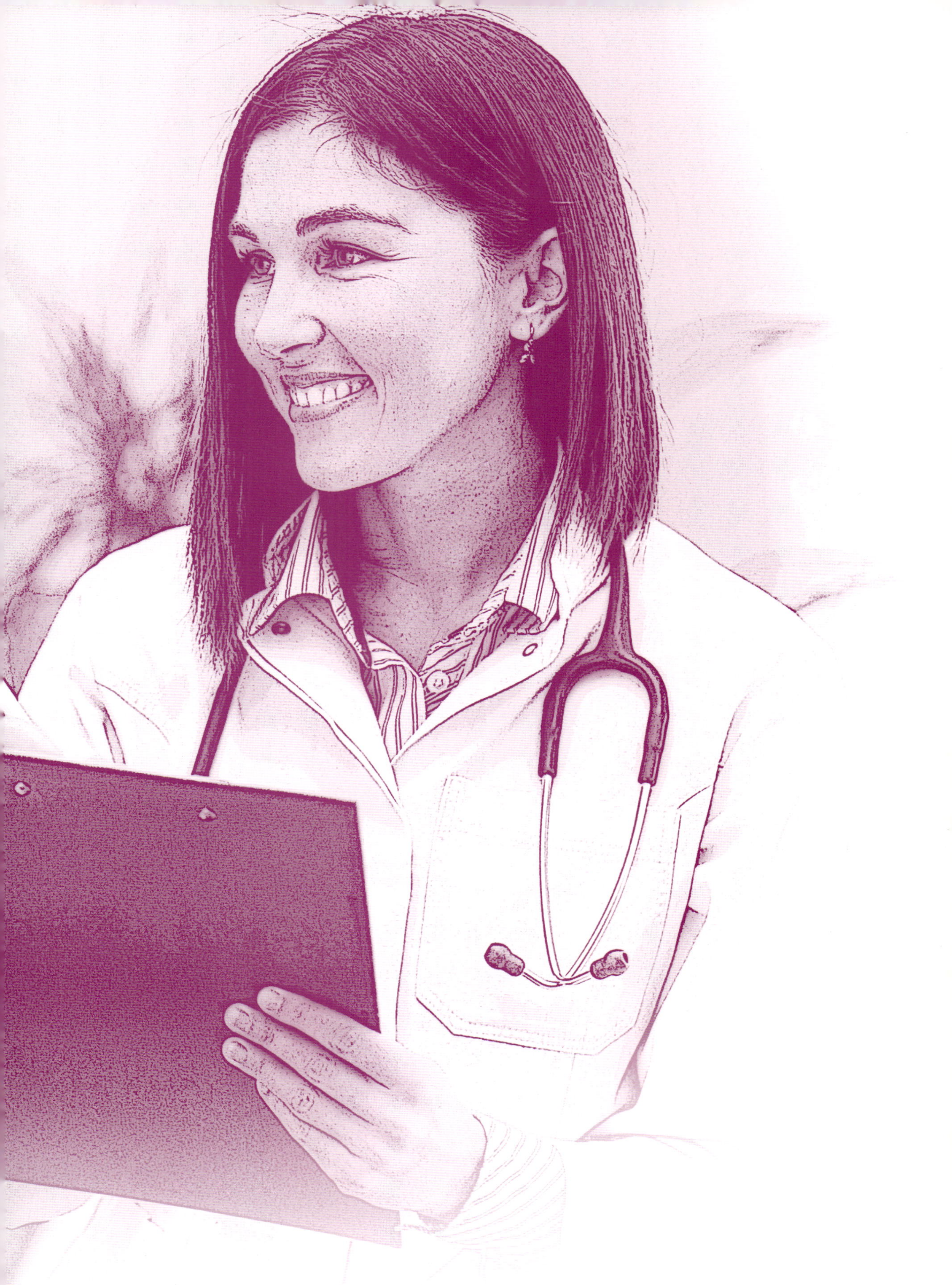

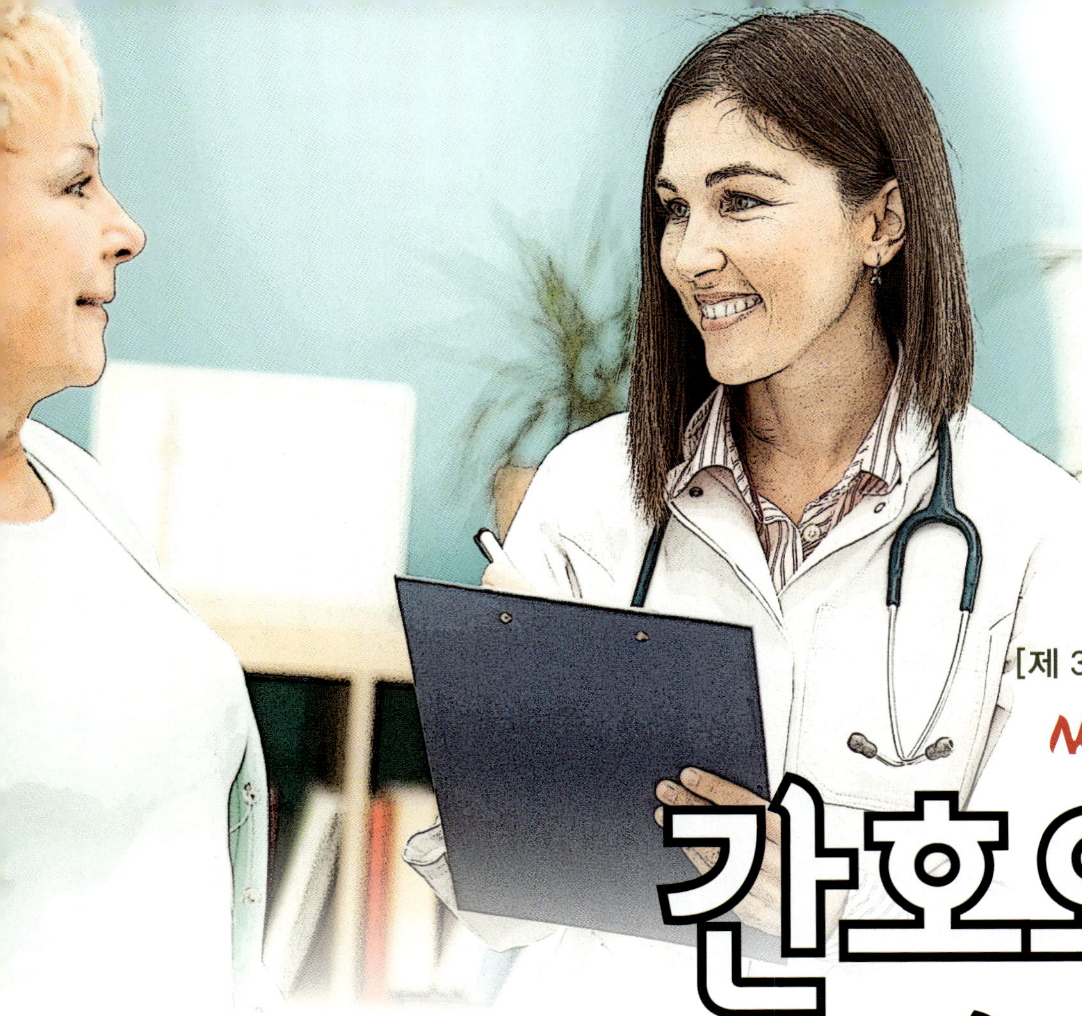

[제 3 개정판]

NEW

간호와 영양

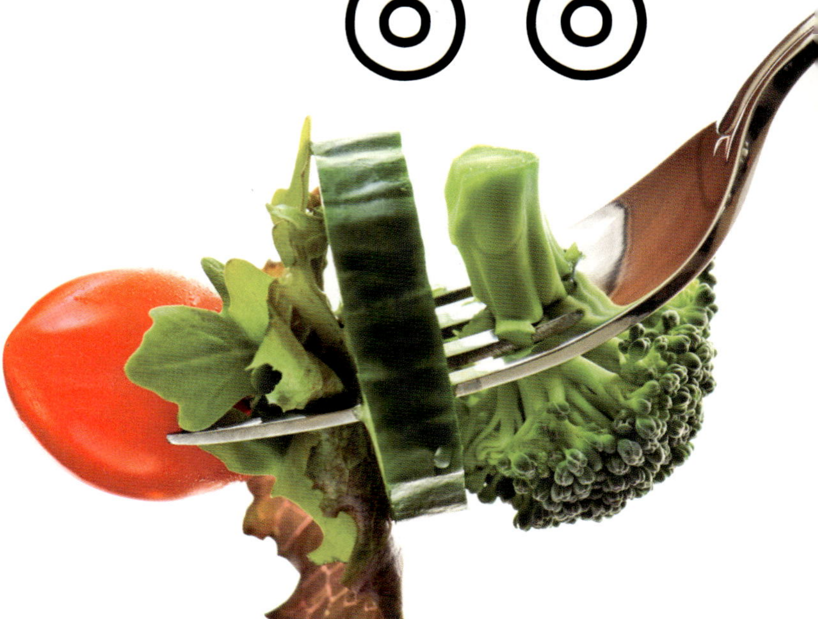

메디시인

머리말

오늘날 건강에 대한 관심이 늘어나면서 간호와 관련된 영양학은 그 영역이 빠르게 확대되고 있는 학문입니다. 특히 질병을 예방하고 치료하는 데 도움을 주는 임상영양치료(의료영양치료, MNT ; Medical Nutrition Therapy, CNT ; Clinical Nutrition Therapy)에 대한 관심이 크게 높아져서 이와 관련한 정보와 지식을 제공하는 원동력이 되고 있습니다.

살다 보면 몸이 불편하거나 아파서 병원에 가면 각종 검사를 하고 의사에게 진료를 받고 그 결과에 따라 약 처방을 받거나 경우에 따라 수술을 하게 될 수도 있습니다. 하지만 잘못된 식습관이나 생활습관으로 인해 체내 대사에 이상이 생겨서 발생하는 질환들에 대하여 어떤 음식을 주의해서 먹고 어떤 음식을 더 섭취해야 한다는 처방을 받게 됩니다.

수술 전후에도 일정기간 동안은 식사를 금하거나, 약을 먹을 때도 음식과 상호작용에 주의해서 섭취해야 한다는 권고를 받습니다. 이렇듯 대부분의 질병에는 음식을 통한 영양이 밀접하게 관련되어 있습니다.

질병과 관련된 임상영양치료 관리자로 의사, 간호사, 영양사, 약사, 각종 검사나 재활을 담당하는 의료인, 운동처방사, 가정에서 환자를 관리하고 도와주는 분들이 있습니다. 특히 의사와 간호사, 영양사는 환자를 가까이에서 보게 되므로 환자가 느끼는 불편함이나 영양과 관련한 문제점 등을 빨리 파악하여 도움을 줄 수 있는 컨설턴트입니다. 그러므로 환자들의 질병을 치유하고 건강을 회복시키는 데 도움이 되는 임상영양(의료영양)에 대한 지식을 습득하는 일이 꼭 필요합니다.

이번에 전면 개정한 '간호와 영양' 은 간호사들에게 좀 더 새로운 임상영양치료에 대한 지식과 정보를 제공하여 실용적으로 도움이 될 수 있게 구성하였습니다.

첫째, 영양학의 기초를 소개하여 영양의 중요성과 영양평가, 영양관리의 적용 등 영양이 건강을 어떻게 도와주는지에 대해 알려주고 있습니다.

둘째, 신체의 각 기관에서 이루어지는 대사와 에너지 균형에 대해 다루었으며, 또한 질병에 대한 약제의 사용, 허브 보충제의 영향, 식이와 약물 등의 상호작용과 특수 영양지원에 대해서도 정보와 실제적인 적용 방법을 알려주고 있습니다.

셋째, 최근 한국뿐 아니라 세계적으로 건강을 위협하고 있는 비만과 비만 관련 질환, 위장질환, 영양소 흡수불량 질환, 간과 담도계 질환, 당뇨병, 심혈관 질환, 신장질환, 호흡기계 질환, 암, HIV 감염 등과 관련된 임상영양 정보를 실제적으로 적용할 수 있도록 다루고 있습니다.

부록에는 새롭게 개정된 한국인 영양섭취기준, 당뇨병뿐만 아니라 일반인들이나 비만인도 실생활에서 활용할 수 있는 개정 보완된 식품교환표, 신장질환 환자를 위한 신장식품교환표를 수록하였습니다.

건강의 기본은 바른 식생활에서 출발합니다. 우리 조상들은 '밥이 보약이다.'라고 하여 음식과 약을 동일시했으며, 식생활이 건강의 기본임을 강조했습니다. 또한 건강은 운동 등을 통한 좋은 생활습관에 의해 얻을 수 있으므로 꾸준한 노력을 통해서만 건강을 지킬 수 있습니다.

이 책을 통해 많은 분들이 영양에 대한 재미있는 내용을 많이 발견하고 영양과 관련한 개념들을 전문적으로 잘 적용할 수 있기를 바랍니다.

원고 교정을 하면서도 내용을 점검하고 고심했지만 그래도 미흡한 부분이 있을 것입니다. 앞으로도 새로운 내용과 정보로 계속 수정, 보완해 나아가겠습니다.

〈간호와 영양〉이 나오기까지 많은 아이디어를 주시고 구상과 편집 등 오랜시간 많은 도움을 주신 지구문화사 임직원들과 집필자 가족 여러분께 진심으로 감사드립니다.

앞으로도 필자들은 임상영양치료를 통해 질병을 예방하고 치료하는 데 도움을 주는 좋은 책을 쓰고자 계속 노력하겠습니다.

2016년 새 봄에

필자 대표 한정순

차례

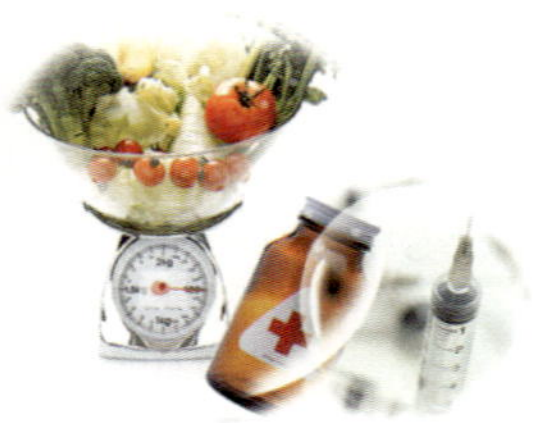

Contents

Chapter 3 환자를 위한 영양지원

Chapter 4 약물과 영양관리

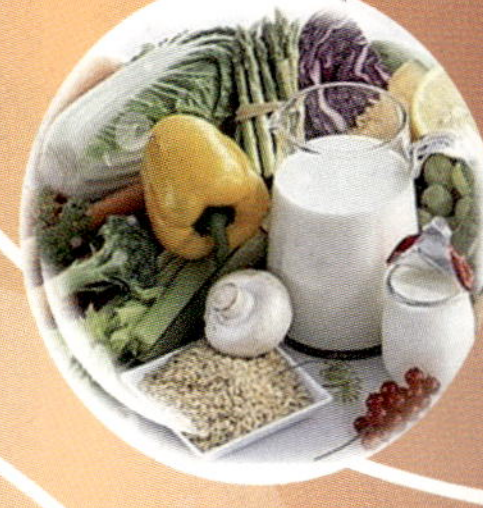

차례

Chapter 5 당뇨병

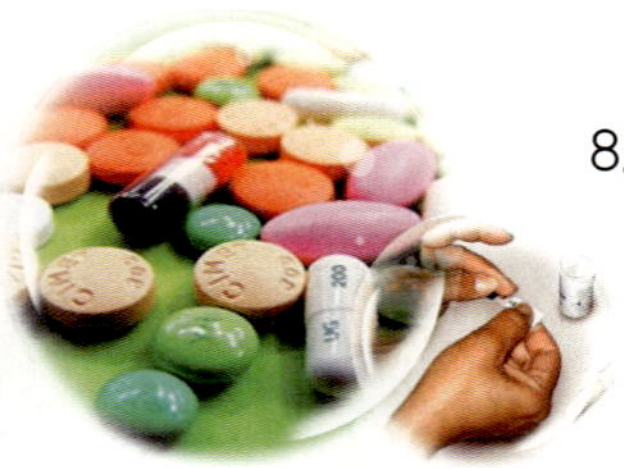

Ccontents

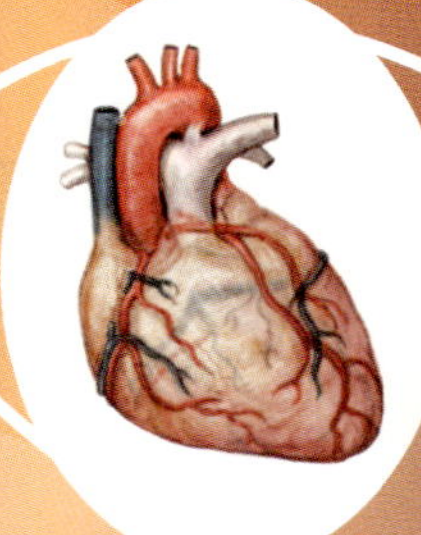

차례

Chapter 7 비만과 저체중

Chapter 8 구강 · 식도와 위 · 장 질환

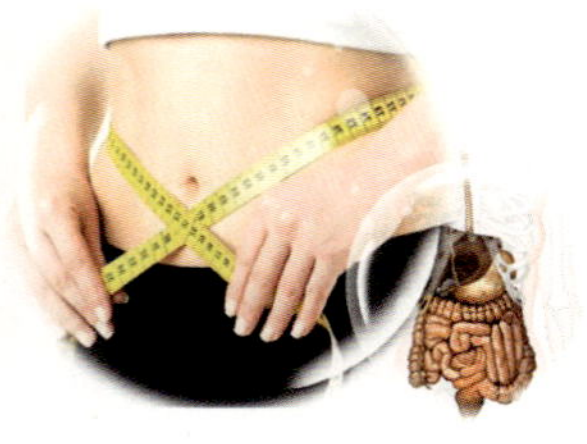

Contents

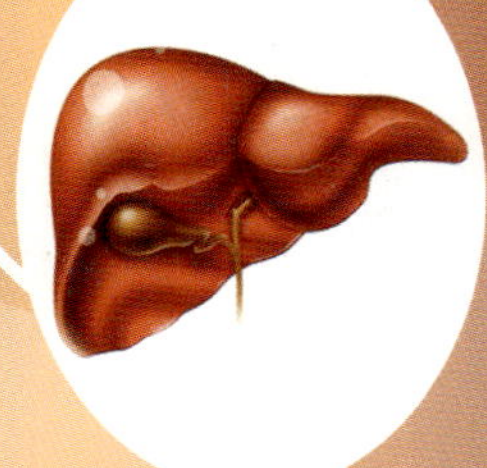

차례

Chapter 11 암 (cancer)

Chapter 12 골격계 질환과 신경계 질환

Chapter 13 빈혈과 선천적 대사장애 질환

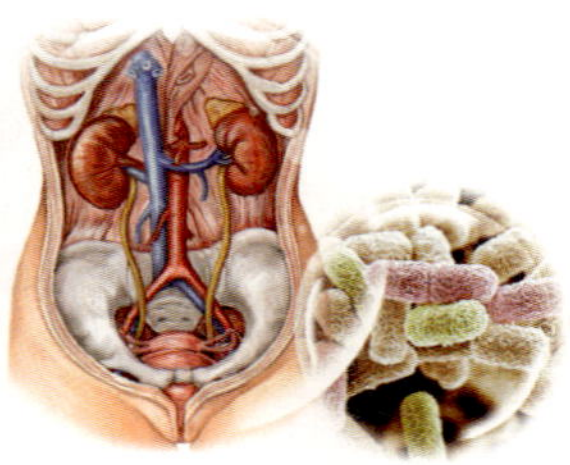

Ccontents

Chapter 14 수술과 화상

Chapter 15 면역과 호흡기계 질환

부 록 생활지침 및 영양섭취권장량

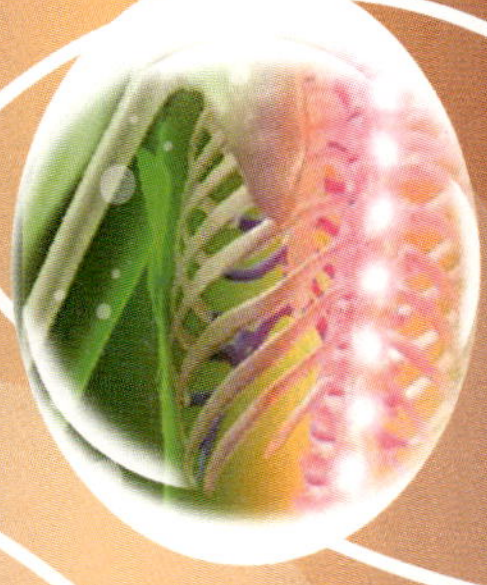

Nutrition & Nursing

NEW 간호와 영양

[제3개정판]

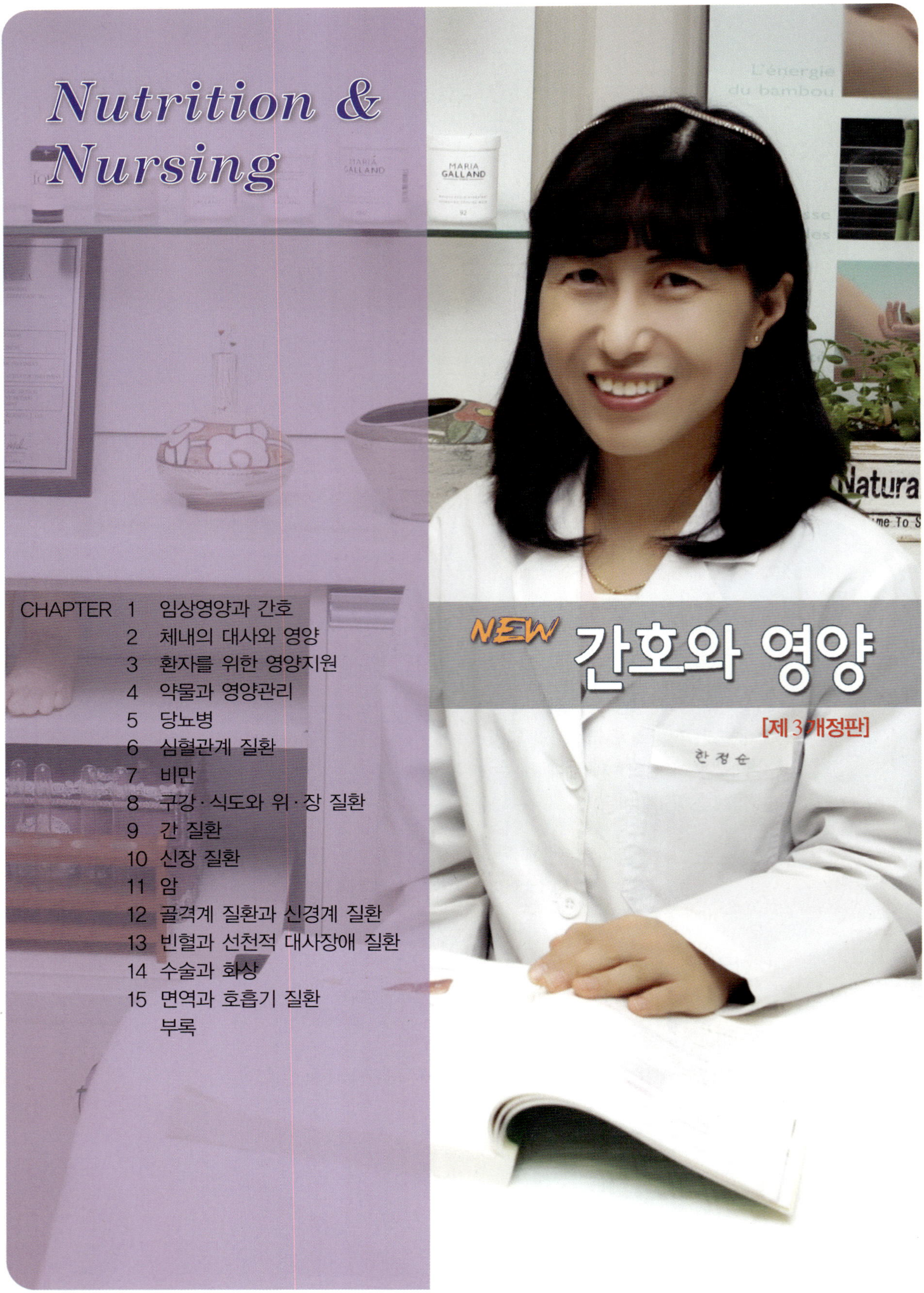

Chapter

1. 임상영양과 간호

1. 임상영양과 간호의 의의

Reference

세계보건기구(WHO)에서는 "건강이란 병이 없거나 허약함이 없는 것만이 아니라 신체적 · 정신적 · 사회적으로 완전히 양호한 상태를 말한다."라고 정의하고 있다.

모든 인간의 가장 큰 소망은 건강하게 태어나서 생활하다가 수명을 마치는 것이라고 할 수 있다. 그렇지만 항상 건강할 수만은 없다. 선천적인 질환이 있어 일생동안 고통 속에서 생활할 수도 있으며, 건강하다가 갑작스런 질병으로 병원을 찾아 치료를 받는 경우도 있으며, 만성적인 질환으로 오랫동안 치료를 받다가 사망에 이르기도 한다.

선천적인 질환을 제외하고는 대부분의 질병은 잘못된 식생활과 생활습관 때문인 경우가 많다. 비만, 당뇨, 고지혈증, 동맥경화증, 심혈관계 질환, 통풍과 대부분의 암 등은 영양불균형으로 인한 대사질환이라고 할 수 있다.

Reference

페닐케톤뇨증

우리 몸에 꼭 필요한 필수아미노산인 페닐알라닌을 대사시키는 효소가 선천적으로 결핍된 질환

이러한 질병은 어릴 때부터 식생활 관리를 꾸준히 하면 예방할 수 있으며, 질병에 걸리더라도 치유가 빠르고 덜 고통받을 수 있다. 예를 들자면 유전적인 대사질환 중 페닐케톤뇨증(phenylketone urea, PKU) 같은 질병도 페닐알라닌이 들어간 식품을 식사에서 제거하면 무리없이 생활할 수 있다.

일상 생활에서 식생활을 통한 영양관리는 건강을 유지하는 데 매우 중요하며, 질병이 발생했을 때도 영양소 조절을 통한 영양관리가 필수적이다.

영양관리를 통해 건강을 유지하고 질병을 치료하는데 도움을 주는 것을 임상영양치료, 혹은 의료영양치료(Medical Nutrition Therapy, MNT, Clinical Nutrition Therapy, CNT)라고 한다.

임상영양치료(의료영양치료)를 꼭 습득해야 하는 관계자들로는 의사, 간호사, 영양사, 약사, 그리고 각종 검사를 시행하는 의료인, 재활을 담당하는 치료인, 운동처방사, 가정에서 환자를 관리하고 도와주는 도우미 등이 있다.

특히 의사, 간호사, 영양사들은 환자들을 가장 가까이서 돌보고 관리하므로 환자들의 질병치유에 도움이 되는 의료와 영양에 관한 지식이 필수적이다. 수술과 약물요법도 중요하지만 영양불균형으로 인한 대사질환 치료에는 영양처방이 매우 중요하므로 이에 대한 지식을 갖추는 것은 환자의 건강회복에 꼭 필요하다.

2. 영양 상태와 건강

식생활을 균형있게 하지 않으면 체내 대사에 불균형을 일으키며 영양상태가 불량해지고, 영양불량은 체내에 필요한 영양요구량의 변화를 가져와 면역기능을 저하시켜 질병을 유발하거나 질병의 상태를 악화시킬 수 있다.

예를 들어 비만한 사람이 계속적으로 운동도 하지 않고, 고지방, 고열량 식품 위주의 식생활을 하다 보면 인슐린 저항성을 유발하여 제2형 당뇨병을 일으키기 쉬우며, 혈중 지질의 함량이 높아져서 이상지질혈증, 동맥경화, 고혈압 등이 발생할 위험이 증가한다.

이렇게 체내 대사가 불균형해지면 여러 가지 질환이 복합적으로 발생하게 되어, 치료도 어렵고 치료기간도 길어지며, 환자의 고통이 커지고, 의료비용도 매우 많이 든다. 따라서 영양관리를 통한 영양상태 개선은 치료에 도움을 주고 합병증을 예방하여 환자들의 질병 상태를 호전시켜 건강을 증진시킬 수 있다.

3. 질병이 체내 대사에 미치는 영향

질병의 종류와 증상 및 치료방법은 식품의 섭취나 소화 및 흡수장애 또는 영양소의 체내 대사 및 배설능력에 영향을 미친다. 예를 들면 특정 질환의 치료는 식욕감퇴 및 식품의 섭취감소를 초래하며, 구강이나 식도에 염증이 있는 환자는 음식물 섭취 시 어려움을 호소하게 된다.

특정 약물의 경우, 거식증이나 소화기관 장애, 영양소의 체내 기능 및 대사 장애 등을 유발하기도 한다. 장기입원 환자는 종종 욕창 등이 유발되고, 스트레스 증가로 체내 단백질 및 에너지 요구량의 증가가 초래된다.

급성질환으로 인한 식이섭취의 변화는 대개 일시적으로 발생하고 개인의 노력이나 생활방식으로 다시 조절할 수 있다. 그러나 만성질환의 경우 장기간의 식이요법 치료가 필요하다. 예를 들어 당뇨병 치료 시 장기간의 식이섭취와 생활방식의 변화가 필요하며 정상적인 상태로 되돌아가는 데 오랜 시간이 소요된다.

질병을 예방하고 치료하는 데 필요한 모든 의료행위는 여러 전문가들의 협력으로 이루어지는데, 영양관리에서 각 분야별 전문가들의 역할은 서로 중복될 수 있으나 조금씩 다르다.

환자들에 대한 건강관리는 임상치료 계획 안에 의료, 간호, 영양, 약물, 재활 등으로 이루어져 있으며, 질환에 대한 특정 임상진단과 치료 및 실행방법 등도 포함하고 있다.

4. 건강관리 전문가

1. 의 사

의사는 영양적인 측면까지 고려해서 수술과 약 등을 처방해야 하며, 환자의 질환 및 영양상태 평가에 기초한 처방을 내려야 한다. 따라서 의사는 간호사, 영양사, 기타 건강관리 전문가들과 협력하여 환자의 질병을 치유하고 건강을 회복시켜야 한다.

2. 임상영양사

환자나 병원을 내원하여 상담을 원하는 사람들에게 최적의 영양을 공급하기 위해 식품과 영양에 관한 전문가로서 올바른 영양지식을 전달해야 한다. 임상영양사는 환자의 영양상태와 식습관 상태를 파악하고, 그에 따른 영양문제를 진단한 뒤 환자에게 적절한 영양관리방법을 계획하고 실행하여 효과를 평가한다.

또한 임상영양사는 식품관리자로서의 역할도 담당하여 식단을 계획하고 실행할 때에는 팀을 이루어 영양관리를 한다.

환자들의 영양문제를 살펴보고 환자들의 영양상담 및 교육과 새로운 식단과 조리방법의 개발, 알맞은 식사의 제공, 환자들의 식품 선택이나 섭취에 대한 상담을 해준다. 또한 식품의 구매나 재고관리, 위생상태, 안전성 등을 담당하는 등 전반적인 식품 서비스의 과정을 총괄하기도 한다.

3. 간호사

간호사는 환자를 가장 가까이에서 돌보는 사람으로서 환자의 고충을 가장 빨리 알 수 있으며, 영양상태와 질환으로 인한 여러 합병증들의 증후를 제일 먼저 알 수 있으므로 영양관리를 효과적으로 할 수 있는 중요한 건강관리 일원이다.

환자들의 식사섭취에 대한 동기부여, 음식섭취와 관련된 여러 문제들의 해결 방안, 환자들의 식사섭취량 조사, 특정식품에 대한 환자들의 궁금한 점들에 대한 답변과 같은 직접적인 영양관리 서비스를 제공할 수 있다.

특히 간호사는 건강관리팀의 중심 일원으로서 경관영양이나 정맥영양에 대한 관리책임도 갖고 있다. 영양사가 없는 병원에서는 간호사가 영양관리 분야에 대해 보다 많은 책임을 지게 되어 영양지원팀과 함께 환자를 돌보는 책임이 막중하다.

영양지원팀은 환자에게 병원식 뿐 아니라 경관영양이나 정맥영양 시 필요한 영양소들을 제공하는 건강관리 전문가들로 이루어져야 한다. 노인이나 거동을 할 수 없는 환자들, 여러 가지 이유로 병원에 오기 어려운 환자들을 방문하여 간호하는 방문간호사도 포함된다.

4. 그 밖의 건강관리 전문가들

약사, 물리치료사, 언어치료사, 사회사업가, 간호조무사, 간병인(노인 · 병자 · 장애자를 돌보는 보조원) 등이 해당하며, 이들은 환자의 영양문제 및 건강상태, 개인적 요구사항과 같은 중요한 정보들을 의사, 영양사나 간호사에게 알려주어 치료기간을 단축하고 환자들의 고통을 경감시킬 수 있다.

5. 영양관리체계

영양관리는 의사, 간호사, 영양사가 협력하여 영양상태를 평가(Nutrition Assessment)하고, 진단(Nutrition Diagnosis)해서, 알맞은 영양치료(Nutrition Intervention)를 하며, 영양상태를 모니터(Nutrition Monitoring and Evaluation)하고, 효과를 판정하는 것으로 이루어진다.

Reference

영양상태 판정 및 판정방법

① 식사조사
② 신체계측
③ 생화학검사
④ 임상검사

1. 영양상태 판정 및 판정방법 (Nutrition Assessment and Method)

영양상태 판정은 환자의 영양상태 및 영양필요량 측정을 위해 식사조사(Dietary survey)와 생화학검사(Biochemical test), 신체계측(Anthropometry) 및 임상조사(Clinical observation)를 통해 자료를 수집하여 이루어진다.

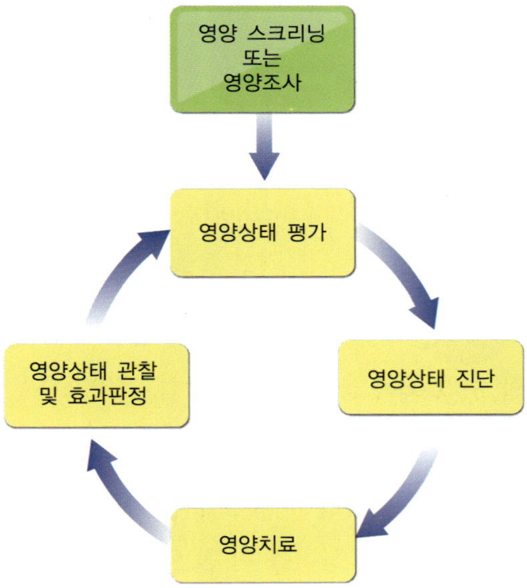

그림 1-1 영양관리
출처: Nutrition and Diet Therapy, 2009, p. 410

(1) 식사조사

식사조사는 섭취음식, 식사패턴, 생활습관, 음식선택 시 영향을 미치는 여러 가지 문제와 식습관을 알 수 있는 중요한 정보자료이다. 24시간 회상법과 평소의 음식 선택에 대해 조사하는 음식섭취빈도 조사가 있다.

식품섭취 조사방법은 다양하며, 각 방법마다 장단점을 갖고 있기 때문에 보다 정확한 자료 수집을 위해서는 한 방법만 사용하는 것보다는 여러 방법을 병행하여 사용하는 것이 바람직하다.

Reference

영양불균형과 관련있는 질병

알코올성 간 질환, 흡인성 폐렴, 과식증 · 폭식증, 암, 소아 지방변증, 탈수증, 당뇨병, 저혈당증, 염증성 장 질환, 간질환, 고혈압, 신장질환, 음식을 삼키기 어려움, 심한 구토

표 1-1 영양판정에 도움이 되는 지표

- 나이, 자신의 병력 및 가족의 병력
- 신장, BMI, 체중 변화
- 생화학적 지표들의 변화
- 최근 식이섭취량이나 식욕의 변화
- 식품섭취를 어렵게 하는 증상이나 문제점들(저작이나 연하곤란, 오심, 구토)
- 식품 알레르기나 섭취제한 식품
- 빈혈, 소모성 질환이나 욕창
- 당뇨병, 신장질환, 기타 만성질환
- 영양소 흡수를 저해하는 약물의 복용
- 우울증 등

Reference

식품섭취자료는 개인의 기억과 정직성, 평가자의 기술과 교육에 의해 다양하게 나타날 수 있기 때문에 정확한 음식섭취 자료를 얻는 것은 어려운 일이다.

1) 24시간 회상법 (24-hour recall method)

24시간 회상법은 본인이 그 전날 또는 24시간 전부터 지금까지 먹은 음식, 음료수를 모두 이야기하도록 하는 방법이다. 응답자가 어느 정도의 양을 먹었는지에 대해 잘 이해할 수 있도록 음식모형, 계랑컵, 계량스푼을 사용할 수 있다.

하루 동안의 음식섭취에 대해 이야기하면, 질문자는 그날의 음식섭취가 평소와 같았는지 물어보고, 만약 아니라면 평소의 섭취와 어떤 점이 다른지를 질문한다. 회상법은 개인의 일반적인 식이를 더 잘 알아보기 위해 여러 번(연속하지 않은 날) 수행할 수 있다.

회상법은 적합한 영양관리계획을 수립하고, 질병을 일으킬 수 있는 음식을 찾는 데 필요한 자료를 얻을 수 있다. 그러나 계절적 다양성을 고려하지 않기 때문에 식이의 적절성을 결정하기에는 부족하다. 또한 설문과정이 개인의 기억에 의존하기 때문에 음식섭취가 때때로 적게 나타나기도 한다.

표 1-2 식사조사방법의 종류 및 장단점

방법	개요	장점	단점
24시간 회상법	24시간 동안 먹은 음식과 음료를 자세하게 조사	• 응답자의 지식, 교육 정도와 관계없이 결과를 얻을 수 있다. • 식품을 모두 먹은 후 조사하기 때문에 식품 선택에 간섭받지 않는다. • 빠른 시간에 많은 대상자를 조사하므로 예산이 적게 들고 비교적 쉽게 평가가 가능하다.	• 기억에 의존하므로 섭취한 식품을 빠뜨리기 쉬우며, 어린이나 노인에게는 적합하지 않다. • 음료, 양념 등이 측정되지 못할 가능성이 있다. • 1회분 섭취량을 회상하는데, 오류를 범하기 쉬우며 식품섭취를 과소 · 과대평가할 수 있다. • 소득에 따라 조사기술이 다를 수 있다. • 하루의 섭취자료가 응답자의 정확한 평소 섭취라고 할 수 없다. • 계절적인 차이가 나타나지 않는다.
식품섭취빈도 조사법	특정 기간 동안 먹은 음식식품의 섭취 빈도를 조사	• 오랜 기간의 식품 섭취를 평가하므로 하루, 계절적인 변화를 고려하지 않아도 된다. • 음식이 완전히 소비된 후 조사하므로 식품 선택에 구애받지 않는다. • 조사비용이 저렴하다. • 조사대상자가 직접 기록할 수 있으며 시간과 노력이 많이 들지 않는다.	• 기억에 의존한다. • 식품섭취의 단기간 변화를 관찰하는 데에는 적절하지 않다. • 도와주는 사람 없이 서빙사이즈를 평가하는 것은 어렵다. • 식품의 섭취빈도 외에는 다른 정보를 얻기가 힘들다. • 한정된 식품 목록과 1회 섭취분량으로 조사대상자의 평소 식품섭취 패턴을 반영하지 못할 수도 있다. • 일반 대중을 위한 식품 목록은 특정 인구의 식품섭취를 알아내는 데 한계가 있다. • 식품목록의 수가 많을수록 추산된 영양소의 섭취량이 높고, 식품목록 수가 적으면 영양섭취량이 낮게 평가된다.

(계속)

표 1-2 식사조사방법의 종류 및 장단점 (계속)

방법	개요	장점	단점
식사 기록법	특정 기간-보통 며칠 간-동안 먹은 음식을 적게 하는 방법으로 체중과 음식의 양을 알 때 정확성이 높아진다.	• 기억력에 의존하지 않아 식사한 것을 잊어버릴 염려가 없다. • 먹은 음식을 그때그때 적기 때문에 평소 식사섭취량과 정확한 식품섭취 자료를 얻을 가능성이 크다. • 기록하는 방법이 식품 선택에 대한 의식을 향상시켜 식품섭취를 조절할 수 있다. • 식사 습관에 대한 자료를 얻을 수 있다.	• 개인적인 식품선호의 다양성 때문에 자료분석 시 시간과 노력이 많이 든다. • 시간이 걸리고 귀찮기 때문에 높은 수준의 동기유발이 필요하며 면접기술도 요구된다. • 대상자들이 기록을 쉽게 하기 위해 누락시키는 경우가 많으며 식사패턴을 바꿀 염려도 있다. • 기록할 때 내용이 많아 지식과 인내 및 협조가 필요하다. • 계절적인 변화를 알 수 없다.
직접 관찰법	주거지에서 직접 관찰하는 방법이다. 식사 전후의 식판, 냉장고 등을 관찰한다.	• 기억에 의존하지 않고 개인의 식품섭취를 방해하지 않는다.	• 거주지가 있을 때만 가능하다. • 비용이 든다.

2) 식품섭취빈도 조사법 (food frequency questionnaire)

식품섭취빈도 조사법은 특정기간 동안 평균적으로 소비되는 음식과 음료의 종류와 양을 조사하는 것이다. 일반적으로 조사하고자 하는 목적에 따른 특정 식품목록을 만들고 제시된 식품의 섭취빈도를 하루, 일주일, 한 달 단위로 빈도수를 표시하도록 ㅁ표시가 있다.

이 방법의 단점은 최근 음식섭취의 변화를 측정할 수 없으며, 식품목록 수에 따라 추산된 영양소의 섭취량이 다른 경향이 있다.

3) 식사기록법 (food record)

식사기록법은 특정기간 동안 먹은 식품과 음료의 양을 그때그때 기록하는 방법으로 기억에만 의존하지 않는 장점이 있다. 자세한 음식 기록은 먹은 음식과 음료의 양과 종류, 먹은 시간, 준비방법 등이 포함되므로 개인의 식습관에 대한 정보도 제공한다.

식사기록법은 많은 시간이 소요되고, 정확한 기록을 하기 위해서는 강한 동기유발이 필요하다. 기록과정 자체가 음식섭취에 영향을 미칠 수 있으며, 음식을 다양하게 섭취하는 것을 정확하게 측정하기는 매우 어렵다.

4) 직접 관찰법(direct observation)

음식섭취를 직접 관찰하고 분석하는 방법으로 개인의 선호 음식, 식성의 변화, 처방된 식이요법에 대한 문제점을 밝힐 수 있다. 식사 전에 음식의 양을 측정하고 식사 후에 남아있는 음식의 양을 계산해서 기록함으로써 음식섭취량을 측정하여 실제로 소비한 음식과 음료의 칼로리 양을 측정하는 것이다.

이 방법은 환자의 섭취량을 가장 정확하게 평가할 수 있는 장점이 있지만, 정확한 측정과 기록이 필요하고 비용이 든다.

(2) 신체계측(Anthropometric data)

개인의 체조직 구성과 발육의 상태를 측정한 다음 표준 발육상태와 비교하여 영양상태를 판정한다. 영양은 신체성장과 신체조성(지방, 근육, 체수분량 등)에 영향을 미치는 중요인자이다.

신체계측값은 일반적으로 비만, 영양결핍증, 열량-단백질결핍을 판정하는 데 유용하다. 신장과 체중은 가장 일반적인 측정 요소이고, 아이들의 성장과 성인의 영양 상태를 평가하는 데 도움을 준다. 그밖에도 체지방과 허리, 팔 · 다리의 둘레를 측정하기도 한다. 장기간에 걸친 영양상태를 반영한다.

① 신 장

신장은 영아나 어린이의 영양, 건강 정도를 나타내는 좋은 지표이다. 성인의 경우 신장은 개인의 에너지 필요량 또는 적정한 몸무게를 측정하는 데에 사용할 수 있다. 24개월 미만의 아기들, 신체적, 의학적인 이유로 도움없이 일어설 수 없는 어른이나 아이의 경우는 누운 키로 측정한다. 서 있는 자세의 키는 2세 이상의 어린이나 성인의 경우 측정한다.

② 체 중

체중은 영양상태 판정 시 중요한 측정자료이다. 신체 내의 열량 섭취와 소비열량의 균형 상태를 반영한다.

체중 변화는 체내 수분균형에 의해 나타날 수도 있으며, 이유없는 체중 감소는 열량–단백질 결핍의 전조증상이 될 수 있다.

또한 체중은 성장을 예측하는 데 중요하며, BMI(체질량지수)를 산출하면 비만의 판정에도 유용하다. 체중을 측정할 때 공복의 상태에서 매일 측정할 경우 되도록 일정한 시간에 측정하도록 한다.

③ 머리 둘레

머리 둘레의 측정은 3세까지의 두뇌성장과 영양부족을 평가하는 데 유용하다. 머리 둘레는 태아기, 신생아기의 아이들의 두뇌발달을 추정할 수 있으며, 생후 2년까지는 만성적인 단백질–열량 결핍여부 및 정도를 판정하는 지표로 사용될 수 있다.

④ 허리와 팔, 다리 둘레

허리와 팔, 다리 둘레는 체지방, 근육량을 알 수 있는 지표이며, 허리둘레는 내장지방과 관련이 있고, 영양과잉을 판단하는 데 유용하다.

⑤ 체단백질량 측정

상완위 둘레, 상완근육 둘레, 상완위 근육면적을 통해 측정할 수 있다. 상완은 피하지방과 근육 및 골격으로 되어 있으며 골격은 영양결핍이 있어도 일정한 면적을 유지하므로 상완위 둘레 감소는 근육량 감소도는 피하지방의 감소를 반영한다.

표 1–3 체중과 영양상태

% IBW(ideal body weight)	건 강
>120	비만
110~120	과체중
90~109	적절한 체중(위험 없음)
80~89	가벼운 영양실조
70~79	보통의 영양실조
<70	심한 영양실조

*%IBW(ideal body weight) = 현재체중/표준체중 × 100

표 1-4 영양상태 선별검사의 기준

평가기준	기준	
	위험도	고위험도
식사형태	치료식, 경관급식 금식 · 유동식 >5일	TPN (Total Parenteral Nutrition)
진단명	신장, 췌장, 간, 소화기, 종양, 신경계 질환 등	영양불량증
생화학 검사 Total lymphocyte count /mm^3	알부민 <3.3g/dL TLC < 1,500/mm^3(총임파구수)	알부민 < 2.8g/dL TLC 1,200/mm^3
체중	이상체중의 70~90%	<이상체중의 75%

(3) 생화학검사(Biochemical analysis)

생화학검사는 식이조사법이나 신체계측을 통한 영양상태평가보다 훨씬 객관적이고 정확한 자료를 제공한다. 또한 단백질-에너지원, 비타민, 무기질 상태, 체액, 전해질 균형과 신체기관기능에 대한 영양평가정보를 제공한다.

혈액검사는 여러 요인들이 분석결과에 영향을 미칠 수 있다. 예를 들면 혈청의 단백질 수치는 체액의 불균형, 임신, 약물복용, 운동에 의해 영향을 받을 수 있다. 비타민과 무기질의 혈청수치는 여러 가지 생리학적 요인에 의해 영향을 받을 수 있기 때문에 영양결핍의 지표로는 부적합하므로 영양문제를 진단하기 위해 다양한 종류의 생화학검사가 필요하다.

1) 단백질 대사 관련 생화학검사

① 총 단백질: 정상범위 6.5~8.5 g/dL

혈장단백질 수치는 단백질 상태를 평가하는 데 도움이 된다. 예를 들면 단백질-열량 결핍과 간질환을 앓은 환자들은 모두 혈장단백질이 감소할 수 있다. 스트레스, 임신, 신장이상, 아연수치, 약물복용 등도 혈장단백질 수치를 변화시키는 요인이 될 수 있다. 내장단백질(Visceral proteins)상태는 혈청 알부민, 혈청 트랜스페린 검사를 통해 알 수 있다.

- **높아지는 경우**: 총단백질은 알부민(Albumin)이 60%를 차지하고 나머지 40%는 글로불린(Globulin) 분획으로 구성되어 있다. 탈수(Dehydration)나 혈액 내 수분량이 적으면, 혈액이 농축되어 단백질 수치가 올라갈 수 있다. 또한 고 감마글로불린혈증에서 증가할 수 있다.

- 낮아지는 경우: 영양부족, 특히 단백질 섭취부족으로 나타날 수 있다. 또한 장의 흡수장애, 간에서의 합성저하, 소변으로 배설증가(신장질환), 혈관 외 유출(출혈 등) 등으로 단백질이 감소될 수 있다.

② 알부민: 정상범위 3.5~5.0g/dL

내장 단백질 평가에 중요하며 신체 내에 많은 양이 존재하고 감소하는 속도가 느리기 때문에 영양상태의 변화를 반영하는 것이 느리다.

만성 단백질-열량결핍 환자들은 체단백질이 고갈되었더라도 정상수치를 유지하며, 장기간의 영양불량상태 이후에만 수치가 감소된다.

영양불량이 치료되었을 땐 알부민의 농도가 다시 서서히 증가하기 때문에 정확한 지표는 될 수 없다.

- 높아지는 경우: 탈수(Dehydration)나 혈액 내 수분량이 적으면, 혈액이 농축되어 알부민 수치가 올라갈 수 있다.
- 낮아지는 경우: 단백질과 아미노산의 섭취부족과 장의 흡수장애로 감소하거나, 간질환으로 인하여 합성기능이 저하되는 경우에 감소하며, 소변으로 배설증가(신장질환), 혈관 외 유출(출혈 등) 등으로도 감소한다.

③ 전알부민(Pre albumin;티록신 결합 전 알부민)

내장 단백질 수준을 측정할 수 있다. 정상범위는 16~40mg/dL이다. 반감기가 2일로 짧아 내장 단백질 상태의 단기간의 변화를 알 수 있다.

- 낮아지는 경우: 외과적 외상, 스트레스, 염증, 간염, 간기능 부전이 있는 경우 낮아진다.

④ 글로불린: 정상범위 1.0~5.0g/dL

- 높아지는 경우: 염증이나 감염으로 인해 높아지며, 골수종 등 종양이 있을 경우에도 증가한다.

2) 지방대사 관련 생화학검사

① 중성지방: 정상범위 150mg/dL 이하

- 높아지는 경우: 지방간, 동맥경화, 심장병의 위험이 높아진다.

② 콜레스테롤: 콜레스테롤 정상범위 200mg/dL 이하

- **높아지는 경우**: 포화지방이 많은 식품위주의 식사를 하거나 콜레스테롤 함량이 많은 식품의 섭취, 에너지가 높은 패스트푸드 등 지방이 많은 식사의 과잉섭취가 주요원인이다.
- **낮아지는 경우**: 지방이 부족한 식사를 하거나 채식주의자들에게서 나타날 수 있다. 심한 간질환에서 지단백의 합성저하, 갑상선 기능 항진증에서 담즙산의 분비 증가 등으로 인해 감소될 수 있다.

Focus ON

혈중 중성지방을 높이는 요인들

- **탄수화물 식품**

탄수화물 식품을 과잉섭취하면 간에서 중성지방 합성이 증가한다. 간에서 만들어진 중성지방은 VLDL(초저밀도지단백, very low density lipoprotein)의 형태로 혈액으로 보내져서 근육세포 등에서 에너지를 생성하는 데 쓰이고, 여분은 지방세포에 저장된다.

- **포화지방이 많은 식품**

포화지방이 많은 식품은 95% 이상이 중성지방이기 때문에 과잉섭취하면 중성지방이 올라간다. 포화지방산은 췌장에서 분비되는 지질분해효소에 의하여 지방산과 모노글리세리드로 분해되어 소장세포로 흡수된다.

흡수된 모노글리세리드는 대부분 킬로미크론(chylomicron)이 되어 림프관으로 들어간 후 전신순환을 하고, 일부는 직접 정맥으로 들어가 알부민과 결합하여 운반된다. 킬로미크론에 포함된 중성지방의 대부분은 근육세포에서 에너지로 사용되고, 남은 것은 지방세포에 저장된다.

- **식이섭취 외 요인**

근육세포 또는 지방세포막의 지단백 지질분해효소(lipoprotein lipase)의 활성이 감소되는 모든 대사장애는 중성지방을 증가시킨다. 중성지방은 초저밀도지단백의 형태로 말초조직의 세포(근육세포, 지방세포)에 운반된다. 운반된 중성지방은 지단백 지질분해효소(LPL, lipoprotein lipase)에 의해 글리세롤과 유리지방산으로 분해된 후 에너지로 바로 사용하거나, 에너지 고갈에 대비하여 다시 에스테르화하여 중성지방으로 저장된다.

당뇨병 또는 당대사장애의 경우에 간에서 중성지방합성은 증가하나 근육세포, 지방세포막에 있는 지단백 지질분해효소의 활성은 감소하기 때문에 혈중 중성지방이 증가한다. 신장질환의 경우에도 간에서 VLDL의 생산이 증가하고, 말초조직에서 지단백 지질분해효소 활성이 감소하기 때문에 중성지방이 증가할 수 있다. 그 밖에 갑상선 기능저하증, 약물, 스테로이드, 경구피임약 복용 시에도 대사장애로 인하여 중성지방이 증가할 수 있다.

③ LDL-콜레스테롤: 정상범위 130mg/dL 이하

콜레스테롤을 간에서 조직으로 운반한다. 콜레스테롤을 많이 가지고 있는 LDL이 높으면 혈관 내피하에서 산화 변성을 받아 혈관 내에 축적되어 동맥경화를 진행시키고, 심장병, 뇌졸중의 위험을 높인다.

Focus ON HMG CoA 환원효소(HMG CoA reductase)

콜레스테롤은 아세틸 CoA가 HMG CoA 환원 효소에 의해 메발론산이 되고 스쿠알렌, 라노스테롤을 거쳐 생성된다. 즉, HMG CoA 환원 효소는 콜레스테롤의 합성에 가장 중요한 속도조절 효소로서, 세포 내에 콜레스테롤이 많아지면 음성 되먹이기 기전으로 HMG CoA 환원효소(HMG CoA reductase)를 억제하여 세포 내에서 콜레스테롤의 합성을 억제한다.

Statin과 같은 약제들은 HMG CoA 환원효소(HMG CoA reductase)를 억제하며 콜레스테롤을 감소시킨다.

④ HDL-콜레스테롤: 정상범위 50mg/dL 이상

낮아지는 경우

- 식품의 섭취가 너무 많았거나, 포화지방산이 많은 동물성 식품을 많이 섭취하면 HDL-콜레스테롤이 낮아진다.
- 고중성지방혈증(고 TG혈증, Hypertriglyceridemia)인 경우에 HDL-콜레스테롤은 감소한다. 비만, 당뇨, 인슐린 저항이 있는 경우에도 HDL-콜레스테롤은 감소한다.
- 간질환으로 인해 감소될 수 있다.
- 흡연, 혈압강하제, 혈당강하제, probucol(항지혈증 약물)을 복용하는 경우, 운동이 부족한 경우에도 HDL-콜레스테롤은 감소한다.

Focus ON HDL-콜레스테롤

HDL-콜레스테롤은 콜레스테롤을 조직세포에서 간으로 운반하여 콜레스테롤을 제거하는 지단백이다. HDL-콜레스테롤이 낮으면 혈액 내에 있는 콜레스테롤을 간으로 제대로 운반하지 못한다. 또한 혈중 중성지방이 증가하는 대사성질환에서도 HDL-콜레스테롤이 감소한다. HDL-콜레스테롤이 낮으면 동맥경화증 발생 등의 위험이 높으므로 HDL-콜레스테롤은 높게 유지하는 것이 바람직하다.

3) 핵산 대사 관련 생화학검사

① 요산: 정상범위: 3~6mg/dL

- **높아지는 경우:** 알코올, 핵산이 풍부한 식품 과다섭취, 신장에서의 요산(uric acid) 배설의 저하, 유전적 대사질환에 의한 요산합성 증가, 과도한 운동 등에 의해 높아질 수 있다.

> **Focus ON 요산이란?**
>
> 요산은 핵산(DNA, RNA)을 구성하는 퓨린(Purine)염기가 이화되어 생성되는 최종 대사산물이다. 퓨린에서 유도된 Inosine 또는 Guanosine은 Xanthine으로 변환되어 Xanthine oxidase의 작용으로 요산(uric acid)으로 되어 신장을 통하여 소변으로 배출된다.
>
> 요산이 증가하면 요산결정이 관절이나 소변에 침착되는 통풍을 일으킬 수 있다.

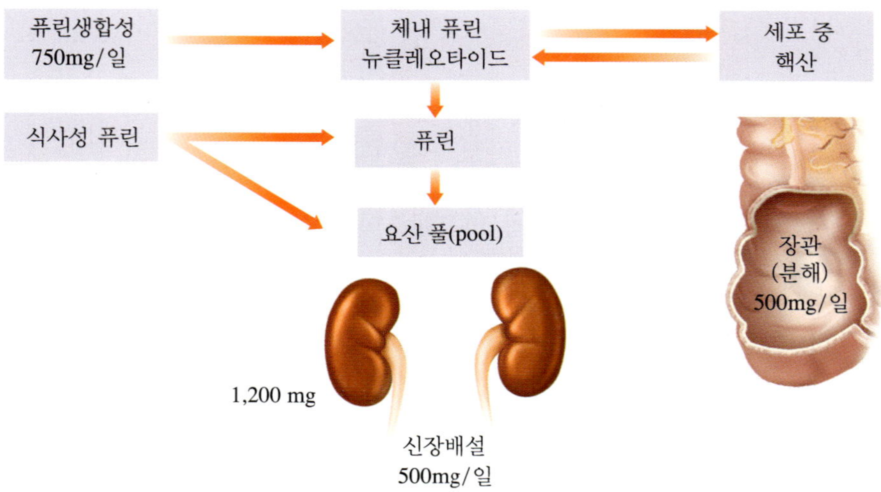

그림 1-2 요산 대사

4) 무기질 대사 관련 생화학검사

① **칼슘: 정상범위 9~11mg/dL**

- **높아지는 경우:** 단백질, 알부민의 농도가 높을 때 외형적으로 높게 나올 수 있다. 부갑상선 항진증, 비타민 D 과잉으로 높아질 수 있다.
- **낮아지는 경우:** 단백질, 알부민 농도가 낮을 때 낮게 나올 수 있다. 칼슘의 흡수가 저하되거나 비타민 D 결핍, 혹은 부갑상선기능 저하증일 경우 감소될 수 있다.

Focus ON 혈장 칼슘농도

혈장 칼슘농도는 단백결합성 Ca, Ca염, 이온화 Ca을 모두 포함한 농도이며, 혈액 내 단백질의 농도에 영향을 받는다. 혈장 단백농도가 클 때는 높고, 단백농도가 낮을 때는 낮은 농도를 보이기 때문에 혈장 단백의 농도와 비교평가해야 한다.

칼슘은 99.9%가 뼈에 존재하고, 부갑상선호르몬(PTH), 칼시토닌(Calcitonin), 비타민 D 등에 의하여 길항적으로 흡수나 배설이 조절되기 때문에, 혈장 칼슘은 칼슘의 체내 저장량을 반영하는 것이 아니라 칼슘에 대한 호르몬의 대사 상태를 의미한다.

② **마그네슘: 정상범위 1.9~2.5mg/dL**

- **낮아지는 경우:** 혈장 마그네슘의 농도가 세포 내의 마그네슘 농도와 반드시 일치하지는 않지만, 혈장 마그네슘이 감소되었을 경우에는 마그네슘 부족 가능성이 있기 때문에 주의깊은 관찰이 필요하다.

③ **인: 정상범위 2.5~4.5mg/dL**

- **높아지는 경우:** 인은 사구체 여과율이 15mL/min 이하로 낮아지는 시점에서 신장 기능의 저하 정도에 따라서 혈청 인(Phosphate) 농도가 증가한다. 칼슘과 함께 부갑상선호르몬(PTH), 비타민 D의 영향을 받아서 부갑상선기능 저하로 인한 신장의 재흡수 증가, 비타민 D 과잉에 의해 장에서의 흡수가 증가하는 경우에 높아질 수 있다.

- **낮아지는 경우**: 비타민 D 결핍에 의한 장의 흡수감소, 부갑상선기능 항진증으로 낮아질 수 있다.

④ 나트륨: 정상범위 135~145mEq/L

혈중 나트륨의 농도는 수분과 비교한 나트륨의 농도로서, 체내 나트륨의 과잉 · 부족을 의미하지는 않는다.

- **높아지는 경우**: 분명한 고 나트륨혈증은 드물지만, 혈액 내 수분과 비교하여 나트륨의 농도가 높다는 것을 의미하며, 수분(섭취)부족, 탈수, 나트륨(섭취)과잉 등을 의미할 수 있다.
- **낮아지는 경우**: 혈액 내 수분과 비교하여 나트륨의 농도가 낮다는 것을 의미하며 반드시 체내 나트륨 결핍을 의미하지는 않는다.

탈수(구토, 설사로 인한 수분과 전해질의 감소) 또는 부종(복수, 심부전 등에서 수분증가로 인한 상대적 나트륨의 희석), 이뇨제, 만성신부전으로 인한 나트륨 소실이 있을 수 있기 때문에, 정밀검사와 경과 관찰이 필요하다.

⑤ 염소(Cl): 정상범위 98~110mEq/L

- **높아지는 경우**: 탈수나, 산증 또는 신장 기능에 이상이 있을 수 있다. 수분부족(탈수), 염소 섭취 증가, 생리식염수 투여로 증가될 수 있고, 대사성 산증(acidosis), 호흡성 알칼리증(Alkalosis) 등에서 증가할 수 있다.
- **낮아지는 경우**: 염소 섭취부족, 수분 과잉에 의하여 감소할 수 있으며, 구토로 인한 소실, 이뇨제(Thiazide계 이뇨제) 투여 혹은 신장질환에 의한 배설증가로 감소될 수 있다.

⑥ 칼륨: 정상범위 3.5~4.5mEq/L

- **높아지는 경우**: 고칼륨혈증은 용혈과 저온에서 전혈이 방치될 경우 높게 나오는 경우가 있다. 칼륨의 과잉섭취, 신장으로의 배설장애, 감염, 산증(Acidosis), 이뇨제(Spilonolactone) 사용 시에 증가할 수 있다.
- **낮아지는 경우**: 칼륨 섭취부족, 신장으로의 배설증가, 구토, 설사, 칼륨의 세포 내 이동, 이뇨제 사용으로 낮아질 수 있다.

5) 비타민 대사 관련 생화학검사

① 호모시스테인: 정상범위 ≤15μmol/L

- **높아지는 경우**: 동맥경화, 관상동맥질환, 비타민 B_6, B_{12} 결핍증, 엽산결핍증 등이 발생할 수 있다.

Focus ON 심혈관계 질환과 호모시스테인 대사

호모시스테인으로부터 메티오닌을 합성하는 반응에 메티오닌 합성 효소가 관여하는데 이 반응은 체내에서 유일하게 엽산과 비타민 B_{12}를 동시에 필요로 하는 반응이다.

메티오닌은 아데노실기 전이 반응을 통해 S-아데노실 메티오닌(SAM)으로 전환되며 SAM은 뇌신경기능에 필요한 신경전달물질 뿐 아니라 DNA와 RNA의 메틸화, 카테콜아민 합성 등 100여 가지 메틸화 반응에 메틸기 공여체로 작용한다. 이 과정에서 SAM으로부터 S-아데노실호모시스테인(SAH)이 생성되며, SAH는 호모시스테인으로 분해된다.

엽산은 체내에서 생화학적 활성이 있는 구조인 5-THF로 환원된 후 폴리글루탐산 사슬이 결합된 형태에 단일 탄소기를 결합함으로써 여러 가지 아미노산 전이과정이나 티미딜산 합성과정에 단일 탄소기를 전해주는 조효소 형태로 전환된다.

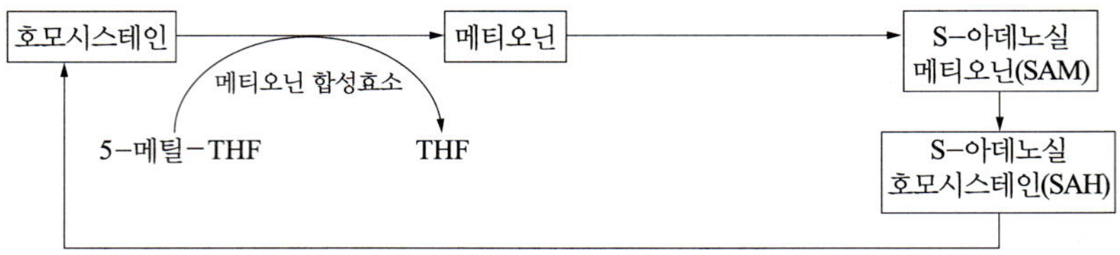

6) 간기능 대사 관련 생화학검사

① GOT(Glutamate Oxaloacetate Transaminase), AST(Aspartate Aminotransferase) : 정상범위 8~30 unit/L

- **높아지는 경우**: 간(지방간, 간염, 간경화, 과다한 약물섭취)이나 심장손상의 경우 혈액으로 유출이 쉬워 증가된다.

② GPT(Glutamate Pyruvate Transaminase),
ALT(Alanine Aminotransferase) : 정상범위 8~40 unit/L

- 높아지는 경우: GPT(ALT)는 간 손상 시에 증가하고, 심근경색에서는 주목할 만큼 증가하지 않기 때문에 간 손상에 더 특이적이다.

③ 감마지티피 : 정상범위 11~50 unit/L

세포질의 Microsome과 세포막에 위치한다. 알코올이나 약물(phenytoin, phenobarbital)복용에 의해 간세포질의 Microsome 효소가 유도되기 때문에 음주자나 약물복용자에서 고활성을 보인다. 간담도 계질환에만 특별히 증가한다.

- 높아지는 경우: 알코올로 인해 높아지며, 담즙울체, 간염, 지방간, 약물섭취 등에 의해서도 증가한다.

④ 빌리루빈: 정상범위 0.2~1.2mg/dL

철결합색소성분인 헴의 대사산물로 간기능에 관여한다.

- 높아지는 경우: 간염 등에 의한 간기능 손상, 담관의 배출장애(담석)로 인해 빌리루빈 처리가 저하되거나 빌리루빈이 과잉생산되는 용혈성 빈혈이 있을 경우 증가될 수 있다.

⑤ 젖산탈수효소(LDH, lactate dehydrogenase): 정상범위 남 : 62~176u/L, 여 : 56~155u/L 당을 에너지화 할 때 이용되는 효소로 간질환 시 증가한다.

7) 신장기능 관련 생화학검사

① BUN(Blood Urea Nitrogen): 정상범위 10~20mg/dL

식이단백질의 대부분은 간에서 요소로 전환된 후 신장의 사구체와 세뇨관에서 여과 및 재흡수, 분비 과정을 통해 소변으로 배설되므로 신장기능의 지표로 사용된다.

- 높아지는 경우 : 탈수, 고단백섭취나 발열, 운동 등 단백이화 상태에서 증가하고, 신장 기능 장애 시에 증가한다.
- 낮아지는 경우 : 노인, 어린이들, 임신부들에서 근육량이 감소한 경우에 나타날 수 있다. 심한 단백질 섭취부족, 간부전, 혈액이 희석되어도 감소될 수 있다.

② 크레아티닌(Creatinine): 정상범위 0.7~1.3mg/dL

크레아티닌은 Creatine의 분해산물로 근육 내 아주 적은 양이 혈중으로 이동하여 요중으로 배설된다.

사구체의 여과에 의해 배설되며 재사용되지 않으므로 Creatinine이 혈중에 높아지는 것은 사구체 질환을 의미한다. 아르기닌, 글리신, 메티오닌 등의 아미노산에 의해 간에서 합성되며 근육량에 비례한다. 섭취단백질량과 배설량은 관계없다.

- 높아지는 경우: 신장기능 장애 시에 증가한다.
- 낮아지는 경우: 노인, 어린이들, 임신부들에서 근육량이 감소한 경우에 나타날 수 있다.

8) 빈혈 관련 생화학검사

① 적혈구: 정상범위 400~500만/m^3

② 헤모글로빈: 정상범위 남자 14~18g/dL, 여자 12~16g/dL

③ 헤마토크릿: 정상범위 남자 43~52%, 여자 35~48%

- 높아지는 경우: 탈수증이나 만성폐색성 폐질환, 적혈구 증가증인 경우

④ MCH(평균 적혈구 헤모글로빈, Mean Corpuscular Hemoglobin): 정상범위 26~34pg

⑤ MCHC(평균 적혈구 헤모글로빈 농도, Mean Corpuscular Hemoglobin Concentration): 정상범위 320~360(g/L)

⑥ MCV(평균 적혈구 용적, Mean Corpuscular Volume): 정상범위 $90\mu^3$

- 높아지는 경우: 거대 적아구성 빈혈일 경우 증가한다.

  거대 적아구는 적모구가 성숙하는 과정에서 DNA합성이 저해받아 핵 구조가 성숙하지 못하고 핵에 비하여 세포질이 커진 적아구이다.

- 낮아지는 경우: 소구성 저색소성 빈혈과 만성질환에 수반되는 빈혈에서 감소될 수 있다.

⑦ 트랜스페린: 정상범위 260~430mg/dL

트랜스페린은 철을 운반하는 단백질로 단백질 영양상태와 철분의 상태에 따라 달라진다. 트랜스페린은 철 결핍이 악화될수록 상승하고 철분수치가 향상되면 떨어진다.

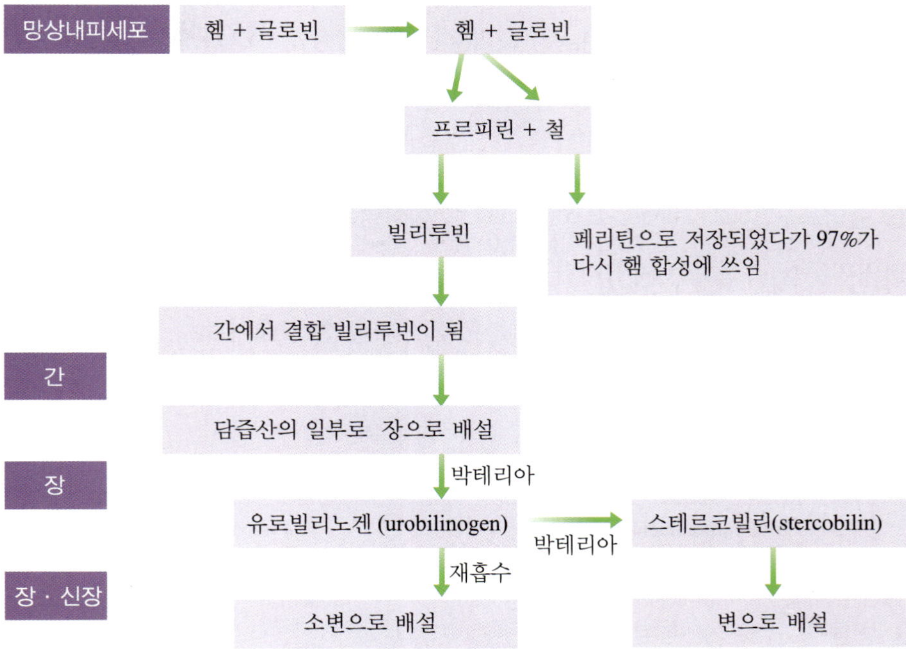

그림 1-3 헤모글로빈의 대사

9) 백혈구 관련 생화학검사

① 백혈구: 정상범위 5,000~8,000/mm^3

- 높아지는 경우: 염증성질환, 감염, 종양 등으로 인한 골수에서의 백혈구 생산 증가로 올라간다.
- 낮아지는 경우: 항암치료, 골수의 조혈장애로 생산이 저하되거나 감염과 자가면역질환, 약물에 의해 감소될 수 있다.

② 호중구(Neutrophil): 정상범위 55~70%

- 낮아지는 경우: 감염, 약물, 골수질환, 알코올중독 등에서 감소할 수 있다.

③ 호염구(Basophil) : 정상범위 0~2%

- 높아지는 경우 : 즉시형 과민증, 결핵, 갑상선기능 저하증, 장의 염증, 다혈증에서 증가할 수 있다.

④ 단핵구(Monocyte) : 정상범위 0~2%

급성감염의 회복기, 결핵, 악성종양 등에서 증가할 수 있다.

⑤ 호산구(Eosinophil) : 정상범위 1~4%

알레르기성 질환(약물 알레르기, 아토피성 피부염, 습진)이나 감염(곰팡이, 기생충 등)에서 증가할 수 있다.

⑥ 총림프구(Total lymphocyte count, TLC) : 정상범위 1,500cells/mm^3 이상

면역기능을 측정하는 방법이다.

- 낮아지는 경우 : 감염, 백혈병, 암, 부신기능 부전일 때이다.

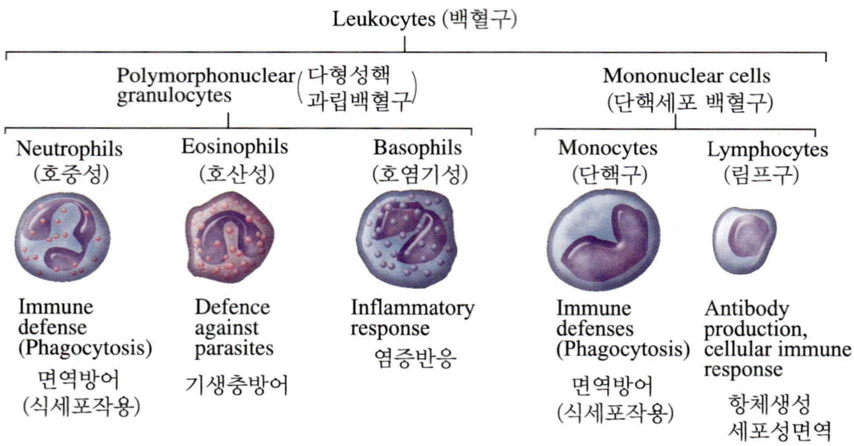

그림 1-4 백혈구의 기능

출처: Anatomy & Physiology for health professions. Colbert/Ankney/Lee, p.276

표 1-5 생화학 대사이상 검사

	기준치	진단
혈액		
적혈구 수	남자: 4.3~5.7 million/mL 여자: 3.8~5.1 million/mL	빈혈
헤모글로빈	남자: 13.5~17.5 g/dL 여자: 12.0~16.0 g/dL	빈혈
헤마토크리트	남자: 39~49% 여자: 35~45%	총 혈액량의 적혈구 백분율 빈혈
평균 혈구 용적	80~100 fL	적혈구 크기: 소구성 저색소빈혈과 대구성 고색소빈혈을 구분
평균 혈구Hb 농도	31~37% Hb/cell	적혈구 안의 Hb농도: 철 결핍성 빈혈을 판별하는데 도움
백혈구 수	4,500~11,000 cells/mL	백혈구수: 일반적인 면역력 평가
혈청단백질		
총 단백질	6.4~8.3 g/dL	단백질수치는 질병에 특이하지 않거나 또는 매우 예민하다. 체단백질, 질병, 감염, 수화, 신진대사, 임신, 약물투여에서의 변화를 반영
알부민	3.4~4.8 g/dL	질병 또는 PEM 반영 질병의 개선 또는 악화에 느리게 반응
트랜스페린	200~400 mg/dL >60 yr:180~380 mg/dL	질병, PEM 또는 철결핍을 반영 알부민보다 변화에 좀 더 예민
프리알부민	10~40 mg/dL	질병 또는 PEM 반영 알부민, 트랜스페린보다 건강상태의 변화에 더욱 반응
혈청효소		
C-반응성 단백질, 크레아틴키나아제(CK)	68~8,200ng/mL 남자: 38~174 U/L 여자: 26~140 U/L	염증 또는 질병의 지표 근육, 두뇌, 심장에서 다른 형태의 CK가 발견 혈액에서 높은 수치는 심장발작, 뇌조직 손상, 골격근 손상의 지표가 됨
락테이트디하이드로게네이즈(LDH)	208~378 U/L	LDH는 많은 조직에서 발견. 심장발작, 폐 손상, 간질환 후에 높아짐.
알카린 포스포타아제	25~100 U/L	많은 조직에서 발견: 간기능 평가를 위해 측정

(계속)

표 1-5 생화학 대사이상 검사 (계속)

	기준치	진단
아스파테이트 아미노트랜스페라아제(AST)	10~30 U/L	보통 간 손상평가를 위해 측정, 간 질환에서 상승, 근 손상 후에 증가
알라닌 아미노트랜스페라아제(ALT)	남자: 10~40 U/L 여자: 7~35 U/L	보통 간 손상평가를 위해 측정, 간질환에서 상승, 근 손상 후에 증가
전해질검사		
나트륨	136~146 mEq/L	수화상태, 신경근, 신장, 부신기능 검사에 도움
칼륨	3.5~5.1 mEq/L	산-알칼리균형, 신장기능검사, 칼륨 불균형을 감지
염소	98~106 mEq/L	수화, 산-알칼리 전해질 불균형을 평가하는 데 도움
기 타		
포도당	70~106 mg/dL >60세: 80~115 mg/dL	당불내인성, 당뇨, 저혈당의 위험 진단
글리코실레이트 Hb (HbA1c)	5.0~7.5% of Hb	1~3개월의 혈당조절능력 모니터에 사용
요소질소	6~20 mg/dL	초기 신장기능을 검사, 수치는 간부전, 탈수, 충격에 의해 변화
요산	남자: 3.5~7.2 mg/dL 여자: 2.6~6.0 mg/dL	통풍, 신장기능 변화감지에 사용 나이, 식사, 인종에 의해 영향을 받음
크레아티닌	남자: 0.7~1.3 mg/dL 여자: 0.6~1.1 mg/dL	신장기능을 검사

(4) 임상검사(Physical examinations)

임상검사란 영양상태의 변화에 따라 나타나는 신체적 증상을 조사하는 것이다. 이 방법은 임상적인 증세의 관찰에 의해 영양상태를 판정하는 것이므로 의료 전문인의 임상판단을 요구한다.

대부분 신체적인 징후는 한 가지 영양소의 결핍에 의해 나타나는 것이 아니라 여러 영양소가 복합적으로 작용할 수 있으며, 영양과 관계없는 요인들에 의해서도 나타날 수 있으므로 주의가 필요하다.

예를 들면 입술이 갈라진 것은 비타민 B군 결핍이 원인이지만 햇빛과 바람, 탈수에 의한 결과일 수도 있다. 영양불량의 징후는 머리, 피부, 소화기관과 같이 빠른 속도로 세포교체가 일어나는 신체 부위에서 자주 나타난다.

1) 병 력

병력은 음식물 섭취나 식이 변화 조정에 영향을 미치는 건강 문제를 밝히는 데 도움이 된다. 질병으로 인한 영양결핍은 영양문제를 인식하지 못하거나 영양문제가 심각해지기 전에 나타난다. 개인의 약 처방, 처방전이 필요없는 약, 식이 보충제의 복용여부를 조사한다.

특정 약물은 영양상태에 해로운 작용을 할 수도 있고, 어떤 식이조합은 약의 흡수와 대사에 영향을 초래할 수도 있다.

2) 경제 사회문화적 요인

경제적으로 여유가 없으면 건강관리에 많은 신경을 쓸 수 없고, 영양이 풍부한 음식을 먹기 힘들기 때문에 경제 사회문화적인 요인도 매우 중요한 자료이다. 혼자 사는 사람은 간편하고 손쉬운 조리방법이나 편의 위주의 식품을 선택해 섭취하는 경향이 있으며, 음식을 만들 때 복잡한 영양지시를 제대로 따르지 못해 영양불균형을 초래하기도 한다.

3) 가족력

부모 · 형제자매 · 자녀 · 배우자의 건강상태, 당뇨병, 심장질환, 비만, 고혈압, 골다공증 등의 병력유무를 조사한다.

4) 체수분 불균형

체수분의 정체는 혈액순환 악화 혹은 심장, 신장, 간, 폐의 질병과 관련이 있으며, 체중증가, 숨가쁨, 팔다리의 부종, 복부팽창, 신발이 꽉 조이기 때문에 발생할 수 있다는 느낌 등이 있다.

탈수는 발열, 땀 배출, 구토, 설사, 피부손상, 또는 화상으로 발생할 수 있다. 갈증, 피부 건조, 피부탄력 감소 등이 있으며, 소변은 짙은 노란색 또는 황갈색이고 소변량은 비정상적으로 적다. 탈수는 수분손실에 대한 갈증을 덜 느끼는 나이가 많은 사람들에게 더욱 위험하다.

5) 영양 결핍에 의한 신체기능 평가

영양소 결핍은 정상적인 생리기능을 악화시킨다. 아연 결핍은 면역을 떨어뜨리고 상처치유를 더디게 한다. 단백질-열량 영양실조는 체조직의 소모, 분해, 손실을 유발시킬 수 있다. 신체기능 평가는 생리학적인 기능의 변화와 영양불량 또는 질병을 동반하는 체력의 저하를 판단하는 데 유용하다.

2. 영양치료(Nutrition Intervention)

영양문제를 파악하면 환자 개개인에 맞게 개인의 식습관, 생활방식을 고려해 영양치료를 한다. 식단의 변화가 필요하면 바꾸어 주며, 영양교육 등을 통해 영양상태를 개선시키고, 질병을 조기에 치유할 수 있도록 한다. 예를 들어 당뇨병을 앓고 있는 과체중인 사람은 혈중 포도당 농도를 낮추어주고 체중을 감소시켜주는 영양처방을 해야 한다.

표 1-6 영양 결핍에 의한 임상증세

부위	정상	영양결핍	다른 요인
머리카락	윤택 있고 탄력있음	윤기가 없고 건조하며 쉽게 빠짐	반복되는 머리 염색, 연령 증가, 화학 및 방사선치료에 의한 탈모
눈	밝고 맑은 망막, 빛에 쉽게 적응	눈 점막이 창백하고 건조하며 염증이 있음. 야맹증(비타민 A), 눈 주위에 홍조(비타민 B 복합체)	빈혈, 영양소과 관련 없는 안질환, 알레르기
입술	부드럽고 색깔이 좋음	건조하고 갈라지며, 상처가 있으며 구각염 있음(비타민 B_1)	태양, 바람, 잘 맞지 않는 틀니로 인한 과량의 타액 분비 또는 다른 질병
입과 잇몸	부풀지 않은 붉은 혀, 정상적인 미각, 충치 없는 치아, 출혈. 통증 없는 잇몸	설염(비타민 B_2), 미각의 상실(아연), 붓고 출혈있는 잇몸(비타민 C)	약물복용, 치주질환
피부	부드럽고 탄력 있는 좋은 피부색	더딘 상처회복(PEM), 비타민 C, 아연, 건조, 거칠고, 피부조직의 지방 부족 (필수지방산, PEM, 비타민 B)	서툰 피부관리, 당뇨병, 연령, 약물복용
손톱	부드럽고 단단한 붉은색	PEM: 숟가락 모양, 철분: 옅음	

탄수화물 섭취를 조절하고, 규칙적으로 운동을 하게 하며 영양교육을 통해 영양치료를 한다.

3. 영양상태 관찰 및 효과판정 (Nutrition Monitoring and Evaluation)

영양관리의 효과는 정기적인 평가를 통해 이루어지는데 전 단계에 이루어졌던 평가 자료와 진단을 비교하고 처음 계획했던 목표와 결과의 차이를 분석해 알 수 있다.

때로는 환자의 상태에 따라 영양적 요구량의 변화를 초래하게 되는데 예를 들어 새로운 약물투여가 특정 영양소의 체내 내응력의 변화를 가져올 수가 있다. 따라서 영양관리에 대한 계획은 새로운 상황에 잘 적응할 수 있도록 이루어져야 한다.

만약 환자가 잘 적응하지 못할 경우 영양관리 계획은 수정되어야 하며 실패 원인을 분석한다. 계획은 환자가 식사를 잘 할 수 있도록 동기를 부여하고 추가적인 환자 영양교육이 이루어도록 수정되어야 하며, 환자들이 새로운 영양관리 계획에 부정적 반응을 보이더라도 건강관리 전문가들은 환자들이 새로운 목표나 계획을 받아들일 때까지 노력해야 한다.

Essential Concepts

건강관리체계는 '영양상태 판정, 영양상태 진단, 영양치료, 영양상태의 관찰 및 효과판정' 의 4단계로 이루어진다.

① 영양상태 판정 및 판정방법에는 신체계측 검사, 영양섭취 조사, 생화학적 분석, 임상적 검사가 있다.

② 영양섭취 조사에는 24시간 회상법, 식품섭취빈도 조사법, 식사기록법, 직접관찰법 등이 있다.

③ 신체계측은 성장패턴, 과잉영양, 영양부족, 신체구성을 평가하는데 유용하다.

④ 질병의 종류 및 치료방법들은 식품 섭취 및 영양소 섭취량에 영향을 줄 수 있다.

환자의 적절하지 못한 영양상태는 임상치료의 효과를 감소시킬 수 있다.

Chapter 2. 체내의 대사와 영양

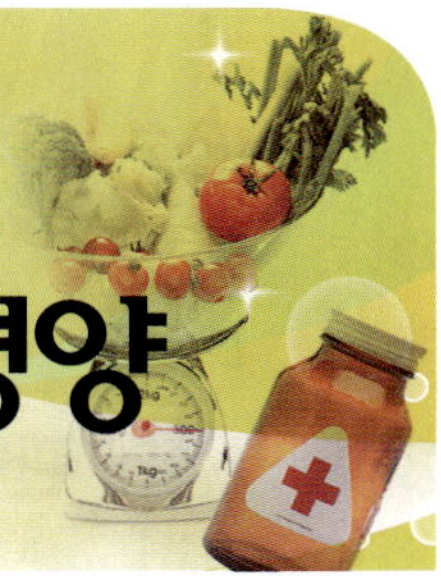

1. 식품과 영양

(1) 식 품

식품(Food)은 인간의 생명을 유지하고 성장발달에 도움을 주며 건강을 유지하는 데 필수적인 영양소를 제공해 주는 물질이다.

식품은 한 가지 이상의 영양소를 가지고 있으며 위생적이고, 기호성을 가지는 물질로 식품자체의 맛과 향, 물성, 가치를 이용하여 생으로 섭취하거나 조리과정을 거쳐 음식물로 섭취한다.

(2) 영 양

세계보건기구(WHO)는 영양(Nutrition)이란 생명체가 생명의 유지, 성장, 발육, 조직의 정상적 기능, 에너지의 생성을 위해 음식물(Diet)을 이용하는 과정이라고 하였다.

즉, 유기체가 필요한 물질을 외부로부터 섭취해서 소화하고 흡수하여 영양소가 몸 안에서 이용되는 데 관련되는 과정의 모든 것을 말한다.

2. 영양소

영양소(Nutrient)는 외부로부터 섭취하는 식품성분 중 생명체의 성장 · 발달 및 유지에 필수적인 물질로 탄수화물, 단백질, 지질, 무기질, 비타민 및 물을 말한다. 식이섬유도 중요한 영양소이다.

1. 탄수화물(Carbohydrates)

주로 광합성에 의해 식물에서 만들어지며, 자연계에 가장 많이 존재하는 유기화합물이다. 탄소, 수소, 산소의 비율이 1 : 2 : 1로 되어 있다.

(1) 탄수화물의 종류

1) 단당류

① **포도당**(glucose): 에너지 급원이고, 체내 당대사의 중심물질이며, 더 이상 가수분해되지 않는다. 녹말, 맥아당 등의 최종 가수분해산물이다.

② **과　당**(fructose): 벌꿀, 과즙, 고과당 옥수수시럽 등에 들어 있다.

③ **젖　당**(galactose): 유당을 구성하고 유즙에 주로 있다.

④ **만노오스**(mannose): mucoprotein의 구성성분이다.

⑤ **리보오스**(ribose): 핵산(RNA구성 물질), 조효소의 구성성분(NAD, FAD), ATP의 구성성분이다.

⑥ **2-deoxyribose**: 핵산구성 물질이다.

2) 이당류

① **자　당**(sucrose): 포도당과 과당이 한 분자씩 글리코시드 결합을 통해 만들어진 비환원당이다.

② **맥아당**(maltose): 녹말의 가수분해산물로 생성되며 두 개의 포도당이 α-1,4 결합을 통해 만들어지는 환원당이다.

③ **유　당**(lactose): 포도당과 갈락토오스가 β-1,4결합을 통해 만들어지며 β 결합으로 되어 있어 과량을 섭취하거나 유당분해 효소가 부족하면 소화되기 어렵다.

3) 올리고당류(소당류)

① **라피노스**(raffinose): 갈락토오스－포도당－과당으로 구성되어 있다. 면실이나 사탕무의 당밀에 들어 있다.

② **스타키오스**(stachyose): 갈락토오스－갈락토오스－포도당－과당으로 구성되어 있다. 콩류 등에 많다.

4) 다당류

① 단순다당류

• 전 분(starch)

D-glucose의 중합체로 Amylose(α-1,4 결합으로만 이루어진 직쇄상의 구조)와 Amylopectin(α-1,4 결합과 α-1,6 결합에 의해 중간에 가지를 친 구조)으로 이루어져 있다.

• 덱스트린(dextrin)

전분을 산, 효소, 열로 가수분해할 때 생성되는 분해생성물로 가용성 전분, Amylodextrin, Erythrodextrin, Achrodextrin을 거쳐 Maltodextrin으로 분해된다.

• 글리코겐(glycogen)

D-glucose가 α-1,4결합에 α-1,6결합이 가지를 치고 있으나 starch보다 가지가 더 많다. 동물의 에너지 저장형태(간에 100g, 근육에 250g 저장)이다.

• 셀룰로오스(cellulose)

D-glucose가 β-1,4 결합된 구조이다. 인체 내 소화효소가 없어 에너지원으로 이용되지는 않으나 장운동을 원활히 하여 배변을 촉진한다. 반추동물은 Cellulase가 있어 Glucose로 분해한다.

② 복합다당류

• 한 천(agar)

인체에는 소화효소가 없어 소화되지 않는다. 연동운동을 촉진하며 변비를 예방한다.

• 헤미셀룰로오스(hemicellulose)

인체 내 소화효소가 없어 소화되지 않으며 연동운동을 촉진하여 배변을 원활하게 한다. 비타민 B군의 장내 합성을 촉진하며 혈청 콜레스테롤을 저하시킨다.

• 펙 틴(pectin)

변비에 효과적이고, 지방과 콜레스테롤의 흡수를 억제하며 과일 · 채소류에 많다.

(2) 탄수화물의 기능

1) 에너지 급원

탄수화물 1g당 4kcal의 에너지를 공급하며 소화흡수율은 98% 정도이다.

특히 뇌, 적혈구, 신경세포는 포도당만을 에너지원으로 이용하므로 이들 세포의 기능 유지를 위해서도 탄수화물의 섭취는 꼭 필요하다.

한국인 영양섭취기준에서는 성인의 경우 1일 섭취에너지의 55~65%를 권장한다.

2) 단백질 절약작용(protein sparing action)

식사에서 적절한 열량공급을 받지 못하면, 체조직의 구성과 보수에 사용하여야 할 단백질이 열량원으로 사용된다. 즉, 당질을 충분히 섭취하면 단백질을 절약할 수 있다.

3) 지질 대사의 조절

당질 섭취가 부족해지면 체지방이 에너지원으로 이용되며, 이때 다량의 아세틸 CoA가 생성되는데 옥살로아세트산이 상대적으로 부족하면 TCA 회로로 들어가지 못한다. 아세틸 CoA는 탈수, 축합하여 아세톤, 아세토아세트산, β-하이드록시부티르산 등의 케톤체(ketone body)가 생성되어 혈액이 산성으로 기울어지는 산독증(acidosis)을 일으킨다. 그러므로 케톤증 예방을 위해서 적어도 1일 100g 이상의 당질 섭취가 필요하다.

4) 혈당 유지

정상인의 혈당은 0.1%로 거의 일정하게 유지되고 있다.

5) 감미 제공

단맛을 제공하며 감미도는 설탕의 단맛을 100으로 하였을 때 과당 170, 전화당(invert sugar) 130, 포도당 74, 맥아당 33, 유당 16 이다.

6) 섬유소의 공급

Cellulose, Hemicellulose, Pectin, Gum 등을 공급한다. 장운동을 원활하게 하고 콜레스테롤 등의 흡수를 억제하여 동맥경화증, 이상지질혈증 등을 예방한다.

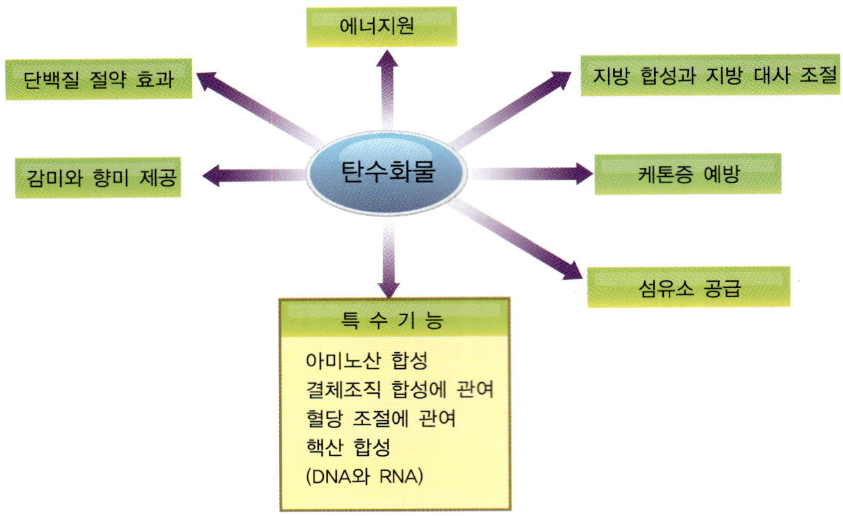

그림 2-1 탄수화물의 기능

(3) 탄수화물의 소화

고분자 화합물인 탄수화물을 체내에 흡수되기 쉬운 형태로 변화시키는 것을 소화(digestion)라고 한다. 단당류 이외의 탄수화물은 그 자체로는 흡수되지 못하므로 다당류, 이당류는 단당류로 가수분해된다.

표 2-1 탄수화물의 소화

소화기관	효 소	분비기관	작 용
입	타액 아밀라아제	타액선	전분, 글리코겐 → 맥아당, dextrose
위	없음		타액 아밀라아제의 활성이 저하된다. 연동운동 ⇒ chyme(유미즙) 형성
	췌장 아밀라아제	췌장	전분, dextrose → 맥아당
	maltase	소장벽	maltose → glucose + glucose
소장	sucrase	소장벽	sucrose → glucose + fructose
	lactase	소장벽	lactose → glucose + galactose

(4) 탄수화물의 흡수

흡수(absorption)는 소화된 영양소가 소장 점막의 상피세포 내로 들어가는 과정을 말한다.

당질의 흡수 형태는 단당류(포도당, 과당, 갈락토오스)이며 흡수율은 98%이다.

당질의 흡수 속도는 포도당의 흡수속도를 100으로 볼 때 갈락토오스 110, 과당 43, 만노오스 19, 자일로오스 15이다.

당질의 흡수는 갈락토오스, 포도당은 능동 수송으로, 과당은 촉진 확산에 의해 흡수된다.

(5) 혈당의 조절

혈당의 급원은 식사로부터 섭취하는 포도당, 간의 글리코겐이 분해되어 생성된 포도당, 당신생을 통해 만들어진 포도당 등이다. 공복시 정상혈당농도는 70~100mg/dL, 고혈당은 공복시 혈당 140~150mg/dL이상, 저혈당은 공복시 혈당이 40mg/dL 이하이다.

정맥혈당 농도가 170mg/dL 이상이면 소변으로 당이 배설된다.

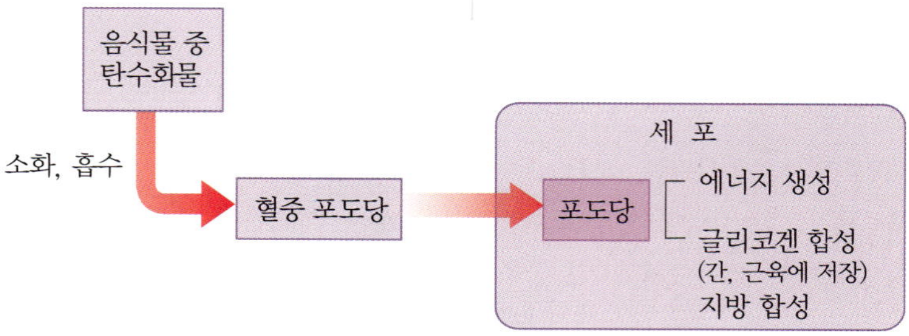

그림 2-2 혈중 포도당의 대사

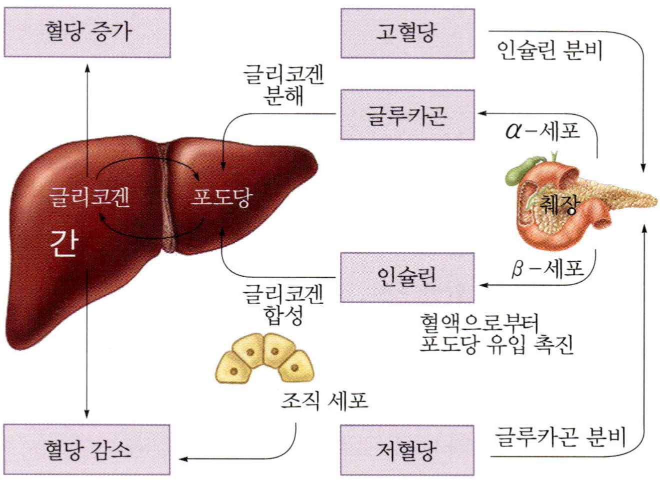

그림 2-3 혈당의 조절 기전

혈당을 정상으로 유지하기 위해서 인슐린과 글루카곤이 길항적으로 작용한다. 인슐린은 췌장 랑게르한스섬의 베타세포에서 식후 혈액 중의 혈당이 높아지면 분비되어 혈당을 낮추며, 혈당이 낮을 때는 췌장의 알파세포에서 글루카곤이 분비되어 혈당을 높인다.

성장호르몬과 티록신, 글루코코티코이드 호르몬, 에피네프린, 노르에피네프린은 혈당을 높인다.

표 2-2 혈당조절 호르몬

호 르 몬	분비기관	작용기관	작 용			
			혈 당	글리코겐 산화	glucose	당신생
인슐린	췌장	간, 근육 피하조직	↓ 저하	↑ 합성	↑ 촉진	↓ 억제
글루카곤	췌장	간	↑ 상승	↑ 분해	↓ 억제	↑ 촉진
에피네프린 노르에피네프린	부신수질	간, 근육	↑ 상승	↑ 분해		↑ 촉진
글루코코티코이드	부신피질	간, 근육	↑ 상승	↑ 분해		↑ 촉진
갑상선 호르몬	갑상선	간, 소장	↑ 상승	↑ 분해		↑ 촉진
성장 호르몬	뇌하수체 전엽	간, 근육 피하조직	↑ 상승	근육으로 당 유입 억제, 지방의 이동과 사용 증가		

(6) 탄수화물과 건강

① **비 만**: 정제된 당질 식품이나 설탕, 설탕이 많이 함유된 식품 등을 많이 섭취하면 소비되고 남은 당이 지방으로 저장되어 비만이 될 수 있다.

② **당뇨병**: 당뇨병은 인슐린이 부족하거나 효율적으로 이용되지 않아 고혈당과 당뇨가 나타나는 만성대사질환으로 정제된 당의 과잉섭취로 인한 체중과다와 비만으로 인해 발생하는 경우가 많다.

③ **유당불내증**(lactose intolerance): 선천적으로 유당분해효소인 Lactase가 결핍되어 우유나 유제품이 소화되지 않아 복부 경련, 배에 가스가 차 불편함 등의 증상을 유발하는 것으로 동양인에게 많다.

Focus ON 세포막을 통한 영양소의 이동

① **수동적 이동**(Passive transport): 용질의 농도가 높은 곳에서 낮은 곳으로 이동하며 에너지가 필요없다. 단순 확산은 운반체가 없이 흡수된다. 물, 지질, 일부 무기질 등이 단순 확산으로 흡수된다. 촉진 확산은 운반체에 의해 이동되어 흡수된다. 과당은 촉진 확산에 의해 흡수된다.

② **능동적 이동**(Active transport): 용질의 농도가 낮은 곳에서 높은 곳으로 이동하여 흡수되는 것으로 에너지가 필요하며 운반체에 의해 이동된다. 포도당, 갈락토오스, 아미노산, 철, 비타민 B_{12} 등이 능동적 이동으로 흡수된다.

③ **음세포작용**(Pinocytosis): 작은 분자나 액체는 세포막을 움푹하게 만들어 액체를 둘러싸 세포 내로 들여보내는 음세포작용에 의해 흡수된다.

기 전	물 질
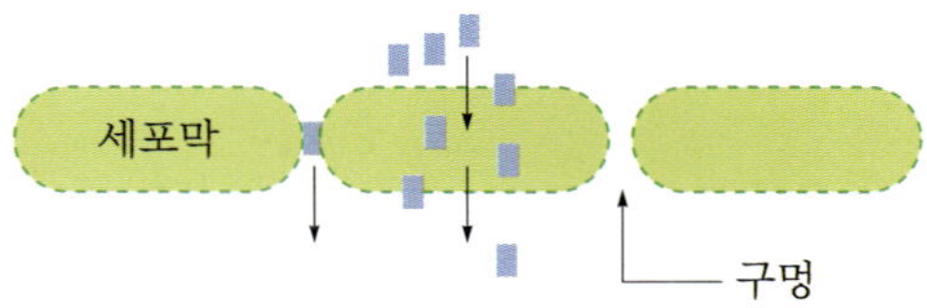 단순확산	물, 일부 아미노산, 포도당, 염소, 산소, 이산화탄소, 요소, 크레아티닌, 유리지방산 콜레스테롤, 지용성 비타민(비타민 E와 K)
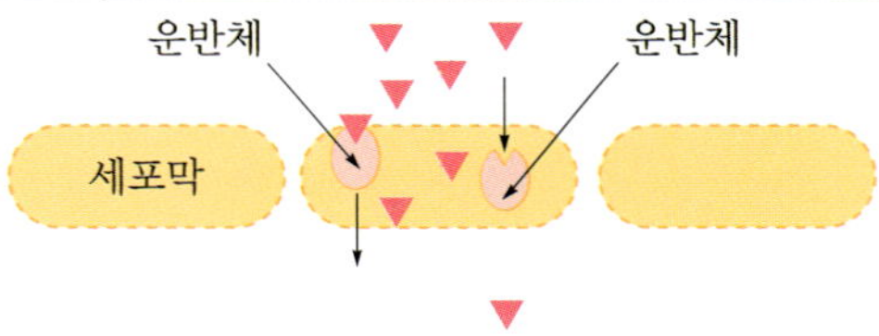 촉진확산	일부 포도당, 철, 비타민 A와 D, 과당
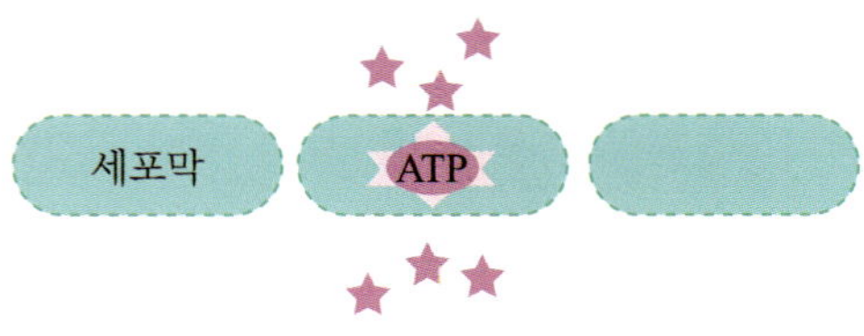 능동수송	아미노산, 수용성 비타민, 칼슘, 철, 요오드, 칼륨, 포도당, 갈락토오스
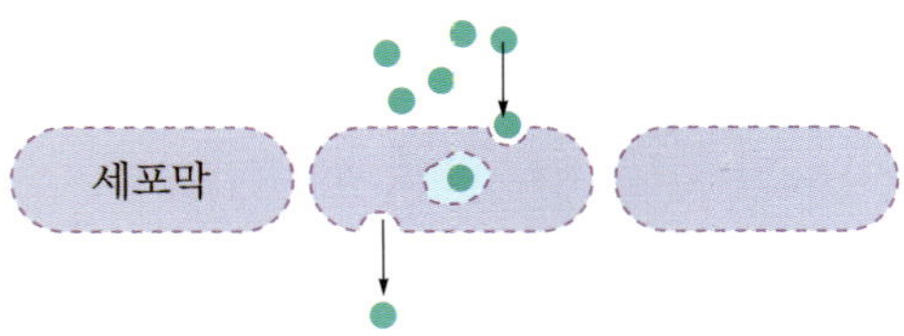 음세포작용	면역 글로불린 G 알부민 지단백질

(7) 식이섬유소(Dietary fiber)

사람의 체내 소화효소에 의해 가수분해되지 않는 고분자 화합물을 말한다.

1) 식이섬유소의 종류

① 불용성 식이섬유

Cellulose, Hemicellulose, Lignin, Chitin 등이 있으며 세포벽을 구성하고 장 내용물의 통과시간을 단축하여 배변을 용이하게 한다.

② 수용성 식이섬유

식물성 gum, 해조다당류, 펙틴 등이 있다. 소장에서의 음식물 이동을 느리게 하며 포만감을 준다. 혈중 포도당 수준을 저하시키며 콜레스테롤의 흡수를 억제하여 혈중 콜레스테롤을 저하시킨다.

대장에서 박테리아에 의해 분해되어 부티르산, 프로피온산, 초산 등의 단쇄지방산이 된 후 흡수되어 간으로 가서 콜레스테롤 합성을 억제한다. 과일, 채소, 두류 등에 많이 들어 있다.

2) 식이섬유소의 작용

포만감이 있어 비만인들에게는 체중조절 효과가 있으며, 정장작용, 대장암 예방, 혈중 콜레스테롤의 저하, 포도당의 흡수를 억제하여 혈당이 급격하게 상승하는 것을 막아 당뇨병을 예방할 수 있으며 치료에 도움이 된다.

그러나 영양소의 흡수를 방해하며, 복부 팽만감(불편함) 등을 유발할 수 있다.

3) 권장량

성인 30~39세 남자는 29g, 여자는 23g을 충분섭취량으로 정해 권장하고 있다.

4) 올리고당

3~10개의 단당류로 이루어져 있으며 당단백질이나 당지질의 구성성분으로 세포 내에서는 주로 생체막에 부착되어 있고, 소포체와 골기체 등의 분비형 단백질과 결합되어 있다.

라피노스와 스타키오스는 사람의 소화효소로는 소화가 되지 않으며 대장에 있는 박테리아에 의해 분해되어 가스와 부산물이 생성된다.

Focus ON 기능성 올리고당(fructooligosaccharides)

장내 세균 중 유익한 균총인 비피도박테리아(bifidobacteria)를 자극하고 활성화시켜서 장의 건강을 유지시킨다. 기능성 올리고당류로는 이소말토올리고당(isomalto-oligosaccharides)과 갈락토올리고당(galactooligosaccharides) 등이 있으며, 유제품과 유아식품 등에 이용된다.

2. 지 질(Lipid)

물에 녹지 않고 Ether, Acetone, Alcohol, Benzene, Chloroform 등의 유기용매에 녹는 화합물로 탄수화물과 같이 탄소, 수소, 산소로 구성되어 있으나 배열과 조성이 달라 당질과는 전혀 다른 성질을 나타낸다. 에너지 효율이 높다.

(1) 지질의 분류

1) 화학적인 분류

① **단순지질**: 지방산과 알코올의 에스테르 결합으로 이루어져 있으며 중성지방과 왁스가 있다.

② **복합지질**: 단순지질에 다른 성분이 결합된 것으로 인지질, 당지질, 지단백질이 있다.

③ **유도지질**: 스테롤이 있다. 콜레스테롤은 동물성 식품에만 존재하며, 뇌, 신경조직, 간 등에 많이 들어 있다. 체내에서 호르몬(성 호르몬, 부신피질호르몬), 담즙산, 비타민 D 등의 전구체이다. 비타민 D 전구체인 7-dehydrocholesterol은 자외선을 조사하면 비타민 D_3로 전환된다. 에르고스테롤은 식물에 존재하며 효모나 표고버섯에 많다. 자외선을 조사하면 비타민 D_2로 전환된다.

(2) 지방산 구조 및 분류

1) 지방산의 구조

지방산은 탄소원자가 길게 연결된 구조로, 한쪽 끝에 카르복실기(–COOH)를, 다른 한쪽 끝에는 메틸기($-CH_3$)를 가지고 있다.

2) 지방산의 분류

① 탄소수에 의한 분류

탄소의 수는 4~22개까지 다양하며 탄소의 수가 적은 지방산일수록 부분적으로 물에 녹을 수 있는 경향이 크다. 한 예로 우유 중의 저급 지방산은 물에 녹기 쉽다.

② 포화정도에 따른 분류

포화지방산은 $C_nH_{2n}O_2$나 $C_nH_{2n+1}COOH$의 일반식으로 표시하며, 탄소수가 증가함에 따라 물에 녹기 어렵고 융점이 상승한다. 천연유지 중에 함량이 많은 것은 팔미트산(palmitic acid)과 스테아르산(stearic acid)이다.

불포화지방산은 $C_nH_{2n-2x}O_2$의 일반식으로 표시되며 X는 불포화도를 나타낸다. 불포화지방산은 탄소수가 같은 포화지방산에 비해 융점이 낮아 소화가 잘 된다. 불포화지방산을 많이 함유할수록 상온에서 액체 상태이다.

단일 불포화지방산(monounsaturated fatty acid, MUFA)은 이중결합이 한 개로 올레산이 대표적이다. 다가 불포화지방산(polyunsaturated fatty acid, PUFA)은 이중결합이 두 개 이상 있는 지방산으로 불안정하여 공기 중에서 쉽게 산화된다. 리놀레산, 리놀렌산 등이 있다.

③ 오메가 지방산

지방산의 마지막인 메틸기에서 가장 가까운 이중결합을 이루는 탄소의 위치에 따라 오메가ω−3, (n−3), 오메가ω−6, (n−6), 오메가ω−9, (n−9) 지방산으로 분류한다.

ω−3 지방산: 메틸기로부터 3번째 탄소에서 처음 이중결합이 나타나는 불포화지방산으로 Linolenic acid(C18:3), EPA(C20:5 eicosapentaenoic acid), DHA(C22:6 docosahexaenoic acid)가 있으며 등푸른 생선에 많이 함유되어 있다.

ω−6 지방산: 메틸기로부터 6번째 탄소에서 처음 이중결합이 나타나는 불포화지방산으로 Linoleic acid(C18:2), Arachidonic acid(C20:4)가 있다. 콩기름, 옥수수기름 등에는 리놀레산이, 육류에는 아라키돈산이 많으며 리놀레산으로부터 합성될 수 있다.

ω−9 지방산 : oleic acid(C18:1)가 대표적이며 올리브유, 카놀라유에 많이 있다.

④ **필수지방산**(Essential Fatty Acid, EFA)

체내에서 합성이 되지 않거나 불충분하게 합성되어 반드시 식사로 매일 일정량을 섭취해야 하는 지방산으로 신체의 성장과 생리기능을 정상으로 수행하기 위해 필요하다.

세포막과 혈청 지단백질의 구성 성분이며 혈청 콜레스테롤의 감소, 성장 촉진, 피부병 예방, 지방간 예방 등의 기능을 한다. 부족하면 피부염, 성장 불량, 지방간 등의 증세를 보인다. 아이코사노이드(Eicosanoids : 프로스타글란딘 등)의 전구체이다.

표 2-3 필수지방산의 기능 및 급원

필수지방산	기 능	급 원
linoleic acid(C18:2) (2개의 이중결합)	항피부병 인자, 성장 인자	일반 식물성유 (종실유)
linolenic acid(C18:3) (3개의 이중결합)	성장 인자	들기름, 콩기름

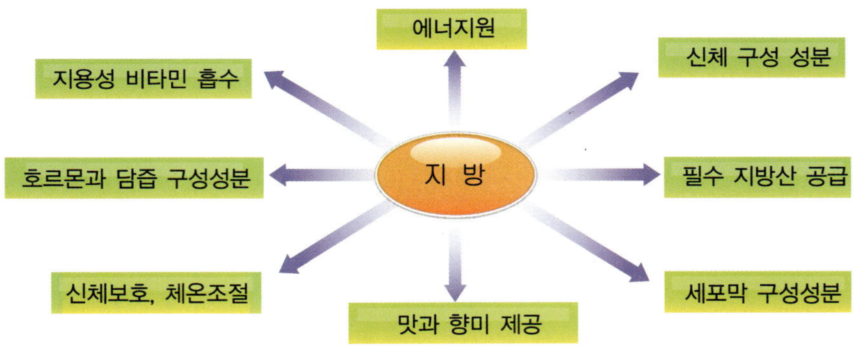

그림 2-4 지방의 기능

(3) 지질의 생리기능

① 고에너지원으로 1g당 9kcal를 낸다.

② 필수지방산인 Linoleic acid, Linolenic acid 등을 공급하며 지용성 비타민 A, D, E, K의 흡수를 촉진한다.

③ 세포막, 신경 보호막의 구성성분이다.

④ 열을 차단하는 단열재 효과가 있어 체온을 유지해주며 생체기관을 보호한다.

⑤ 식품에 맛과 향을 제공한다.

(4) 아이코사노이드(Eicosanoids)

탄소수가 20개인 지방산들이 산화되어 생기며 세포막 인지질의 2번째 위치에 있는 필수지방산으로부터 합성되는 물질이다.

Prostanoids, Leukotrienes(LT)으로 분류되며, Prostanoids에는 Prostaglandin(PG), Prostacyclin(PGI), Thromboxane(TX)이 있으며 여러 생리기능을 조절한다. 아이코사노이드는 작용부위와 가까운 조직에서 생성되어 필요할 때 빠르게 작용하고 분해되며 국소 호르몬처럼 작용한다.

Focus ON **오메가지방산(ω-3계, ω-6계)의 기능**

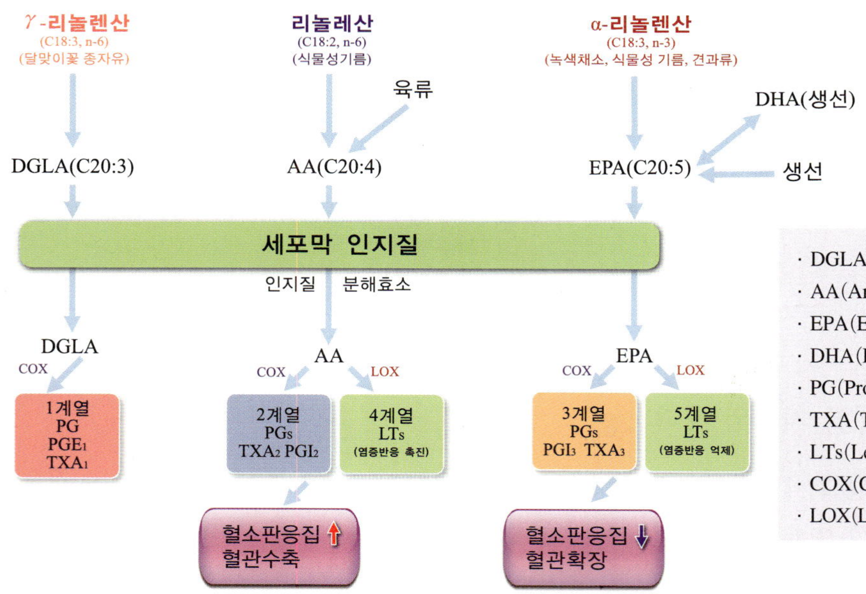

- DGLA(Dihomo gamma linolenic acid)
- AA(Arachidonic acid)
- EPA(Eicosapentaenoic acid)
- DHA(Docosahexaenoi acid)
- PG(Prostaglandins)
- TXA(Thromboxan)
- LTs(Leukotrienes)
- COX(Cyclooxygenase)
- LOX(Lipoxygenase)

ω−3계 지방산인 리놀레산으로부터 만들어진 EPA가 산화되면 TXA_3와 PGI_3가 생기는데 이들은 혈소판을 응집을 억제하고 혈관을 확장시켜 혈액의 흐름을 원활하게 한다. 그러므로 EPA를 많이 섭취하면 심장순환계질환, 관절염 등을 예방하고 면역기능이 강화된다.

그러나 리놀레산(ω−6계)이 아라키돈산으로 전환된 뒤 생성된 트롬복산(TXA_2 thromboxane A_2)은 혈소판에서 합성되어 혈소판을 응집시키고, 혈관을 수축하여 심장순환계 질환을 유발하고, 천식 등을 악화시킨다. 루코트리엔은 백혈구, 혈소판, 대식세포에서 형성되고 염증, 알레르기 반응에 관여한다.

(5) 지질의 소화와 흡수

1) 중성지질의 소화와 흡수

식품 중의 중성지질은 위에서 소량의 리파아제와 혼합되지만 지질 소화의 대부분은 소장에서 담즙과 리파아제에 의해 일어난다. 담즙은 간에서 합성되며 담낭에 농축저장되었다가 지방 식품이 섭취되면 소장으로 분비된다.

담즙에는 콜레스테롤, 레시틴, 그리고 유화제로 작용하는 담즙산이 들어 있다. 담즙산은 중성지질을 소화효소의 작용을 받기 쉽도록 작은 지방구로 나누어 표면적을 넓혀주는 유화작용을 한다.

췌장에서 분비되는 리파아제는 중성지질을 모노글리세리세리드(MG)와 2개의 지방산으로 분해한다. 지질 분해물인 MG와 2개의 지방산은 담즙산염, 인산, 콜레스테롤과 함께 소장의 연동작용을 받아 미셀(micelle)을 형성하여 장벽세포까지 이동한다.

소장 점막세포에 다다르면 이 미셀에 있는 지방산과 MG는 소장세포로 쉽게 확산되어 들어가며, 담즙은 흡수되지 않고 소장관에 남아 있다가 회장에서 재흡수된다. 소장 점막세포 내에서 흡수된 지방산과 MG는 다시 에스테르 결합을 하여 중성지질(TG)을 형성한다.

중성지질은 Cholesterol ester(CE), 인지질, 아포단백질과 결합하여 킬로미크론(Chylomicron, 유미지립)을 형성한다. Chylomicron의 중심부에는 중성지질, CE 등이 존재하고 바깥부분에는 인지질과 단백질이 있어 수용성 용매인 혈장과 접하게 된다. Chylomicron은 림프관을 거쳐 흉관을 통과한 후 혈관계로 들어가 간이나 기타 조직으로 운반된다.

2) 중쇄지방산의 소화와 흡수

중쇄지방산(Medium Chain Fatty Acid)은 장쇄지방산보다 물과 섞이기 쉬우며 담즙 없이 지방산으로 분해되고, 세포로 들어온 지방산은 다시 중성지질로 재합성되지 않고, 그대로 모세혈관을 거쳐 바로 문맥을 통해 직접 간으로 들어간다.

중쇄지질은 체내에서 저장지방으로 축적되지 않고, 거의 모두가 에너지원으로 이용된다. 그러므로 중쇄지질은 비만이나 지방간의 예방 및 치료에 많이 이용될 뿐만 아니라, 담즙의 분비가 나쁜 환자나 간 및 췌장 질병환자 등의 병인식으로도 많이 이용된다.

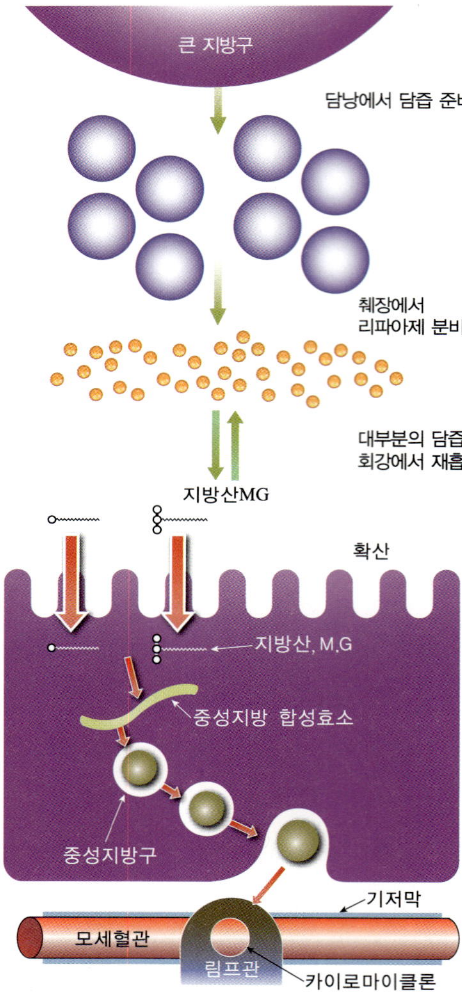

그림 2-5 지질의 소화, 흡수 및 대사

3) 콜레스테롤의 소화와 흡수

Cholesterol ester(CE)는 췌장효소인 Cholesterol esterase에 의해 유리형 콜레스테롤이 되고, 이것은 담즙산염과 Micelle을 형성하여 흡수된다. 흡수율은 20~40%이며 흡수 후에 CE로 재합성한 후 Chylomicron을 형성한다.

4) 인지질의 소화와 흡수

레시틴, 세팔린 등의 인지질은 췌장 Lipase, Phospholipase에 의해 가수분해되어 소장점막을 통과 후 인지질로 재합성되어 Chylomicron을 형성한다.

(6) 지질의 운반

지질이 혈액 내에서 운반되려면 물에 잘 섞일 수 있는 운반체가 필요하다. 지단백질은 중성지방, 콜레스테롤 같은 비극성 물질은 안쪽에 있고 인지질, 단백질 같은 극성 물질은 바깥부분을 둘러싸고 있어 혈액 내에서 자유롭게 이동한다.

지질을 운반하는 물질을 지단백이라고 하며 밀도에 따라 킬로미크론(chylomicron), 최저밀도 지단백(VLDL, very low density lipoprotein), 저밀도 지단백(LDL, low density lipoprotein), 고밀도 지단백(HDL, high density lipoprotein)이 있다.

표 2-4 혈청지단백질의 종류 및 기능

종 류	주된 구성성분	생성장소	기 능
Chylomicron	TG	소장	식이성 TG를 운반하며, TG가 풍부하여 밀도가 가장 낮다. 공복상태에서는 존재하지 않으며 생성 후 분해속도가 빠르다.
VLDL	TG	간	간에서 합성되는 중성지질을 조직으로 운반한다.
LDL	(cholesterol ester) CE	혈액	VLDL의 최종 분해산물로 CE가 가장 많은 지단백으로 CE를 조직으로 운반한다. 동맥경화의 원인이 되는 물질이다.
HDL	단백질	간	조직에서 간으로 콜레스테롤을 운반하며 항동맥경화성 지단백이다.

(7) 지질의 대사

1) 중성지질의 대사

① 지질 분해(lipolysis)

공복시 지방조직이나 간 등에 저장된 중성지질이 글리세롤과 지방산으로 분해된 후 지방산의 미토콘드리아에서 산화가 진행된다.

② 지질 합성(lipogenesis)

열량을 과잉섭취하면 여분의 열량은 피하, 복강, 장기주변 등의 지방조직에 중성지질 형태로 저장된다. 지방합성은 주로 세포질에서 이루어지며 지방산 합성에 이용되는 Acetyl-CoA는 당질 대사, 일부 아미노산의 탄소골격, 지방산의 산화에서 유래된다. 아세틸-CoA가 아세틸-CoA 카복시화 효소에 의해 Malonyl-CoA를 형성하며, NADPH와 지방산 합성효소의 도움을 받아 연속적으로 축합되어 장쇄포화지방산(plamitic acid)을 형성한다. NADH는 오탄당 인산경로(HMP 경로)에서 공급된다.

2) 콜레스테롤 대사

① 콜레스테롤의 합성

주로 간에서 Acetyl-CoA로부터 1.5~2.0g이 생성된다.

콜레스테롤의 합성 경로는 Acetyl-CoA에서 Mevalonic acid, Squalene, lanosterol을 거쳐 Cholesterol이 된다.

② 콜레스테롤의 분해

콜레스테롤은 스테로이드 호르몬과 비타민 D 합성에 일부 사용되고 나머지는 HDL-콜레스테롤에 운반되어 간으로 돌아간다. 간에서 담즙을 형성하여 매일 장으로 배출된다. 배출된 담즙은 대부분 문맥으로 흡수되어 간으로 들어가고, 필요할 때 다시 담즙으로 재배출되는 장간순환(enterohepatic circulation)을 한다.

3) 지단백질의 대사

① Chylomicron: 지방식을 한 후에 생성되며 혈액에서 조직으로 중성지질을 전달하고 작아진 Chylomicron은 간으로 들어가 중성지질과 콜레스테롤로 분해된다.

② VLDL: 간에서 합성된 VLDL은 간 이외의 지방조직이나 근육에 중성지방을 제공하고 남는 것은 IDL을 거쳐 LDL로 전환된다.

③ LDL: 콜레스테롤 함량이 많은 LDL은 말초조직의 세포막 수용체와 결합하여 세포 내로 이동하며, Lysosome에서 가수분해되어 이용된다.

④ HDL: 혈중 효소 LCAT(lecithin cholesterol acyltransferase)의 작용으로 조직에서 유리형 콜레스테롤을 에스테르화하여 간으로 이동시킨다. 조직 내 콜레스테롤 제거와 LDL의 조직 내 유입을 억제한다.

4) 케톤체의 형성

당질의 섭취가 부족하거나, 기아나 단식 상태가 계속되거나, 당뇨병으로 당질 대사가 원활히 일어나지 않아 저장지방이 산화될 때 케톤체가 생성된다. 또한 지방산의 β-산화에서 다량 생산된 아세틸-CoA에 비해 oxaloacetic acid 생성량이 부족해지거나, Oxaloacetic acid의 결핍으로 아세틸-CoA가 TCA회로로 순조롭게 들어가지 못해 아세틸-CoA가 과잉 축적되도, 아세틸-CoA 2분자가 축합반응하여 케톤체 생성 반응으로 진행된다.

케톤체에는 Acetoacetic acid, Acetone, β-hydroxybutyric acid 등이 있다. 케톤증(ketosis)은 케톤체의 농도가 혈액 내 비정상 상태이다.

(8) 지질과 건강

1) 비 만(obesity)

지방조직이 과잉으로 침착하여 표준체중의 20% 이상 초과한 경우를 말한다. 심장질환, 동맥경화, 당뇨병 등 대사증후군의 원인이 된다.

2) 지방간(fatty liver)

간에 중성지방이 축적된 것으로 포화지방산이나, 콜레스테롤 및 알코올, 설탕의 과잉섭취, 필수지방산의 결핍, 콜린, 이노시톨, 메티오닌, 레시틴, 베타인 등의 항지방간 인자(lipotropic factor) 부족, 비타민 B_6 등이 결핍되면 발생한다.

3) 관상심장질환, 동맥경화증(Coronary heart disease, Atherosclerosis)

① **동맥경화증**: 동맥의 내벽에 죽종이라는 지질과 결합조직, 평활근 세포, 대식세포로 구성된 물질이 침착되면서 혈관벽이 굳어지고 탄력성이 없어진 것을 말한다.

② **관상심장질환**: 동맥경화증의 합병증으로 발병하며 혈액응고물이 심장근에 분포된 관상동맥이나 뇌로 나가는 혈관을 막으면 삼장마비나 뇌졸중이 된다. 고콜레스테롤혈증, 흡연, 고혈압이 중요한 위험인자이다.

4) 이상지질혈증(hyperlipidemia)

① 혈청 중 콜레스테롤이나 중성지질이 정상 이상으로 증가한 상태를 말한다.

수준	바람직	경계선	위험수준
콜레스테롤(mg/dL)	< 200(170)	200~239	> 240
LDL 콜레스테롤(mg/dL)	< 100	130~159	> 160
HDL 콜레스테롤(mg/dL)	> 60	59~40	< 40
치료 지침		영양관리	영양관리, 약물치료

Debruyne, pjnna, whitney: Nutrition & Diet THerapy, p.601, 2007.

② 이상지질혈증 영양관리

영양관리	원 리
총 열량 섭취 감소	비만이면 체중을 감소시켜야 한다.
지질 섭취량 감소	총 열량 섭취량의 20% 이하로 제한한다.
식이콜레스테롤 섭취 조절	성인은 300mg이하/일로 섭취한다. 식이콜레스테롤 증가 시 동맥경화증 위험이 증가한다.
식이지방산의 종류	LDL-cholesterol의 섭취를 감소시키기 위해 포화지방산의 섭취를 억제한다. MUFA 섭취를 증가하여 LDL 산화를 억제한다.
식이지방산의 종류	PUFA • 혈중 cholesterol을 감소시키고 혈전 생성을 억제하기 위해 ω-3계 지방산의 섭취를 증가시킨다. • 심혈관계 질환 예방에 효과적이다.
	P : M : S 비율을 1 : 1 : 1로 권장한다.
식이섬유소 섭취	혈중 콜레스테롤 농도를 감소시키는 펙틴, 검, 카라기난 등 가용성 섬유소 섭취를 많이 한다.

5) 암

지질 섭취량이 증가할수록, 특히 동물성 지방 섭취, 포화지방산, n-6계 지방산이 증가할수록 암 유병률이 증가하며, 트랜스지방산도 암 발생원인이 된다.

식이에서 n-3계 지방산이 증가할수록 암 발생을 억제한다고 알려져 있다.

(9) 권장섭취량

지질은 1일 섭취에너지의 20%를 초과하지 않도록 한다. 불포화지방산과 포화지방산의 섭취비율은 P/S = 1~2 : 1, P/M/S = 1 : 1 : 1의 비율로 섭취한다. 고도불포화지방산인 n-6/n-3의 비율은 4~10 : 1로 섭취할 것을 권하고 있다.

(10) 지질의 급원식품

버터나 식용유 등과 같이 눈에 보이는 지방과 육류의 살코기 지방이나 유지방 등의 눈에 보이지 않는 지방이 있다. 돼지기름, 쇠기름(팔미트산, 올레산), 옥수수유, 콩기름(리놀레산), 생선유(EPA, DHA) 올리브유(올레산), 들기름(리놀렌산), 마가린, 쇼트닝(트랜스지방산) 등이 있다.

(11) 지질 대치식품

1) 필요성 및 이용

우리나라뿐만 아니라 전 세계적으로 심혈관계 질환으로 인한 사망률이 증가하고 있기 때문에 에너지는 적으면서 지질의 맛을 제공하는 지질대용품의 개발 요구 및 이용이 증가하고 있다. 주로 가공식품에 이용되고 있다.

2) 종 류

① 심플리스(Simplesse)

물과 우유 단백질을 2 : 1의 비율로 섞어서 만든 것으로 마요네즈와 유사한 맛과 질감이 있다. 지질의 약 1/7 정도의 에너지를 제공한다.

예로 심플리스 3g(물 2g + 단백질1g)은 4kcal, 지질 3g은 27kcal에 해당한다. 열에 약하므로 고온 조리에는 사용할 수 없다. 아이스크림, 샐러드유의 제조에 적합하다.

② 올레스트라(Olestra)

설탕과 기름을 섞어서 만든 제품이다. 조리에 첨가하면 지방과 같은 물리적 특성을 제공하나 체내에서 소화되지 않으므로 에너지를 제공하지 않는다.

고온에 강하므로 튀김과 같은 고온조리에 이용한다. 지용성 비타민의 흡수를 저해하므로 첨가식품에는 지용성 비타민의 강화가 필요하다.

3. 단백질

(1) 단백질(Protein)

단백질은 생명유지에 필수적이며 효소, 호르몬, 항체 등의 구성성분이다.

생리기능을 조절하며 근육 등 체조직을 구성한다. 당질이나 지질과 달리 C, H, O 외에 N을 함유하는 질소화합물로 아미노산이란 기본단위의 분자가 펩티드 결합으로 이루어진 고분자화합물이다.

(2) 아미노산(Amino acid)

1) 구 조

탄소에 카르복실기와 아미노기가 결합된 구조이다. 단백질을 구성하는 아미노산은 20여 종으로, 모두 L형에 속하며, α-아미노산이다.

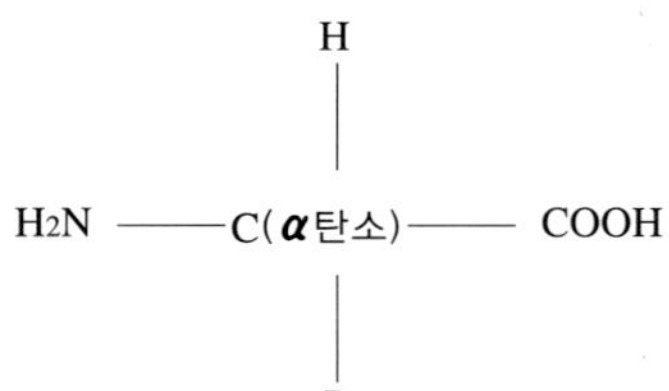

L-아미노산의 구조

2) 종 류

중성, 산성, 염기성, 방향족, 함황, 필수아미노산이 있다.

① R 부분의 구조적 차이에 의한 분류

- 중성 아미노산: Alanine, Valine, Leucine, Isoleucine, Glycine, Serine, Threonine, Asparagine, Glutamine, Proline

- 산성 아미노산: Glutamic acid, Aspartic acid
- 염기성 아미노산: Lysine, Arginine, Histidine
- 방향족 아미노산: Phenylalanine,Tyrosine, Trytophan
- 함황 아미노산: Methionine, Cysteine

② 필수아미노산(Essential amino acid)

인체에서 합성할 수 없어 반드시 식품으로부터 섭취해야 하는 아미노산으로 이 중 한 종류가 결핍되거나 부족하면 성장이 정지되고 음(−)의 질소평형이 된다.

표 2-5 단순단백질의 종류 및 용해도

명 칭	용해성				예
	물	염류	묽은 산	묽은 알칼리	
	+	+	+	+	ovoalbumin(난백)
알부민 (albumin)	열, 알코올에 의해 응고				conalbumin(난백) myogen(근육) lactalbumin(젖), ricin(피마자) serum albumin(혈청)
	−	+	+	+	ovoglobulin(난백)
글루텔린 (glutelin)	열에 응고, albumin과 주로 같이 있음				lactoglobulin(젖) serum globulin(혈청) glycinin(콩) myosin(근육), fibrinogen(혈청)
프롤라민	−	−	+	+	oryzenin(쌀), glutenin(밀),
(prolamin)	알코올에 불용				hordenin(보리)
글루텔린	−	−	+	+	hordein(보리), gliadin(밀)
(glutelin)	70~80% 알코올에 가용				zein(옥수수)
알부미노이드	−	−	−	−	keratin(피부, 머리털)
(albuminoid)	강산, 강알칼리에 녹으나 변질				collagen(연골, 결체조직) elastin(심줄), fibroin(명주)
	+	+	+	+	salmin(연어의 정액)
프로타민 (protamine)	열에 응고 안 됨. 핵 단백질, 구성 단백질				clupein(청어의 정액) scobrin(고등어의 정액) sturin(상어의 정액)
히스톤	+	+	+	+	
(histone)	열에 응고 안 됨. 핵 단백질, 구성 단백질				globin(혈색소), 흉선 히스톤

성인은 9가지 즉, 리신(Lysine), 루이신(Leucine), 이소루이신(Isoleucine), 페닐알라닌(Phenylalanine), 트립토판(Tryptophan), 발린(Valine), 메티오닌(Methionine), 트레오닌(Threonine), 히스티딘(Histidine)이다.

표 2-6 복합단백질의 종류 및 성질

명 칭	비단백질 부분	특 징	급 원
인단백질 (phosphoprotein)	인산	핵단백질과 지단백질에는 인산이 비단백 성분의 일부를 차지	casein(우유), vitellin(난황) vitellenin(난황) 등 동물성 식품에만 존재
핵단백질 (nucleoprotein)	핵산	히스톤 혹은 프로타민이 결합	배아와 효모 등 동식물 세포 핵의 주성분
당단백질 (mucoprotein)	다당류	당질 부분에 아미노당 함유	mucin(타액), mucoid(난백) 등 동식물 세포, 점성 분비물에 존재
금속단백질 (metalloprotein)	금속	철, 구리, 아연 및 마그네슘 함유	ferritin(비장) hemocyanin(연체동물의 혈액), insulin(췌장)
지단백질 (lipoprotein)	지질	중성지질, 인지질, 콜레스테롤이 핵단백질, 인단백질 단순단백질과 결합	lipovitellin(난황) lipovitellenin(난황)
색소단백질 (chromoprotein)	색소	heme, chlorophyll, carotenoid, flavin	hemoglobin(혈액) myoglobin(근육) rhodopsin(시홍) astaxanthin(갑각류의 외피) flavoprotein(황색 색소)

(3) 단백질의 종류

1) 구성 성분에 따른 분류

- 단순단백질: 가수분해하면 아미노산으로만 구성되어 있다.
- 복합단백질: 단순단백질에 비단백성 물질이 결합되어 있다.
- 유도단백질: 천연단백질이 물리적, 화학적, 효소적인 분해로 성질이 변화된 것으로, 변화정도에 따라 1차 유도 단백질, 2차 유도 단백질로 분류한다.

① **제 1차 유도단백질**(변성 단백질): 열, 자외선 등의 물리적 작용이나 효소의 작용으로 천연단백질의 성질이 약간 변하여 응고된 것이다. 응고단백질, para-casein, 젤라틴 등이 있다.

② **제 2차 유도단백질**(분해 단백질): 제 1차 유도단백질이 다시 가수분해되어 아미노산이 되기까지의 중간산물을 말한다. Proteose, Peptone, Peptide 등이 있다.

2) 형태의 의한 분류

- 구상 단백질: 혈청 Albumin, Lactoalbumin(유즙), Myogen(근육) 등이 있다.
- 섬유상 단백질: Collagen(연골), Keratin(머리카락, 손톱), Myosin(근육), Fibroin 등이 있다.

3) 필수아미노산 조성과 양에 의한 분류

① **완전 단백질**(complete protein)

필수아미노산의 종류와 양을 충분히 함유하여 정상적인 성장을 돕고, 체중을 증가시키며 생리기능을 돕는 단백질이다. 생물가가 높은 양질의 단백질로 젤라틴을 제외한 모든 동물성 단백질을 말한다. 우유의 Casein, Lactoalbumin, 달걀의 Albumin, 대두의 Glycinin 등이 있다.

② **부분적 불완전 단백질**(partially incomplete protein)

필수아미노산의 종류는 충분하나 한 종류의 필수아미노산이 양적으로 부족한 제한아미노산이다. 성장을 돕지는 못하나 생명을 유지시킬 수 있는 단백질이다. 밀의 글리아딘(gliadin), 보리의 호르데인(hordein) 등이 있다.

③ **불완전 단백질**(incomplete protein)

필수아미노산 중 한 가지가 완전히 결여되어 있어 동물의 성장이 지연되고, 체중이 감소되며, 생명에 지장을 초래한다. 생물가가 낮은 단백질로 젤라틴(gelatin), 옥수수의 제인(zein) 등이 있다.

> *Focus ON* **제한아미노산**
>
> 식품 단백질의 필수아미노산 구성을 기준 단백질의 필수아미노산의 조성과 비교하여 가장 낮은 비율의 아미노산을 말한다.

(4) 단백질의 기능

1) 새로운 조직의 합성과 보수

단백질은 체내 여러 장기, 뼈, 근육, 피부나 머리카락을 구성한다. 성장기(성장), 임신기(태아의 성장), 수유기(유즙 생성), 수술이나 출혈 시(세포의 회복)에 단백질이 필요하다.

2) 혈장 단백질 구성

혈장 단백질인 알부민, 글로불린, 피브리노겐의 구성성분이다.

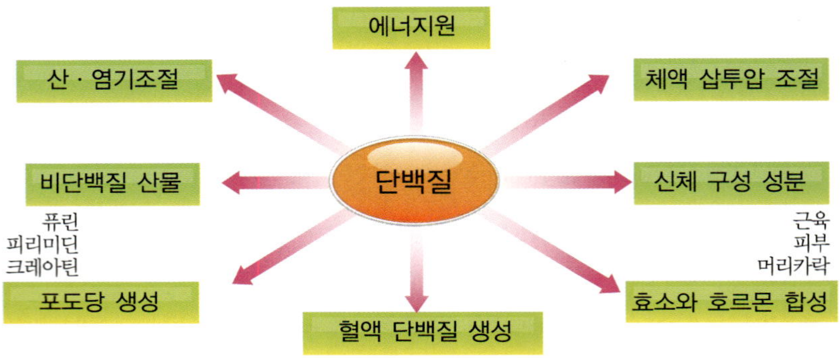

그림 2-6 단백질의 기능

3) 효소 및 호르몬의 형성

효소는 순수단백질로 작용하거나, 조효소나 보결분자단이 결합하여 작용한다. 인슐린과 글루카곤은 단백질이고 부신수질호르몬인 에피네프린, 노르에피네프린, 갑상선호르몬 등은 티로신으로부터 합성된다.

4) 항체 형성

바이러스, 박테리아 등의 유해물질이 체내 침입하면 생체는 자기방어를 위해 항원에 선택적으로 결합하는 물질인 항체(antibody)를 형성한다.

항체는 분자량이 10~100만 정도의 단백질인 globulin이다. 단백질은 질병에 대한 저항력을 제공하므로 식사로 섭취하는 단백질이 충분하지 못하면 면역기능이 떨어진다.

5) 삼투압 조절(수분평형)

단백질은 혈액 내에서 교질삼투압을 형성하여 조직의 삼투압과 수분 평형을 조절한다. 혈장 단백질 농도가 감소하면 혈액의 교질삼투압이 감소되어 조직의 물이 혈관 내로 이동하지 못하고, 조직에 축적되어 부종(edema)이 생긴다. 단백질을 보충하면 조직 내에 있던 수분이 다시 혈장 내로 이동하여 부종이 사라진다.

6) 산 · 염기조절(pH조절)

단백질은 분자 내에 (+)이온과 (−)이온을 가지는 양성물질로, 산 · 알칼리 평형에 관여하며, pH를 조절한다.

7) 포도당 신생

당질 섭취가 부족할 경우 혈당을 일정하게 유지하기 위해, 간에서 아미노산으로부터 포도당을 생성하여 적혈구나 신경조직에 필요한 에너지를 공급한다.

8) 에너지원

단백은 1g당 4kcal의 에너지를 발생시킨다. 당질이나 지질 섭취량이 부족하면 단백질이 분해되어 에너지를 공급한다. 생체는 에너지 보급이 우선이므로 당질과 지질이 충분해야만 단백질이 본래의 중요한 역할(구성 영양소)을 할 수 있다.

(5) 단백질의 소화와 흡수 및 대사

1) 단백질의 소화

단백질은 위에서 분비되는 펩신에 의해 단백질 일부가 작은 분자인 폴리펩티드가 되는 것에서 시작된다. 폴리펩티드가 십이지장에 도달하면 췌장에서 분비되는 트립신과 키모트립신에 의해 더 작은 폴리펩티드와 디펩티드로 분해된다. 이어 Carboxypeptidase와 소장에서 분비되는 Aminopeptidase와 Dipeptidase에 의해 아미노산으로 분해된다.

2) 단백질과 아미노산의 흡수 및 대사

대부분은 아미노산까지 분해되지만 간혹 완전히 분해되지 않은 저분자 펩티드도 소장점막 세포에 흡수된다.

아미노산의 점막세포로의 흡수는 대부분 능동수송에 의해 매우 빠르게 진행된다. 흡수된 아미노산은 모세혈관을 통해 문맥을 거쳐 간으로 운반된다. 단백질의 평균흡수율은 92%이다.

① 아미노산 풀(amino acid pool)

식이섭취와 단백질 분해 등으로 세포 내에 유입되는 아미노산의 양을 말하며 아미노산 풀의 크기는 식이섭취량, 체내 함량 등에 의해 결정된다.

아미노산 풀의 크기가 지나치게 클 경우에는 과잉의 아미노산들이 에너지, 포도당, 지방생성에 사용된다. 단백질의 섭취부족으로 아미노산 풀이 감소하면 부족한 아미노산은 세포 내 단백질을 분해하여 사용한다.

표 2-7 단백질의 소화효소와 작용

기관	효 소			펩티드 결합에 대한 특이성	소 화 작 용
	활 성 형	활성촉진	전구체 (불활성형)		
입	없음				기계적 소화
위	pepsin (내부 순분해효소) rennin(유아)	HCl	Pepsinogen	Phe, Trp Tyr, Leu Glu, Gln	Protein → polypeptide Casein → para casein (응어리)
췌장	trypsin (내부 가수분해효소)	Enterokinase	Trypsinogen	Lys, Arg	Protein, polypeptide → polypeptide, dipeptide
	chymotrypsin (내부 가수분해효소)	Trypsin	Chymotryp -sinogen	Phe, Trp Tyr	Protein, polypeptide → polypeptide, dipeptide
	carboxypeptidase (외부 가수 분해효소)	Trypsin	procarboxy peptidase	카르복실 말단 잔기를 차례로 절단	Protein→simpler peptide, dipeptide, amino acids
소장	aminopeptidase (외부 가수분해효소) Dipeptidase			아미노기 말단 잔기를 차례로 절단	Polypeptide → peptides, dipeptides, amino acids dipeptides → amino acids

② 동적 평형 상태

단백질의 합성과 분해가 지속적으로 일어나는 현상으로, 성인은 동적인 평형 상태에 있으므로 하루에 섭취하는 단백질량과 체외로 배설되는 양이 같다.

③ 단백질의 전환율 및 전환

단백질이 합성과 분해를 반복하면서 동적인 평형상태를 유지하는 과정을 단백질의 전환이라 한다. 체내에서는 하루에 약 250~300g의 단백질이 합성되고 분해된다.

실제 합성 · 분해되는 단백질 양의 약 5/6 정도는 단백질 분해 후 재이용되므로, 매일 공급되어야 하는 단백질 필요량은 하루에 합성 · 분해되는 단백질량의 1/6 정도이다.

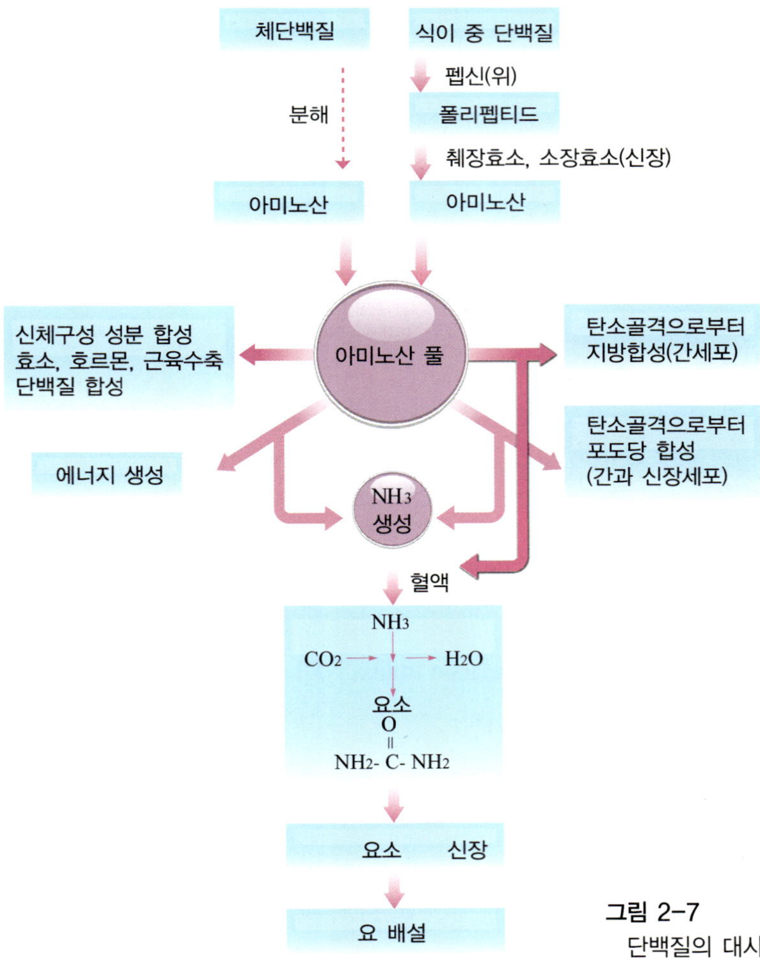

그림 2-7
단백질의 대사

3) 흡수된 아미노산의 기능

① 혈액, 근육, 골격 등 조직 단백질을 형성한다.
② 호르몬, 효소, 비타민 및 핵산 등의 생합성 재료를 제공한다.
③ 에너지원으로 이용된다.
④ 요소로 배설(아미노기)된다.
⑤ 당질이나 지방질로 전환된다.
⑥ 당신생에 이용된다.
⑦ 비필수아미노산을 생성한다.

(6) 단백질의 영양가 평가방법

1) 생물학적인 방법(체중증가법)

① 단백질효율(Protein Efficiency Ration, PER): 섭취단백질에 대한 체중증가량의 비율이다. 체중증가량과 단백질 보유량이 반드시 비례하지는 않는다.
② 진정 단백질효율(Net Protein Ratio, NPR): 단백질효율의 결점을 보완한 것으로 단백질 식이에 의한 체중증가량에서 무단백질 식이에 의한 체중감소량을 뺀 것을 단백질 섭취량으로 나눈 것이다.

2) 질소출납법

① 생물가(Biological Value, BV): 생물 체내로 흡수된 질소량과 체내에 보유된 질소량의 비율을 백분율로 나타낸 것으로 질소평형실험에 의해 산출된다.
② 실제 단백질이용률(Net Protein Utilization, NPU): 섭취한 총 식이질소가 동물체내에 보유된 정도를 백분율로 나타낸 것으로 소화흡수율을 고려한다.
③ 질소평형지표(Nitrogen Balance Index, NBI): 식사 중의 질소가 체내에 보유된 것을 측정하는 방법이다.

3) 화학적 평가 방법

- 단백가(Protein Score, PS): 식품 중의 단백질 질소 1g당 각 필수아미노산의 양을 FAO(1957년) 비교단백질의 필수아미노산의 조성과 비교하는 것이다.

표 2-8 단백질의 생물학적 영양평가 방법

평가구분	방 법
체중증가량	단백질효율(PER) = 체중증가량/섭취 단백질량 진정단백질효율(NPR) = (단백질 사료에 의한 체중 증가량 − 무단백질사료에 의한 체중 감소량)/섭취 단백질량
질소평형	생물가(BV) = (체내 보유된 질소량/흡수된 질소량) × 100 흡수된 N량 = 섭취 N량 − 대변 N량, 보유된 N량 = 식이 N량 − (소변 N량 + 대변 N량) 진정단백질이용률(NPU) = (보유질소량/섭취질소량) × 100 식이 N량 − (소변 N량 + 대변 N량)/식이 N량 × 100 = BV × 소화율 질소평형지표(NBI) = (질소평형의 양 − 대사된 질소량)/흡수된 질소량

표 2-9 단백질의 화학적 영양평가 방법

평가구분	방 법
아미노산 조성	• 단백가(Protein Score), FAO(1957): FAO(1957)의 비교단백질에 대한 제1제한 아미노산의 함량비(%) • 화학가(Chemical Score): 전단백질에 대한 제1제한 아미노산 함량비(%) • 난가(Egg Score), FAO/WHO(1965): 계란단백질에 대한 제1제한 아미노산의 함량비(%) • 인유가(Human Milk Score), FAO/WHO(1965): 인유단백질에 대한 제1제한 아미노산의 함량비(%) • 아미노산가(Amino Acid Score), FAO/WHO/UNC(1985): 표준아미노산 구성에 대한 제1제한 아미노산의 함량비(%)

$$\text{단백가} = \frac{\text{식품단백질 중의 제 1제한 아미노산의 함량(mg/Ng)}}{\text{FAO 표준구성(1957)의 위에 해당하는 아미노산의 함량(mg/Ng)}} \times 100$$

- 아미노산가(Amino Acid Score, AAS)

$$\text{아미노산가} = \frac{\text{식품단백질 중의 제 1제한 아미노산 함량(mg/Ng)}}{\text{잠정기준의 위에 해당하는 아미노산의 함량(mg/Ng)}} \times 100$$

FAO/WHO/UNC(1973)의 표준아미노산 구성에 대한 제 1제한 아미노산의 함량비(%)이다.

(7) 단백질의 상호보충 효과(Supplementary Effect of Protein)

1) 단백질의 상호보충 효과(단백질의 보족효과, 아미노산의 보강)

질이 낮은 단백질에 부족한 아미노산을 보충하거나 그 아미노산을 함유하는 단백질과 함께 섭취함으로써 부족된 필수아미노산을 보충하여 단백질의 질을 향상시킨다.

예 쌀(lysine, threonine 부족) + 콩(쌀의 제한아미노산 풍부), 밀(lysine, tryptophan 부족) + 우유(밀의 제한아미노산 풍부)

2) 아미노산의 불균형(amino acid imbalance)

실제 제한아미노산을 보충할 때 한 개의 아미노산이 너무 많이 첨가되거나, 동물성 식품의 과잉섭취로 필수아미노산의 상대적인 비율이 적당하지 않은 경우를 말한다.

이런 경우에는 양적으로는 충분하여도 아미노산의 이용에 방해가 되어 영양가가 낮아지고 성장이 저하될 수 있다.

(8) 단백질 권장량

1) 질소평형(Nitrogen Balance): 질소섭취량과 질소배설량이 같은 상태이다.

조 건	측 정	의 의
질소평형	N섭취량 = N배설량	조직의 유지와 보수
양의 질소평형	N섭취량 > N배설량	성장, 임신, 질병의 회복기, 운동 훈련시
음의 질소평형	N섭취량 < N배설량	신체의 소모, 체중감소, 기아, 질병, 수술, 화상 등

2) 단백질 필요량에 영향을 미치는 요인

① **체 격**: 근육이 많을수록 근육유지를 위해 단백질 필요량이 증가한다.

② **연 령**: 성장기 어린이나 청소년기에 필요량이 증가한다.

③ **신체의 건강상태**: 질병, 감염, 수술의 경우 새로운 조직의 합성을 위해서 필요량이 증가한다.

④ **식이 중 열량식품 공급**: 탄수화물, 지방공급이 부족할 경우 열량원으로 쓰이기 위해 필요량이 증가한다.

⑤ **단백질의 질**: 식물성단백질이 동물성단백질보다 생물가가 낮아 더 많이 섭취해야 한다.

3) 단백질 권장섭취기준

한국인 영양섭취 기준에서는 성인 남자 50g, 성인 여자 45g을 권장하고 있다.

(9) 단백질과 건강

1) 단백질-에너지 영양불량(PEM, Protein and energy malnutrition)

단백질과 열량이 부족한 식사로 인한 영양결핍증으로 성장이 저해되고 질병에 걸리기 쉽다.

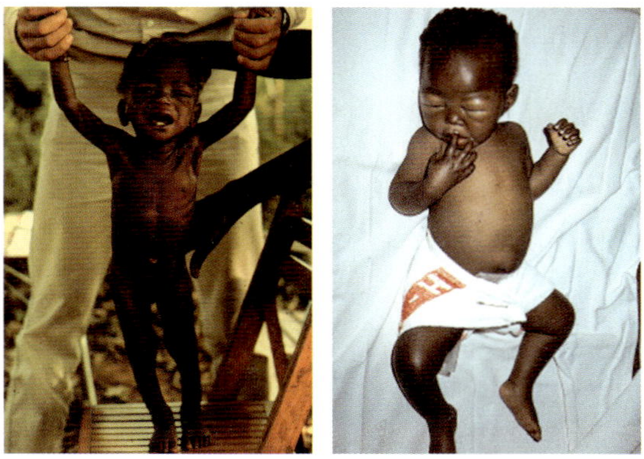

그림 2-8 단백질 결핍증

표 2-10 단백질 결핍증

특징	콰시오커	마라스무스
발생시기	12~48개월(이유 후 어린이나 5세 이하의 급성장기 어린이)	6~18개월(이유기와 유아기)
체중	저체중	극저체중
외모	둥근 얼굴(moon face), 근육약화, 체지방 정상, 지방간, 간 비대, 피부염, 머리털 변색, 부종	근육쇠퇴, 체지방감소 피부, 모발, 간기능 정상, 부종 없음
신경계	무감각, 냉담, 의욕상실	신경질적, 잘 놀람

① 콰시오커(Kwashiorkor): 극도로 단백질이 많이 부족한 상태에서 나타나는 질병이다.

② 마라스무스(Marasmus): 주로 에너지와 단백질이 모두 부족한 기아상태에서 나타나는 질병이다.

2) 단백질 과잉섭취의 문제점

대사 항진, 체중 증가, 혈압 상승, 피로, 골다공증, 요독증, 간성 혼수를 유발할 수 있다.

(10) 단백질의 급원

어육류, 난류, 유제품 등의 동물성 식품, 콩류나 견과류의 식물성 식품 등에 풍부하다.

4. 비타민(Vitamin)

필요량은 적지만 사람을 포함한 동물의 정상적인 성장과 생리기능 유지 등 대사활동에 필수적이며, 체내합성이 어려워 반드시 식품으로부터 공급되어야 하는 유기화합물이다. 비타민 자체는 조직의 성분이나 에너지급원은 아니지만 조직합성, 에너지 발생과정을 조절해 주는 필수인자이며 조효소로 작용한다.

비타민 전구체(provitamin)는 생리적으로 활성이 있는 비타민과 화학적인 구조가 유사하지만 체내에 흡수되어야 비로소 활성화되는 물질이다. β-carotene은 비타민 A 전구체로 소장점막에서 Retinol로 전환되며, 7-dehydrocholesterol은 자외선 조사에 의해 비타민 D_3로, Ergosterol은 자외선에 의해 비타민 D_2로 전환되는 비타민 D의 전구체이다. Tryptophan은 간에서 Niacin으로 전환된다.

항비타민(Antivitamins, Antagonist)은 비타민과 화학적 구조와 성질이 매우 유사하나 정상적인 신체의 생리작용을 저해한다. 예를 들어 천연 항비타민제인 디쿠마롤(Dicumarol)은 비타민 K의 작용을 억제하며, Avidin은 Biotin의 작용을, 인공합성제제 Deoxypyridoxine은 비타민 B_6의 작용을 저해한다.

(1) 지용성 비타민

C, H, O로 구성되어 있다. 유기용매에 녹으며, 지질과 함께 림프관으로 흡수된다. 여분의 양은 체내에 저장(간, 지방조직)되며 결핍증이 서서히 나타난다. 필요량을 매일 공급할 필요는 없으며 전구체가 존재한다.

1) 비타민 A

비타민 A는 레티놀(Retinol), 레티날(Retinal) 및 레티노익 산(Retinoic acid)의 세 가지 형태가 있다.

① 비타민 A의 생리기능

비타민 A는 시각과 점막을 정상으로 유지하며, 질병을 예방하고, 성장발달을 도와준다. 또한 피부나 머리카락, 뼈, 잇몸 등을 건강한 상태로 유지시킨다. 동물성 식품에 함유된 비타민 A는 레티놀이라 하며 그대로 흡수된다. 식물성 식품에 함유된 카로틴은 체내에서 비타민 A로 전환되어 비타민 A의 효능을 나타낸다.

베타카로틴은 암의 예방과 치료에 도움이 된다. 특히, 폐암에 대한 예방작용이 있는 것으로 알려져 있다. 바이러스 등에 의한 감염을 막고 호흡기계통의 감염에 대해 저항력을 강하게 한다.

② 비타민 A 함유식품 및 권장량

식물성 식품에 함유된 비타민 A는 지용성 용매로 조리하는 것이 흡수율을 높힌다. 한국인 영양섭취기준에서는 하루 성인 남자 750μgRE, 여자는 650μgRE를 권장하고 있다.

③ 결핍증

결막이나 각막의 표면이 건조하고 뿌옇게 탁해지고 연화되며, 감염되어 화농하면 실명하는 안구건조증이 생긴다. 야맹증, 미각, 후각의 기능이 저하되며, 피부가 거칠어지거나 입술이 갈라지며 손톱도 물러진다. 점막이 약해져 감기에 걸리기 쉽고 감염증에 걸리기 쉬우며 성장발육이 늦다.

④ 과잉증

피로감, 구토증, 수면장애, 식욕부진, 피부가 거칠어지는 등의 증세가 나타난다.

Focus ON 시각과 비타민 A

망막에는 원추세포와 간상세포가 있다. 원추세포는 밝은 곳에서 강한 빛에 흥분되어 명암이나 형태시각, 색채감각을 일으킨다. 간상세포는 어두운 곳에서 작용하여 명암과 형태시각만을 일으킨다.

간상세포 속에는 시홍(rhodopsin, visual purple)이라 하는 홍자색의 감광물질이 있는데, 이것은 Opsin이란 Protein과 Vitamin A(retinol)가 산화되어 Aldehyde체로 된 Retinal이 결합한 것이다. 시홍이 빛을 받으면 분해하여 시황(visual yellow)이 된다. 이때 energy 가 방출되어 시신경을 흥분시켜 대뇌에서 시각을 일으킨다. 시황의 일부는 어두운 곳에서 다시 시홍으로 되돌아가지만 일부는 Protein과 Vitamin A로 되는 시백(visual white)이 된다.

어두운 곳에서 시황이나 시백은 다 같이 ATP로부터 energy를 받아 시홍으로 재합성되어 다음 빛 자극을 받아들일 준비를 한다. 이를 암조응(암순응, dark adaptation)이라 한다. 시백의 Vitamin A는 그 일부가 분해 소모되므로 소모된 만큼의 Vitamin A를 보급하지 않으면 시홍의 생성이 점차 적어져서 야맹증(nyctalopia)을 일으킨다.

표 2-11 식품 중의 비타민 A 함량 (100g 당)

식품명	함량(μgRE)	식품명	함량(μgRE)
고등어	19	돼지간	5,399
녹두	12	쇠간	10,602
풋고추	1,350	난황	463
당근	1,270	김(구운)	2,021
상추	365	치즈(가공)	238
시금치	487	버터	418
늙은 호박	119		

자료 : 농촌진흥청, 국립농업과학원, "식품성분표" 제8차 개정, 2011

2) 비타민 D

비타민 D는 항구루병인자로 체내에서 콜레스테롤로부터 만들어지며 D_2와 D_3가 있다.

① 생리기능

칼슘과 인의 흡수를 촉진시키며 조직 중의 인산을 칼슘과 결합하며 뼈에 침착시킨다. 치아건강에 필수적이며 성장기 어린이의 치아와 뼈 형성을 도와준다. 혈액 중의 칼슘 농도를 일정하게 유지해준다.

② 흡 수

식품을 통해 섭취된 비타민 D는 약 80% 정도가 흡수된다. 흡수되기 위해서는 담즙산이 필요하며 소장의 공장과 회장에서 흡수된다. 소장 점막으로 흡수된 비타민 D는 중성지방이나 콜레스테롤처럼 킬로미크론의 형태로 림프계를 거쳐 간으로 운반된다.

간에서 25-(OH)-비타민 D_3가 되어 순환계로 들어간다. 혈장에서 25-(OH)-비타민 D_3는 신장으로 이동된 후 혈액 칼슘 농도의 변화에 반응하여 1,25-$(OH)_2$-비타민 D_3로 활성화되며 활성화된 비타민 D_3는 체내에서 이용된 후 담즙의 형태로 배설되고 소량은 소변을 통해 배설된다.

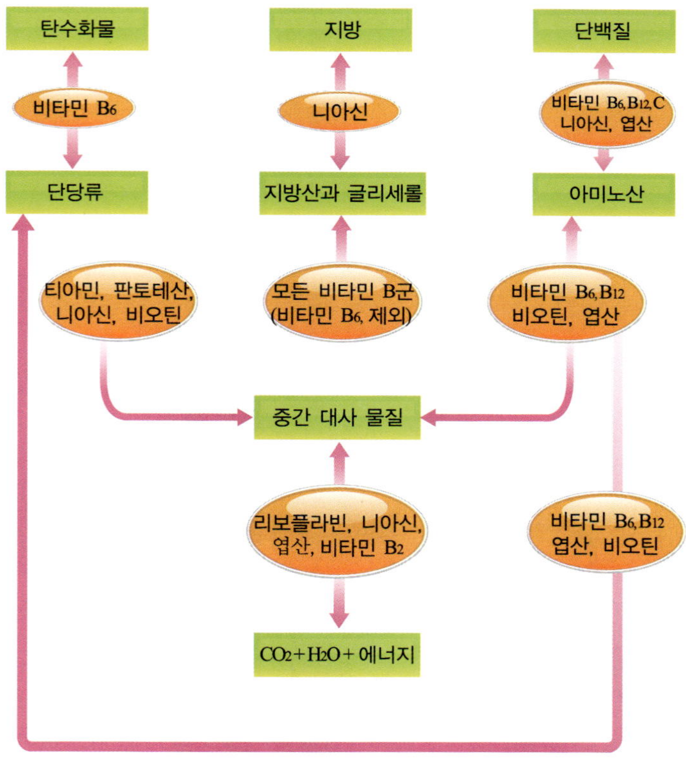

그림 2-9 영양소 대사와 비타민

③ 대 사

비타민 D는 혈중 칼슘농도를 조절하여 칼슘 항상성을 유지한다. 혈액의 칼슘농도가 감소하면 부갑상선호르몬이 분비되어 신장에서 활성형 비타민 D의 형성을 촉진한다.

활성형 비타민 D는 소장 점막세포에서 칼슘과 인의 흡수를 촉진시켜 칼슘 결합단백질을 비롯해 칼슘의 흡수에 필요한 단백질을 합성하고 세포막의 유동성을 증가시켜 칼슘과 인이 쉽게 세포막을 통과할 수 있게 한다.

파골세포에서 뼈의 칼슘이 혈액으로 용해되어 나오는 것을 촉진시킨다. 또한 뼈의 성장과 탈석회화에 관여하여 혈중 농도를 유지하기 위한 칼슘과 인을 제공한다. 신장에서 칼슘의 배설을 감소시켜 혈장의 칼슘 농도를 증가시킨다.

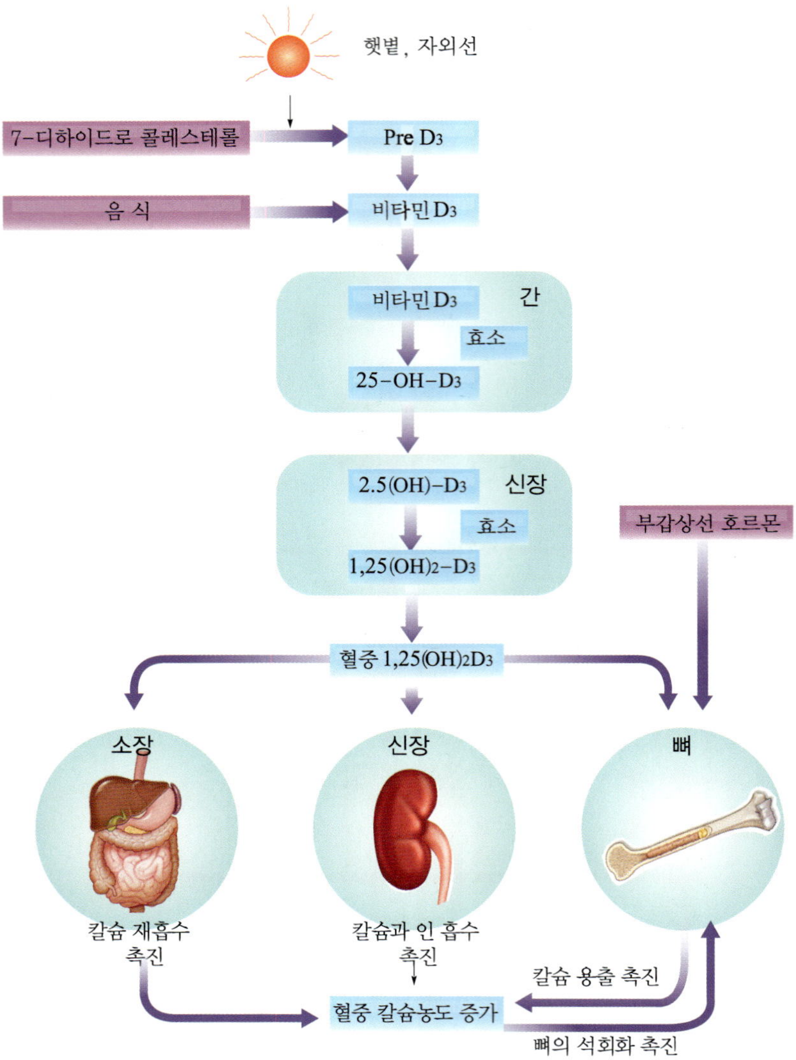

그림 2-10 비타민 D와 혈중 칼슘농도 조절

④ 결핍증

부족하게 되면 구루병, 충치, 골절 등이 발생하며 골다공증과 골연화증이 발생한다.

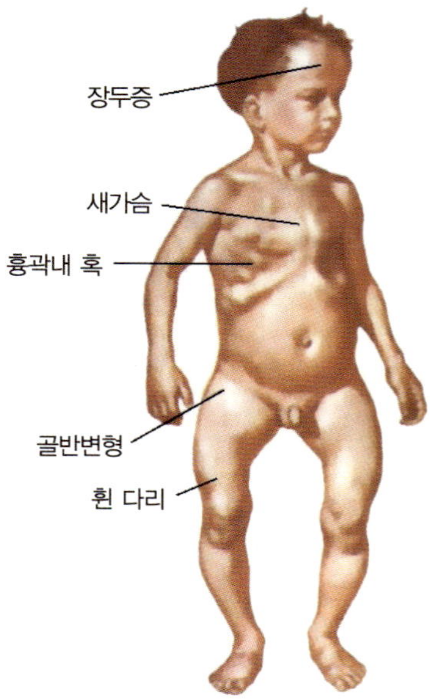

그림 2-11 비타민 D 결핍증

⑤ 과잉증

4,000IU 이상을 섭취하면 식욕감퇴 · 메스꺼움 · 구토 · 갈증 · 설사 · 허약 · 체중감소 등의 증상이 나타난다. 또한, 뼈조직뿐 아니라 심장 · 근육 등의 각종 연조직에 칼슘이 침착되어 혈관 경화를 일으키며, 신장에 석회화가 일어나 신장결석이 된다. 비타민 D의 투여를 중단하고 칼슘 함유량이 적은 식사를 하면 없어진다.

⑥ 급원식품

생선 간유, 표고버섯, 정어리, 고등어, 말린 생선, 난황 등이 있다.

3) 비타민 E

비타민 E는 연황색의 점성있는 기름으로 열에 안정하나 산화와 자외선에 의해 쉽게 파괴된다. 식품 중의 비타민 A나 카로틴, 포화지방산 등 다른 화합물들을 산화로부터 보호하는 항산화제이다.

① 생리기능

비타민 E는 항산화제로 다가불포화지방산(polyunsaturated fatty acid, PUFA)의 산화를 막는다.

인체 내 대사과정 동안 산소는 때로 자유라디칼(free radicals)이라고 알려진 강력한 파괴력을 가진 중간 대사물로 환원이 된다. 자유라디칼은 지질과산화(lipid peroxidation)에 의해 세포막에 있는 불포화지방산을 산화시킨다. 지질과산화는 연쇄반응이며 세포의 구조를 손상시키고 세포의 기능을 변화시킨다.

비타민 E는 지질과산화의 연쇄반응을 차단하여 세포막 손상을 막는다. 비타민 E는 백혈구와 적혈구를 보호함으로써 신체의 면역기능을 강화시킨다.

② 흡수와 대사

비타민 E는 소장점막에서 흡수되며, 담즙을 필요로 하고 킬로미크론에 실려 림프관을 경유하여 일반 순환계로 들어간다. 혈중에서는 지단백에 의해 운반되며 주로 지방조직에 저장되고 소량이 간장과 근육조직에서 발견된다.

부신선(adrenal gland)과 뇌하수체(pituitary gland)도 상당량의 비타민 E를 포함한다. 비타민 E의 흡수는 A보다 덜 효율적이며 섭취량의 50~80%만이 혈류로 흡수된다. 섭취량이 증가할수록 흡수효율은 낮아지며, 비타민 E의 대사물들은 소변과 대변 중에 배설된다.

③ 결핍증

사람에게 비타민 E 결핍은 드물지만 장기간의 비타민 E 결핍증은 척추와 망막을 포함하는 신경 근육계의 기능저하를 초래한다. 비타민 E 결핍으로 인한 신경근육의 약화와 위축은 식사에 비타민 E를 보충함으로써 치유될 수 있다.

④ 과잉증

비타민 E가 체내에 축적되면 혈중 중성지방의 증가, 갑상선호르몬의 저하, 심한 설사와 구토감, 두통, 피로감, 흐린 시력, 근육약화, 발한과 맥박의 증가, 혈액응고의 손상 등의 부작용을 나타낸다. 비타민 E의 다량 복용은 비타민 K의 혈액응고작용을 방해할 수 있고 혈액응고 방지 약물의 항응고 효과를 높여 출혈을 초래한다.

⑤ 권장량

한국인의 성인 남녀 권장섭취기준은 모두 하루 10mg α–TE(tocopherol equivalent, α–TE)이다.

식물유나 생선유가 풍부한 식사를 하여 다량의 다가불포화지방산(PUFA)을 섭취하는 사람들은 지질과산화를 방지하기 위해 보다 많은 비타민 E가 필요하다.

⑥ 급원식품

주요 급원식품은 식용유, 마가린, 전곡, 견과류, 종실류, 콩류, 진한 녹색 잎채소이며 육류, 조육, 생선, 계란 등에도 적은 양이 함유되어 있다. 식물유 중 밀배아유와 대두유는 특히 비타민 E가 풍부하다.

Focus ON **적혈구 용혈(Erythrocyte hemolysis)**

혈중 비타민 E 농도가 어느 수준 이하로 떨어지면 적혈구가 파괴되어 나오는 증세로 주로 임신 마지막 수 주 동안에 모체로부터 영아에게 비타민 E 전달이 일어나기 전에 태어난 미숙아에게서 발견된다. 이는 적혈구 세포막에 있는 다가불포화지방산(PUFA)의 산화로 인한 세포막의 손상이 원인인 것으로 알려져 있다.

4) 비타민 K

① 구조와 성질

비타민 K는 퀴논(quninone)류에 속하는 황색의 결정체 화합물이다.

자연계에는 K_1(phylloquinone)과 K_2(menaquinone)가 있으며 K_1은 식물에서 합성되고 K_2는 미생물의 대사산물로서 장내 박테리아에 의해 합성되며 K_1에 비해 75%의 활성을 가진다. K_3(menadione)는 자연에 존재하지 않고 합성된 형태이다.

② 생리기능

비타민 K는 혈액응고에 관여한다. 비타민 K는 프로트롬빈 전구체 분자 내의 글루타민산 잔기와 카르복시화를 활성화시키며, 프로트롬빈은 활성형인 트롬빈으로 전환되고 트롬빈은 혈액응고의 기초가 되는 피브린(fibrin)의 형성에 필요하다. 비타민 K는 또한 뼈 단백질의 합성에 참여한다. 뼈 단백질의 합성속도는 비타민 D에 의해 조절되나 비타민 K가 없으면 뼈는 무기질에 결합할 수 없는 비정상적인 단백질을 생성한다.

위장관의 박테리아는 비타민 K를 합성할 수 있으나 박테리아에 의한 합성만으로는 신체의 요구량을 모두 충족시키기에는 불충분하다.

③ 흡수와 대사

킬로미크론은 비타민 K를 간으로 운반하고 간에서 초저밀도지단백(VLDL)과 결합하여 순환계로 들어간다. 비타민 K는 간에 짧은 시간 동안 저장되기는 하나 체내 저장량은 소량이다.

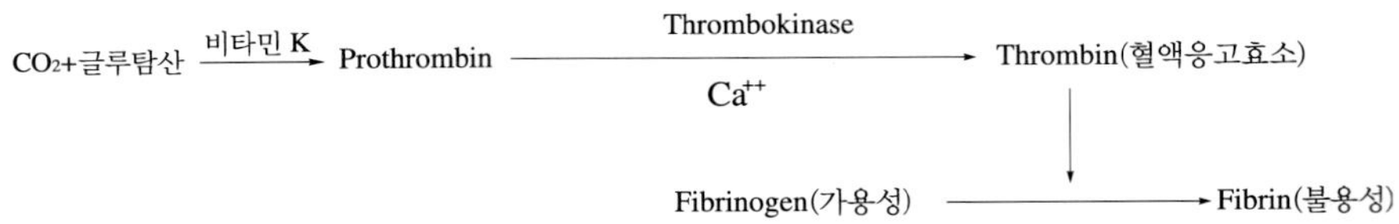

그림 2-12 혈액응고 과정

소량이 피부, 근육, 신장, 심장 등에 나타나며 대사산물은 담즙과 소변으로 배설된다. 장내 박테리아에 의해 합성된 K_2가 사람의 중요한 K의 급원이다.

④ 결핍증

비타민 K는 정상적으로 장내 박테리아에 의해 생산되고 식품 중에 널리 분포하므로 결핍증은 흔하지 않다. 결핍되면 지방흡수가 되지 않으며 담즙 생산이 안 되고 설사 등의 증상이 나타난다.

⑤ 독 성

비타민 K 독성은 흔하지 않다. 그러나 합성된 비타민 K를 과량섭취할 때 일어날 수 있다. 중독 증세로는 적혈구 용혈, 황달, 뇌손상 등이 보고되어 있다.

디쿠마롤(Dicumarol)과 쿠마딘(Coumadin) 같은 항응고제들은 응고과정을 느리게 함으로써 비타민 K의 길항작용이 있다. 비타민 K를 다량 복용하면 혈액 항응고제의 효과를 감소시키므로 항응고제를 복용하는 사람은 비타민 K가 풍부한 식품을 섭취해야 한다.

⑥ 권장량

비타민 K는 광범위하게 식품 중에 존재할 뿐 아니라 인간의 공장, 회장 부분에서 장내 박테리아에 의해 합성되어 1일 요구량의 약 50%가 공급되므로 정상적인 상태에서는 부족하지 않다. 한국인의 하루 충분섭취량은 성인남자 75μg, 성인여자 65μg이다.

⑦ 급원식품

일반적으로 녹색 잎채소, 특히 푸른 완두, 브로콜리, 시금치와 양배추-콜리플라워과에 속하는 채소류들이 좋은 급원이며 육류(특히 간)와 유제품, 과일, 곡물들도 좋은 급원식품이다.

표 2-12 식품의 비타민 K 함유량(㎍/100g)

식품명	함 량	식품명	함 량
케 일	729	상 추	129
녹 차	712	캐비지	125
순무 잎	650	미나리	57
시금치	415	아스파라거스	57
브로콜리	200	귀 치	20
녹색콩	14	완두콩	19
통 밀	17		

표 2-13 지용성 비타민의 생리적 기능, 결핍증 및 과잉증

지용성 비타민	안정성	공급원	생리적 기능	결핍증	과잉증
비타민 A (Retinol)	공기, 광선에 불안정	간, 버터, 난황, 당근	시각작용, 생식기능 상피조직 보호, 성장과 관련	야맹증, 각막 건조 · 연화증	피로, 권태, 두통
비타민 D (Calciferol)	공기, 광선, 열에 안정	말린 생선, 버섯, 청어, 연어, 달걀, 우유	뼈를 튼튼하게, 칼슘과 인의 체내 이용 도움	구루병 (유아, 어린이) 골연화증, 골다공증	혈액의 칼슘 농도 증가, 식욕감퇴
비타민 E (Tocopherol)		콩, 밀, 배아, 식물성유	항산화제, 적혈구보호, 이상지질혈증 예방	적혈구 파괴, 신경근육기능 장애	두통, 구역질, 피로, 현기증
비타민 K		곡류, 콩기름, 푸른 채소	혈액응고에 필요, 간 기능 개선, 프로트롬빈생성 도움	혈액응고 안됨, 노화촉진	용혈성 빈혈, 황달

(2) 수용성 비타민

C, H, O, N, S, Co 등으로 구성되어 있다. 조효소의 구성성분이며 물에 녹고 당질, 아미노산과 함께 문맥으로 흡수되며 여분의 양은 배설된다. 결핍증이 빨리 나타나기 때문에 매일 식품으로 섭취해야 한다. 전구체가 존재하지 않으나 Niacin은 예외이다.

1) 비타민 C

비타민 C는 대부분의 포유동물의 체내에서 포도당으로부터 합성된다. 그러나 사람, 원숭이, 조류 등은 굴로노락톤 산화효소가 없어 비타민 C를 합성하지 못하므로 식품을 통해 공급받아야 한다. 환원형인 아스코르브산과 산화형인 디히드로아스코르브산이 비타민 C 활성을 지닌다.

$$\alpha\text{-D-포도당} \longrightarrow \text{L-글로노락톤} \xrightarrow[\text{(gulonolactone oxidase)}]{\text{글로노락톤 산화효소}} \text{L-아스코르브산}$$

비타민 C는 산성에서는 안정하나 수용액에서는 열, 알칼리에 의해 파괴된다. 또한 구리, 철 금속이온에 의하여 산화가 촉진되고, Ascorbinase(Ascorbic acid oxidase), Polyphenol oxidase, Peroxidase 등에 의해서도 산화가 촉진된다.

① 생리기능

비타민 C는 생체 내에서 여러 가지 효소반응의 조효소로 쓰이며, 콜라겐 형성과 카르니틴, 신경전달물질의 합성, 철의 흡수, 면역기능, 상처회복 등에 관여한다.

비타민 C는 강한 환원력으로 수용성 환경 내에서 생성되는 대부분의 자유기를 제거한다. Fe^{3+}를 흡수되기 쉬운 Fe^{2+}형으로 바꾸는 데 관여하며 Tyrosine의 산화계에 작용하여 피부의 갈변물질인 Melanin 색소의 합성을 억제한다.

백혈구(호중구, 림프구, 단핵구)에서 비타민 C는 강력한 항산화작용을 나타내고 비타민 C의 함량이 혈장이나 적혈구보다 높다. 비타민 C 농도가 증가할수록 산화스트레스 손상에 대한 보호효과도 증가한다.

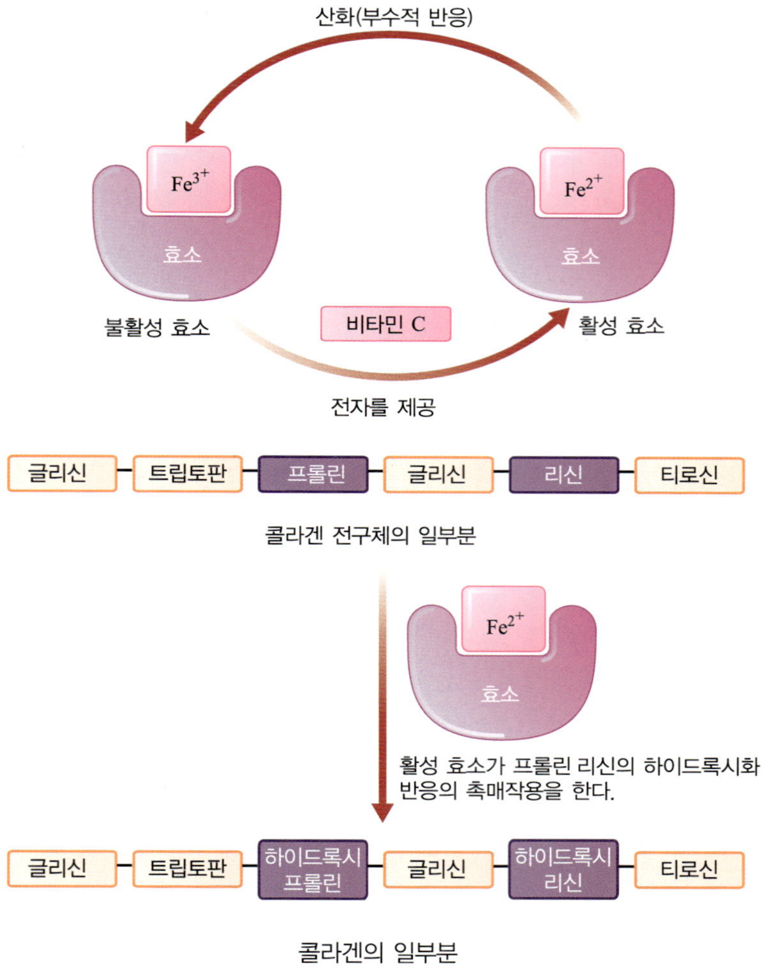

그림 2-13 비타민 C의 콜라겐 합성과 철분의 형태전환

② 흡수 및 대사

비타민 C는 소장에서 능동수송에 의해 흡수되며 일부는 단순확산으로 흡수된다. 흡수된 비타민 C는 음이온 형태로 혈장으로 이동하는데 이는 식사 중의 비타민 C 함량에 영향을 받는다.

흡수된 비타민 C는 부신피질, 뇌하수체, 수정체, 간, 폐, 췌장, 비장, 신장 등의 조직으로 운반된다.

③ 결핍증

비타민 C가 결핍되면 콜라겐 합성이 되지 않아 결합조직에 문제가 생겨 연골과 근육조직이 변형되기도 한다. 모세혈관이 약해져 멍이 쉽게 들고 골격형성이 잘 안되어 성장이 지연된다. 부족이 오래가면 괴혈병이 나타난다.

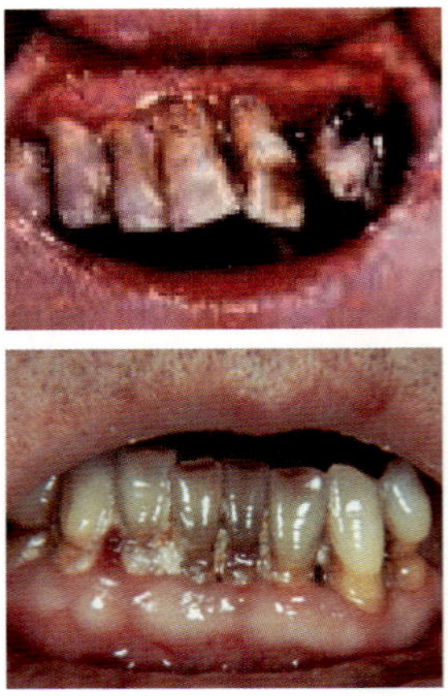

그림 2-14 비타민 C 결핍증

④ 권장량

비타민 C의 한국인영양섭취기준에서 정하는 권장량은 100mg/일이다.

⑤ 함유식품

감귤류, 고추, 녹황색 채소, 과실에 많고, 곡류나 두류에는 적지만 발아하면 많아진다.

호박, 당근, 오이 등에는 환원형 비타민 C를 산화형으로 하는 Ascorbinase가 있어서 비타민 C를 파괴시키므로 같이 조리하지 않는다. 이 효소는 Aneurinase처럼 가열에 의하여 불활성화한다.

표 2-13 비타민 C를 함유한 식품과 그 함량 (μg/100g)

식품명	함량(μgRE)	식품명	함량(μgRE)
고구마	25	애호박	8
풋고추	92	늙은호박	15
당근	8	딸기	99
마늘	31	오렌지	43
브로콜리	64	돼지간	24
상추	19	베이컨	27
시금치	40	구운 김	106
양배추	36	가루녹차	135
토마토	11		

자료 : 농촌진흥청, 국립농업과학원, "식품성분표" 제8차 개정, 2011

2) 비타민 B_1

① 생리기능

탄수화물, 단백질, 지질의 대사에 중요한 역할을 하는 비타민 B_1은 유리형 또는 인산 형태로 식물이나 동물조직에 존재한다. 티아민은 조효소의 구성성분으로 티아민 피로인산(Thiamin Pyrophosphate TPP)이며 탄수화물 대사에서 α-케토산으로부터 카르복실기를 이산화탄소 형태로 제거하는 탈탄산반응에 관여한다.

또한 TPP는 신경전달물질인 아세틸콜린의 합성을 도와주고 신경조직에 에너지를 공급하기 위해 필요하다.

② 흡수 및 대사

섭취된 티아민은 공장에서 흡수되는데 낮은 농도에서는 능동적 수송에 의해 흡수되나, 높은 농도에서는 일부 수동적 확산에 의해 흡수된다.

흡수된 티아민은 혈장과 적혈구를 통해 각 조직으로 운반된다. 티아민 및 티아민 대사물은 주로 소변을 통해 빠르게 배설된다.

③ 결핍증

비타민 B_1이 부족하게 되면 당질의 대사가 진행되지 않아서 혈액, 뇌 및 그 밖의 조직에 Pyruvic acid, 유산 등이 축적되어 여러 가지 장해를 일으킨다.

증상으로는 식욕감퇴, 허약, 권태, 우울증, 불면증, 체중감소, 근육무긴장증, 혈압의 저하 등이 나타나며, 심해지면 신경장애인 다발성 신경염으로 인해 다리가 마비되고 심장이 허약해진다. 때로는 흥분, 건망증, 정신의 혼란, 공포증의 증세를 일으키며, 소화기관의 근육활동부족으로 변비가 생기기도 한다.

대표적인 결핍증으로 각기병이 있다. 각기병에는 세포 수분축적으로 체조직, 특히 하반신에 부종이 생기는 습성각기병(wet beriberi)과 근육의 쇠약으로 근육이 위축되며, 하지의 신경반응이 둔해지고, 심하면 발목에 마비와 뒤틀림의 증상이 생기며 보행이 곤란해지는 건성각기병(dry beriberi)이 있다.

각기병 증세가 심해짐에 따라 심장이 비대해지고, 심장고동의 불규칙, 호흡곤란 등 증세가 악화되기 때문에 치료하지 않으면 사망하게 된다. 도정된 쌀을 주식으로 하는 한국, 일본, 중국 등 동남아시아 지역에서 많이 발생한다.

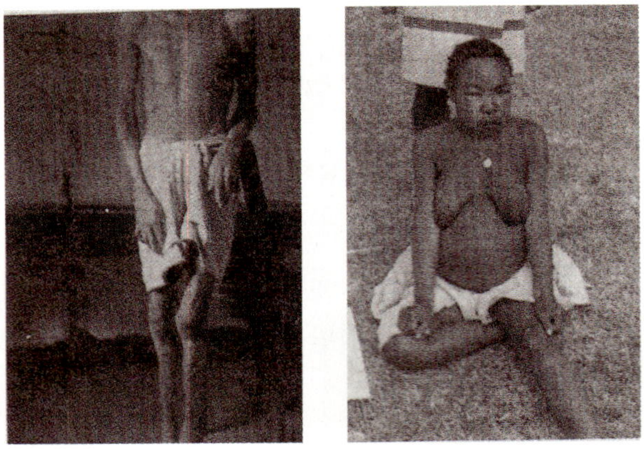

건성각기병　　　　습성각기병

그림 2-15 비타민 B_1 결핍증

비타민 B_1은 알코올대사에도 관여하므로 음주량이 많은 데 비해 다른 음식의 섭취가 부족할 때도 결핍현상이 일어난다. 심한 알코올 중독자는 티아민의 저장이 고갈되어 정신적 혼란과 기억상실, 팔과 다리의 협동적 조절이 잘 되지 않으며 안구가 불수의적으로 계속 움직이며 비틀거림 등의 증상이 나타나는 베르니케-코르시코프 증세가 나타난다.

④ 권장량

비타민 B_1은 에너지 섭취량에 비례하여 권장량이 증가한다. 에너지 섭취 1,000kcal당 0.5mg의 비타민 B_1이 권장되고 있다.

⑤ 급원식품

비타민 B_1은 돼지고기, 배아, 효모, 견과류 등에 많이 함유되어 있다.

표 2-14 티아민을 함유한 식품과 함량

(mg/100g)

식품명	함 량	식품명	함 량
배아미	0.30	아몬드	0.24
현미	0.54	마늘	0.21
녹두	0.40	삼겹살	0.68
노란콩	0.53	돼지고기	1.36
리마콩	0.51	가루녹차	1.47
팥	0.54	청국장분말	0.32
땅콩	0.36	건조효모	2.30

자료 : 농촌진흥청, 국립농업과학원, "식품성분표" 제8차 개정, 2011

Focus ON

지방의 비타민 B_1 절약 작용

비타민 B_1이 결핍된 사료로 쥐를 사육할 때, 지방의 투여량이 증가하여도 비타민 B_1 결핍 증상이 잘 나타나지 않는 것은 지방산의 β-산화에 비타민 B_1이 관계하지 않기 때문인데 이것을 지방의 비타민 B_1 절약작용이라 한다.

발열 시나 중노동 또는 임부, 수유부 등은 에너지 대사가 왕성하기 때문에 당질 대신 지방에서 에너지를 얻으면 비타민 B_1을 절약할 수 있다.

Focus ON

알리티아민 (Allithiamin)

비타민 B_1은 마늘에 존재하는 Allicin과 반응하여 Allithiamin(thiamin allyl disulfide)을 생성하는데 이것은 물에 녹기 어려워 쉽게 유출되지 않아 비타민 B_1보다 장관에서 흡수가 좋으며, 체내에서 다시 비타민 B_1으로 재이용된다. 비타민 B_1 분해효소인 Aneurinase에 의한 효소작용을 받지 않고 체내축적이 잘 된다.

3) 비타민 B_2(Riboflavin)

성장촉진인자로 리보스 알코올인 Ribitol과 Isoalloxanzine핵으로 구성되어 있다.

① 생리기능

리보플라빈은 두 가지 조효소 형태인 Flavin Mononuleotide(FMN)와 Flavin Adenine Dinucleotide(FAD)의 구성성분으로 체내에서 일어나는 산화 · 환원반응의 촉매역할을 한다.

② 흡수와 대사

식품 속의 리보플라빈은 FMN, FAD 형태로 단백질과 결합하여 존재한다. 위에서 위산에 의해 단백질과의 결합이 끊어지고 FAD, FMN은 소장의 윗부분에서 피로인산분해효소(Pyrophosphatase)와 인산분해효소(Phosphatase)에 의해 리보플라빈으로 전환된 후 흡수된다.

흡수기전은 낮은 농도에서는 능동수송, 높은 농도에서는 확산에 의해 흡수된다. 혈액 내 리보플라빈의 일부는 혈장알부민과 결합되어 운반되나 대부분은 면역글로불린과 결합되어 운반된다. 리보플라빈은 소량이 담즙과 땀을 통해 배설되고 대부분은 리보플라빈 형태로 소변을 통해 배설된다.

③ 결핍증

장기간 리보플라빈이 부족하면 구각염, 지루성 피부염, 구내염, 인두염 등의 증상이 나타난다. 설염(glossitis)은 혀가 반들거리고 붉어지며, 쓰리고 아픈 증상이다. 적혈구 형성에 지장이 초래되어 빈혈이 생기며, 눈의 각막에 모세혈관이 팽창하며 충혈되고 눈이 아프고 흐려지며, 광선을 쬐면 눈이 부시게 된다. 이 현상을 수명(photophobia)이라 하며, 이때 각막이 혈관화(vascularization)되고 심하면 각막염(keratitis) 또는 백내장이 될 가능성이 있다.

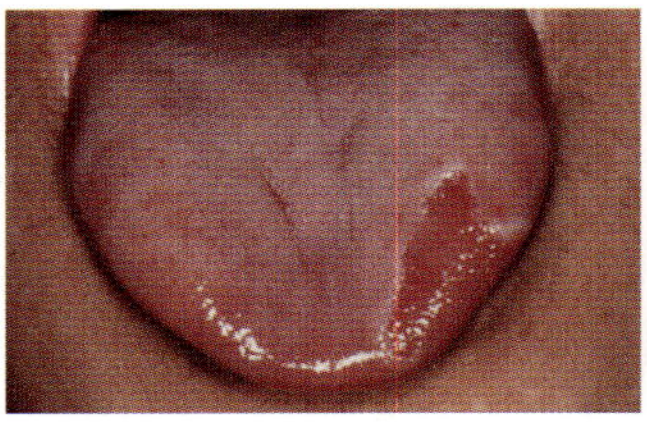

설염

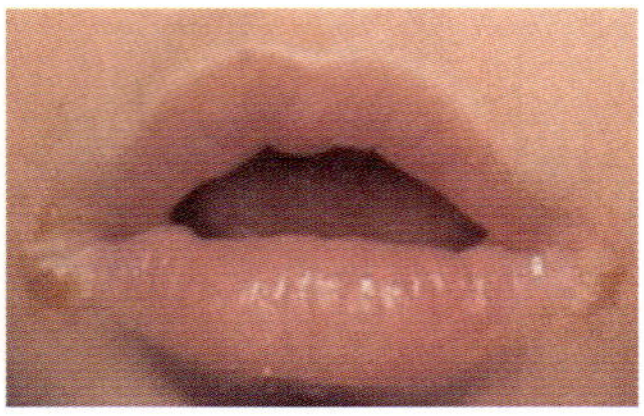

구순구각염

그림 2-16 비타민 B_2 결핍증

④ 권장량

한국 성인의 리보플라빈 권장섭취량은 1.5mg/일, 1.2mg/일이다.

⑤ 급원식품

우유, 요구르트, 치즈, 육류, 달걀 등에 풍부하게 함유되어 있다. 리보플라빈은 자외선에 의해 파괴되기 쉬우므로 리보플라빈이 풍부한 식품인 우유, 유제품 등은 햇빛을 차단해서 보관한다.

표 2-15 리보플라빈을 함유한 식품과 함량 (mg/100g)

식품명	함 량	식품명	함 량
아몬드	0.92	고등어	0.46
풋고추	0.34	정어리	0.35
양송이	0.57	김(구운)	5.63
삼겹살	0.30	치즈(가공)	0.30
돼지고기	0.48	가루녹차	1.68
돼지간	2.20	납두(일본식)	0.56
난황	0.40	건조효모	4.70

자료: 농촌진흥청, 국립농업과학원, "식품성분표" 제8차 개정, 2011

4) 니아신(Niacin)

니아신은 Nicotinic acid, Nicotinamide로도 알려져 있으며 무색의 결정체로서 물이나 알코올에 잘 녹는다. 항펠라그라 비타민으로도 불린다. 열, 광선, 알칼리, 공기 중에서 안정하다.

① 생리기능

니아신은 세포 내에서 에너지 대사 과정에 관련된 조효소(NAD와 NADP)의 구성 성분이다. NAD는 해당과정 중 피루브산이 아세틸-CoA가 될 때, TCA회로와 전자전달계, 지방산의 β-산화, 아미노산 분해와 합성, 알코올 산화반응에 관여한다.

NADP는 체내에서 지방 합성, 스테로이드 합성과 지방 대사에 관련된다. 니아신은 식품에서도 발견되지만 필수아미노산인 Tryptophan이 다량 존재 시 체내에서 니아신으로 전환된다. 1mg의 니아신은 60mg의 Tryptophan으로부터 생성된다.

② 흡수와 대사

니아신은 위에서 흡수되기도 하지만 대부분 소장 상부에서 흡수된다. 소량의 니아신을 섭취하였을 때 Na^+ 펌프나 운반체의 도움을 받아 흡수되고 다량의 니아신을 섭취하면 단순확산에 의해 일부 흡수된다. NAD는 소장의 점막세포에서 가수분해되어 니아신아미드 형태로 들어가 순환한다.

③ 결핍증

니아신이 결핍되면 피로, 식욕상실, 피부질환, 정신혼란, 체력 감소와 근육 허약 등의 증상이 나타난다. 특히 니아신이 부족한 곡류 위주의 식사를 하는 사람에게 펠라그라(Pellagra)라는 증상이 발생하는데 피부병, 설사와 정신질환의 증상을 나타내며 사망하게 된다.

또한 니아신이 결핍되면 당질로부터 생성되는 에너지가 감소하기 때문에 운동수행능력이 저하될 수 있다.

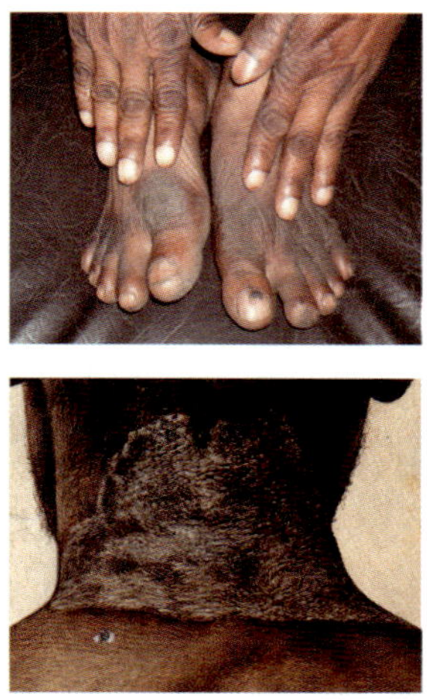

그림 2-17 펠라그라 환자

④ 권장량

총 섭취열량에 기준을 두며 1,000 칼로리당 약 6.6mg의 니아신이 권장된다.

⑤ 급원식품

니아신은 단백질 함량이 높은 식품에 많이 함유되어 있다. 지방이 적은 육류, 내장부위, 어류, 가금류, 전곡류 및 시리얼류, 콩류와 강화식품에 많이 있다.

표 2-16 니아신을 함유한 식품과 함량 (mg/100g)

식품명	함 량	식품명	함 량
현미	4.5	가다랑어	15.3
땅콩	16.7	고등어	8.2
아몬드	3.5	꽁치	6.4
양송이	4.8	참치	11.2
닭고기	12.7	연어	7.5
돼지간	8.4	정어리	8.1
한우쇠고기	5.4	인스턴트커피	31.0
쇠간	10.7	건조효모	35.0

자료: 농촌진흥청, 국립농업과학원, "식품성분표" 제8차 개정, 2011

5) 비타민 B_6

비타민 B_6는 Pyridoxine, Pyridoxal, Pyridoxamine으로 이루어져 있다.

① 생리기능

비타민 B_6는 조효소로 Pyridoxal 의 인산 Ester인 Pyridoxal Phosphate(PLP)로 존재하며, 아미노기 전이효소나 아미노산 탈탄산효소의 보효소로서 아미노산 대사에 관여하며, 당질 및 지질 대사에도 참여한다.

비필수아미노산의 합성, Tryptophan의 Niacin으로 전환, 신경계에서 신경전달물질의 합성 및 적혈구 합성, 근육색소와 산화효소와 같은 아미노산의 합성 등과 같은 여러 반응에서 60여 개의 효소들과 함께 기능을 발휘한다. 간에서의 당신생합성과 근육 Glycogen의 분해에도 관여한다.

② 흡수와 대사

공장에서 단순확산으로 흡수되며, 간에서 피리독살 포스페이트(PLP, Pyridoxal Phosphate)로 전환된다. 비타민 B_6는 주로 근육에 저장된다.

③ 결핍증

정상적으로 식사를 하면 생기지 않는다. 그러나 지속적으로 비타민 B_6가 결핍되면 구토감, 면역기능의 감소, 피부 질환, 입안 통증, 허약, 우울증, 빈혈과 경련 및 간질 등이 나타난다.

④ 권장량

비타민 B_6의 권장섭취량은 하루 남자 1.5mg, 여자 1.4mg이다. 비타민 B_6 필요량은 단백질 섭취량에 근거를 두기 때문에 단백질 섭취량이 증가할수록 필요량도 증가한다. 과잉섭취는 신경장애를 초래하므로 1일 100mg을 초과섭취하지 않도록 주의한다.

⑤ 급원식품

비타민 B_6는 육류, 가금류, 어류, 배아, 전곡류, 현미와 달걀 등 단백질 식품과 대부분의 식품에 분포되어 있다. 비타민 B_6는 동물의 근육조직에 저장되며 동물성 식품이 식물성 식품보다 생체이용률이 높다.

6) 엽 산(Folic acid, Antianemic factor)

엽산은 글루타민산(Glutamic acid), 파라아미노벤조산(P-araminobenzoic acid) 및 프테리딘(pteridine)으로 이루어진 구조이다. 황색결정체이며 물에 약간 녹고 산성용액에서 열을 가할 때 쉽게 파괴되며, 태양광선에 노출되거나 오랜 기간 저장 시 손상된다.

① 생리기능

엽산은 수용성 비타민 B 복합체의 일부로 비타민 B_{12}, C와 함께 조효소로 단백질을 분해해 이용하게 하는 역할을 한다. 적혈구의 헤모글로빈 형성, 신경조직의 구성성분, 에너지 생산에 필요하고, 단백질대사에 관여한다. 또한 세포의 정상적인 형성, 분열, 복제 과정과 뇌기능 수행에 필요하며 주로 척수와 세포외액에 농축되어 있다.

조효소로서

- 핵산의 구성성분인 퓨린(Purine)과 피리미딘(Pyrimidine)의 합성
- 에탄올아민 (Ethanolamine)으로부터 콜린(Choline)의 합성

- 아미노산들의 상호 전환, Serine과 Glycine의 상호 전환
- 호모시스테인(Homocysteine)으로부터 메치오닌(Methionine) 합성
- 헤모글로빈의 구성성분이 되는 헴(Heme)의 형성에 관여한다.

② 흡수와 대사

식품 중의 엽산은 Polyglutamate로 존재하며 소장에서 Monoglutamate의 형태로 흡수되어 소장세포에서 엽산 환원효소에 의해 THF(수소가 4개 결합된 테트라하이드로엽산, THF, tetrahydrofolic acid)로 환원되거나 5-methyl-THF로 전환된 후 혈액으로 방출된다.

혈청의 엽산은 주로 5-methyl-THF 형태이며 엽산의 흡수율은 70~80%로서 엽산 저장량의 약 절반 정도가 간에 저장된다. 과잉의 엽산은 대부분 담즙으로 배설되며 장간순환에 의해 재흡수되거나 대변으로 배설된다.

알코올은 Conjugase 작용을 저해하여 엽산 흡수를 방해하며 엽산 배설량을 증가시키고 장관 순환도 방해한다.

비타민 B_{12}와 함께 핵산대사에 중요한 역할을 한다.

③ 결핍증

엽산이 결핍되면 혈청 엽산농도가 감소되며 혈장 호모시스테인 농도는 증가한다. 세포분열 속도가 빠른 적혈구 생성과정에 영향을 주어 거대적아구성 빈혈이 나타나 허약, 피로감, 불안정 등의 증상이 나타난다. 혈장 호모시스테인의 증가는 동맥손상으로 인한 심혈관계 질환의 위험요인이 되므로 식사에서 엽산이 부족되지 않도록 한다.

④ 엽산과 임신의 관계

임신기는 태아의 세포분열 속도가 증가하여 DNA 합성을 위한 엽산의 요구량이 크게 증가되는 시기이다. 임신기간 중 엽산이 부족하면 태아의 신경관손상(Neural Tube Defects, NTD)의 위험성을 높인다. 태아가 신경관이 손상되면 척추가 완전히 발달하지 못하고 Spinal Cord(척수) 주변이 유착되어 태어난 후에도 영구적으로 Spinal cord에 손상을 받아 잘 걸을 수 없고, 방광과 대장기능도 비정상적이어서 평생 여러 가지 문제들로 고생을 하게 된다.

또한 임신부의 엽산 부족은 언청이, 두뇌 손상 기형아를 출산할 가능성이 있고 출생 후에도 발육 부진, 학습능력이 부족할 수 있다. 그러므로 임신부는 임신기간 중 엽산을 충분히 섭취해야 하며, 우리나라는 600μgDFE(Dietary Folate Equivalent)의 엽산을 섭취할 것을 권장하고 있다.

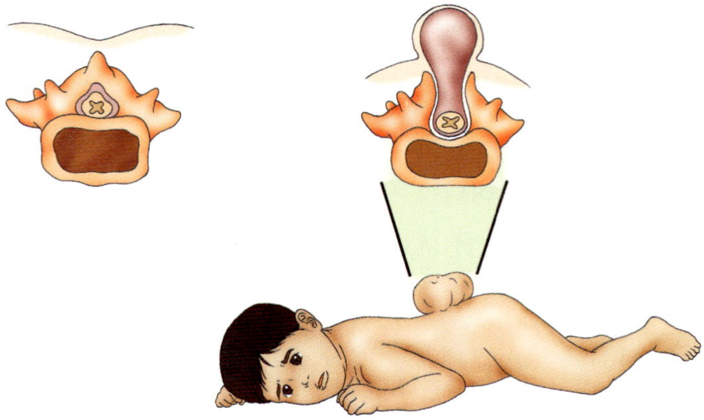

그림 2-18 신경관 손상(Neural Tube Defects)

⑤ 엽산과 심혈관계 질환과의 관계

엽산의 조효소 형태인 메틸-THF는 메틸기를 효모시스테인에 전해주어 메티오닌을 생성하는데, 엽산과 비타민 B_{12}가 부족하면 메티오닌이 생성되지 않고 호모시스테인이 축적된다.

엽산은 혈액 내 호모시스테인의 농도를 낮추어 관상동맥질환 및 기타 심혈관 질환의 위험을 감소시키는 것으로 알려져 있다.

⑥ 엽산과 거대적아구성 빈혈

엽산이 결핍되면 거대적아구성 빈혈(세포크기만 크고 미성숙, 혈중 총 Hb, WBC 감소)이 발생한다.

이는 엽산이 DNA와 RNA 합성에 필요한 퓨린과 피리미딘 형성에 필수적인 조효소로 작용하므로 엽산이 부족되면 빠른 속도로 교체되어야 하는 적혈구 등의 세포들이 DNA를 합성할 수 없기 때문에 성숙한 적혈구로 분열되지 못해 크기가 비정상적으로 크고 파괴되기 쉬운 거대적혈구가 되기 때문이다.

또한 적혈구수가 감소되어 산소운반능력이 저하되는 거대적아구성 빈혈이 된다.

⑦ 권장량

정상인의 성인 남녀의 경우 400μg DFE/일의 섭취를 권장한다.

⑧ 급원식품

짙은 녹색 채소, 육류, 내장, 효모, 굴, 정제되지 않은 곡류, 우유 등이 있다. 특히 오렌지 주스 200mL에는 100mg의 엽산을 함유하고 있으므로, 오렌지 주스를 마실 때 비타민 C뿐만 아니라 상당량의 엽산도 섭취된다. 비타민 C는 엽산이 산화로 인해 파괴되는 것을 보호한다.

7) 판토텐산(Pantothenic acid)

판토텐산은 Pantoic acid와 b-alanine이 결합한 구조이다.

① 생리기능

판토텐산은 Coenzyme A(CoA)와 지방산 합성효소의 일부인 아실기 운반단백질(Acyl Carrier Protein, ACP)의 구성성분으로 지방산과 탄수화물 대사에서 아실기의 활성화와 운반을 돕는다.

CoA는 지방산의 산화, 아세틸 CoA와 아세틸콜린의 합성, 콜레스테롤과 Heme 합성, 아미노산 분해 등에 관여한다.

② 흡수와 대사

식품 중의 판토텐산은 대부분 CoA와 포스포판테테인(phosphopantetheine)의 형태로 들어있는데, 소장에서 판테테인 분해효소(pantetheinase)에 의해 유리형 판토텐산이 된다.

유리된 판토텐산은 고농도일 때 수동적 확산에 의해 공장에서 흡수되고 저농도일 때는 나트륨 의존성 복합비타민 능동수송체(Sodium Dependent Active Multivitamin Carrier)에 의해 흡수된다.

③ 결핍증

판토텐산은 장내 세균에 의해 합성되므로 결핍증은 거의 없다.

④ 급원식품

대부분의 식품에 있으며 특히 육류, 생선류, 달걀, 땅콩, 전곡 등에 풍부하다.

표 2-17 엽산 함유식품

식품명	함량(μgRE)	식품명	함량(μgRE)
닭간	1,128	완두콩(삶은 것)	65
브로콜리	372	부추	58
돼지간	259	양배추	57
쇠간	248	고구마	52
강낭콩	186	배추	46
시금치	146	오렌지주스	30
검정콩	127	오렌지	30
땅콩	99	통밀빵	26
상추	89	토마토주스	24
비름	85	요구르트(액상)	11
양상추	67	바나나	10

자료: 농촌진흥청, 국립농업과학원, "식품성분표" 제8차 개정, 2011

8) 비오틴(Biotin)

항피부염 인자이며 비타민 H라고도 한다. 항난백장해인자(Antiegg White Injury Factor)이다. 장내 박테리아에 의해 합성된다.

① 생리기능

비오틴은 체내에서 탄수화물, 아미노산, 지방산 대사에 관여하는 카르복실화 반응의 조효소이다. 비오틴은 카르복실기 운반체로 탈탄산반응, 카르복실기 전이반응에 관여한다.

- pyruvate ⟶ oxaloacetate로 전환

  Oxaloacetate는 TCA 회로의 출발점이 되기 때문에 매우 중요하다. 특히 지방의 분해가 증가할수록 이 반응이 촉진되어 비오틴이 더욱 필요하다.

- acetyl CoA ⟶ malonyl CoA로 전환

  이때 비오틴은 ATP와 마그네슘의 도움을 받아 carboxylase의 조효소로 작용한다.

- propionyl CoA ⟶ methylmalonyl CoA ⟶ succinate

  Propionyl CoA는 isoleucine의 분해와 홀수 개의 탄소수를 가진 지방산의 산화반응에서 생성되어 메틸말로닐 CoA를 거쳐 succinate로 전환된다.
- 아미노산의 deamination에 관여하며 췌장 아밀라아제 합성이나 면역체 형성에도 필요하다.

표 2-18 비오틴 함유량(단위: μg/100g)

식품명	비오틴 함량
소간	96
땅콩	33.8
정어리 통조림	23.8
연어 통조림	15.1
시금치	6.9

자료: 농촌진흥청, 국립농업과학원, "식품성분표" 제8차 개정, 2011

② 흡수 및 대사

비오틴의 흡수는 소장에서 이루어지며 장내 미생물에 의해 합성된다. 단백질과 결합된 비오틴은 장내 단백질 분해효소에 의해 리신과 분리되어 유리 비오틴이 된다. 유리 비오틴은 섭취량이 적으면 촉진확산, 섭취량이 많으면 단순확산에 의해 흡수된다. 대부분 소변을 통해서 배설, 미량만이 담즙을 통해 배설된다.

③ 결핍증

비오틴이 결핍되면 우울증, 식욕부진, 탈모, 피부염 등의 증상이 나타난다. 생후 1주~1년 사이의 영 · 유아에게 Biotinidase가 결핍되면 피부발진(Skin rash), 탈모증(Hair loss)으로 시작되어 신경손상, 성장 부진 등의 증상이 나타난다.

생난백을 과량으로 섭취하는 경우 생난백에 포함되어 있는 Avidin이 비오틴과 결합하여 결핍증을 유발할 수 있다. 항경련제(Primidone, carbamazepine)는 장의 미소융모막에서의 비오틴 흡수를 저해한다.

Lipoic acid는 비오틴과 구조적으로 유사하여 경쟁적으로 흡수한다. 항생제를 장기간 복용하면 장내 박테리아에 의한 비오틴 합성 저하로 결핍증이 유발되기도 한다.

④ 급원식품

대부분 식품에 함유되어 있으며 간, 대두, 난황, 전곡, 두류, 견과류, 효모, 우유, 생선, 토마토, 해조류 등에 많이 들어 있다.

9) 비타민 B_{12}(Cobalamin)

비타민 B_{12}는 항악성 빈혈인자이며 코발트 분자가 중심에 위치한 코린링(corrin ring), 5,6-다이메틸 벤지이미다졸(Dimethyl-benzimidazole), 당, 아미노프로파놀(Aminopropanol)로 이루어져 있으며 미생물만이 합성할 수 있다.

① 생리기능

비타민 B_{12}는 호모시스테인으로부터 메티오닌을 합성하는 반응에 조효소로 작용하며 엽산대사과정과 연관되어 있다. 엽산이 메틸기를 결합한 5-methyl-THF로부터 메틸기를 제거하여 비타민 B_{12}에 옮겨주어 메틸코발라민이 합성된다.

이때 메틸기는 다시 호모시스테인으로 옮겨져 메티오닌이 합성된다. 비타민 B_{12}가 부족하면 엽산이 빠른 속도로 메틸화된 상태로 있게 되며 세포에는 단일탄소기 전환반응에 필요한 메틸기가 결합되지 않은 다른 형태의 엽산 조효소가 부족하게 된다.

메틸기가 결합되지 않은 엽산조효소가 부족해지면 DNA 합성에 장애가 되며 세포내 엽산 저장이 떨어져 엽산 결핍상태가 되어 거대적아구성 빈혈이 나타난다. 또한 비타민 B_{12}는 신경섬유의 절연체 역할을 하는 수초를 유지시켜 준다.

Focus ON 악성빈혈과 거대적아구성 빈혈

비타민 B_{12} 부족에 의한 악성빈혈은 엽산 결핍증과 같은 거대적아구성 빈혈이 발생한다. 이를 단순히 엽산 결핍증으로 여기고 엽산만을 보충할 경우 빈혈은 치유되지만, 엽산의 공급으로는 비타민 B_{12} 결핍의 또 다른 증상인 신경계 손상은 치유되지 않으므로 영구적인 신경 손상을 초래할 수 있다. 따라서 거대적아구성 빈혈의 경우 치료 이전에 정확한 원인을 아는 것이 중요하다.

악성빈혈(pernicious anemia) = 거대적아구성 빈혈 + 신경장애

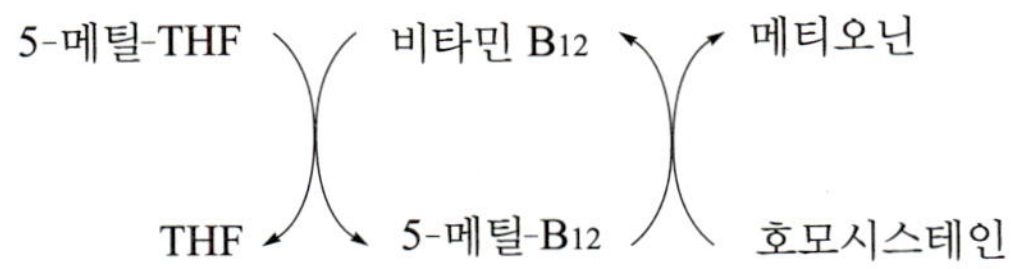

비타민 B_{12}의 생리기능

② 흡수와 대사

식품 중의 비타민 B_{12}는 단백질과 결합되어 있으며 섭취된 후 위에서 위산과 펩신에 의해 단백질로부터 분리된다. 유리된 비타민 B_{12}는 타액선에서 분비된 R-프로테인과 결합하여 장내 박테리아에 의한 분해로부터 보호된다.

비타민 B_{12}가 장관으로부터 혈류로 흡수되기 위해서는 내인자(Intrinsic Factor, IF)가 필요하다. 내인자는 위벽 세포에서 분비되는 당단백질로 비타민 B_{12}의 흡수를 돕는다.

소장 상부에서 비타민 B_{12}와 결합된 R-프로테인은 췌장의 트립신에 의해 떨어져 나가고 내인자가 비타민 B_{12}에 부착한다. 비타민 B_{12}-IF 결합체는 소장의 하부 회장에서 흡수된다.

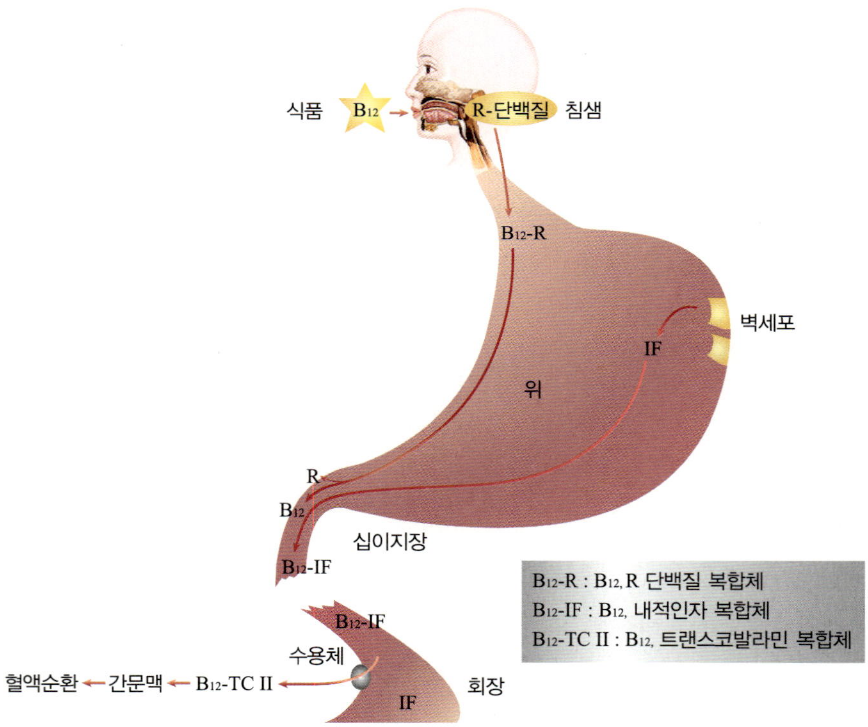

그림 2-19 비타민 B_{12}의 흡수

흡수 시 IF는 회장 점막세포 표면의 수용체 단백질에 비타민이 결합하는 것을 도우며 칼슘이온에 의해 촉매된다. 혈류로 흡수된 비타민 B_{12}는 트란스코발라민(Transcobalamin II)과 결합하여 간과 다른 조직으로 운반된다.

③ 결핍증

동물성 식품을 다양하게 섭취하면 식사로 인한 비타민 B_{12} 결핍증은 드물지만 유제품도 전혀 섭취하지 않는 엄격한 채식주의자, 회장 질환이 있거나 회장을 절제한 경우에는 비타민 B_{12}가 결핍증이 나타난다.

④ 급원식품

해산물(대합, 굴)과 생선(가다랑어), 동물의 간 (소간 등)에 많이 포함되어 있으며, 육류에도 많이 들어 있다.

10) 비타민 유사물질

비타민은 체내에서 합성되지 않아 반드시 식품으로 섭취하지만 비타민 유사물질은 대부분 체내에서 합성된다.

① 콜 린(Choline)

콜린은 Lecithin의 구성성분으로 간에 중성지방이 침착하는 것을 방지하여 항지방간인자라고 하며, 신경전달물질인 아세틸콜린과 지단백, 세포막, 담즙의 구성성분인 포스파티딜콜린의 구성성분이다.

구조상으로 세 개의 메틸기를 가지고 있어 여러 가지 메틸화된 대사물의 합성을 위한 메틸기의 공급원으로 작용한다.

물에 쉽게 녹으며, 흡습성이 매우 강하다. 생체 내 콜린은 간에서 Serine으로부터 합성되며 합성과정에서 비타민 B_6, B_{12} 및 엽산을 필요로 한다.

• 생리기능

포스파티딜콜린은 간에서 Triacylglycerol 등과 초저밀도 지단백질을 형성하여 각 조직으로 운반된다. 혈관을 확장시켜 혈압을 낮추는 작용을 담당하는 아세틸콜린(Acetylcholine)과 세포막 구성성분인 레시틴(Lecithin)을 만드는 재료가 된다.

콜린은 지방간, 간경변, 동맥경화를 예방하고, 이노시톨과 함께 작용하여 혈중 콜레스테롤 수치를 정상으로 유지시키는 데 도움을 준다. 식이를 통한 콜린의 섭취량이 부족한 경우 메티오닌으로부터 콜린이 합성된다. 알코올은 콜린 함량을 저하시킨다.

표 2-20 수용성 비타민의 생리적 기능, 결핍증 및 과잉증

수용성 비타민	안정성	공급원	생리적 기능	결핍증	과잉증
비타민 B_1 (Thiamin)	열에 불안정 (조리시 손실 30%) 산성에 안정, 알칼리 불안정	곡류 배아, 돼지고기, 콩	탄수화물대사와 신경작용 도움	각기병	
비타민 B_2 (Riboflavin)	열에 안정, 광선에 불안정	우유, 육류, 유제품	단백질 대사 도움, 성장촉진, 건강한 피부유지	구순구각염, 설염	
비타민 B_3 (Niacin)		생선, 두류, 알곡류,	탄수화물, 단백질, 지질 대사 도움, 혈압강하	펠라그라, 구취, 설사	혈관확장, 가려움
비타민 B_6 (Pyridoxin)	열에 안정, 광선에 불안정	곡류, 종자, 생선, 신장	아미노산 대사에서 보효소작용, 구토증, 입덧예방	비듬, 구강염, 피부염	간질환, 말초신경 증세
비타민 B_{12} (Cobalamin)		우유, 생선, 달걀, 육류	악성빈혈 예방, 철분과 엽산 기능 도움	악성빈혈, 창백, 체취, 구역질 신경과민,	
엽산 (Folic acid)		푸른 채소, 내장, 땅콩	DNA합성과 적혈구 생성 도움, 심장 혈관 건강유지	거대적아구성 빈혈, 입과 혀 염증, 성장지연	
판토텐산 (Pantothenic acid)		곡류, 콩류, 닭고기	탄수화물, 단백질 지질 대사 도와 스트레스 해소 작용, 면역력 증진	피로,구역질, 복부경련, 위장증세	
비타민 H (Biotin)			항피부염 인자	비늘성 피부염, 신경염, 탈모, 식욕감퇴	
비타민 C (Ascorbic acid)	열, 광선에 불안정, 산성에서 안정	각종 과일과 채소	항산화제, 콜라겐 · 호르몬 형성 도움	괴혈병, 식욕부진, 피로	

• 급원식품

콜린은 식물성 식품과 동물성 식품에 널리 분포되어 있다.

② 카르니틴(Carnitine)

• 생리기능

카르니틴은 간에서 리신과 메티오닌으로부터 합성되며 골격근이나 부고환에 많이 함유되어 있다.

지방산이 대사되어 에너지를 생성하기 위해서는 세포질에 있는 지방산을 미토콘드리아 안으로 운반해야 하는데 카르니틴은 지방산의 운반과 미토콘드리아의 대사산물인 유기산이 과량 생성되었을 때 이를 제거해 주는 역할을 한다.

• 필요량

사람은 동물성 식품을 통해 카르니틴을 섭취하거나 체내에서 합성을 통해 필요량을 얻고 있다.

• 결핍증

결핍되면 지방간, 출혈성 신장괴사 등이 일어난다.

간질환이 있는 경우 카르니틴 합성능력이 저하되므로 카르니틴 섭취량을 증가시켜야 한다. 근육세포나 심근세포에 지방의 비정상적인 축적을 보이는 근위축증은 카르니틴 결핍이 원인이다.

• 급원식품

육류와 우유, 간, 효모 등이 주된 공급원이며 식물성 식품에는 거의 함유되어 있지 않다.

③ 이노시톨(Inositol)

이노시톨은 체내에서 합성되어 세포질에 주로 이노시톨 3-인산 형태로 존재하며 일부는 세포막의 인지질 구성성분으로 존재한다. 동물체에 이노시톨은 유리형의 Myoinositol, 또는 Phosphatidylinositol의 구성체로서 존재한다. 인산 저장물질인 피틱산 형태로 곡류에 다량 존재한다.

• 생리기능

항지방간 인자로 지방간과 동맥경화를 예방하고 뇌신경에 영양을 공급하여 신경세포에 의한 자극을 인지하고 전달하여 정상으로 유지시킨다. 탈모와 습진 예방에도 효과가 있다.

• 결핍증

이노시톨이 부족하면 콜레스테롤 침착, 혈전 형성 촉진 등이 일어난다.

• 급원식품

감귤류와 간, 땅콩, 양배추, 수박 등에 함유되어 있다.

④ 타우린(Taurine)

타우린은 황함유 아미노산인 시스테인과 메티오닌으로부터 합성된다. 담즙산의 성분으로 근육과 신경조직, 혈소판 등에 많이 있다. 눈의 광수용기 기능, 혈구 내의 항산화 작용, 혈소판 응집, 인슐린 작용, 세포성장 및 분화 등에 관여한다.

⑤ 유비퀴논(Ubiquinone, Coenzyme Q10)

유비퀴논은 세포 내 미토콘드리아에서 합성되고 생물계에 널리 분포하며, 세포 내 전자전달계의 산화환원반응과 세포 내 호기성 대사에 관여한다.

영양소를 에너지로 전환시키는 데 필요한 효소의 보조 효소로 작용하고, 강력한 항산화 작용으로 세포막을 보호한다. 육류의 간과 내장, 정어리와 고등어, 참치 등 등푸른 생선에 많이 함유되어 있다.

5. 무기질(Mineral)

무기질은 체중의 4%를 차지하며, 인체구성 물질 중 C, H, O, N 이외의 물질로 회분이라고도 한다. 무기질은 체내에서 경조직과 연조직을 구성하고 있으며 체내기능을 조절하는 호르몬, 효소 등의 구성요소이다.

다량무기질(Macromineral)은 1일 필요량이 100mg 이상, 혹은 체중의 0.005% 이상 존재하는 무기질을 말하며 Ca, Mg, P, S, Na, K, Cl 등이 있다. 미량무기질(Micromineral)은 1일 필요량이 100mg 이하, 혹은 체중의 0.005% 이하로 존재하는 무기질로 Fe, Cu, Mn, I, Co, Se, Zn, F, Mo 등이 있다.

Focus ON 무기질에 의한 식품구분

• 알칼리성 식품

연소된 후 남는 무기질이 Na, K, Fe, Mg, Ca로, 물과 작용하여 체액을 알칼리화하는 식품으로 채소, 과일, 우유, 굴 등이 속한다.

• 산성 식품

연소 후 남는 무기질이 P, S, Cl로, 물과 작용하여 체액을 산성화하는 식품으로 고기, 생선, 달걀, 곡류 등이 있다.

체액의 삼투압, 산 · 염기 평형, 심장박동 정상 유지, 혈액응고작용, 신경자극 전달, 근육의 수축 조절 등의 생리기능을 조절한다.

(1) 다량무기질

1) 칼 슘(Calcium, Ca)

① 생리기능

• 골격 및 치아구성

칼슘은 체중의 1.5~2%를 차지하고 있으며, 그 중 99%는 뼈와 치아에서 인산칼슘($Ca_3(PO_4)_2$), 탄산칼슘($CaCO_3$) 형태로 존재하고 있으며 그 밖에 혈청, 근육, 신경에 함유되어 있다.

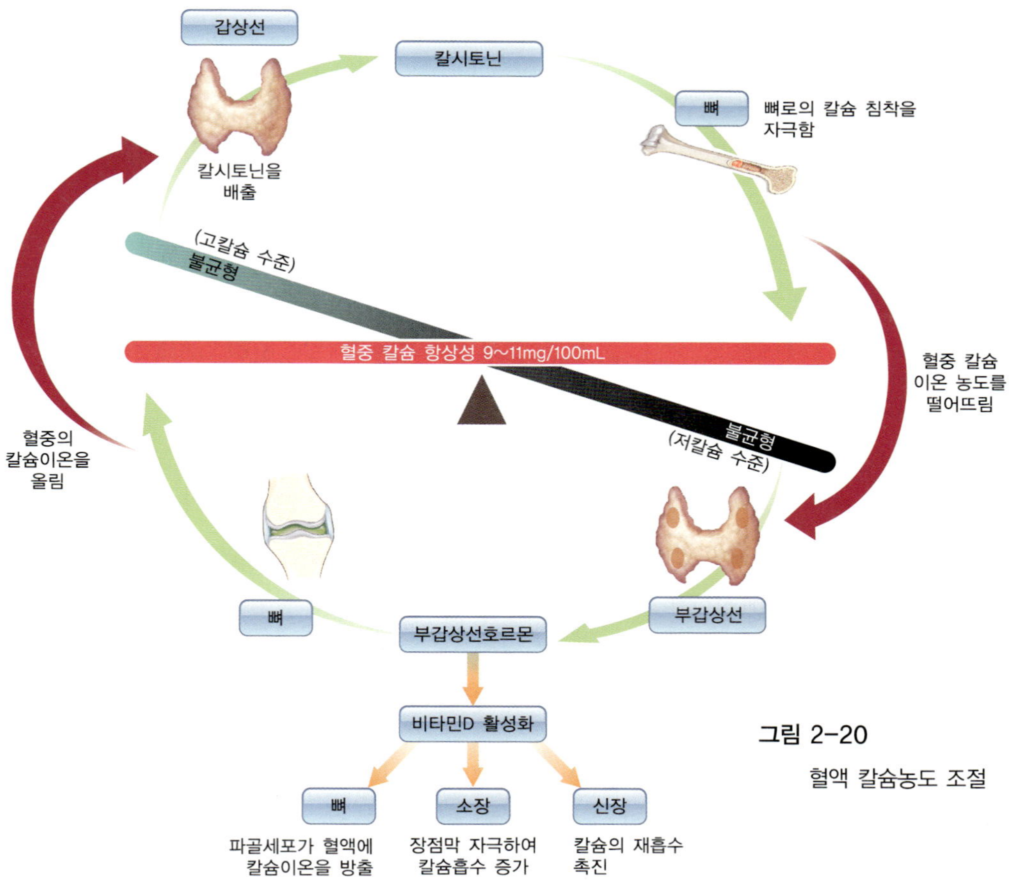

그림 2-20
혈액 칼슘농도 조절

• 체내의 대사조절

세포막의 투과성조절, 신경자극 전달, 근육의 수축, 혈액응고촉진, 비타민 B_{12} 흡수를 촉진한다. 칼슘은 나트륨의 소변으로의 배설을 촉진시켜 혈압을 낮춘다.

또한 체액의 약 알칼리성 유지, 백혈구의 식균작용 촉진, 질병에 대한 저항력을 증가시키며 심근의 수축작용 등에 관여한다. 뼈에 침착된 칼슘은 고정된 것이 아니고 동적인 상태에 있으며 항상성을 유지한다.

• 칼슘 농도의 조절

칼슘의 혈중농도는 칼시토닌, 부갑상선호르몬과 비타민 D에 의해 9~10mg/100mL의 일정수준을 유지한다.

혈중 칼슘이 감소되면, 부갑상선에 있는 부갑상선호르몬(PTH, Parathyroid hormone)이 분비되어 소장상부에서 칼슘의 흡수를 증가시키고 신장에서 칼슘의 재흡수를 촉진하며 뼈로부터 칼슘의 분비를 자극하여 혈중의 칼슘농도를 높인다.

여성의 경우 폐경기가 되면 부갑상선기능 항진(Hyperparathyroidism)이 일어나 지속적인 혈중 칼슘수준 저하(Hypocalcemia)로 인해 골다공증을 유발한다.

② 흡수와 대사

보통 식사로 섭취되는 칼슘의 10~30%가 장을 통하여 흡수되는데 성인기에는 30% 내외이고, 모유영양아는 60%, 아동 및 청소년기에는 40% 정도이며 체내 요구가 큰 성장기, 임신수유기에는 칼슘의 이용률이 증가한다.

칼슘의 흡수를 촉진하는 인자로는 부갑상선호르몬(비타민 D를 활성화시켜 칼슘 흡수 증진), 소화기 내의 산도가 산성일 때, Lactose, Lysine, Arginine, 비타민 C 등이다.

수산염(Oxalates), 피틴산염(Phytates) 등은 칼슘과 결합하여 불용성염을 형성하여 칼슘의 흡수를 저해한다.

또한 유리 지방산도 칼슘과 불용성염을 형성하여 칼슘의 흡수를 억제한다. 칼슘과 인의 비율은 인이 칼슘보다 상대적으로 높을 때[칼슘과 인의 비율이 1:1~1:1.5(성인), 1:2(어린이)] 흡수가 더 잘 된다.

③ 결핍증

성장기에 칼슘이 결핍되면 성장지연, 뼈의 기형, 구루병 등의 증상이 나타나고 성인기에 부족하게 되면 뼈의 약화, 골연화증, 골다공증(폐경기 이후 여성), Tetany 등의 증상이 나타난다.

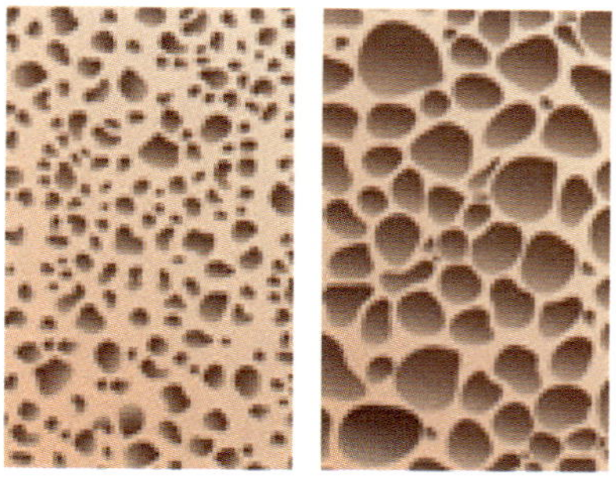

그림 2-21 건강한 뼈와 골다공증

• 테타니(Tetany)

혈액 속의 칼슘의 저하로 말초신경과 신경근 접합부의 흥분성이 높아져 가벼운 자극으로도 근육, 주로 손 등의 근육이 수축 · 경직을 일으키는 질환이다.

④ 급원식품

칼슘의 가장 좋은 공급원은 우유와 그 밖의 유제품, 뼈째 먹는 생선류, 두류, 곡류, 해조류, 녹색 채소류 등이다.

우유는 약 50% 정도 흡수되며, 멸치와 조개는 25%, 채소류는 20% 정도 흡수된다.

우유칼슘은 유당에 의해 흡수가 촉진되며, 카제인이 소장에서 분해될 때 생성되는 CPP가(Casein Phosphor Peptide) 칼슘과 강한 친화성을 나타내어 칼슘을 가용화하여 흡수한다. 한 컵의 우유에는 400mg, 분유에는 50g에 450mg, 상추, 양배추, 겨자, 순무는 1컵당 100mg의 칼슘이 함유되어 있다.

2) 인(Phosphorus, P)

인의 85%가 뼈와 치아에 인산염(phosphate)으로 존재하며, 10%가 근육에, 나머지가 신경조직에 포함되어 있다. 인은 산화적 인산화에 의한 ATP의 생성, 크레아틴(creatine) 인산염의 생성 등 고에너지 화합물을 형성하여 세포의 에너지 대사에 중요하다.

① 생리기능

인은 세포막의 주요 구성요소인 인지질과 DNA, RNA 등 핵산의 구성성분이며 인지질의 구성요소로 세포막과 지단백질(lipoprotein) 형성에 필요하다.

에너지 대사에 관여하며 비타민이 조효소로 활성화되기 위해서 꼭 필요한 물질이다.

산염기 평형을 조절하는 완충작용을 한다. 칼슘과 함께 뼈의 석회화에 필수적이다.

② 흡수 및 대사

식품으로 섭취한 인은 소장에서 유리된 무기 인산염의 형태로 주로 농도에 의존하는 수동적인 과정에 의해 쉽게 흡수된다. 영아는 모유의 인 중 80~90%를 흡수하며 우유에 함유된 인의 65~70%를 흡수한다. 성인은 일반적으로 60~70%의 흡수율을 보인다.

배설은 신장에서 이루어진다. 무기인산의 농도는 출생 후 성인이 될 때까지 연령증가와 함께 감소하는데 이는 어릴 때 사구체 여과율이 낮기 때문이다.

③ 결핍증

인은 동·식물계에 널리 분포하므로 정상적으로 식사하면 결핍증은 거의 없다.

그러나 제산제의 남용, 신장투석으로 인해 인이 과다배설되는 사람의 경우 결핍증이 생긴다.

④ 과잉증

혈중 인 농도가 비정상적으로 증가하면 비골격계 조직이 석회화되는데, 신장에서 가장 흔하다.

신장은 혈액 내의 과도한 인을 충분히 제거할 수 있기 때문에 정상인은 문제가 없으나 신장기능이 떨어지면 식품을 통해 섭취된 인산도 고인산혈증을 유발하며 근육경련 등을 일으킨다. 또한 칼슘의 섭취량이 적고 인의 섭취가 많은 식사를 계속하면 부갑상선호르몬 농도가 증가하고 뼈의 교체 속도가 증가하며 골질량과 골밀도가 감소하여 골절이 생길 수 있다.

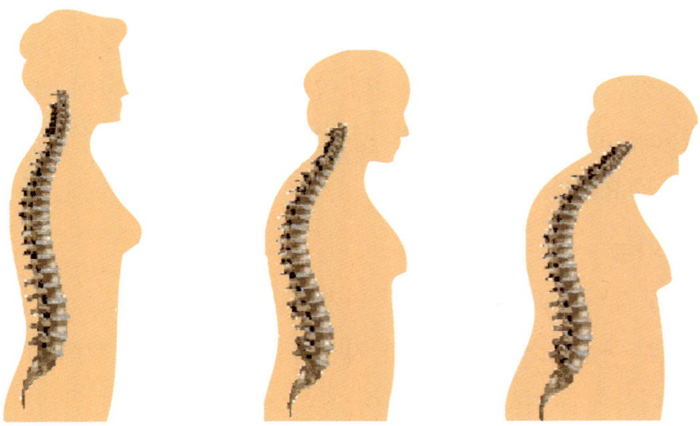

그림 2-22 연령에 따른 골격의 변화

⑤ 급원식품

인은 곡류, 두류, 유제품, 육류, 생선 등에 풍부하다.

표 2-21 칼슘흡수에 영향을 미치는 인자

흡수를 증진시키는 인자	흡수를 방해하는 인자
소장 상부의 산성 환경	소장 하부의 알칼리성 환경
정상적인 소화관 운동 및 활성	위산 완화제
비슷한 비율의 식이칼슘과 인	칼슘에 비해 과량의 인, 철분, 아연 섭취
비타민 D	피틴산, 수산, 흡수되지 않은 지방산
유당	비타민 D 결핍
포도당	폐경
부갑상선호르몬	노령
에스트로겐	과량의 식이섬유
비타민 C	운동부족, 스트레스

3) 마그네슘(Magnesium, Mg)

마그네슘은 체내에 20~35g 정도 존재(골격 60%, 40% 근육, 간 및 세포간액)하며, 300종 이상의 효소체계에 보조인자로서 작용한다. 혐기적 · 호기적 에너지 생성과정에서 Mg-ATP 복합체의 일부로서 또는 직접 효소를 활성화시킨다.

① 생리기능

지방, 단백질 및 핵산의 합성, 근육의 수축 등에 필요하다. 또한 신경 및 근육의 세포막 전위 유지와 신경근 연접부에서의 충격전도에도 관여한다. 신경전달물질인 아세틸콜린의 분비를 감소시키고 분해를 촉진하여 신경을 안정시키고 근육의 긴장을 이완시킨다.

마그네슘이 세포 내외로 운반될 때는 운반체와 에너지가 필요하며, 호르몬의 영향을 받는다. 마그네슘은 심장근육세포 내에서 세포 외로 칼륨이 운반되는 것을 조절한다. 체내 마그네슘의 항상성은 신장에 의해 조절된다.

② 흡수 및 대사

소장에서 흡수되며, 흡수율은 45%이다. 곡류의 피틴산, 과량의 칼슘섭취는 마그네슘의 흡수를 저해한다.

③ 결핍증

만성설사, 구토, 알코올 중독자, 콰시오커 등에서 마그네슘의 흡수가 불량할 때 마그네슘 결핍증이 나타나며 테타니 증상과 유사하다.

④ 급원식품

전곡류, 푸른 채소, 코코아, 견과류, 두류 등이 있다.

4) 황(Sulphur, S)

체중의 0.25%(175g)를 차지하며, 결체조직, 피부, 손톱, 모발 등에 존재하는 인슐린의 구성성분이다.

① 생리기능

연골, 건, 골격, 피부, 심장판막 등에 존재하는 Chondroitin Sulphate를 구성하며 Thiamin Pyrophosphate(TPP), CoA, Lipoic acid, Pantothenic acid 등의 조효소 구성성분이다.

세포 내의 산화 · 환원반응에 관여하는 Glutathione 구성성분이다. 세포외액에 있는 황산염은 산, 염기평형에 관여한다.

② 결핍증

메티오닌과 시스테인이 풍부한 식사를 하면 결핍증은 없다.

③ 급원식품

육류, 우유, 달걀, 두유 등이 있다.

5) 나트륨(Sodium, Na)

세포외액에 가장 많이 존재하는 양이온으로 염소와 결합하여 체액에 존재하며 소장에서 확산에 의해 흡수된다. 혈중 나트륨은 부신피질호르몬인 알도스테론에 의해 조절된다.

① 생리기능

나트륨은 혈액을 비롯한 체액의 양을 적당하게 유지하고, 산과 염기의 균형을 조절하며, 신경의 자극전달, 근육이 수축할 때 중요한 역할을 한다. 또한 나트륨은 능동수송을 통한 포도당과 아미노산 흡수에 중요하다. 나트륨이 이들 영양소와 함께 운반체에 결합한 후 나트륨 농도차에 의해 세포 안으로 들어갈 때 영양소가 함께 들어간다.

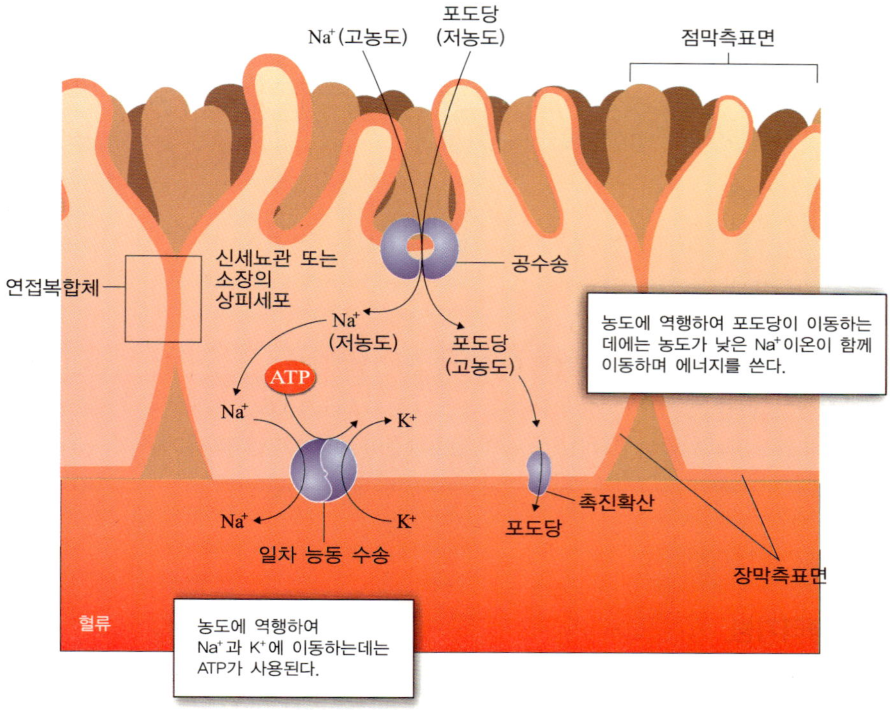

그림 2-23 포도당의 흡수기전 (능동적 수송)에 참여하는 나트륨

② 결핍증

신장질환, 심장질환, 혹은 나트륨 섭취를 심하게 제한받거나 부신피질기능이 저하된 경우에는 세포외액의 나트륨 농도가 낮아져 체액이 세포 내로 이동하고 혈액량이 감소해 혈압이 낮아진다.

나트륨이 부족하면 혈압이 떨어지거나 근육경련이 일어날 수 있고 식욕부진, 구역, 구토, 집중 곤란, 혼미, 무기력, 흥분, 두통, 경련발작 등의 증상이 생긴다.

③ 과잉증

나트륨이 과잉섭취되면 체액의 삼투압 증가로 고나트륨혈증과 고혈압, 위암 등의 발현이 높아진다.

④ 필요량

우리 몸에 필요한 나트륨의 양은 기후와 활동량에 따라 다르다. 사람에게 필요한 나트륨의 최소량은 하루 200~400mg으로 소금 0.5g~1g에 들어있는 양이다. 우리나라는 하루 나트륨의 섭취를 2.0g이 넘지 않도록 권장하고 있다.

Focus ON 식염과 건강

• 심혈관질환

고혈압은 뇌졸중, 심근경색증, 신장질환 등을 일으키는데 소금을 과잉으로 섭취하는 사람들일수록 고혈압 발생이 많다.

• 뇌졸중

소금을 많이 섭취하는 사람일수록 뇌졸중이 더 많이 발생하고 뇌졸중으로 인한 사망률도 높다.

• 암

식염 섭취를 많이 하는 사람일수록 위암 발생이 높다고 한다. 소금에 절인 생선이나 피클(절인 음식), 음식물의 소금 농도가 높으면 위를 보호하는 보호막이 파괴되고 염증이 생기며 위가 헐고 위축성 변화가 일어나며, 발암물질이 작용하기 쉽다고 알려져 있다.

6) 칼 륨(Potassium, K)

① 생리기능

체조직에 이온형태로 대부분이 세포 내에 존재한다. 칼슘과 함께 신경자극의 전달과 근육의 수축작용에 관여하며 심장 기능에 중요하다.

칼륨은 심박동과 맥박을 정상으로 유지시켜 주어 마그네슘과 함께 심근경색 예방에 도움이 된다. 나트륨과 함께 체액과 삼투압을 정상적으로 유지하며, 나트륨과 길항작용이 있어 체내의 나트륨을 배설시킨다.

또한 혈당이 글리코겐으로 저장될 때 칼륨을 함께 저장하므로 칼륨이 적절하게 공급되지 않으면 저칼륨증이 초래될 수 있다. 칼륨은 세포 단백질 내에 질소를 저장할 때도 필요하다.

② 흡수와 대사

섭취된 칼륨의 대부분은 소장에서 단순확산으로 흡수된다. 부신피질호르몬인 알도스테론은 신장에서 칼륨배설을 자극한다.

③ 결핍증

장기간의 칼륨제한 식사, 이뇨제 복용, 수술 등에 의해 근육약화, 호흡기능 저하, 심장 이상이 생길 수 있다. 심하면 근육마비나 부정맥이 유발된다.

④ 급원식품

과일, 채소, 곡류, 육류, 생선 등이 있다.

7) 염　소(Chloride, Cl)

① 생리기능

체중의 0.15%로 혈장과 세포외액에 음이온으로 분포하며 삼투압 유지, 위액 내의 염산의 구성성분으로 산성유지, 산, 염기 평형, 신경 흥분 등을 조절하는 기능이 있다.

② 결핍증

소화불량, 식욕부진, 위 내 세균억제력 감소 등이 있으며, 과잉증으로는 위산과다증 등을 들 수 있다.

(2) 미량 무기질

1) 철(Iron, Fe)

철은 헤모글로빈 및 효소를 포함한 많은 단백질의 구성성분이다.

① 생리기능

철은 체내에서 산소를 운반한다. 체내 철의 ⅔가 적혈구 내의 헤모글로빈에, 25%는 쉽게 이용가능한 저장철의 형태로, 나머지 5%는 근육조직의 미오글로빈으로 존재하여 근육에 일시적으로 산소를 저장한다.

철은 미토콘드리아의 전자전달계에 관여하는 효소의 구성분으로 에너지, 지질대사에 관여하는 카르니틴과 콜라겐 합성에 관여한다. 면역기능 유지와 신경전달물질 합성에도 관여한다.

세포와 세포 사이의 철의 이동은 운반단백질인 트랜스페린과 철의 가역적인 결합을 통해 이루어지며, 세포막 표면에 있는 트랜스페린 수용체(Transferrin Receptor, TR)에 부착되어 세포 내로 유입된다.

철은 페리틴이나 헤모시데린의 형태로 저장되며 헤모시데린은 페리틴의 분해산물로서 불용성이며 간, 비장, 골수에 저장된다.

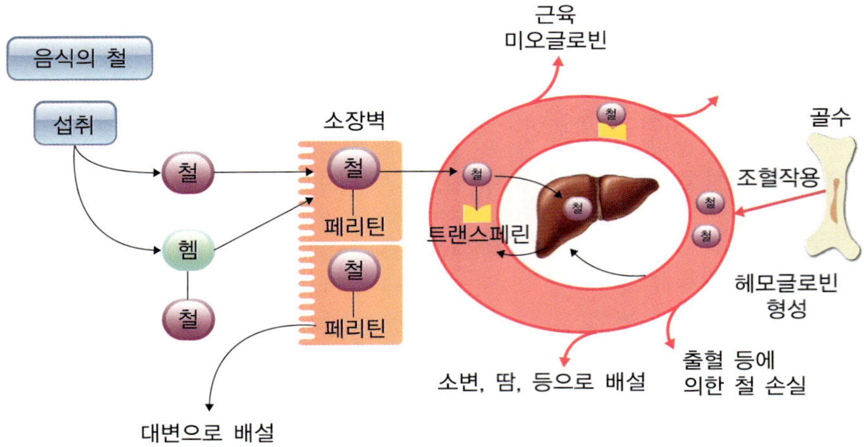

그림 2-24 철의 흡수와 대사

② 흡수 및 대사

소장상부에서 흡수되며, 흡수율은 동물성 식품은 10~30%, 식물성 식품은 2~10%이다. 환원형 철인 Ferrous iron(Fe^{2+})이 산화형 철인 Ferric iron(Fe^{3+})보다 흡수가 더 잘 된다.

철의 흡수를 촉진하는 인자는 체내 저장량이 적을 때, 성장기, 임신기, 수유기, 저영양상태, 비타민C, 염산, 칼슘, Histidine, Lysine, Cystein, 유기산 등이다.

철의 흡수를 방해하는 인자로는 인산염, 피틴산염, 수산, 탄닌산, 염산의 감소, 흡수불량증, 비헴철 등이다.

③ 결핍증

식이로 섭취되는 철분이 결핍되면 철분결핍성 빈혈이 나타난다.

④ 급원식품

헴 철분을 함유하고 있는 육류, 어패류, 가금류 등이 있다.

곡류나 콩류, 진한 녹색 채소 등도 좋은 급원이나 식물성 식품의 철은 비헴철로 흡수율이 낮은 편이다. 철분함량과 흡수율이 낮은 식품으로 우유와 유제품이 있는데 우유의 칼슘은 장내에서 철분 흡수를 억제한다.

2) 아 연(Zn)

① 생리기능

아연은 세포의 증식과 성장, 열량영양소와 알코올의 정상적인 대사, 유리기를 제거하는 데에 관여하는 효소의 구성성분으로 효소가 생리적 활성을 나타내는 데 필요하다.

아연은 생체 내 여러 금속효소의 구성요소로 아연이 제거되면 활성도가 감소하였다가 아연과 함께 활성도가 복원되는 효소들을 아연금속효소(Zincmetalloenzyme)라 하며, RNA polymerase, Alcohol dehydrogenase, Carbonic anhydrase, Alkaline phosphatase 등이 있다.

아연은 면역기능에 관여하며 생체막의 구조와 기능을 정상적으로 유지한다. 인슐린과 복합체를 이루고 있어 탄수화물 대사에도 관여한다.

② 흡수대사

아연은 대부분 소장에서 흡수되며 농도가 낮을 때는 촉진확산으로 농도가 높을 때는 단순확산으로 운반된다. 장세포 내에서 아연은 메탈로티오네인(황을 함유한 단백질)이라는 단백질에 결합되어 혈액으로 이동된다.

시스테인이나 히스티딘과 같은 아미노산은 아연과 가용성 화합물을 만들어 아연의 흡수를 높인다. 식물성 식품에 있는 피틴산은 아연과 불용성의 화합물을 형성하여 흡수를 저해하며, 섬유소도 아연의 흡수를 저해한다.

③ 결핍증

세포성면역과 체액성면역을 저해한다. 또한 아연이 부족하면 세포증식이 저해되어 성장지연을 초래하며, 탈모, 감염의 위험성이 증가한다.

④ 급원식품

육류나 패류 등의 단백질식품에 많이 함유되어 있다.

3) 구 리(Cu)

① 생리기능

구리는 체내에서 산화환원효소의 구성요소이며, 생체반응의 필수 촉매인자로 작용한다. 구리함유효소는 아연 및 철 의존성 효소들에 비해 적지만 에너지 생성, 철의 대사 등에 중요한 역할을 한다.

구리는 Cu, Zn-Superoxide Dismutase(Cu, Zn-SOD)에 결합하여 세포의 산화적 손상을 방지한다. 세룰로플라스민(Ceruloplasmin)은 철이온의 산화를 촉진하여 철이 쉽게 소장 세포막을 통과하도록 하여 철의 흡수를 돕는다. 또 구리는 트랜스페린과의 결합을 촉진함으로써 저장된 철과 장관 내의 철을 헤모글로빈 생성장소로 운반하여 헤모글로빈 합성을 돕고 간에서 페리틴이 방출되는 것을 도와 빈혈을 예방한다.

구리는 미토콘드리아 내 전자전달계의 마지막 과정에서 Cytochrome C oxidase의 조효소로 작용하여 ATP 생성에 관여하고 있다.

② 흡수와 대사

구리는 주로 소장에서 흡수되며 식사로 섭취한 구리의 약 50% 정도가 흡수된다. 섭취량이 많으면 단순확산으로 흡수되며 장내농도가 낮을 때는 촉진확산으로 흡수율이 증가한다.

간에 세룰로플라스민의 형태로 저장되어 있어 필요할 때 혈액을 통해 조직으로 이동된다.

식이에 칼슘, 철분, 황, 아연 등이 많으면 구리의 흡수율이 떨어진다. 사용되고 남은 구리는 간으로 되돌아와 담즙을 통해 대변으로 배설된다.

③ 결핍증

철의 이용률이 감소하고 적혈구 합성이 저하되어 빈혈이 발생된다. 구리는 결합조직 단백질의 세포간 또는 세포 내 사슬가교 형성을 촉진하는 반응에 필요한 Lysyl oxidase를 활성화시키므로 구리가 부족하여 이 효소의 활성이 억제되면 골격, 피부, 혈관이 비정상적으로 형성된다.

과잉증으로는 적혈구 파괴로 인한 빈혈, 신장 세뇨관의 손상, 간 손상 등이 나타난다. 윌슨씨 병은 유전적으로 구리가 대사되지 않아 배설되지 못하고 간, 뇌, 신장, 각막에 축적되는 질환이다.

④ 급원식품

구리는 소간, 돼지 간, 견과류, 두류, 굴, 패류 등에 많이 함유되어 있으며 코코아 초콜릿, 버섯, 곡류의 배아, 말린 과일, 바나나, 감자, 토마토 등에도 함유되어 있다.

4) 불 소(Fl)

불소는 충치예방과 관련된 미량원소로 체내 불소의 거의 대부분은 골격과 치아에 존재한다.

① 생리기능

불소는 박테리아의 포도당의 이용을 방해하여 산의 생성을 감소시켜 충치를 예방한다.

② 흡수 및 대사

불소의 위장에서의 흡수, 세포 내외로의 이동 등의 작용은 대부분 산 형태인 불화수소의 확산에 의해 흡수된다. 불소는 칼슘과 친화력이 있어 주로 석회화된 조직에서 찾아볼 수 있다.

또한 새로운 골격형성을 자극하며 흡수된 불소는 신장을 통해 소변으로 배설된다. 건강한 성인의 경우 흡수된 불소의 50%는 골격과 치아 등 경조직에 유입된다. 뼈에서 무기질이 빠져나오는 것을 막아 노년기의 골다공증을 지연시킨다.

③ 급원식품

수돗물과 차, 뼈째 먹는 생선류 등이다.

④ 과잉증

불소를 과잉섭취하면 불소가 치아에 축적되어 에나멜층의 탈색과 반점이 생기는 반상치가 나타난다.

5) 망 간(Mn)

망간은 골격 형성과 아미노산, 콜레스테롤 및 탄수화물 대사에 필수적인 영양소이다.

① 생리기능

금속효소의 성분으로 망간을 함유하는 효소에는 아르기닌 분해효소(Arginase, 요소형성 반응을 촉매한다), 글루타민 합성효소(Glutamine synthetase, 체내에서 암모니아를 제거하는 반응을 촉진한다), Phosphoenolpyruvate Decarboxylase (피루브산에서 당질을 합성하는 첫 단계에 관여하는 효소로 망간이 부족하면 이들 효소 활성이 떨어진다), Mn-Superoxide dismutase(Mn-SOD, 수퍼옥사이드 유리기를 파괴하여 지질의 과산화를 방지한다) 등이 있다.

② 흡수와 대사

식사로 섭취한 망간은 불과 1~3% 정도만 흡수되며, 그 후 담즙을 거쳐 소장으로 배출된다.

③ 급원식품

식물성 식품에 많으며 호두, 땅콩 등의 견과류 도정하지 않은 곡류, 콩류 등에 많다.

④ 결핍증

식물성 식품에 많이 있고 소량이 필요하므로 결핍증은 별로 알려져 있지 않으나, 결핍되면 성장장애, 뼈 형성, 모발 등에 결함이 생기고 지질 · 당질 대사이상이 나타나기도 한다.

6) 요오드(Iodine, I_2)

① 생리기능

요오드는 갑상선호르몬 티록신(Thyroxine, T_4)과 Triiodothyronine(T_3)의 필수 구성성분으로 뇌, 근육, 심장, 뇌하수체 및 신장에서 단백질 대사와 효소 활성을 조절한다.

② 흡수와 대사

식품으로 섭취된 요오드는 음이온(Iodide, I-)으로 환원된 후 대부분 위와 소장 상부에서 흡수되어 갑상선으로 이동한다. 요오드는 갑상선에서 갑상선 글로불린(Thyroglobulin, Tg)과 결합하여 T_4를 형성한 뒤 순환계로 분비되어 간에서 합성된 단백질(트랜스타이레틴, Transthyretin), 알부민(Albumin) 등과 함께 표적세포로 이동한다.

조직에서 T_4는 셀레늄 함유효소인 탈요오드 효소(Deiodinase)에 의해 T_3로 전환된다. T_3로 전환되고 유리된 요오드는 재이용되거나 소변으로 배설된다.

③ 결핍증

요오드가 결핍되면 단순갑상선종이 생기며 임신부의 요오드 섭취가 부족하면 태아의 뇌가 제대로 발달하지 못해 출생 후 정신박약, 성장지연, 보행능력이 떨어지며, 왜소증 등의 증상을 나타내는 크레틴병에 걸릴 수 있다.

④ 과잉증

보충제 등으로 인해 요오드를 과하게 섭취하면 갑상선기능 항진증이나 바세도우씨병이 생긴다.

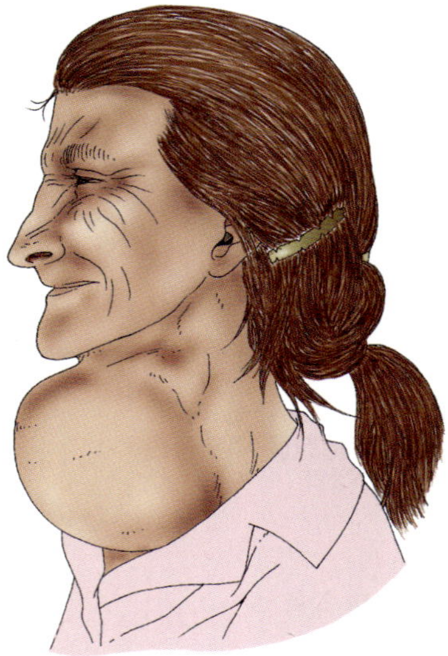

그림 2-25 갑상선비대증

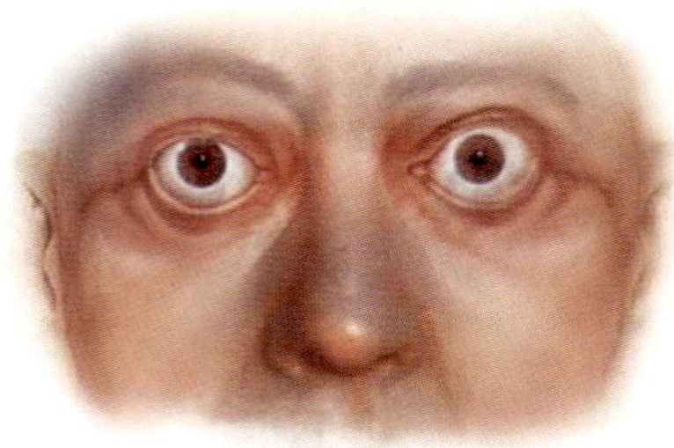

그림 2-26 갑상선 기능 항진증

⑤ 권장량

한국인은 요오드의 섭취가 부족한 경우는 별로 없으며 권장섭취량은 150μg이다.

⑥ 급원식품

요오드는 다시마(건조 179mg/100g), 미역(건조 8.7mg/100g), 김(건조 3.6mg/100g) 같은 해조류와 멸치(건조 219~284mg/100g), 굴(생것 126mg/100g) 등의 어패류에 풍부하다.

7) 셀레늄(Se)

① 생리기능 및 대사

셀레늄은 동물과 식물조직에 셀레노메티오닌(Selenomethionine)과 셀레노시스테인(Selenocysteine)의 형태로 존재하고 글루타티온 과산화효소(Glutathione peroxidase, GSHPx)의 구성성분으로 혈장에 존재한다.

셀레늄은 메틸기가 결합된 상태로 배설되어 소변으로는 Trimethylselenonium 형태로, 호흡으로는 Dimethylselenide 형태로 배설된다. 글루타티온 과산화효소는 체내에서 생산된 과산화수소를 분해하여 과산화수소에 의한 세포손상을 억제하는 항산화기능을 한다. 갑상선호르몬을 활성시키는 데 관여하고 유리기의 생성을 억제해 암 예방 등에도 도움이 된다.

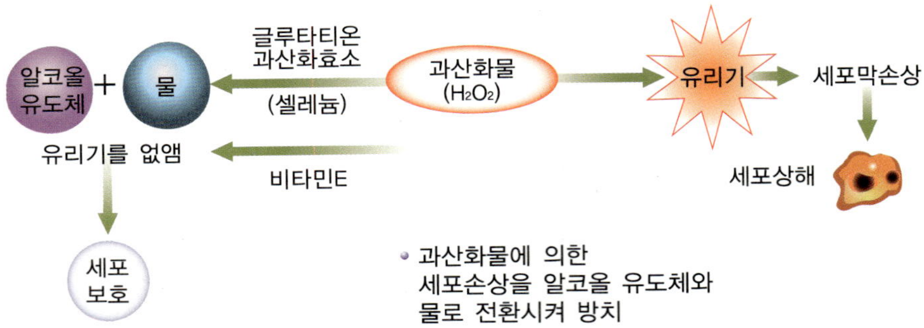

그림 2-27 셀레늄의 작용

② 결핍증

셀레늄 결핍증인 케산병(Kashin Beck Disease)은 중국에서 주로 어린이와 젊은 여성들에게 나타나는 풍토성 심장근육질환이다.

급성인 경우에는 갑작스런 심장기능 약화가 나타나고 만성인 경우에는 심장비대 등의 증상이 나타난다. 가장 특징적인 증세는 연골세포의 괴사로 인한 난쟁이 증세와 관절의 변형이 나타날 수 있다.

③ 과잉증

셀레늄 과잉증으로 간경화, 탈모, 쇠약증세 등이 있다.

④ 권장량

권장섭취량은 50μg이다.

8) 몰리브덴(Mo)

① 생리기능 및 대사

체내에서 산화 · 환원 반응에 관여하는 금속효소의 보결분자단으로 작용한다. 인체에서 몰리브덴이 필요한 산화 · 환원효소로는 잔틴산화효소(Xanthine oxidase), 알데히드산화효소(Aldehyde oxidase), 설파이트산화효소(Sulfite oxidase)가 있다.

몰리브덴은 섭취량이 많을 때는 대사가 빨라져서 소변으로 배설되는 양이 많아지며, 섭취량이 적은 경우에는 소변 배설량이 감소한다. 몰리브덴은 간과 신장, 골격에 저장된다.

② 급원식품

우유, 두류, 곡류 등이 몰리브덴의 좋은 급원이다.

6. 수 분(moisture)

수분은 모든 생물체의 생명유지에 필수적인 성분으로 성인 체중의 60%를 차지하며 세포내액과 세포외액으로 분류된다.

(1) 생리기능

수분은 체내에서 각종 영양소와 노폐물을 운반하며 체온조절, 전해질 평형, 관절액, 타액 등의 성분이며 외부 충격으로부터 체내를 보호하고 관절의 움직임을 원활하게 하는 등 윤활작용도 한다.

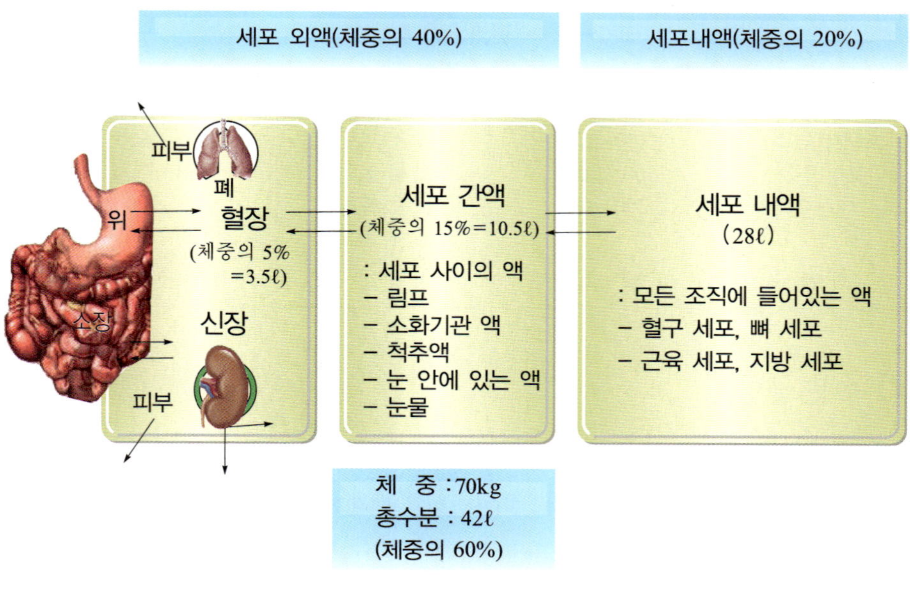

그림 2-28 체내 수분의 구성

(2) 흡수 및 대사

삼투압의 차이에 의한 확산현상에 의해 흡수된다. 소화관으로 들어온 수분의 95%는 소장, 4%는 대장에서 흡수되고 1%는 소변으로 배설된다.

Focus ON 체액

- 세포내액(체중의 40%, 총체액의 50~60%)
- 세포외액(체중의 20%) :
  산소와 영양물질 공급, 노폐물 제거, 전해질 농도,
  pH 및 삼투질 농도 유지, 주된 무기이온은 Na^+, Cl^-, HCO_3^-
  – 혈장(혈관내액): 체중의 5%
  – 간질액(혈관 밖): 체중의 15%

(3) 급원과 배설

수분의 급원으로는 음료수(액체), 고형식품, 체내 대사과정에서 생기는 물 등이 있으며 소변, 대변, 증발작용(피부, 호흡) 등을 통해 배설한다.

표 2-22 수분의 급원과 배설

수분의 급원	수분량(mL)	수분의 배설	수분량(mL)
액체(음료수) 고형식품 대사수	1,100~1,400 500~1,000 300~400	소 변 피 부 호 흡 대 변	900~1,500 500~600 300~400 100~200
합 계	1,900~2,800	합 계	1,900~2,800

(4) 수분 균형

수분 균형이란 수분 섭취량과 수분 배설량이 균형을 이룬 상태이다. 수분이 부족하면 신체중심부의 온도도 상승하며, 심혈관계 활동 곤란, 체온조절 능력이 감소가 일어난다. 탈수증(Dehydration)은 더운 날 수분을 보충해주지 않은 채 심한 육체운동을 계속하거나 수분섭취가 부족한 상태에서 발생한다. 체내 총 수분량의 2%를 손실하면 갈증을 느끼며, 4% 정도 손실하면 근육이 피로하며, 운동 중인 경우에는 지구력이 급격히 떨어진다.

체내 총 수분량의 12%를 손실하면 외부의 높은 온도에 대한 적응력 상실로 무기력에 빠지며, 총 수분함량의 20%를 손실하면 의식을 잃고 사망한다.

수분 손실량	1~2%	4~5%	12%	20%
탈수증세	갈증	근육피로	무기력	사망

수분 중독(Water intoxication)은 신장의 기능 저하로 단시간에 많은 물을 섭취할 때 발생하며 메스꺼움, 구토, 근육 경련, 방향감각 쇠퇴, 발작, 혼수, 사망 등의 증상을 나타낸다.

부종(Edema)은 혈액에 수분을 보유할 수 있도록 충분한 전해질 또는 단백질이 존재하지 않으면 혈액 중의 세포와 세포 사이의 틈(세포간액, 조직액)으로 수분이 빠져나가 붓는 현상이다.

(5) 수분 필요량

보통 성인은 1kcal 섭취당 1mL의 물이 필요하며 어릴수록 단위체중당 수분 필요량이 높다. 신생아는 1kcal당 1.5mL, 성인은 1mL가 필요하다. 섭취식품이 고지방식이면 수분필요량이 감소(지방산화시 수분 생성량이 많다)하며 고단백질식이면 수분필요량이 증가(요소배설을 위해)한다.

고염식, 고당질식이를 섭취하면 희석을 위해 수분 필요량이 증가한다. 커피, 엽차, 코코아(Xanthine 유도체 함유), 알코올을 섭취하게 되면 이뇨작용으로 수분 배설량이 증가한다.

휴식, 수면 중에는 수분손실이 적으나, 심한 운동, 노동 시 열 발산을 위해 많은 양의 수분이 필요하다.

(6) 수분 조절

뇌의 시상하부(갈증중추)는 혈액 중에 녹아있는 물질의 농도가 너무 진할 경우 갈증을 느낀다. 혈액이 너무 농축되어 있으면 항이뇨호르몬(뇌하수체 후엽)이 분비되어 신장에서 수분 손실을 줄이며, 알도스테론(부신피질호르몬)은 신장의 나트륨 재흡수를 증가시키고 그에 따라 수분 재흡수도 증가시킨다.

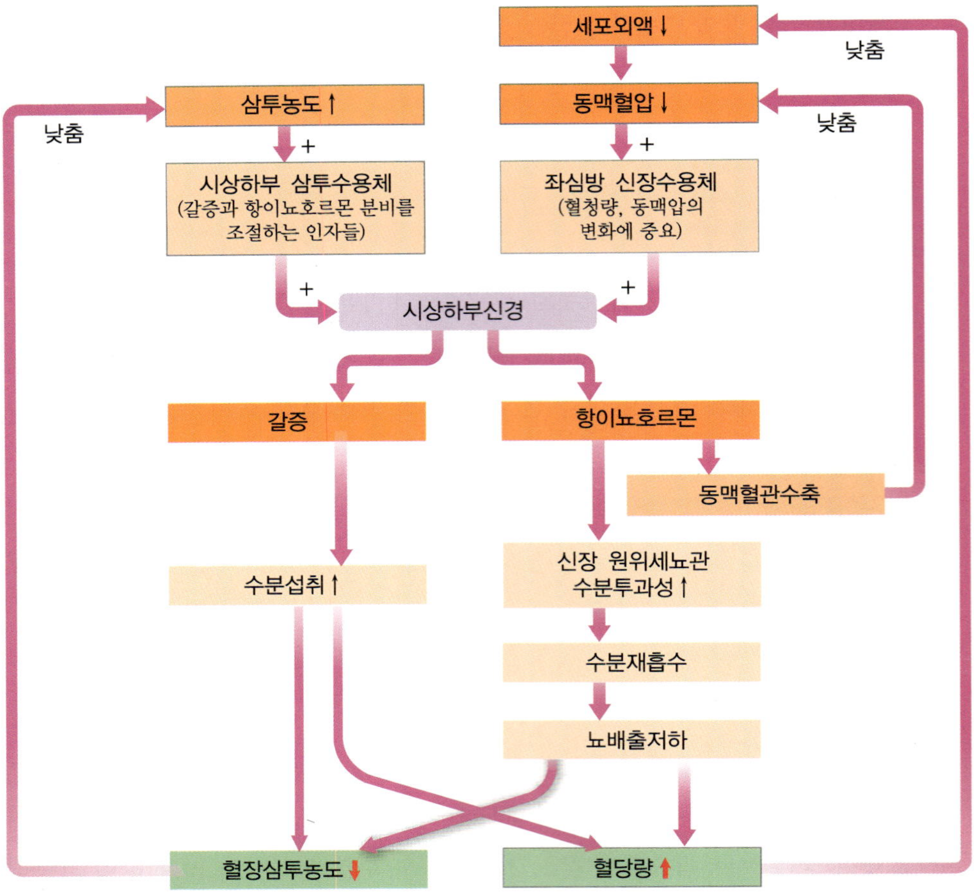

그림 2-29 수분부족 시 항이뇨호르몬의 분비와 갈증 조절

3. 전해질 균형

우리 체내는 전해질을 적절히 함유하여 균형을 유지한다. 전해질이란 체액에 있는 전기적 성질을 띠는 양이온이나 음이온으로 Na^+, K^+, Ca^+, Mg^{++}이 대표적이다.

나트륨(Na^+)은 세포외액, 칼륨(K^+)은 세포내액의 주요 양이온이다. 세포내외의 이온농도 차이로 K^+는 세포 외로 수동적으로 확산 이동한다. 세포로 들어간 Na^+, 세포 외로 나간 K^+는 농도차이를 역행해서 계속 되돌려 보내져서 세포내외에 일정한 농도차이를 유지하여 전해질의 균형을 이룬다(세포 내 Na : K = 1 : 10, 세포 외 Na : K = 28 : 1).

4. 산 · 염기 평형

세포 내 대사가 원활히 이루어지기 위해서는 체액의 pH가 일정 범위에서 유지되어야 한다. 세포 내 생화학 반응을 조절하며 수소이온[H^+]의 농도를 음의 대수로 표현한 것이 pH이다.

pH에 기여하는 H^+이온의 급원은 단백질(인산과 황산), 인지질, 카제인, 달걀 알부민(인산), 당의 혐기성 호흡(젖산), 지방대사(케톤체) 등이 있다.

1. 화학적 완충제

(1) 중탄산 완충계(Bicarbonate buffer system)

세포내액과 세포외액의 중요한 완충계로 탄산과 그 염인 중탄산나트륨 혼합물의 완충계이다. 중탄산이온은 계속되는 산의 생산에 대해 체액의 pH변화를 최소한으로 막는 과정에 관여한다. 폐에서 이산화탄소 배설, 신장에서 수소이온 배설, 중탄산이온 재흡수 및 재생산을 통해 염기를 보충한다.

(2) 인산완충계(Phosphate buffer system)

요와 세포내액에서 작용한다.

(3) 단백질 완충계(Protein buffer system)

혈장과 세포 내에서 작용한다.

Focus ON 완충제(Buffer)

용액에 강산이나 강알칼리가 첨가될 때 용액의 pH변화를 최소로 막아주는 물질로 약산과 짝염기, 또는 약염기와 짝산으로 이루어진다.

Focus ON Na^+–K^+ 펌프 작용

① 휴식 시 체내에서 소비되는 ATP의 약 1/3 이상이 Na^+ K^+이온의 농도경사에 역행하는 이동에 사용된다(세포에서 Na^+ K^+의 농도차이는 세포용적을 조절하고, 신경과 근육세포가 전기적으로 흥분할 수 있도록 한다).

② 나트륨은 포도당과 아미노산과 함께 세포막의 운반체에 결합한 후 나트륨 농도차에 의해 세포 안으로 들어갈 때 영양소가 함께 들어간다.

2. H^+의 호흡계 조절

폐에서 조절한다.

3. 신장의 조절

산 · 염기 평형 조절기관으로 중탄산이온을 보유한다. 인산, 황산, 요산, 케톤산 및 암모니아의 배설을 통해 산 · 염기 평형을 조절한다.

4. 산 · 염기 평형의 불균형

체내에서 건강한 사람의 혈액 pH는 7.35~7.45로 완충계와 폐, 신장의 조절을 통해 일정하게 유지되고 있지만 세포내 대사산물로 H^+ 가 많이 생성되면 혈액의 pH는 산성으로 기울게 된다. 또한 대사과정에서 알칼리성 물질이 많이 생성되면 체액은 알칼리 쪽으로 기운다. 산 · 염기 균형이 깨져 과산증과 과염기증이 발생할 수 있으며, 과산증과 과염기증도 호흡성과 대사성으로 나눌 수 있다.

(1) 호흡성 과산증

호흡계의 결함으로 정상 pH를 유지하지 못해 생기는 것으로 CO_2 분압이 과산증의 지표이다. 정상적인 PCO_2가 35~45mgHg이나 호흡성 과산증의 경우에는 45mgHg 이상으로 올라간다. 얕은 숨을 쉬고, 폐렴, 폐기종, 기체 교환의 방해 등의 현상이 나타난다.

(2) 호흡성 과염기증

호흡계의 결함으로 발생하는 것으로 PCO_2가 35mgHg 이하로 내려간 경우를 말한다.

(3) 대사성 과산증

산의 과다섭취나 설사 등으로 인해 중탄산이온이 정상범위(22~28mEq/L) 이상으로 올라간 경우를 말한다. 중탄산 이온이 과도하게 손실되어 발생하는 것으로 운동할 때 젖산의 축적이 많거나, 당뇨나 기아, 케토시스, 설사, 신장의 결함, H^+ 배설장애 등으로 해서 발생한다. 중추신경계에 이상이 나타나며 혼수에 빠지게 되면 죽음에 이를 수 있다.

(4) 대사성 과염기증

중탄산이온과 pH가 증가하고 위의 산성용액이 구토로 인해 손실되거나 제산제 등의 알칼리를 과대 복용하거나 변비, 결장에서 재흡수되는 중탄산의 증가로 인해 발생한다. 신경이 과잉반응하여 근육에 경련을 일으키고 신경과민, 호흡장애로 사망에 이를 수 있다.

표 2-23 산 · 염기 평형의 비정상적 변화

		과산증(acidosis)	과염기증(alkalosis)
호흡성 (respiratory)	원인	만성 폐질환환자, 신경장애로 인한 호흡부진으로 CO_2 배설이 잘 되지 않을 때 등에서 발생한다. 예) 얕은 숨, 폐렴, 폐기종, 기체교환의 방해증상	고지대에 올라갔을 때, 저산소증, 체온증가, 호흡중추 자극 약물섭취로 인한 CO_2 배출의 급격한 증가일 때 발생한다.
	대처	신장에서 HCO_3^-재흡수를 증가시켜 조절한다.	신장에서 HCO_3^-농도 배설 또는 재흡수를 감소시킨다.
대사성 (metabolic)	원인	산의 과다섭취, 설사 등에 의한 중탄산이온의 소실, 운동으로 인한 젖산의 축적, 쇼크, 당뇨, 기아, 케토시스, 신경결함으로 인한 H^+배설장애 시 발생한다.	pH와 중탄산이온의 증가, 위산의 구토로 인한 소실, 제산제의 과복용, 변비, 결장에서의 중탄산염의 재흡수 증가로 인해 발생한다.
	대처	호흡 증가로 체내 CO_2 방출 증가시켜 조절한다.	CO_2의 배설을 감소시켜 조절한다.

5. 에너지 대사

신체의 모든 기관, 조직, 세포들은 대사작용에 관여하며, 대사작용이란 에너지 생성, 분해, 합성 등의 화학반응으로 호르몬 신호에 의해 조절된다.

모든 신체기관의 대사반응은 신체가 정상적 기능을 하여 건강을 유지하도록 하는 역할을 한다.

신체 세포의 대사작용에는 에너지를 필요로 하며, 식품은 에너지를 공급한다. 세포에서 열량영양소로부터 저장된 에너지를 발생시키는 화학반응이 일어날 때, 에너지는 세포가 일을 할 수 있도록 돕는다.

기초대사량은 아침에 공복상태로 누워있을 때 필요한 에너지이다. 연령이 증가함에 따라 감소하고 체온과 비례한다. 성별 및 제지방, 체중과 관계가 있어 남성이 여성보다 높고 근육량이 많을수록 대사량이 높다.

휴식대사량(REE: Resting Energy Expenditure)은 쉬고 있을 때 필요한 에너지로 기초대사량과의 차이가 10% 이내이고 측정이 간편하다. 식사성 열발생 에너지는 하루 에너지 요구량의 5~10%를 차지한다.

Reference

촉진확산 : 혈액에서 세포로의 산소 이동시 확산을 통해 포도당 세포 내로 이동할 때 촉진 확산 에너지가 필요하다.

단순확산 : 모세혈관에서의 가스 교환시

음세포 작용 : 면역체나 단백질 등의 거대분자는 음세포작용이나 토세포 작용에 의해서 세포막을 출입한다. 이때 수분은 삼투압에 의한다.

Essential Concepts

인체는 생명활동을 위해 에너지가 필요하며 식품은 신체의 대사작용에 필요한 에너지를 공급한다.

- **동화작용** : 에너지가 필요하지 않을 때, 세포는 체내 화합물을 합성하기 위해 열량영양소의 기본 단위를 사용한다.
- **이화작용** : 에너지가 필요할 때, 세포는 에너지 발생을 위해 열량영양소를 기본단위로 더 많이 분해한다.

신체기관은 소화기관, 간, 췌장, 순환계, 신장으로 이루어져 있다. 각 기관은 화합물을 분해하고, 새로운 물질을 합성하고, 기관에 영양소와 산소를 운반해 주고, 대사과정에 의해 생성되는 노폐물을 제거한다.

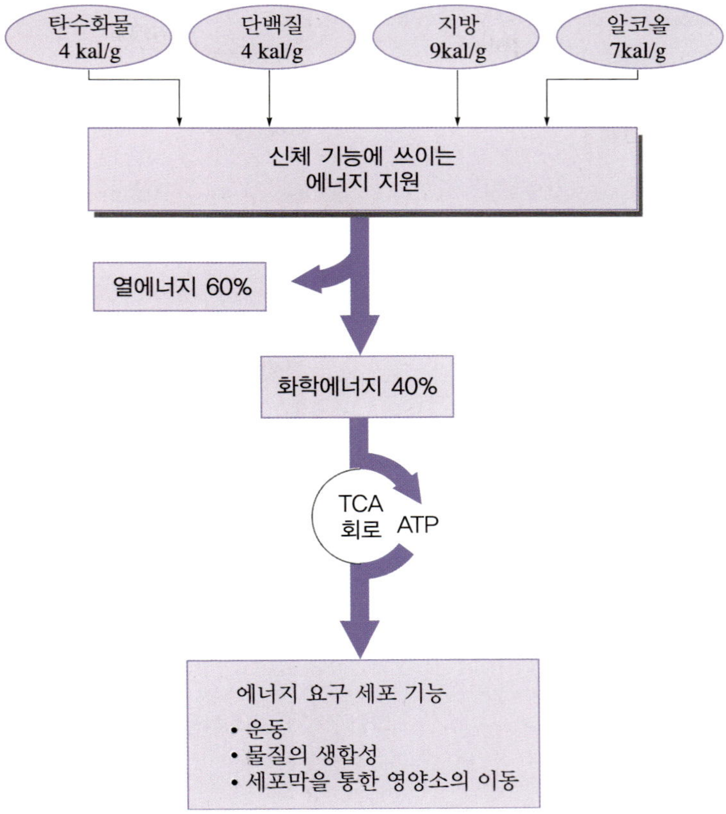

그림 2-30 에너지 대사

6. 신체기관과 대사

소화기관, 간, 췌장, 순환계, 신장은 화합물을 분해하고, 새로운 것을 합성하며, 신체에 영양소와 산소를 운반해 주고, 대사과정에 의해 생성되는 노폐물을 제거한다.

1. 소화기관

소화기관은 구강, 인두, 식도, 위, 소장, 대장, 항문 등과 소화관의 일부는 아니지만 소화관과 연결되어 분비작용을 하는 타액선, 췌장 등으로 이루어져 있다. 소화계에서는 소화액을 분비하고 음식을 소화시키며 영양소를 흡수한다.

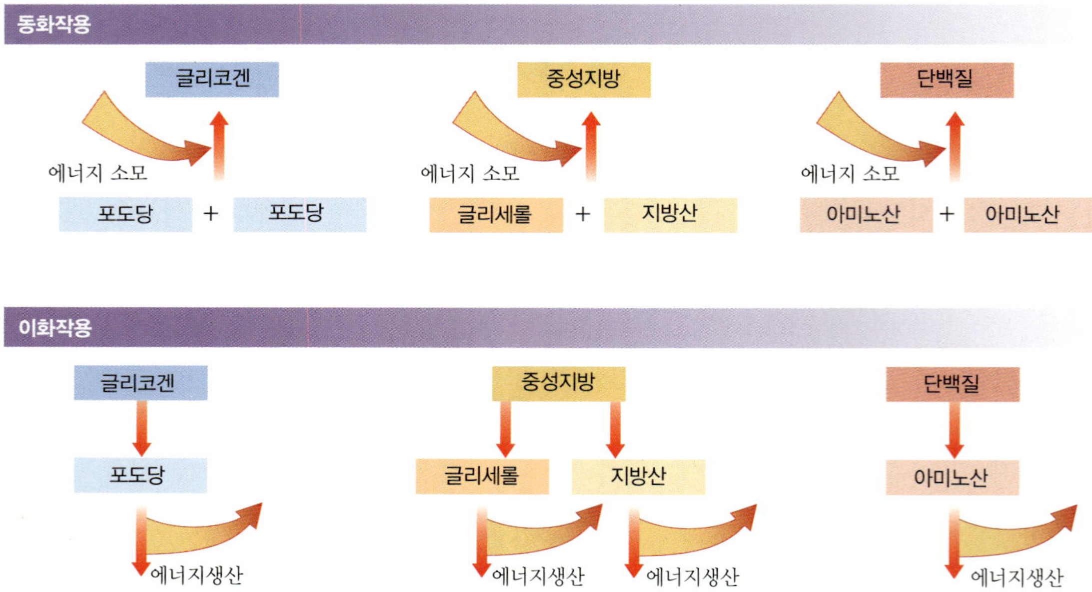

이화작용은 글리코겐 · 중성지방 · 단백질을 분해하는 것으로, 포도당, 글리세롤 · 지방산, 아미노산으로 분해되는 중에 서로 다른 양의 에너지가 발생된다. 발생된 다량의 에너지가 아데노신 3인산(ATP)의 결합에 이용된다.

그림 2-31 동화작용과 이화작용

소화란 음식물 중의 크기가 큰 분자들을 소화관벽을 통과할 수 있는 크기의 작은 분자가 되는 과정을 말한다. 소화관의 운동에 의한 기계적인 소화와 소화효소에 의한 화학적인 작용이 있다.

흡수는 소화에 의해 생긴 작은 분자들이 장내막세포를 통과해 혈액이나 림프로 들어가는 과정이다. 소화계는 신체 중 가장 빨리 증가하는 세포로 건강할 경우 이 세포들은 며칠 단위로 교체된다.

(1) 구강, 식도

구강은 음식물이 체내로 들어오는 최초의 기관으로 치아에 의해 저작운동이 시작되고 이하선, 악하선, 설하선 등 세 쌍의 타액선에서 타액분비가 왕성해진다. 입안에서의 저작운동은 음식물을 침과 뒤섞이게 하여 음식물 덩어리를 부드럽게 한다.

음식물 통로인 인두는 약 12cm 가량의 관이며 소화관인 동시에 기도이기도 하다.

식도(esophagus)는 약 25cm 가량의 관이며, 윗부분은 인두에 연결되고 아랫부분은 기관과 심장의 뒤쪽으로 내려가 횡격막을 관통하여 위에 연결된다. 식도 근육의 상부는 횡문근이며 하부는 평활근으로 되어 있다.

식도는 식도 입구에 제 1 협착부가 있고 아래로 내려가 기관지와 교차하는 장소에 제 2협착부가 있으며, 더 내려가면 식도와 위의 경계부에 제 3협착부가 있다. 식도는 입으로 들어온 음식물을 위로 보내기 위해 강한 연동작용을 일으킨다. 식도 자체는 거의 분비물을 배출하지 않으므로 음식물에 의해 자극을 쉽게 받는다.

식도점막은 민감하므로 산성위액, 알칼리성 장액 등에 의해 간혹 허는 일이 생기고 이러한 장애를 받기 쉬운 장소는 음식물이 정체하는 시간이 길거나 역류한 위액에 씻기기 쉬운 제2, 제3협착부로서 식도염, 식도암도 이 부분에서 발생빈도가 높다.

(2) 위

1) 위의 구조

위는 식도에 연결된 기관이며 위쪽은 분문, 아래쪽은 십이지장과 연결되어 있고 위체와 유문부 및 유문 등으로 구성되어 있다. 위 내벽의 점막에는 다수의 위선이 있으며 분문부에서는 펩시노겐과 염산(1.5~2.5L)이 분비되고 분문선에서는 점액이, 유문부에서는 알칼리성 점액이 분비된다.

2) 위의 운동과 소화작용

소화는 입에서 시작되는데 음식을 먹으면 저작작용에 의해 입안의 음식물이 작은 덩어리가 되고 잘게 부서진 음식물의 주변에 타액이 섞이면 전분 분해효소인 프티알린의 작용에 의해 맥아당으로 분해된다.

음식이 식도를 거쳐 위에 들어오면 위저부에 들어와 위가 커진다. 점성이 높거나 굳은 음식물은 위의 외측으로부터 층을 형성하나 액체는 위 안의 고형물 주위를 통과하여 빠르게 유문부에 도달한다.

위 안에 어느 정도의 음식물 덩어리가 차면 위벽은 기계적 자극을 받아 긴장이 높아지면서 연동운동이 일어나 위벽에서 분비되는 소화효소와 혼합되어 반유동체인 유미즙(chyme)으로 된다.

입 안에서 저작만으로는 부드러워지지 않았던 음식물이 연동작용 과정에서 부드러운 내용물로 변한다. 식사 후 한 시간 동안 위의 운동은 약하나 점차 연동작용이 활발해지면서 위 내용물을 유문부 쪽으로 내보내기 때문에 유문부의 내압이 높아지며 유문이 열리고 위 내용물의 일부가 조금씩 십이지장으로 배출된다.

염산은 위저선의 세포에서 분비되는 pH 1~2의 강산으로 살균작용을 하며, 펩시노겐을 펩신으로 활성화시킨다. 펩신은 위저선 세포에서 분비되며 단백질을 가수분해하여 프로테오스와 펩톤으로 만든다. 지방은 위의 리파아제에 의해 소량이 소화되고 대부분은 소장에서 소화된다.

3) 위액 분비조절

위액 분비를 촉진시키는 것은 유문선에서 분비되는 가스트린과 뇌하수체 호르몬인 ACTH 및 부신피질호르몬인 당질 코르티코이드 등이 있다. 불안, 정신적 긴박감에 의해 위액분비가 억제되는 경우가 있는데, 이는 대뇌피질 시상하부에서 미주신경핵에 억제작용을 하기 때문이다. 십이지장에 지방과 산이 들어오면 십이지장에서 엔테로가스트린(enterogastrone)이 분비되어 위액 분비를 억제한다.

(3) 소 장

1) 소장의 구조

소장은 십이지장, 공장, 회장으로 되어 있다. 소장은 유문에 연결되어 십이지장으로부터 시작되며 복강 내 굴곡상태를 형성하여 우측 복부에서 대장으로 이행된다. 소장의 길이는 약 6~7m 가량 되며 직경은 처음에는 4~6cm 정도 되나 차차 가늘어져서 말단에서는 2.5~3cm의 관상이며 소장의 관벽은 점막층, 근층, 장막층으로 이루어져 있다. 점막층에는 주름이 있고 주름에는 다수의 융모가 있으며 영양소가 흡수된다.

2) 소장의 기능

소장 내용물에 담즙, 췌액, 장액이 균일하게 혼합되게 하며, 십이지장에서 소화효소에 의해 소화작용이 완료된 유미즙, 내용물을 공장과 회장으로 내보내 각종 영양소의 흡수를 촉진시키며, 연동작용, 신축운동, 회전운동 등의 운동에 의해 소장의 내용물을 대장 및 항문 쪽으로 보낸다.

십이지장으로 들어온 담즙은 음식물 속의 지방을 유화시키며 췌액에는 단백질을 분해시키는 효소인 트립신과 지방을 분해하는 효소인 스테압신, 탄수화물을 분해시키는 아미롭신 등이 들어 있다. 장액에는 단백질 분해효소인 에렙신, 지방분해효소인 리파아제, 탄수화물 분해효소인 디아스스타아제 등이 들어 있다.

음식물로 섭취된 지방은 스테압신에 의해 지방산과 글리세롤로 된다. 단백질은 위액에 의해 약간만 펩톤, 프로테오스 등으로 분해되나, 소장에서는 장액의 에렙신, 췌액의 트립신에 의해 아미노산까지 분해되어 흡수된다.

탄수화물은 말타아제, 사카라아제, 락타아제 등에 의해 맥아당, 자당, 유당 등이 포도당, 포도당과 과당, 포도당과 갈라토오스 등으로 분해된다. 아미노산과 탄수화물은 소장의 전부위에서 흡수되나 지방은 주로 공장에서 철은 십이지장에서 비타민 B_{12}는 회장의 아래 부분에서 흡수된다.

Focus ON 분비되는 호르몬들

- **콜레시니토키닌** : 십이지장 담낭 수축자극, 췌장효노 분비자극, 십이지장에서 아미노산 지방산 자극
- **새크래닌** : 십이지장 췌장에서 중탄산이온 분비촉진, 위산 분비억제
- **가스트닌** : 위산 분비 촉진, 펩시노겐 분비촉진
- **엔테로가스트린** : 십이지장에서 분비, 위산 분비억제, 십이지장 운동억제

(4) 대 장

1) 대장의 구조

대장은 소장에 연결된 소화관의 끝부분이며 길이가 1.6~2.0m가량이고 소장의 직경보다 두 배 정도 굵으며 맹장, 결장, 직장으로 이루어져 있다. 맹장은 소장의 회장에 연결되며 대장 가운데 가장 굵은 부위이다. 결장은 상행, 횡행, 하행, S상 결장으로 분류되고 직장은 대장의 최종 부위로 항문에 연결된다.

대장의 점막에는 장융모나 윤상주름은 없다. 이는 음식물은 소장까지의 과정에서 영양소의 대부분이 흡수되고 대장에서 흡수되는 것은 수분뿐이므로 필요하지 않기 때문이다.

기관	일차적인 기능
침샘	• 윤활작용, 완충제나 소화를 시작하는 효소 생산
인두	• 식도와 연결된 통로
식도	• 음식물을 위로 전달
위	• 산과 효소 분비
소장 (작은창자)	• 소화효소 분비와 흡수
간	• 담즙 분비 • 혈액내 화학물질 조절
담낭	• 소장에 분비될 담즙 저장
췌장	• 소화효소와 완충제 분비 : 내분비세포 포함
대장	• 대변에서 수분을 흡수 • 대변저장

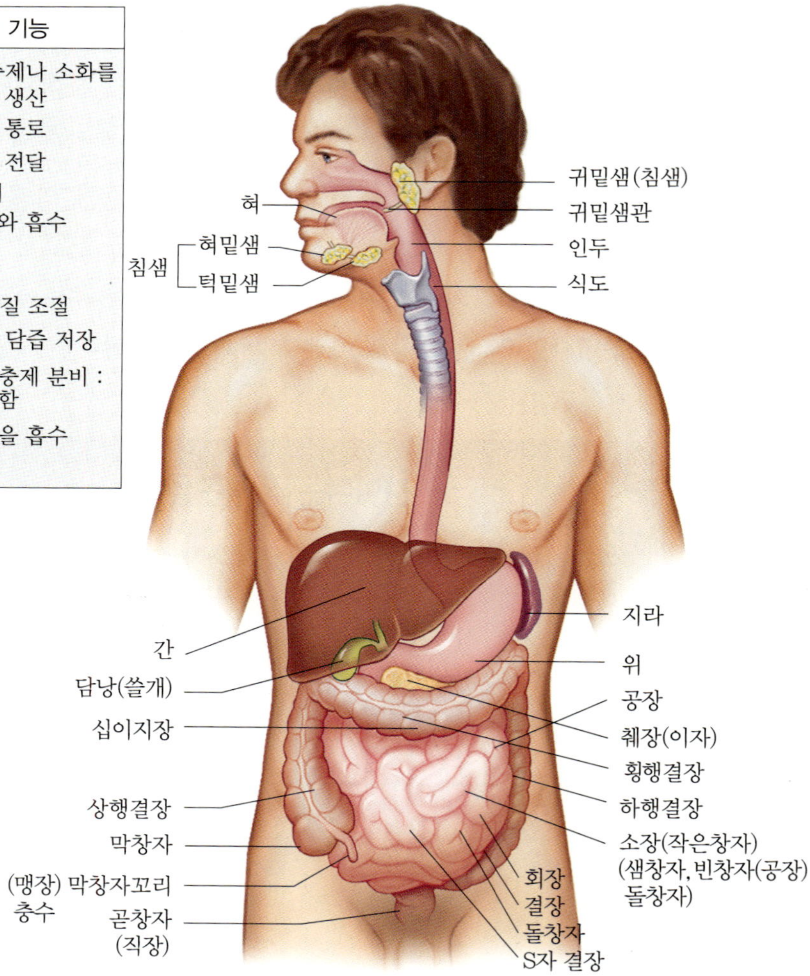

그림 2-32 소화기의 구조

2) 대장의 운동과 작용

대장점막에서는 점액이 분비되나 소화효소는 분비되지 않으므로 대부분의 소화는 소장에서 끝난다. 대장으로 들어온 탄수화물은 대장 내에서 세균작용을 받아 발효되기 쉽다. 소장에서 흡수되고 남은 수분은 대장에서 흡수되며 소량의 염류와 포도당도 대장에서 흡수된다.

장 내에서 수분이 흡수된 나머지 음식의 찌꺼기는 소화관벽에서 떨어져 나온 점막세포, 장점막 분비물, 장내 세균과 함께 연동에 의해 항문으로 진행되어 배설된다.

2. 간

(1) 간의 구조

간은 인체에서 가장 큰 장기로 1.2~1.5kg 정도이며 횡격막 밑의 오른쪽 상복부에 있다. 간은 우엽(right lobe)과 좌엽(left lobe)으로 이루어져 있다. 우엽의 크기가 더 커서 좌엽 크기의 6배 정도이다.

간은 피막(glisson' s capsule)으로 덮여있고, 간소엽(hepatic lobule)을 형성한다. 간은 무수한 간소엽으로 구성되어 있으며 간소엽은 간세포들, 모세혈관 및 모세담관이 중심정맥을 중심으로 방사상으로 되어있다. 간 소엽에 있는 모세혈관 형태인 시누소이드는 영양소를 운반하고 대사작용의 결과로 생긴 노폐물을 대정맥으로 보낸다.

간세포는 간문맥으로부터 간정맥쪽으로 판상 배열을 하고 있으며, 혈류에 직접 노출되지 않고 혈관내피세포에 의해서 감싸여 보호된다.

간 혈류량의 80% 정도는 간문맥혈관을 통해서 유입되며, 20%는 간동맥을 통해서 유입된다. 간동맥은 산소공급을 담당하며, 간문맥은 장에서 흡수된 영양분을 간으로 공급한다. 담도는 간의 소화기능을 담당하는 역할을 하며, 간세포에서 생산된 담즙이 소장으로 유입되는 통로이다.

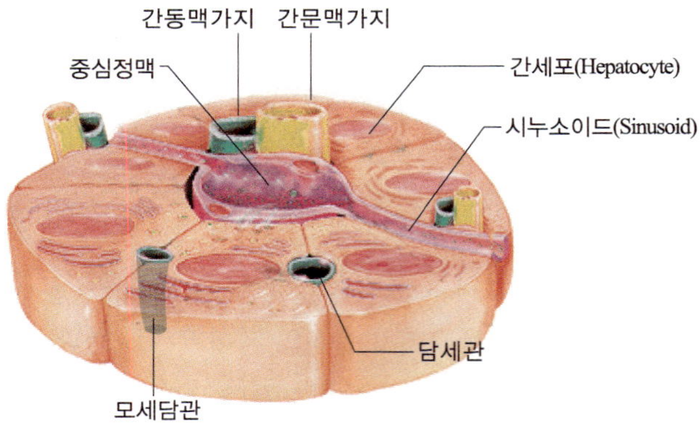

그림 2-33 간 소엽의 구조

(2) 간의 기능

1) 당질 대사

당질은 소화관내에서 소화되어 포도당으로 흡수되어 문맥을 거쳐 간에 운반된다.

다량으로 간에 유입된 포도당은 그 일부가 혈액 중에 방출되고 대부분은 간과 근육에서 글리코겐으로 합성(glycogenesis)되어 저장된다.

간을 포함한 각종 장기 조직세포에서는 끊임없이 포도당을 이용하여 에너지원을 얻고 있기 때문에 혈당치는 항상 일정하게 유지된다.

간세포는 과잉섭취된 또는 체단백질 분해에 의해서 생성된 아미노산, 근육운동에 의해서 생성된 유산, 지방분해에 의해서 생성된 글리세롤 등 당 이외의 성분을 이용하여 포도당을 생성하는 당신생(gluconeogenesis)작용을 한다.

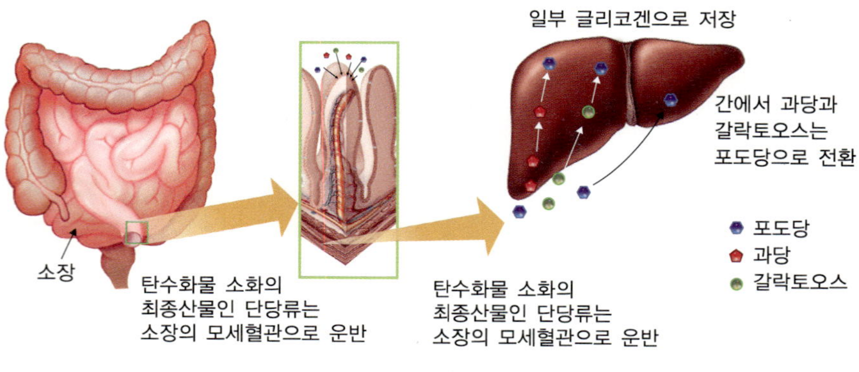

그림 2-34 과당과 갈락토오스가 포도당으로 전환되는 과정

2) 단백질 대사

알부민(albumin), 글로블린(globulin), 피브리노오겐(fibrinogen), 프로트롬빈(prothrombin,혈액응고에 필수적), 지단백(lipopro-tein, 혈중으로의 지방운반) 등 여러 가지 혈장단백질과 효소단백질을 합성하여 간에 저장하거나 혈장에 방출된다.

단백질은 세포흡수과정(pinocytosis process)에 의하여 세포 내로 유입되며 세포 내 Cathepsin과 Lysosome 내에 있는 단백분해 효소들에 의해 아미노산으로 분해된다. 혈청과 간 단백질의 반감기는 약 10일 정도로서 근육단백질의 반감기 약 180일 정도와는 대조적이다.

간세포 내에서의 아미노산은 탈아미노 반응(deamination) 혹은 아민기의 아미노기전이 반응(transamination)에 의해 대사되며 탈아미노 작용에서 생성된 케토산은 크렙스 회로(krebs cycle)에서 산화되어 에너지원이 되든지 케톤체 생성 또는 당생성에 이용된다. 탈아미노 반응에서 생성된 암모니아는 오르니틴 회로(ornithin cycle)에서 요소가 되어 소변으로 배설된다.

간에 이상이 생기면 혈청 알부민이 저하하여 부종이 나타나며 프로트롬빈 합성도 부진해진다. 또 섭취열량이 부족하면 단백질의 일부가 간에서 탈아미노작용을 받아 에너지원이 된다. 그 결과로 분해된 암모니아는 간에서 요소로 합성되어 뇨중에 배설된다.

3) 지질 대사

Reference

지질대사

- 지방산의 산화
- 중성지질, 인지질, 콜레스테롤 합성과 분해
- 지단백 합성
- 담즙상 생성 담낭으로 방출
- 케톤체 생성

지질은 장에서 지방산과 Glycerol 또는 Monoglyceride와 Diglyceride 등으로 분해된다. 단쇄 지방산과 Glycerol은 문맥을 거쳐 간으로 운반되며 Monoglyceride와 지방산은 장에서 Triglyceride로 합성된 다음에 Chylomicron이 되어 임파관을 거쳐 혈액 속으로 들어온다.

혈액 속의 지방은 대부분 Lipoprotein(단백질과 지질이 결합된 물질로 Phospholipid와 cholesterol 등으로 구성)으로 간에서 합성된다. 간은 탄수화물의 중간대사에서 지방을 합성하기도 한다. 즉 과잉섭취한 당질이나 당신생으로부터 얻어진 당질은 간과 지방조직에서 Acetyl-CoA를 거쳐서 지방산과 지방으로 합성된다.

지방을 많이 먹어도 간의 항지방간 인자인 Choline, Methionine, Lecithin, 비타민 E, 베타인, 셀레늄, 이노시톨 등에 의해 정상적인 지방대사를 유지하지만, 간기능에 장애가 생기면 지방간이 되기 쉽다. 간의 지방량은 ① 장관으로부터 흡수된 식사 유래의 지방, ② 말초지방 조직으로부터 운반된 지방 및 ③ 간에서 합성된 지방량과 ④ 조직에서의 산화량 및 ⑤ 말초지방 조직으로 분배량과의 동적 평형에 의해서 결정된다.

정상 간에는 소량의 지방만 저장하며, 피하지방 등의 저장지방과의 사이에 대사 상호작용을 가지고 필요에 따라 에너지원으로 동원되고 이용된다. 만약 간에 장애가 생기면 혈청 Cholesterol이 저하되는 동시에 그 Ester양도 감소한다.

지방산은 간세포의 Mitochondria내에서 β-산화를 받아 Acetyl CoA가 된다. Acetyl CoA는 TCA cycle에서 산화되어 다량의 ATP를 방출하는 에너지원이 된다. 지방산은 Cholesterol도 합성하며 지방산이 Glycerol과 결합하는 것에 따라 중성지방과 인지질이 합성된다.

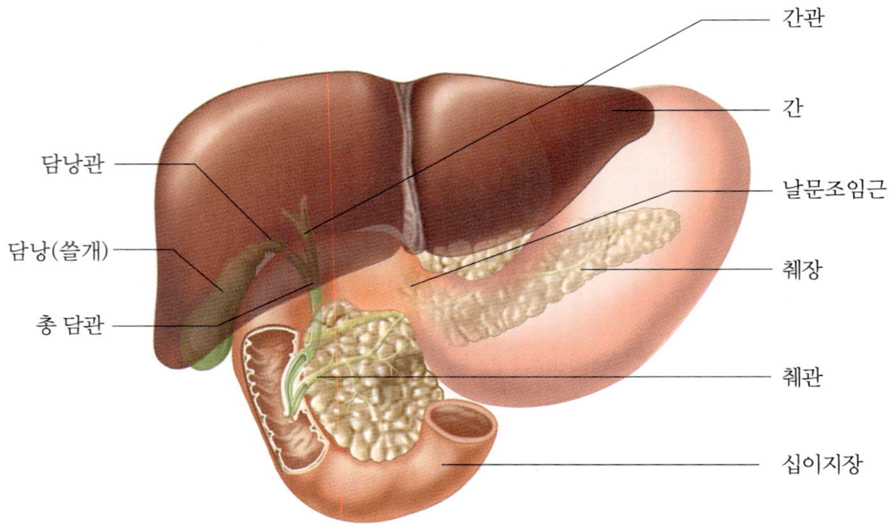

그림 2-35 간의 구조

4) 비타민과 미네랄 대사

간은 여러 가지 비타민 대사와 비타민 활성화 및 저장에 관계한다. 특히 비타민 A, D, B_{12}, Thiamin, Riboflavin, 비타민 C 등은 간에 저장되고 Thiamin, 비타민 D_3는 간에서 활성화되며, 각종 중간대사에 관여한다. 간은 b-carotene을 비타민

A로, 비타민 K를 Prothrombin으로 전환시킨다. Fe, Cu의 대부분은 체내에서 필요할 때까지 간에 저장되는데, 철과 구리는 적혈구 생성에 필요한 성분이다.

5) 담즙의 분비

간세포는 1일 500~1,000mL의 담즙을 만들고 수많은 모세담관을 통해 간관에 배출한다.

담즙의 주성분인 담즙산은 콜레스테롤로부터 생성되는 Cholic acid가 모체가 되어 합성된다. 담즙성분은 노폐 적혈구의 혈색소의 파괴물인 Bilirubin, 담즙산, Cholesterol, 무기질, 수분 등이며 분비된 담즙의 대부분은 담낭으로 들어가서 약 10배로 농축된 다음 저장되고 필요에 따라 소장으로 유출되어 지방의 소화흡수를 돕는다. 장으로 배출된 담즙의 대부분은 문맥으로 흡수되어 간으로 가고 필요시에 다시 담즙으로 배출되는 장간순환(enterohepatic circulation)을 한다.

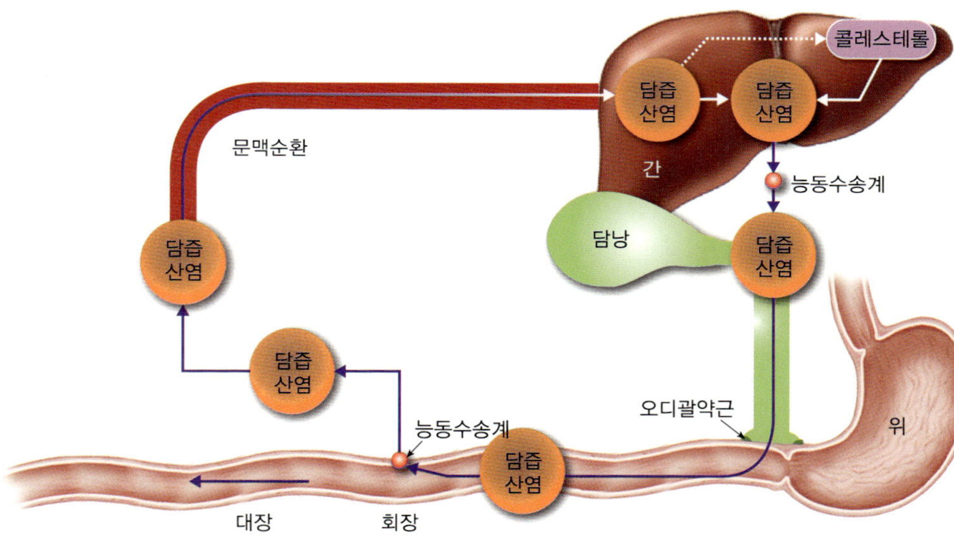

그림 2-36 담즙의 장간순환

6) 해독작용

체내에서 생긴 여러 가지 유해물질과 외부에서 들어온 유독물질(약제포함)을 산화, 환원, 분해, 합성 등의 반응에 의해서 독성이 적은 물질로 바꾸거나 또는 담즙 등으로 배설하기 쉬운 수용성 물질로 만든다. 알코올 대사와 암모니아의 처리도 간에서 이루어진다.

7) 생체방어작용

간에는 식균작용을 하는 쿠퍼 세포(Kupffer cell)가 있어 간에 유입된 세균을 잡아 먹는다. 또한 간은 생체 방어에 중요한 면역글로불린을 생성한다.

8) 저장기능

철을 페리틴(Ferritin) 형태로 저장하고 다량의 비타민 A(90%가 간에 저장), 비타민 D, 비타민 B_{12}와 소량의 비타민 B 복합체, 비타민 K 및 무기질 －Zn, Cu, Mg, Fe －을 저장한다.

3. 췌 장

(1) 췌장의 구조

췌장은 복강 내 가장 깊숙한 곳에 위치하고 있으며 위의 후방에 좌우로 걸쳐 있는 길이 약 15cm, 넓이 3~5cm, 두게 약 2cm, 중량 60g 정도의 약간 붉은색을 띤 회백색의 부드러운 실질기관으로 두부, 체부, 미부로 되어 있다. 체두부는 위의 대만부와 십이지장의 만곡부로 둘러싸여 있고 췌미부는 약간 좁고 비장에 접하고 있다.

췌장은 다수의 소엽으로 구성되어 있으며, 각 소엽의 도관은 췌장의 중심을 통하는 췌관에 합류한다. 또 췌두부로 나와 총담관과 합류하여 십이지장 유두부로 통하며 췌액의 외분비 경로가 되고 있다. 췌장 조직은 기능이 전혀 다른 외분비 조직과 내분비 조직으로 구성되어 있는데, 외분비 조직에는 소화효소를 분비하는 선 세포와 물과 중탄산염 등을 분비하는 췌관 상피세포가 있다.

내분비 조직에는 외분비의 선 조직 사이에 0.2~0.3mm의 랑게르한스섬(Islets of Langerhans)이 있는데 글루카곤을 분비하는 알파세포(전 세포의 20% 차지), 인슐린을 분비하는 베타세포(전 세포의 60% 차지), 소마토스타틴(Somatostain)을 분비하는 델타세포(전 세포의 10% 차지)로 이루어져 있다.

(2) 췌장의 기능

췌액은 췌장의 외분비선에서 췌관을 통해 십이지장에 분비되는 무색투명한 알칼리성(pH 8.0~8.3) 소화액으로 3대 영양소를 소화시키는 각종 효소와 위에서 장으로 이동해온 산성 유미즙(chyme)을 중화시키고 소장 내 각종 효소의 활성을 위하여 최적 pH를 유지시키는 고농도의 중탄산염과 다량의 수분을 함유하고 있다. 인슐린과 글루카곤과 같은 호르몬을 생산한다.

식사 후 혈당이 상승하면, 췌장은 인슐린을 분비한다. 인슐린은 포도당을 받아들이는 세포를 자극시켜 포도당을 사용하게 하여 혈당을 저하시킨다. 글루카곤은 저장된 글리코겐을 분해하는 신호를 보냄으로써 혈당을 상승시키며 다른 모든 신체 세포들에서 사용하게 하기 위해 포도당을 혈액으로 방출시킨다. 포도당은 뇌세포, 신경세포, 적혈구의 에너지원이다.

4. 심장과 혈관

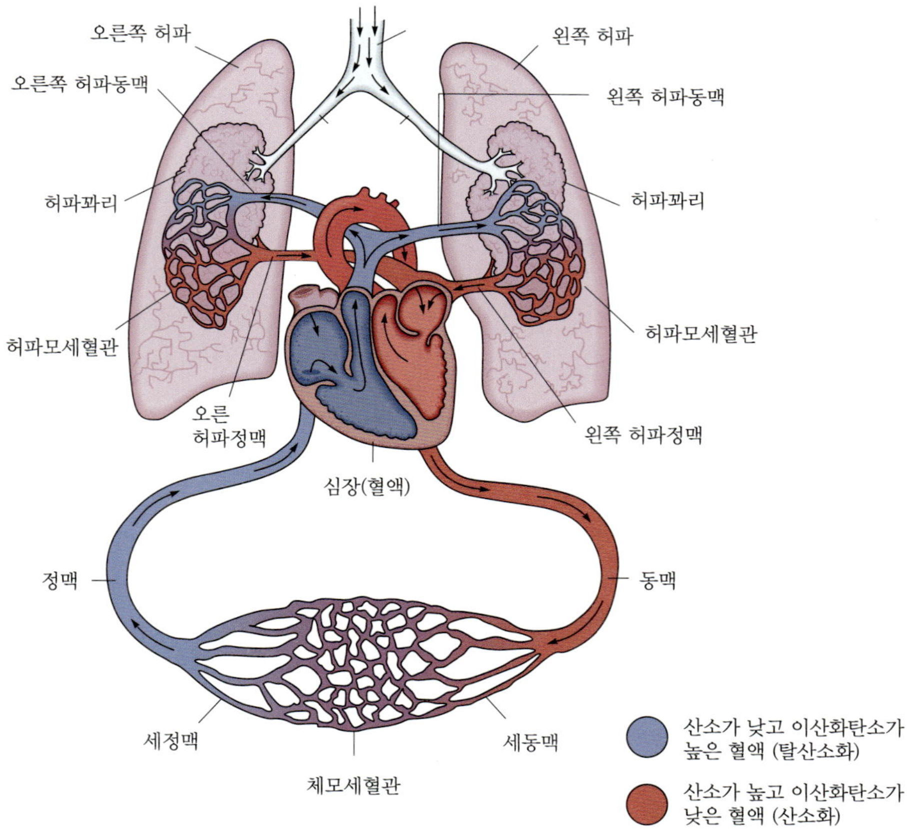

그림 2-37 심혈관계

(1) 심장의 구조와 기능

심장은 좌, 우심방과 좌, 우심실로 이루어져 있으며 심방은 정맥혈관으로부터 심장으로 들어오는 혈액을 받아들이고 심실은 심장에서 동맥혈관으로 혈액을 내보낸다.

좌심방과 심실사이에는 이첨판이, 우심방과 심실 사이에는 삼첨판이 있어 혈액의 역류를 방지한다.

혈액은 혈관계 속을 일정한 방향으로 흐르고 조직세포에 최적 조건을 만드는데 이를 혈액순환이라 하며 이 순환의 원동력은 심장이다. 관상동맥(Coronary artery)은 심근세포에 영양소와 산소를 공급해 주는 동맥이다.

심장은 혈액을 보내는 작용을 하며 심근에 들어 있는 액토미오신(actomyosin)이 관여하며 심근 수축의 에너지는 포도당, 지방산, 유산, 아미노산, 케톤산, 피루브산 등에서 생긴다. 심장수축과 이완의 펌프작용에는 많은 에너지가 필요하며, 이 에너지를 심장 자체의 대사에서 만들기 때문에 산소와 영양소가 많이 필요하다.

(2) 혈관의 구조와 기능

인체에는 가지와 같이 분기된 관이 전신에 분포되어 있으며 그 속에 혈액이 흐르고 있다. 이 관을 혈관이라고 하며 동맥, 모세혈관, 정맥으로 이루어져 있다.

1) 혈관의 종류

① 동 맥

동맥 중 가장 굵은 동맥은 대동맥과 폐동맥이며 말초 부위의 가장 가는 동맥은 소동맥 또는 세동맥이라고 한다. 혈관벽은 내피세포(Endothelial cell)로 이루어진 내막(Intima)과 평활근 세포로 구성되어 탄성을 갖는 중막(Media), 그리고 외막(Adventitia)의 3중막 구조로 되어 있다. 내피세포는 얇고 긴 납작한 비늘 모양으로 혈액의 흐름을 돕고 혈전이나 혈액응고를 막아준다.

② 모세혈관

모세혈관은 세동맥과 세정맥을 이어주며 망모양으로 가늘게 갈라지는 혈관으로 혈관벽은 거의 단층의 내피세포막으로 되어 있다. 산소, 탄산가스, 영양소, 노폐물 등이 모세혈관 내의 혈관과 세포 사이에서 확산에 의해 교환된다.

③ 정 맥

정맥은 모세혈관에 연결되어 혈액을 심장으로 보내며 모세혈관에 연결된 부위는 가장 가는 세정맥이라고 하며, 심장에 가까워지면서 굵어진다.

정맥벽의 구조는 동맥과 거의 같으나 일반적으로 얇으며 동맥에 비해 내막과 중막이 얇고 외막의 두께는 동맥과 거의 비슷하다. 중막에는 평활근이 있으나 동맥에 비하면 훨씬 적다.

2) 혈관의 신경지배

혈관벽의 중막에 있는 평활근은 자율신경의 지배를 받는데 교감신경은 수축작용에 부교감 신경은 확장작용에 관여한다.

(3) 혈액순환계의 구조

혈액은 심장의 주기적인 박동에 의해 온몸을 순환하고 있으며 순환계는 체순환과 폐순환으로 이루어져 있다.

① 체순환계(대순환계): 좌심실 – 대동맥 – 온몸의 모세혈관 – 대정맥 – 우심방
② 폐순환계(소순환계): 우심실 – 폐동맥 – 폐의 모세혈관 – 폐정맥 – 좌심방

(4) 심장의 기능 작용 장애

혈액 펌프 역할을 맡고 있는 심장의 기능이 약화되는 원인은 세 가지로 분류할 수 있다.

1) 심근부전(myocardial weakness)

심근부전은 심장의 수축력의 부족으로 협심증, 심근경색 등에 의한 관혈류부전, 심근염이나 심근대사 장애, 고혈압에 의한 심장의 과부하 등에 의해 발생한다.

2) 심장 판막증

심장 펌프의 판막에 장애가 생긴 것으로 심장에는 좌우의 방실판과 대동맥, 폐동맥의 동맥판을 합쳐 네 가지가 있는데, 이 판 끝이 폐쇄부전이 되거나 판 입구가 협착되면 심근의 부하가 커지면서 방출량이 감소한다.

3) 출혈, 탈수 또는 혈액의 정맥 저류

출혈, 탈수 또는 혈액의 정맥 저류가 생기면 정맥으로부터 심장으로 가는 환류 혈액량이 감소되어 심장은 펌프 작용을 잘 할 수 없게 된다.

심근부전과 심장 판막증은 펌프자체가 고장난 것이며, 출혈 · 탈수 또는 혈액의 정맥 저류는 혈액이 부족하기 때문이다. 심장의 혈액 방출량이 부족하고 펌프기능이 저하되면 혈액공급량이 부족해져 심부전을 악화시키게 된다.

심장 방출량의 감소는 심장으로 들어오는 정맥 환류 혈량의 감소를 초래하며 말초의 순환부전은 말초혈관이 마비, 확장되고 혈액은 말초에 저류되므로 정맥 환류 혈류는 더욱 감소된다.

5. 신 장

신장은 대사가 매우 활발한 기관으로 24시간 동안 필요한 영양소를 재흡수하고 소변으로 배출하기 위해 혈액으로부터 노폐물을 걸러 깨지기 쉬운 혈액의 화학 균형을 유지한다. 신장 세포는 또한 혈압조절을 돕는 화합물을 생산하고, 비타민 D 전구체를 활성형 비타민 D로 전환시킴으로써 뼈 건강을 돕는다.

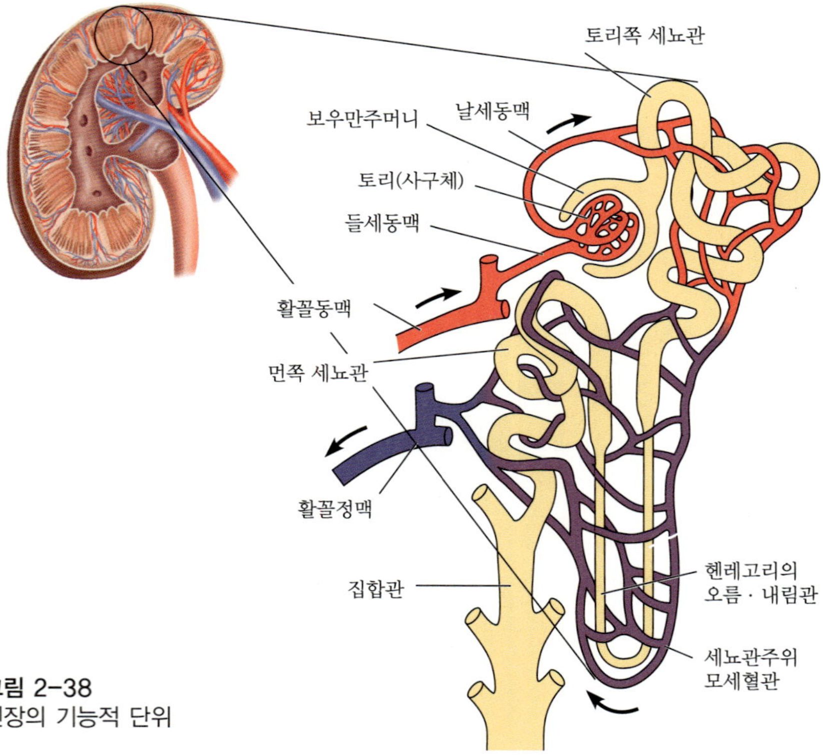

그림 2-38
신장의 기능적 단위

(1) 신장의 구조

신장은 후복벽의 벽측 복막 뒤에 있는 강낭콩 모양의 기관으로 척추 좌우에 1쌍이 있고 적갈색이며 섬유막으로 싸여있다. 우측 신장은 간 때문에 왼쪽보다 약간 낮게 위치한다. 신장의 무게는 약 130g이며, 신장내부는 바깥쪽 피질과 수질로 되어 있고 피질은 신소체가 밀집되어 있으며, 수질은 세뇨관의 집합체이다.

신소체는 사구체와 보우만 주머니로 구성되며, 세뇨관 및 집합관과 함께 네프론이라는 신장의 기본단위를 형성한다. 네프론은 길이가 30~40mm이며, 한쪽 신장에 약 100만 개 정도가 있어 양쪽 신장에 약 200만 개 정도가 있다.

(2) 신장의 기능

1) 삼투압의 평형유지

신장은 나트륨 이온의 재흡수와 배설을 조절하며 체내 나트륨과 혈장량을 유지하고 체내 대사 산물인 산을 처리하여 체액의 pH를 일정하게 유지시킨다. 나트륨 이온 평형에 영향을 주는 요인으로는 사구체 여과율, 세뇨관의 나트륨 이온 재흡수율, 식염 섭취량 등이 있다.

삼투압 평형 유지에 관여하는 인자로는 신경계, 뇌하수체 후엽(항이뇨) 호르몬, 부신피질호르몬, 부갑상선호르몬 등이 있다.

2) 산염기 평형 조절

체액이 산성일 때는 신장을 통해 수소이온을 배출시키고 중탄산염을 체내에 머물게 하며, 체액이 알칼리성일 때는 반대의 작용으로 산 · 염기 평형을 조절한다.

Reference

알도스테론

부신피질호르몬으로 레닌-안지오텐신계의 활성화에 의해 분비가 증가된다. 알도스테론은 원위세뇨관에서의 Na^+의 재흡수를 촉진시키고 K^+의 분비를 촉진시켜 혈액의 삼투압을 높인다. 이로써 수분의 재흡수가 증가되어 혈액량이 많아져 혈압이 높아진다.

3) 대사물질과 과잉물질의 배출

체내의 신진대사에서 생긴 노폐물과 독성 물질 및 약물 등을 배출한다.

4) 혈압조절

신장에서 만들어진 레닌은 간에서 생산된 안지오텐시노겐(Angiotensinogen)을 안지오텐신(Angiotensin) I, II로 활성화하여 혈관을 수축함으로써 혈압을 상승시킨다. 부신피질에서 분비되는 알도스테론은 세뇨관에서 나트륨의 재흡수를 촉진한다.

5) 조혈작용

신장에서 조혈인자인 Erythropoietin을 생성하여 골수를 자극하고 적혈구의 성숙을 도와 조혈작용에 관여한다.

6) 활성비타민 생산과 칼슘 항상성

부갑상선이 신장을 자극하여 비타민 D를 1,25$(OH)_2D_3$로 활성화시켜 칼슘의 흡수와 세뇨관의 재흡수를 촉진하고 뼈에서 칼슘을 용출하여 혈중 칼슘 농도를 높인다.

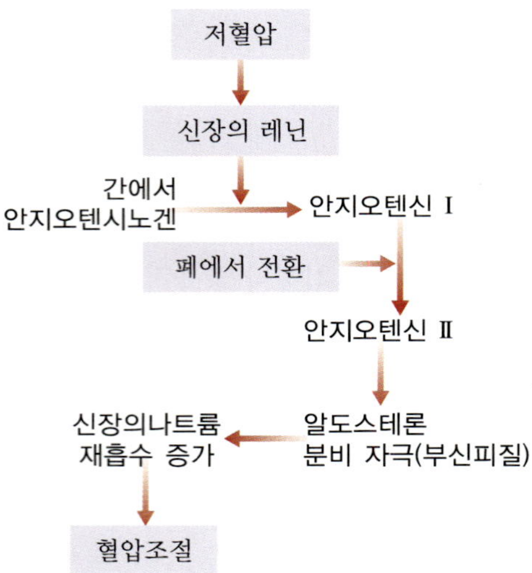

① 신장으로 유입되는 혈관의 혈압이 떨어지면 신장에서 레닌을 분비한다.

② 혈액으로 분비되는 레닌은 안지오텐시노겐을 안지오텐신 I으로 활성화 시키고 안지오텐신 I은 폐에서 안지오텐신 II로 된다.

③ 안지오텐신 II는 강력한 혈관수축 물질이며 이는 부신피질에서 알도스테론의 분비를 촉진시켜 세뇨관에서 Na^+의 재흡수를 촉진시킨다.

④ Na^+의 재흡수가 증가되면 혈액량이 증가되므로 혈압을 상승시킬 수 있다.

그림 2-39 신장의 혈압조절기전

7) 요의 생성

사구체의 여과과정과 신세뇨관의 재흡수 및 분비과정을 통해서 이루어진다.

사구체의 모세혈관막에는 작은 구멍이 다량 존재하는데 혈액이 이 막을 통과할 때 구멍을 통과하지 못하는 분자량이 큰 혈구, 단백질 등은 남고, 그 밖에 작은 물질들(물, 전해질, 포도당과 아미노산)은 여과되어 세뇨관 안으로 들어오므로 사구체 여과액의 성분은 혈장에서 단백질을 제외한 것과 동일하며 이러한 여과는 사구체 모세혈관막의 삼투성과 여과시키는 힘에 의해 이루어진다.

즉 사구체 모세혈관 내의 혈압이 보우만주머니 내의 압력과 사구체 모세혈관

내의 교질삼투압보다 클 때 여과된다. 그러나 혈압이 내려가서 신동맥압이 극히 낮을 때는 사구체 여과도 일어나지 않으며 따라서 요가 생성되지 않는다.

성인 남자의 사구체 여과율(매분 사구체에서 여과되는 총량)은 약 120mL/분이며, 여자의 여과율은 약 110mL/분이다. 보통 신장으로 들어오는 총 혈액량이 매분 약 600mL 정도이므로 그 중 약 20%가 사구체에서 여과된다.

사구체 여과혈장은 노폐물, 수분, 포도당(100% 재흡수), 아미노산, 나트륨, 칼륨, 염소, 중탄산(99.9% 재흡수) 등의 전해질을 함유한 채 세뇨관 내로 들어간다. 대부분의 영양소와 전해질들은 신세뇨관에서 재흡수되며 선택적으로 이루어진다. 1일 수분 여과량은 180L나 되어 총 체액량의 약 4배이며 나트륨 여과량은 600g, 포도당은 200g이나 된다. 실제 요 중 배설량은 수분과 나트륨이 여과된 양의 1% 미만이다.

신장의 사구체에서 여과되지 못한 물질 중 체내 노폐물과 이물질과 약물들을 세뇨관 분비로 배설시킨다. 세뇨관의 분비는 재흡수와 반대방향으로 이루어진다. 만약 세뇨관 분비가 일어나지 않으면 위의 물질들이 체내에 축적된다.

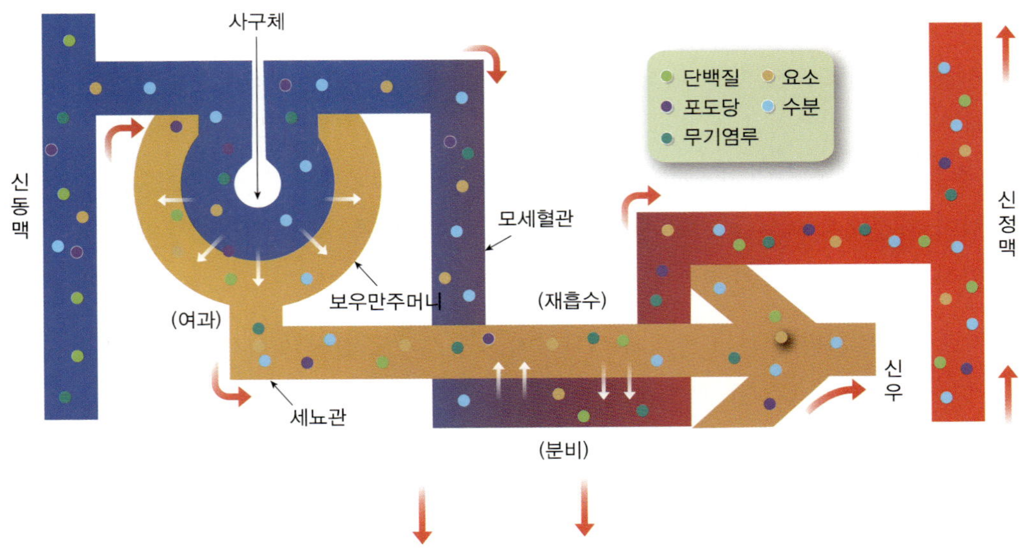

그림 2-40 요의 생성과정

Chapter 3.

환자를 위한 영양지원

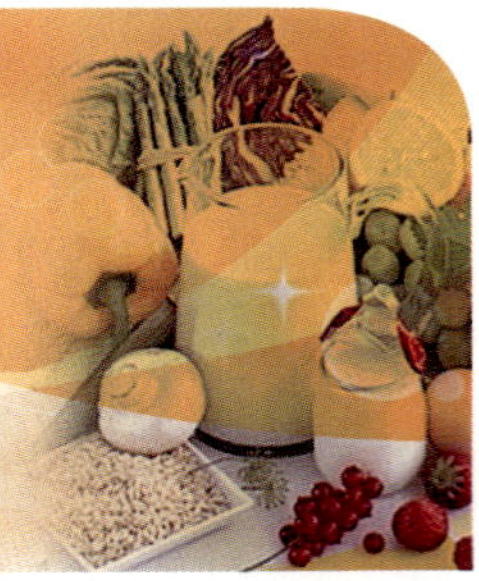

환자의 질병을 호전시키기 위한 영양지원은 영양판정을 통해 정보를 수집해 식사조절, 영양교육, 여러 전문가들의 조언으로 이루어진다.

1. 식사처방

의료기관에서의 식이처방은 일차적으로 의사가 한다. 예를 들어 저염식인 경우 나트륨의 양을 적어주어야 한다. 의사는 식사처방이 적절하지 못하고 시기적으로 바꾸어 주어야 한다고 여겨질 때 영양사 혹은 간호사에게 식사처방의 변경을 제안하고 그에 대한 대책을 의논한다.

식사처방은 일반식과 치료식으로 나누어지는데, 일반식은 일반 입원환자에게 주는 식이로 식사의 내용, 형태, 양에 특별한 제한이나 변경을 하지 않은, 건강인이 가정에서 먹는 식사와 동일한 식사를 말한다. 즉, 특정 영양성분의 조절없이 기계적 요소만을 고려해서 식사의 성분을 조절한다.

치료식은 질환별로 다른 형태의 식사이며 영양소가 조절되는 식사이다. 기계적 연식이나 유동식은 소화기관에는 장애가 없으나 씹는 데 곤란을 겪는 환자를 위해 쉽게 삼킬 수 있도록 식품을 다지고 걸러서 부드럽게 만든 음식이다.

치료식은 질병으로 손상된 장기기능의 회복을 위해 영양소를 조절한 식사법이다. 예를 들어 저지방식이나 저섬유소식이는 소화기관에 장애가 있는 환자를 위한 식사이며, 저칼륨식이는 부종이 있는 환자에게 적당한 식사법이다.

고열량 · 고단백식이는 심각한 영양결핍을 치료하거나 예방하기 위한 식사법으로 이용된다. 치료식은 환자의 개인별 상태에 따라 영양소의 양과 질, 식품선택 등이 달라져야 효과가 있으므로 환자의 식습관을 파악하는 것이 중요하다.

2 병원식의 종류

병원식은 병원에 입원한 환자를 위해서 의사나 영양사가 처방하는 식이다. 일반식(general diet)은 특정 영양소의 제한이나 변경이 필요하지 않은 환자에게 제공되는 식사로, 각 기관의 필요한 모든 영양소를 제공한다.

식사형태에 따라 상식, 연식, 유동식으로 구분한다.

1. 상 식 (Regular diet)

하루 에너지량은 1,600~1,800kcal, 단백질 65~90g, 지방 30~45g, 당질 250~270g 이다.

(1) 식품의 종류와 성분, 질감과 양에 제한을 받지 않는다.

(2) 소화에 아무런 장애를 받지 않는 환자를 위한 식사이다.

2. 연 식 (Soft diet)

(1) 죽식이라고도 하며 유동식으로부터 상식으로 이행되는 중간식이다.

(2) 충분한 영양소 공급이 어려우므로 장기간 섭취시 별도의 영양지원이 필요하다.

(3) 같은 식품이라도 조리방법에 따라 급식가능 여부가 달라진다. 허용 식품으로는 각종 죽, 흰빵, 국수, 감자 등이 있다.

(4) 연식의 종류

① 보통연식
- 수술 후 위장장애 등이 있을 때 처방한다.
- 섬유소가 적은 식품으로 구성된다.

② 기질적 연식
- 씹기 곤란하거나 신경, 식도, 구강 및 인후장애가 있는 경우에 제공한다.
- 수술로 인해 삼키기가 어려운 환자에게 주로 처방한다.
- 씹거나 삼키기가 쉬운 촉촉한 상태의 음식을 제공한다.
- 식사에서 필요 열량을 섭취하기 어려우므로 5~6회의 식사를 제공한다.

표 3-1 연식으로 공급할 수 없는 음식

종 류	줄 수 없는 음식
곡류 · 감자류	튀김류 일체
면 류	라면, 자장면, 스파게티(유지가 많이 들어간 음식)
육 류	결합조직이 많은 질긴 부위
난류 · 우유류	달걀 후라이, 강미 치즈, 딸기 아이스크림
두 류	콩조림
채소류	건조 채소(예: 고사리, 도라지 말린 것, 버섯 말린 것)
과일류	건조 과일, 덜 익은 과일, 생과일, 수박, 참외, 감
당 류	잼, 마멀레이드
음 료	보리미숫가루, 음료, 술, 생강차
향신료	고춧가루, 겨자, 카레가루, 고추냉이(와사비), 감자냉이(서양 와사비)

3. 유동식 (Liquid diet)

수술 또는 금식 후 일시적으로 소회기능이 약해졌을 때 처방되는 식이로 대부분의 영양소가 부족하게 되므로 단기간만 급식한다.

(1) 맑은 유동식

수술 후 수분을 공급하기 위해 소량의 물이나 연한 보리차를 공급한다. 유동식을 물과 당질로 구성되어 모든 영양소가 부족하므로 3일 이상 사용하지 않는다. 급성 위장 질환, 구강 질환 환자에게도 공급한다.

표 3-2 맑은 유동식으로 공급할 수 있는 음식

식품종류	허용식품
국	기름기 없는 맑은 국, 맑은 육즙
음 료	맑은 과일주스(토마토주스, 넥타 제외), 탄산음료, 끓여 식힌 물(우유는 제한)
차	보리차, 녹차, 홍차, 디카페인 커피, 인삼
기 타	설탕, 꿀, 젤라틴

(2) 일반 유동식

맑은 유동식과 연식의 중간 과정으로 1일 6회 이상 급식한다. 충분한 열량 및 영양소 제공이 어려우므로 장기간 공급할 때에는 농축 유동식을 한다.

표 3-3 일반 유동식으로 공급할 수 있는 음식

식품종류	허용식품
곡 류	곡류로 만든 미음, 국수국물, 크림수프
어육류	고기국물, 육즙
난류 · 콩류	수란, 커스터드, 푸딩, 묽은 달걀찜, 두유, 두유음료
채소류	삶아 으깬 채소, 채소 주스
과일류	각종 과일즙, 과일 주스, 젤라틴 젤리
우유 · 유제품	우유, 플레인 요구르트, 바닐라 아이스크림, 밀크셰이크, 생크림
음 료	보리차, 디카페인 커피, 홍차, 유자차, 인삼차, 꿀차, 영양보충 음료 등(생강차, 술 제한)
기 타	소량의 버터, 꿀

(3) 농축 유동식

① 구강이나 식도에 염증, 궤양, 구조적 및 운동기능상의 문제가 생겼을 때, 치아가 없을 때, 턱뼈에 장애가 생겼을 때, 내과적인 이유 등으로 장기간 유동식을 섭취하는 환자에게 공급한다.
② 1일 6회 이상 반고형식 식품들을 공급한다.

환자들의 식사처방은 식품성분표를 이용하여 포함하거나 제한해야 할 식품을 정확히 표시해 주어야 한다. 환자에게 음식물이나 음료, 약제를 전혀 주어서는 안 되는 경우에 금식[(NPO(Nil per os), Nothing by Mouth (NPO)] 처방이 내려진다.

예를 들어 "24시간 NPO" 혹은 "X-ray 이후까지 NPO"라고 영양처방할 때 표기한다. NPO 처방은 일반적으로 급성질환이거나 위장관내를 포함한 진단검사 동안에 사용된다.

표 3-4 병원식

종 류	식사 원칙	적용 환자
금식(NPO)	환자에게 음식물이나 음료, 약제를 전혀 주지 않음	수술 직전 · 후의 환자, 급성질환환자
상식 (General diet)	특정영양소 제한 없이 환자의 영양상태 유지를 위해 공급하는 식사	특별한 식사조절이나 제한이 필요하지 않은 환자에게 제공
연식 (Soft diet)	• 음식의 질감을 변형한 것으로 식품을 으깨거나, 다지거나, 갈거나, 체에 걸러 부드럽게 한 음식 • 섬유소나 결체조직이 적은 식품 선택, 튀김 등의 조리법 금지, 흰살생선, 다진 쇠고기, 각종 죽류, 수란, 달걀찜, 반숙, 익힌 채소	삼키기 어렵거나, 구강이나 인두의 장애, 구강이 극도로 예민해 씹을 수 없는 경우
유동식 (Liquid diet)	• 액상이거나 반액상 상태의 식품으로 구성 • 미음식, 고기국물, 커스터드, 푸딩, 우유, 요구르트, 채소즙	씹거나, 삼키기가 어렵고 연식을 극복할 수 없는 경우
맑은 유동식 (Clear liquid diet)	• 실온에서 맑은 액상이고 결장에서 최소한의 잔유물만 남을 수 있는 액상식품 • 당질과 물로 구성, 위장관의 자극과 잔사를 최소화하기 위해 맑은 음료로 구성 • 영양소의 부족이 예상되므로 영양보충 없이 3일 이상 제공하지 않음	• 장관 수술이나 대장 내시경 준비 시, • 급성위경련(위수술 후), 정맥내 영양 후 이행기 경우 단기간만 이용 • 보리차, 과일주스, 육즙
치료식(영양소의 조절)		
저지방식이(Fat-restricted diet)	식사에서 지방을 < 50g/day로 낮추거나 < 25g/day로 극히 제한	지방 불내증으로 인한 흡수불량 장애, 설사, 복부팽만, 지방변증인 경우
저섬유식이(Fiber-restrict diet)	섬유소를 < 10g/day로 제한	장이 예민한 상태, 수술 전 변의 양을 줄이고자 할 때의 식사로 장기간 이용되지는 않아야 함
나트륨제한식이 (Sodium-restricted diet)	Na를 제한: 증상과 질병의 정도에 따라 제한 • 경저염식: 3,000~4,000mg Na, 9g NaCl • 저염식: 2,000mgNa, 4g Nacl • 무염식: < 400mg Na	체내 수분 잔류를 방지하거나 수분 배출을 유도할 때, 고혈압, 울혈성 심부전, 신장질환, 간질환
고열량, 고단백식이 (High-calorie, high-protein diet)	열량과 단백질이 농축된 식품	칼로리와 단백질량을 권장할 때 (암, AIDS, 화상, 외상 및 다른 질환) 영양불량이나 영양상태 개선 시, 체중 증가가 필요한 때 이용
저잔사식이 (Low-residue diet)	• 식이섬유소 함량이 많은 것 뿐 아니라 대변의 양을 늘리는 모든 식품 제한 • 우유, 고기의 결체조직 부위는 식이 섬유소 함량은 낮지만 대변의 양을 증가시키므로 제한	• 장수술 전후 크론병, 궤양성 대장염 같은 염증성 장질환, 장폐색시 적용 • 환자가 음식을 섭취하면서도 대변의 양(잔사량)을 최소화해 장에 휴식을 준다.

출처: American Dietetic Association, Nutrition Care Manual(Chicago: American Dietetic Association, 2005); American Dietetic Association, Manual of Clinical Dietetics(Chicago: American Dietetic Association, 2000).

3. 영양공급방법

대부분의 환자들은 정상식사를 통해 영양소 섭취가 충족된다. 영양 요구량이 높거나 식욕이 저하된 경우 섭취를 보충하기 위하여 유동식을 제공한다. 환자의 건강상태에 따라서 구강으로, 영양소 섭취가 어려운 경우에는 위장관으로 영양을 지원하는 경장영양(Tube feeding)이나 정맥으로 영양공급을 지원하는 정맥영양(Intravenous feedings) 방법을 이용한다.

(1) 경장영양

관을 위나 장관에 직접 연결하여 영양적으로 완전한 영양액을 주입하는 방법이다. 위장관이 기능을 하는 환자의 경우 정맥영양보다 경장영양이 더 바람직하다(예: 구강을 통해서 음식물을 먹을 수 없는 혼수상태의 환자가 음식물을 위장관을 통해 정상적으로 소화시켜 흡수가 가능한 경우에 실시한다).

(2) 정맥영양

환자의 건강상태가 악화되어 위장관을 통한 영양공급이 금지된 경우 이용하는 방법이다. 환자가 영양결핍 상태이거나 위장관이 장기간 동안 기능이 어려운 경우 이용된다.

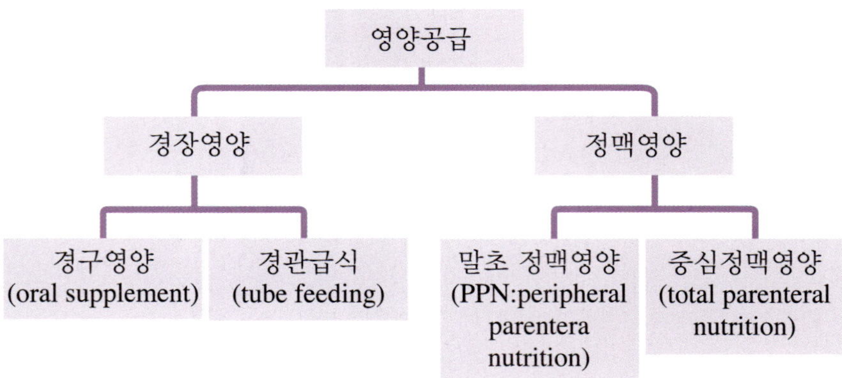

그림 3-1 영양공급 방법

4. 영양소요량 결정

에너지 필요량은 환자의 질환, 치료법, 현재 영양상태 그리고 활동 정도에 따라 다르다.

입원환자의 에너지 요구량을 결정하기 위하여 환자의 휴식 에너지소비량(REE, Resting Energy Expenditure)과 질병에 의한 부가적인 에너지 요구량인 스트레스 계수(Stress factor)를 구한다

(예) WHO/FAO 공식과 스트레스 계수 1.25를 이용하여 구한 여자 54세, 신장 160cm, 체중 52kg 환자의 에너지 필요량은 다음과 같다.

휴식에너지소비량(REE) = [8.7 × Wt(kg)] + [25 × Ht(m)] + 865
= (8.7 × 52.3) − (25 × 1.6) + 865
= 455 − 40 + 865 = 1,280 kcal

REE에 스트레스 계수를 곱한다.

휴식에너지소비량(REE) × 스트레스 계수(stress factor)
= 1,280 kcal × 1.25 = 1,600 kcal

이 환자의 적정 칼로리 필요량은 약 1,600kcal이다. 환자의 상태가 좋아지면 에너지 필요량을 바꾼다.

표 3-5 입원환자의 에너지 요구량 결정

Harris-Benedict 계산에 의한 결정
여자: REE = 655.1 + [9.563 × Wt(kg)] + [1.85 × Ht(cm)] − [4.676 × age(yr)]
남자: REE = 66.5 + [13.75 × Wt(kg)] + [5.003 × Ht(cm)] − [6.755 × age(yr)]
WHO/FAO
여자(age range, years)
10~18: REE = [7.4 × Wt(kg)] + [482 × Ht(m)] + 217
18~30: REE = [13.3 × Wt(kg)] + [334 × Ht(m)] + 35
30~60: REE = [8.7 × Wt(kg)] + [25 × Ht(m)] + 865
>60: REE = [9.2 × Wt(kg)] + [637 × Ht(m)] − 302
남자(age range, years)
10~18: REE = [16.6 × Wt(kg)] + [77 × Ht(m)] + 572
18~30: REE = [15.4 × Wt(kg)] + [27 × Ht(m)] + 717
30~60: REE = [11.3 × Wt(kg)] + [16 × Ht(m)] + 901
>60: REE = [8.8 × Wt(kg)] + [1,128 × Ht(m)] − 1,071

5. 영양상담

개인의 영양상태는 개인이 위치한 주변 환경이나 식습관에 의해 좌우되므로 영양관리를 할 때 배려해야 하며, 특히 장기간의 영양치료를 필요로 하는 사람에게는 이러한 노력이 더욱 필요하다.

제한 식품보다는 식사에 포함되는 식품들을 강조하는 것이 식습관 변화를 쉽게 유도할 수 있다. 예를 들어 환자에게 제한해야 할 육류나 지방 식품보다 섭취해야 할 과일류와 야채류를 강조하는 것이 식습관 변화에 더 유용하다. 일상적인 식사에서 너무 많은 식품들이 제한되지 않도록 한다.

영양교육은 환자 자신의 건강상태에 영향을 주는 식사나 생활양식을 변화시키는 동기가 된다. 영양교육 프로그램은 환자의 연령, 지식, 문화적 배경을 고려해야 한다.

영양관리는 환자의 주관적(Subjective), 객관적(Objective), 판정(Assessment), 계획(Plan)에 관한 정보가 기록되어 있는 SOAP을 토대로 이루어진다.

SOAP NOTE

환자 이름: 홍 길 동 **날짜:** 2010. 1. 1.

연령: 45세 **성별:** 남자 **질환명:** 고콜레스테롤혈증

Subjective:

콜레스테롤과 LDL이 높으며 혈당도 높음. 복부비만으로 혈중 지질 수치를 감소시키기 위하여 식사요법과 생활 양식을 바꿀 필요성을 인지하고 있음.

체중감소에 대한 의지가 있음.

Objective:

Total-Cholesterol: 220 mg/dL	공복시 혈당: 110 mg/dL
HDL−C: 48 mg/dL	HbA1C: 51%
LDL−C: 160 mg/dL	체중: 80kg 신장: 170 cm
Triglyceride: 132 mg/dL	허리둘레: 90cm BMI: 27.7

Assessment:

- 복부비만, LDL 수치가 높음, 체중감소와 운동을 통한 이상지질혈증의 개선이 요구됨.
- 의학적 치료 이전에 체중감소와 생활양식의 개선의 의지가 매우 고무적임.

Plan:

- 1개월에 1kg 이상 감소하는 것이 요망됨.
- 식품 1회 분량과 저칼로리 식품 선택 지도.
- 환자에게 30분간 걷기운동 권장함.

영양교육 실시

작성자: ○ ○ ○ **직위 및 소속:** ○ ○ ○, ○ ○ ○

주관적인 정보(Subjective information)는 환자나 환자의 가족 면담 시 얻은 정보와 질환에 관련된 증상과 불편사항에 관한 내용이다.

객관적인 정보(Objective information)는 영양 스크리닝 혹은 검사자료(생화학적 검사, 신체계측 검사, 임상검사 자료)를 말한다.

판정(Assessment)은 주관적, 객관적 자료를 근거로 한 평가를 말하며 영양문제를 간단히 서술한 내용이다. 계획(Plan)에는 식이처방이나 영양교육, 문제를 해결하기 위한 대책 등의 내용이 기록된다.

6. 환자간호

병원이나 의료시설에 있는 환자들은 질환상태, 치료 혹은 감정적인 우울증의 결과로 종종 식욕을 잃는다. 약과 치료요법은 식욕을 변화시켜 음식을 먹을 수 없게 할 수 있다.

영양사와 간호사는 환자의 식사를 돕는 중요한 역할을 한다. 만약 질환에 의해 식욕과 입맛을 잃는다면 책임자는 환자가 가장 선호하는 음식이 무엇인지 찾아야 하며 식사섭취를 도와야 한다.

(1) 환자의 식사섭취를 돕는 방법

① 환자의 상태를 마음으로부터 공감한다.

② 동기부여를 하고 환자가 회복되기 위해 영양이 얼마나 중요한지를 이해시킨다.

③ 환자가 좋아하는 음식과 적당한 메뉴들을 표시할 수 있도록 돕는다. 친구나 가족들이 병원 밖에서 선호하는 음식을 가지고 오는 것을 허용한다.

④ 소화력이 약한 환자들을 위하여 먹기 쉬운 음식을 제안한다.

⑤ 환자가 침대나 의자에 앉아서 편하게 식사를 할 수 있도록 돕는다. 식탁의 거리와 높이가 환자에게 편안한지 살피고 깨끗한지를 확인한다. 식사가 오면 즉시 배식되어 적온의 식사가 되도록 한다.

⑥ 배식이 왔을 때 환자의 식사인지를 확인한다. 환자가 올바른 식사를 받고 있는지, 메뉴에 정해진 음식들인지, 음식들이 외관상 좋아 보이는지를 확인한다. 식사가 적절하지 않다면 다른 음식으로 대체한다.

⑦ 필요하다면 먹는 것을 돕는다. 환자 스스로 먹을 수 없다면 먹여준다.

⑧ 환자가 식욕이 없더라도 가장 영양적인 음식을 먼저 먹을 수 있도록 격려한다.

⑨ 병원음식에 대하여 긍정적인 태도를 가지도록 도와준다.

Essential Concepts

- 질병이나 수술 등으로 일반 식사로는 영양공급이 어려운 환자들을 위한 영양지원방법에 경장영양(Tube feeding)과 정맥영양(Intravenous feeding)이 있다.
- 환자를 위한 에너지 요구량(필요량)은 휴식대사량(RMR)을 측정하거나 계산하여 구하고 질병의 정도에 따른 스트레스 계수(Stress factor)를 곱하여 계산한다.
- 영양관리는 환자의 식품선호도와 식습관 변화를 고려한다.
- 영양교육은 개인적으로 선호한 학습법과 개인이 갖고 있는 질병의 특성에 맞추어 이루어져야 한다.
- 장기입원환자는 식사 시간에 보조가 필요할 수 있으며 적절한 영양 섭취를 위한 꾸준한 상담과 격려가 필요하다.

7. 경장영양

경장영양(Enternal nutrition)은 관을 통하여 위나 장으로 영양액을 직접 공급하는 것으로, 위장관이 기능을 하면 경장영양이 바람직하다. 경장영양은 영양소를 장내로 공급함으로써 위장관 방어벽의 정상적인 유지를 도울 수 있고, 정맥영양법에 비해 전해질 및 수분조절이 용이하며, 감염의 위험을 줄일 수 있음은 물론 합병증 발생률도 낮고 비용도 저렴하다.

1. 경구급식

환자가 위장관 기능은 정상이나 식욕부진으로 인해 음식을 섭취할 수 없으면 경장영양액을 경구로 제공하는 방법이다.

Reference

경장영양의 장점

- 영양소의 대사효율성이 높다.
- 면역학적으로도 유리하다.
- 경제적이다.
- 소장세포와 융모의 정상적인 기능 유지 및 성장 활성에 도움이 된다.
- 경장영양 자체가 체내 이화반응의 속도를 완화시킨다.
- 정맥영양시 초래되는 합병증을 줄일 수 있다.

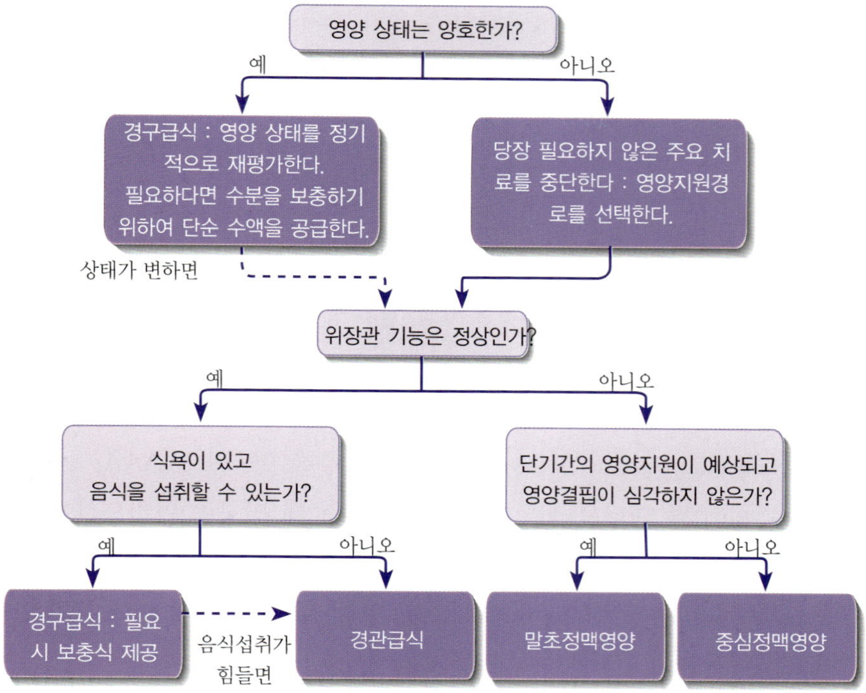

그림 3-2 영양지원 방법의 선택

(1) 경장영양액

영양액은 당질, 단백질, 지방의 조성에 따라 분류된다. 주요 영양액의 종류와 영양소 조성은 다음과 같다.

1) 표준 영양액(Standard formulas)

소화와 흡수에 어려움이 없는 환자들에게 사용된다. 표준 영양액은 단백질 급원으로는 우유나 대두에서 분리된 천연단백질이나 정제된 단백질의 혼합물이, 당질급원으로는 전분, 포도당 중합체(예: 말토덱스트린)와 당이 있다.

혼합액화 영양액(Blenderized formulas)은 일반 식품을 혼합, 분쇄하여 액화시킨 영양액으로 갈아서 체에 밭친 고기와 채소, 과일, 전분 및 필요에 따라 비타민과 무기질이 첨가된다.

2) 가수분해 영양액(Hydrolyzed formulas)

단백질과 당질의 완전 또는 부분 가수분해물로 구성된 영양액으로 소화, 흡수 기능에 문제가 있는 환자에게 제공된다.

가수분해 영양액은 보통 지방함량이 낮으며 소화, 흡수를 쉽게 하기 위하여 중쇄지방산을 사용하기도 한다. 일반적으로 유당은 함유되어 있지 않으며 대장의 잔사량을 최소화시킨다.

3) 특수질환용 영양액(Disease-specific formulas)

특정질환을 앓고 있는 환자들의 특수한 영양필요량을 충족시키기 위한 영양액이다. 간질환, 신장질환, 폐질환, 포도당 불내성 및 대사성 스트레스를 위한 영양액이 있다.

① **간질환**: 간성혼수 환자를 위해 영양액 내 분지형 아미노산(BCAA, branched chain amino acids)을 높이고 방향족 아미노산(AAA, aromatic amino acids)과 메티오닌을 낮춤으로써 혈청 내 방향족 아미노산에 대한 분지형 아미노산의 비율을 높인다. 분자형 아미노산은 말초조직, 특히 근육조직과 지방조직에서 분해되므로 간의 부담을 덜어주기 위해 분자형 아미노산 비율을 높인다.

② **신장질환**: 전해질량을 낮추고 필수 아미노산과 칼로리를 높인 영양액이다.

③ **당뇨병**: 혈당 증가를 낮추기 위해 대부분의 상업용액보다 섬유소 함량을 증가시킨 영양액이다.

④ **호흡기질환**: 이산화탄소의 생성을 최소화하기 위해 총 열량공급량 중에 탄수화물의 비율은 낮추고 지방의 비율을 높인 영양액이다.

Reference

분지형 아미노산

발린, 루이신, 이소루이신

방향족 아미노산

페닐알라닌, 티로신, 트립토만

4) 영양보충급원용 영양액(Modular formulas)

한 가지 혹은 두 가지 영양소만으로 구성된 것으로 영양 성분이나 열량 밀도를 조정하기 위하여 다른 영양액의 보충용으로 사용된다. 몇몇 영양보충급원용 영양액은 특수한 영양요구량을 가진 환자의 개별적인 영양액을 조제하기 위하여 비타민과 무기질의 용액과 함께 사용되기도 한다.

(2) 영양소와 열량 밀도

경장영양액의 단백질, 당질 및 지방의 비율은 매우 다양하다. 단백질 함량은 총열량의 8~29%로 다양한데 심각한 대사성 스트레스를 가진 환자는 고단백이 필요하나 신부전 환자는 단백질을 제한해야 한다. 경장영양액의 열량은 대부분 당질과 지방에서 공급된다. 일반적으로 표준 영양액은 총 열량의 40~50%는 당질로, 30~45%는 지방으로 공급한다.

경장영양액 선택 시 섬유소 함량은 중요한 요인이다. 섬유소는 장기능의 정상화, 설사와 변비의 치료, 혈당의 조절 · 유지에 도움을 준다. 그러나 섬유소를 포함한 영양액은 급성 장질환, 췌장염 또는 장 관련 질병에서는 사용해서는 안 된다.

경장영양액의 열량 밀도는 0.5~2.0kcal/mL 범위이다. 표준 영양액의 열량 밀도는 1.0~1.2kcal/mL로 평균 수분 요구량을 가진 환자에게 적당하고, 고에너지 영양액은 영양요구량이 높은 환자나 수분제한이 필요한 환자에게 적합하다.

표 3-6 경장영양 적용 및 금기 대상

적용 대상	금기 대상
소화흡수기관은 정상이나 영양소 섭취량이 필요량의 2/3~3/4 정도 ① 대사항진 · 주요 수술 후 · 패혈증, 외상, 화상, 장기이식, 후천성면역결핍증(AIDS) ② 신경계 질환 · 뇌혈관 질환, 연하곤란, 종양, 두부 외상, 염증 · 위장관 질환 · 단장증후군(회맹판이 정상인 상태에서 공장이 최소 100cm, 회장이 최소 150cm 이상인 경우) · 위장관 누공 시 배출량이 500mL/일 이하 · 염증성 장질환, 췌장염, 식도폐색 ③ 종양 · 화학요법, 방사선 요법 · 신생물(장과 신생물과의 거리가 멀어 흡수 능력이 충분할 경우) ④ 신경정신계 질환 · 신경성 식욕부진, 심한 우울증 ⑤ 장기부전 · 호흡기계 부전(호흡기 의존 시), 신부전, 심인성 악액질(Cardiac cachexia) · 중추신경계 부전(혼수 상태), 간부전 · 다발성 장기부전 (Multiple organ system failure)	① 위장관의 기능이 비정상이고 상당기간 장의 휴식이 필요한 경우 · 단장증후군 공장 100cm, 회장 150cm 이하인 경우, 회맹판이 없는 경우 · 위장관의 기계적 폐색, 장기간의 장폐색(Prolonged ileus) · 위장관 출혈이 심한 경우, 설사가 심한 경우 · 매우 심한 구토 시 · 위장관 누공의 배출량이 500mL/일 이상 · 심한 소화기계 염증(심한 급성췌장염) ② 다음과 같은 질환으로 경장영양의 문제점이 장점보다 더 많은 경우 · 말기 질환, 의식이 거의 없는 경우 · 예후의 향상을 기대하기 어려운 경우 · 경장영양의 효과가 불확실하거나 단기적일 경우 · 경장영양으로 인한 문제가 심각하거나 환자의 관심 사항과 대치될 경우 ③ 5~7일 이내에 식사 개시가 가능한 경우

자료: ASPEN Nutrition support practice manual. 1998

(3) 삼투농도

삼투질농도는 용액 내 분자와 이온의 농도에 의존적이다. 혈청의 삼투질농도인 300mOsm/kg과 비슷한 삼투질농도를 가진 영양액은 등장성 영양액, 혈청보다 높은 삼투질농도를 가진 영양액은 고장성 영양액이라 한다.

경장영양액의 삼투질농도는 300~700mOsm/kg이고, 가수분해 영양액과 영양소 농축 영양액은 표준 영양액보다 삼투압이 높다. 대부분의 환자들은 큰 문제없이 등장성 영양액이나 고장성 영양액에 잘 적응한다. 그러나 경장영양액과 함께 약물이 투여될 때는 삼투질농도가 상당히 증가하여 많은 환자들에게 설사를 유발할 수도 있다.

2. 경관급식

경관급식은 위장관의 기능은 있으나 구강으로 충분한 음식이나 영양액을 섭취할 수 없는 환자에게 실시하며, 영양학적으로 완전한 영양액을 직접 위나 장으로 공급하게 된다. 다음의 경우는 경관급식을 실시한다.

① 인두나 식도장애로 인한 심각한 연하곤란
② 장기간의 식욕부진자 특히 영양불량자
③ 상부 위장관 장애자
④ 의식장애, 치매 또는 신경장애로 인하여 의식이 명확하지 않은 환자
⑤ 혼수상태의 환자
⑥ 화상, 외상, 패혈증 등으로 영양요구량이 현저히 증가한 환자
⑦ 호흡기 의존자

Reference

경관급식 금기 대상

- 장의 폐색 및 마비로 인한 장 기능 불능
- 심한 구토 및 설사
- 위장관 누공으로 배출량이 많을 경우
- 심한 급성췌장염

(1) 투여 경로

경관급식의 투여 경로는 환자의 질병상태, 예상되는 투여기간과 특정 경로의 잠재적인 합병증 등에 따라 결정된다.

경관급식 예상 기간이 4주 이하이면 일반적으로 코를 통해 튜브를 위나 장으로 연결하는 비위관이나 비장관 경로를 선택한다. 비위관(Nasogastric)이나 십이지장(비십이지장관, Nasoduodenal) 또는 공장(비공장관, Nasojejunal)으로 연결한다.

유아의 경우 관을 입을 통하여 위로 연결하는 구위관(Orogastric)이 비위관보다 선호된다. 이는 구위관이 급식하는 동안에 더 정상적인 호흡을 가능케 하기 때문이다.

8주, 6주, 4주 이상의 장기간 동안 경관급식을 실시해야 하는 경우, 위장관이 막혔거나 다른 의학적 이유 때문에 비장관경로를 사용할 수 없다면 위나 장으로 직접 관을 연결하는 장조루술(Enterostomy), 즉 위조루술(Gastrostomy), 공장조루술(Jejunostomy)을 사용한다. 장조루술은 수술적인 방법과 비수술적인 방법이 있다.

비위관이나 위조루술은 투여속도의 조절이 쉽기 때문에 비장관이나 공장조루술에 비하여 합병증이 적고 환자가 더 쉽게 적응할 수 있다. 그러나 위가 막혔거나, 위 배출에 문제가 있는 환자의 경우엔 사용할 수 없으며, 흡인(영양액이나 위장분비물이 폐로 들어가는 합병증) 위험성이 높은 단점이 있다.

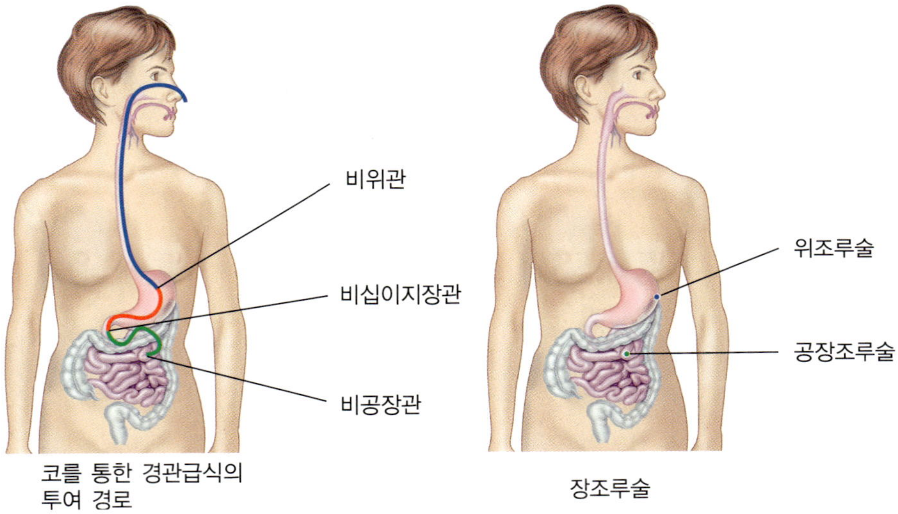

그림 3-3 경관급식 경로

(2) 관(Feeding tube)

관은 환자의 연령, 체격, 투여 경로와 영양액의 점성에 따라 결정된다. 일단 적합한 길이가 결정되면 영양액이 막히지 않고 잘 흐를 수 있는 가장 가는 관을 선택한다.

(3) 영양액

영양액은 합병증 유발 가능성이 낮고, 저렴한 비용으로 환자의 의학적, 영양학적 요구를 충족시킬 수 있는 것으로 선택한다. 대부분의 환자는 표준 영양액을 사용하나 위장관 기능이 손상된 환자는 가수분해 영양액을 필요로 한다.

① 환자의 열량, 단백질, 수분 요구량에 따라 영양소 필요량이 달라진다.

② 고섬유소식 또는 저섬유소식이에 따라 달라진다.

③ 환자에 따라 식품에 대한 알레르기, 민감성 등에 영향을 받는다. 유당 불내증을 보이는 환자들이 많으므로 대부분의 영양액은 유당이 제외되어 있다. 또한 많은 종류의 영양액은 글루텐이 제외되어 있으므로 글루텐 민감성 장질환(Celiac disease) 환자의 영양요구를 충족시킬 수 있다.

표 3-7 투여경로에 따른 장단점

투여경로	장 점	단 점
코를 통한 경로	수술이나 절개가 필요없음	환자의 위치에 따라 관이 빠지기 쉽다. 장기간 사용시 코, 목, 식도에 염증을 일으키기 쉽다.
비위관 (Nasogastric)	관의 삽입과 위치확인이 쉽다. 영양액은 펌프 없이 주로 간헐적으로 주입된다.	흡인의 위험이 가장 높다.
비십이지장관/비공장관 (Nasoduodenal or nasojejunal)	흡인의 위험이 낮다. 심각한 스트레스 후에 위 급식보다 장 급식이 먼저 허용된다. 폐색, 위 급식이 금지될 때 실시한다.	관의 삽입과 위치 확인이 어렵다. 주입펌프가 필요하다. 영양 목표에 도달하는 데 시간이 더 소요된다.
장조루술 (Enterostomy)	하부 식도괄약근이 닫혀진 채로 유지됨으로 흡인의 위험이 낮다. 장기간 사용시 코를 통한 관삽입법보다 편안하다. 투여 경로를 가릴 수 있다.	수술이 필요하다. 삽입 과정시 합병증과 감염의 위험이 높다. 삽입 주위에 피부 염증이 생길 수 있다.
위조루술 (Gastrostomy)	펌프 없이 간헐적 주입법을 사용할 수 있다. 공장조루술보다 삽입하기 쉽다.	고위험군 환자의 경우 흡인의 위험이 있다.
공장조루술 (Jejunostomy)	흡인의 위험이 가장 낮다. 심각한 스트레스 후에 가장 먼저 실시할 수 있다. 폐색, 누공 또는 다른 임상증상으로 위 급식이 금지될 때 실시할 수 있다.	삽입이 가장 어렵다. 주입펌프가 필요하다. 영양 목표에 도달하는 데 시간이 더 소요된다.

[a] 각 종류별 경관급식의 장점과 단점은 환자의 상태에 따라 다르게 나타날 수 있다.

(4) 경관급식의 관리

투여경로와 영양액이 선택된 후 영양액의 투여에 주의를 기울여야 한다.

환자들은 면역이 저하되어 있어서 감염되기 쉽다. 오염을 방지하기 위하여 영양액의 준비와 투여에 관여하는 사람은 손과 장비를 깨끗이 하고 위생적인 환경에서 작업한다.

영양액은 개방형 영양액 주입(Open feeding system)과 밀폐형 영양액 주입(Closed feeding system)에 의하여 주입된다. 개방형 영양액 주입체계는 영양액을 원래의 포장 용기에서 주입 용기로 옮겨야 하는 경우로 캔이나 병에 포장된 영양액, 희석이 필요한 농축영양액, 재조정이 요구되는 분말영양액 등이 있다.

> *Reference*
>
> **경관급식 관리**
>
> - 영양액과 용기의 위생적 관리
> - 영양액을 시간 이상 걸어두지 않음
> - 실온이나 체온 정도의 온도로 영양액 주입
> - 영양액 주입 전후에 30~50mL 물로 관세척
> - 영양액 주입시와 주입 후 30~60분 정도는 침대 높이 40°정도로 높임
> - 영양액 주입시 주스나 약 혼합 제공
> - 환자에게 제공된 후 상온에서 4시간 이상 방치된 영양액 폐기

밀폐형 영양액 주입체계의 경우, 영양액은 관에 직접 연결할 수 있는 용기에 포장되어 있다. 밀폐형 영양액 주입체계는 오염가능성이 낮아 간호시간이 절약되고 개방형 영양액 주입체계보다 더 장시간 걸어 놓을 수 있다. 초기에는 개방형 영양액 주입체계보다 더 비싸지만 장기적으로 보면 세균오염을 방지하고 감염 치료비용을 절감하게 되므로 더 저렴하게 된다.

개봉된 혼합 영양액은 깨끗한 밀폐용기에 보관한다. 남은 영양액은 신속히 냉장 보관한다. 개방형 영양액 주입체계를 사용할 때 영양액은 8~12시간 이상 걸어 놓을 수 없다. 남아있는 영양액은 모두 버리고 주입용기와 관을 깨끗이 씻고 주입 용기에 새 영양액을 담는다.

주입용기와 관(Feeding tube 그 자체는 제외)은 매 24시간마다 새것으로 교체한다. 밀폐형 영양액 주입체계는 24~48시간 이상 걸어 놓을 수 있다.

코를 통과한 관이 기도로 잘못 삽입되었거나 영양액 또는 위장관 분비물이 폐로 흡입되었다면 심각한 합병증이 발생할 수 있다. 의사는 급식을 시작하기 전에 X-선 촬영을 통하여 관의 위치를 확인한다. 급식관으로부터 꺼낸 체액의 pH를 조사한다. 흡인의 위험을 감소시키기 위하여 영양액 주입 시와 주입 후 30분 정도는 환자의 상체를 약 30~45° 정도 세운 자세를 유지하도록 한다.

주입방법에는 간헐적 주입(Intermittent feeding)이나 지속적 주입(Continuous feeding)이 있다.

간헐적 주입은 위로 주입하며 중력이나 주입 펌프를 이용하여 20~40분에 걸쳐 200~400mL의 영양액을 주입한다. 환자의 영양필요량을 맞추기 위하여 요구되는 양을 몇 차례에 나누어 주입한다.

비교적 많은 양의 영양액이 일시에 주입되므로 일부 환자들은 적응하기 어려울 수 있으며 지속적 주입보다 흡인의 위험이 더 높다. 간헐적 주입의 장점은 일상적인 식사 패턴과 유사하다는 점과 식사사이에 환자의 이동이 자유롭다는 점이다.

볼루스 주입(bolus feeding)은 많은 양의 영양액을 위로 빨리 주입(250~500mL/15min)하는 방법이다. 볼루스 주입은 주사기를 사용하여 매 3~4시간마다 주입한다. 볼루스 주입은 일부환자에게 복부 불편, 오심, 경련을 일으킬 수 있다. 흡인 위험성도 다른 주입법들보다 더 높다. 따라서 볼루스 주입은 증상이 가벼운 환자에게만 사용된다.

표 3-8 경장영양액의 주입 방법에 따른 장점과 단점

주입방법	내 용	대 상	장 점	단 점
지속적 주입 (Continuous feeding)	• 주입펌프나 중력 이용 계속적으로 투여 • 20~50mL/hr에서 시작하여 매 8~12시간마다 10~25mL씩 증량	• 경관 급식 초기 • 중환자 • 소장으로 주입 • 간헐적 주입에 부적응 시	• 흡인의 위험과 위 내잔여물(gastric residue)을 최소화함 • 혈당 상승과 같은 대사적 합병증의 위험을 최소화함	• 행동의 제약 • 24시간에 걸친 주입 • 퇴원 후 가정에서 사용 시 비용 증가
간헐적 주입 (Intermittent feeding)	• 주입펌프나 중력 이용 • 매 4~6시간 간격으로 매번 60 ~120분 정도에 걸쳐 200~400 mL주입 • 적응시 매 8~12시간마다 60mL를 추가하여 주입	• 중환자가 아닌 일반환자 • 가정에서의 경관 급식 • 회복기 환자	• 급식시간 이외에는 자유로움	• 흡인과 위장관 부적응의 위험 증가 • 주입 속도의 증가에 따른 위장관의 부적응 초래 가능
볼루스 주입 (Bolus feeding)	• 주사기 이용 • 5~10분 동안에 400~500mL 한꺼번에 투여		• 주입이 용이함 • 저렴 • 단시간의 주입(15분 미만)	• 짧은 시간(8~16시간)동안 주입하므로 주입속도나 칼로리 및 단백질 농도의 증가 필요
주기적 주입 (Cyclic feeding)	• 주로 야간에 주입 펌프나 중력이용 주입		• 이동이 자유로움 (8~16시간동안) • 정상식이로의 전환에 유리함	• 주입속도 증가에 따른 위장관의 부적응 초래

자료: Gottschlich MG. Matares LE. Shronts EP, ed. Nutrition Support Dietetics Core Curriculum, 2nd ed. ASPEN, 1993

지속적 주입은 8~24시간에 걸쳐서 일정한 속도로 천천히 주입하는 방법이다. 지속적 주입은 비교적 소량씩 천천히 주입되므로 오심을 감소시킬 수 있어서 증상이 심한 환자에게 권장되며 일반적으로 비장관, 장조루 환자에게 사용된다. 주입 펌프는 속도가 정확하고 일정해야 한다. 지속적 주입은 환자의 이동에 제약을 줄 수 있고 비용이 비싸다.

(5) 영양액의 사용량

환자들은 처음부터 희석되지 않은 영양액(등장성 영양액 또는 고장성 영양액)을 수용할 수 있다. 특히 고장성 영양액은 천천히 주입하기 시작하여 점차로 양을 증가시켜야 한다. 환자가 적응할 수 있는 농도로 희석시켜야 할 경우도 있지만 권장되지는 않는다.

간헐적 주입은 처음 투여 시 120~150mL로 시작하여 목표량에 도달할 때까지 매 투여 시마다 50~100mL씩 증가시켜 나간다. 지속적 주입은 30~40mL/hr로 시작하여 매 6~8시간마다 30mL/hr씩 증가시킨다. 간헐적 주입과 지속적 주입 시, 증가 속도와 양은 영양액에 대한 환자의 적응력에 달려있다.

새로운 속도에 적응하지 못한다면, 적응을 위한 추가 시간을 주기 위하여 주입속도는 더 천천히 증가시켜야 한다. 간헐적 주입을 받는 환자가 적응하지 못한다면 지속적 주입이 더 좋은 선택이 될 것이다.

(6) 위 잔여물의 확인

환자가 위로 영양액을 공급받을 때 간호사는 위 배출이 적절하게 이루어지는지 확인하기 위하여 위 잔여물(급식 후 위내에 남아있는 영양액의 부피)을 규칙적으로 측정한다.

위 잔여물은 매 간헐적 주입을 하기 전에 또는 지속적 주입 시에는 매 4~6시간마다 주사기로 급식관을 통하여 위 내용물을 꺼내어 측정한다.

다양한 의견이 있지만 위 잔여물이 200mL를 초과하면 급식의 검토를, 500mL를 초과하면 급식의 중단을 권장한다. 부종이 지속된다면 내과의사는 장 급식이나 위 배출을 자극시키는 약물 치료를 권장한다.

Focus ON 경관영양액 공급

환자의 의학적, 영양학적 필요량을 충족시키기 위한 영양액을 선택한 후에 하루에 필요한 전체적인 용량을 결정한다. 하루 2,000kcal를 필요로 하는 환자가 1.0kcal/mL인 표준 영양액을 사용한다고 하면 하루 필요한 영양액 양은 2,000mL가 된다.

환자가 간헐적 주입법으로 하루 6회 영양액을 공급받는다면 1회에 약 330mL의 영양액을 주입해야 한다(2,000mL ÷ 6 = 330mL).

만약 간헐적 주입법으로 하루 8회 영양액을 공급받는다면 일회에 약 250mL의 영양액을 주입해야 한다(2,000mL ÷ 8 = 250mL).

매 급식 시 약 30분 이상에 걸쳐서 영양액이 주입되면 환자는 가장 잘 적응할 것이다. 만약 24시간에 걸쳐서 지속적 주입법을 실시한다면 매시간 약 85mL씩 주입하면 된다(2,000mL ÷ 24hr = 83mL/hr).

(7) 수분 필요량

성인은 매일 약 2,000mL의 수분이 필요하다. 신장, 간 또는 심장 질환이 있는 사람들은 수분을 제한한다. 발열, 다뇨, 설사, 과잉의 발한, 심각한 구토, 혈액 손실 및 노출된 상처 등이 있는 경우 더 많은 수분을 필요로 한다.

영양액의 수분은 수분 필요량의 대부분을 공급할 수 있다. 표준 영양액은 약 85%의 수분을 함유한다. 영양소가 농축된 영양액은 약 69~72%의 수분을 함유하는데 정확한 양은 상품의 표시사항이나 제조회사를 통하여 알 수 있다.

영양액에서 공급되는 수분 외에 수분 필요량은 관을 세척하는 물로 맞출 수 있다. 관의 막힘을 방지하기 위하여, 간헐적 주입의 전후에, 지속적 주입의 경우 매 4시간마다 물로 관을 세척한다. 관을 세척하는데 사용된 물은 수분 섭취량을 계산할 때 포함되어야 한다.

(8) 일상식으로의 전환

경구급식으로 하루 영양 필요량의 약 2/3를 공급하게 되면 경관급식을 중단하고 경구영양으로 전환한다.

(9) 약물투여

약물은 경관급식 영양액과 상호작용을 할 수 있으므로 영양소와 약물의 상호작용이 고려되어야 한다. 약물은 경관급식관을 막히게 할 수도 있다.

지속적 주입은 영양액의 성분이 약물의 흡수를 방해하지 않도록 하기 위하여 약물을 투여하는 동안에는 중단시킨다. 일반적으로 약물 투여 전후 각각 15분 동안 영양액의 주입을 중단한다.

약물에 따라서는 더 오랜 시간을 필요로 하는데 예를 들면 경련을 조절하는 약물인 페니토인(Phenytoin)은 투여 전후에 각각 1~2시간동안 급식을 중단해야 한다. 그런 경우 영양액의 주입 속도는 처방된 양이 주입될 수 있도록 증가시켜야 한다.

Focus ON 경관급식을 받고 있는 환자의 약물투여 관리

① 영양액과 잘 맞지 않는다고 알려진 특정 약물이 있는가?
② 약물과 영양소와의 상호작용을 피하기 위하여 약물을 투여하기에 가장 적당한 시간은?
③ 장으로 영양액을 주입받는 환자의 경우에 약물은 위산이 없어도 흡수될 수 있는가?
④ 물약을 사용할 수 있는가, 사용할 수 있다면 적당한 복용량은 얼마나 되는가?
⑤ 알약만 사용할 수 있다면 분쇄하여 물과 혼합할 수 있는가?

일반적으로 가능하다면 약물은 관보다는 입으로 투여하는 것이 좋지만 경우에 따라서는 주사가 가장 좋은 선택일 수도 있다. 약물을 관을 통하여 투여해야 한다면,

① 약물을 경장영양액과 혼합해서는 안 되고 약물끼리도 혼합해서는 안 된다.
② 약물을 투여하기 전에 급식관의 위치가 바른지, 막히지 않았는지, 위 잔여물이 너무 많지 않은지 확인한다.
③ 흡인을 방지하기 위하여 환자의 상체를 약 30° 정도 세운다.
④ 약물을 주입하기 전후에 관으로 약 15~30mL의 따뜻한 물을 흘려보낸다. 한 가지 이상의 약물을 주입할 경우 각각의 약물을 주입한 후에 약 5mL의 물을 흘려보낸다.
⑤ 가능하면 물약을 사용한다. 점성이 높거나 삼투압이 높은 물약은 관에 주입하기 전에 약 10~30mL의 물로 희석한다.
⑥ 알약이 사용된다면 고운 가루로 분쇄하여 주입하기 전에 약 10mL의 따뜻한 물과 혼합한다.

(10) 경관급식의 합병증

경관급식 시 합병증은 오심과 설사 같은 위장관 문제, 경관급식 과정과 관련된 기계적인 문제, 생화학적 변성과 영양소 결핍 같은 대사적 문제들이다.

경관급식의 많은 합병증들은 최적의 투여 경로, 영양액, 주입 방법이 선택된다면 예방될 수 있다. 환자의 기본적인 건강상태와 약물의 사용에 주의를 기울이는 것도 중요하다.

표 3-9 경관급식 합병증의 원인과 예방

합병증	발생 가능 원인	예방 및 대책
영양액의 흡인	하부 식도 괄약근의 기능 저하, 위 배출의 지연	고위험군 환자는 비장관, 위조루술 또는 공장조루술을 실시한다. 관의 위치를 점검한다. 급식 시와 급식 후 45분 동안 머리를 높게 유지한다. 위 잔여물을 점검한다.
관의 막힘	관에 비하여 영양액이 너무 걸쭉한 경우	적당한 크기의 관을 선택한다. 영양액 주입 전후에 물을 흘려보낸다. 걸쭉한 영양액은 주입펌프를 사용하여 주입한다. 관이 막히지 않도록 돕는 약물을 물과 함께 흘려보내거나 췌장효소나 중탄산염을 함유한 용액을 흘려보낸다.
	급식관을 통한 약물의 투여	가능하면 구강이나 액체 약물, 주사를 이용한다. 점성이 높은 액체 약물은 주입 전에 물로 희석한다. 알약은 고운 가루로 분쇄하여 물과 혼합한다(장용제피 약물이나 서방형 약물 제외). 약물 투여 전후에 관에 물을 흘려보낸다. 약물은 한 가지씩 투여한다. 약물을 급식용기에 혼합하지 않는다.
변비	섬유소 섭취 부족	수분을 보충한다. 고섬유소 영양액을 사용한다.
	운동 부족	걷기와 다른 적당한 활동을 권장한다.
탈수와 전해질 불균형	심한 설사	설사 유발 원인을 관찰하여 대처한다.
	부적당한 수분 섭취	수분을 보충한다.
	당질 불내증	• 지속적 주입법을 사용한다. 혈당을 점검한다. • 다른 종류의 당질이나 당질 함량이 낮은 영양액을 선택한다. • 지방함량이 높은 영양액을 공급한다.
설사, 복통, 가스생성	단백질의 과잉 섭취	혈중 전해질 농도를 측정한다. 단백질 섭취를 줄인다.
	세균 오염	• 24시간마다 새 영양액을 사용한다. 개봉된 영양액이나 혼합된 영양액은 냉장보관한다. • 새 영양액을 담기 전에 급식 용기와 관을 세척한다. • 24시간마다 주입용기 및 주입관을 교환한다. • 영양액은 위생적으로 준비한다.

(계속)

표 3-9 경관급식 합병증의 원인과 예방 (계속)

합병증	발생 가능 원인	예방 및 대책
설사, 복통, 가스생성	유당 불내증	유당이 함유되지 않은 영양액을 사용한다.
	고삼투성 영양액	적은 양을 사용하고 점차적으로 사용량을 증가시킨다.
	빠른 주입속도	주입속도를 늦추거나 지속적 주입법을 사용한다.
	영양불량/혈청알부민 농도 감소	묽은 영양액을 소량씩 공급하고 점차적으로 농도와 양을 증가시킨다.
고혈당증	당뇨, 대사항진, 약물 치료	• 혈당을 점검한다. 주입속도를 늦춘다. • 적당량의 수분을 공급한다. • 다른 종류의 당질이나 당질 함량이 낮은 영양액을 선택한다. • 지방함량이 높은 영양액을 공급한다.
오심, 구토	폐색	• 경관급식을 중단한다.
	위배출의 지연	• 위잔여물을 점검한다. • 주입속도를 늦춘다. • 지속적 주입법을 사용하거나 경관급식을 중단한다.
	영양액의 농도나 사용액에 대한 부작용	느린 속도로 지속적 주입을 실시하고 환자의 수용 정도에 따라 농도와 양을 증가시킨다.
	경관급식에 대한 심리적 반응	환자의 불안 심리를 안정시킨다.
장조루술 부위의 피부염증	위장관 분비물의 누출, 관에 의한 마찰	• 삽입부위를 청결히 한다. • 빨갛게 붓거나 아프거나 농이 흐르는 부위가 있는지 검사한다. • 피부 보호 크림을 사용한다.

8. 정맥영양

1. 정맥영양의 종류

정맥영양(Parenteral nutrition)은 위장관의 기능이 불가능하여 영양불량이거나 영양불량이 될 가능성이 높은 환자에게 영양소를 소화관을 사용하지 않고 정맥으로 공급하는 영양지원 방법이다. 정맥영양은 단장 증후군(소장의 일부가 제거된 경우), 심각한 췌장염, 흡수불량질환, 장폐색이나 장누공, 심각한 화상이나 외상, 중증 질환이나 소모성 질환, 골수이식, 영양불량자와 흡인위험이 높은 환자 등에게 사용한다.

(1) 말초정맥영양(Peripheral Parenteral Nutrition, PPN)

말초정맥은 고농도의 용액에 의해 손상받기 쉬운데, 고장성 용액은 정맥염을 일으킬 수 있고, 주입 부위에 발적, 팽창, 압통을 유발한다. 정맥 영양액의 삼투질농도는 보통 600mOsm/L~900mOsm/L으로 말초정맥영양으로 에너지와 단백질을 공급하는 데에는 한계가 있다.

말초정맥영양은 약 7~10일 이하의 단기영양지원이 필요한 환자와 수분을 제한하지 않거나 영양요구량이 높지 않은 환자에게 사용된다. 정맥이 약해서 정맥영양과정을 견딜 수 없는 경우엔 사용할 수 없으며, 염증을 방지하기 위하여 혈관의 위치를 자주 변경하여야 한다.

(2) 중심정맥영양(Total Parenteral Nutrition, TPN)

대부분의 환자들은 혈류량이 많아서 영양소의 농도에 제한을 받지 않는 중심정맥을 사용하여 영양필요량을 공급받을 수 있다. 중심정맥은 혈류량이 많아서 빠르게 정맥영양액을 희석시킬 수 있는 심장 근처에 위치한다.

따라서 영양요구량이 높은 환자나 수분제한이 필요한 환자들에게 고농도의 영양액을 투여할 수 있다. 또한 장기간 정맥영양을 받아야 하는 환자들에게도 중심정맥영양이 선호된다.

Focus ON **중심정맥영양이 필요한 경우**

- 광범위한 소장 절제, 위장관 협착, 장피 누공
- 심한 췌장염, 방사선 장염, 염증성 장질환
- 화학요법 및 방사선 요법으로 치료 중인 암, 골수이식 환자
- 7~10일 이내에 경장영양을 하지 못한다고 예상되는 경우
- 대수술을 한 경우
- 심한 설사, 구토 및 흡수불량
- 심한 영양불량

중심정맥영양이 필요하지 않은 경우

- 위장관의 기능이 정상이고 영양소와 흡수가 가능한 경우
- 중심정맥 영양 공급기간이 5일 이하로 짧다고 예측되는 경우

중심정맥에 접근하는 방법에는 중심정맥 카테터를 직접 중심정맥에 연결하는 방법이나 말초정맥을 통하여 중심정맥으로 연결하는 방법이 있다. 말초정맥을 통하여 연결하는 방법이 조직손상이 적고 시술하기도 쉽지만 합병증 발생률이 더 높은 것으로 알려졌다.

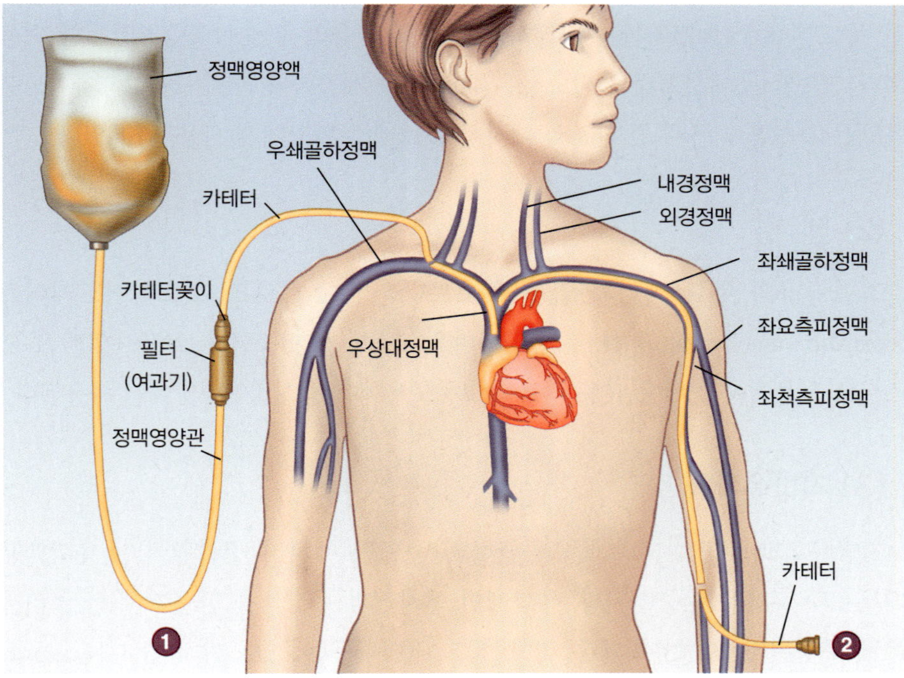

❶ 중심정맥영양 시 카테터는 우쇄골하정맥으로 삽입하여 카테터 끝이 심장 가까이에 있는 상대정맥에 위치하도록 한다. 때로는 좌쇄골하정맥, 내경정맥 또는 외경정맥으로 삽입하여 상대정맥에 위치하도록 한다.

❷ 말초정맥을 통하여 중심정맥으로 연결할 때 카테터는 척측피정맥이나 요측피정맥으로 삽입한 후 심장 쪽으로 유도하여 상대정맥에 위치하도록 한다.

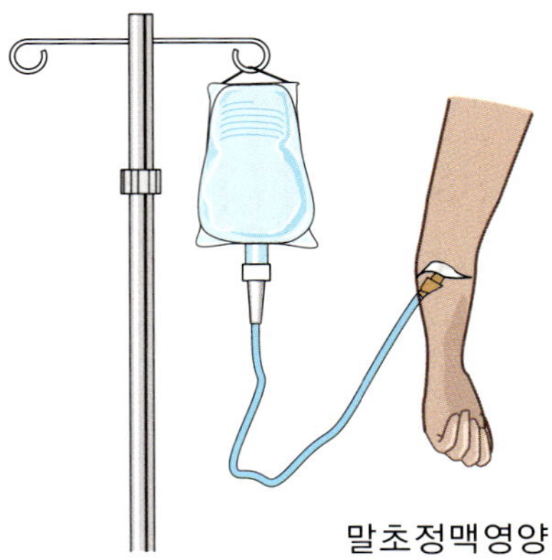

그림 3-4 중심정맥영양과 말초정맥영양의 투여경로

Reference

정맥영양에서 "D"는 물이나 생리식염수(Normal saline)속에 들어있는 덱스트로즈의 농도이다. 예를 들어 D5나 D5W는 5% 덱스트로즈 수용액을, D5/NS는 생리식염수 속에 덱스트로즈가 5% 녹아있는 용액을 뜻한다.

2. 정맥영양액

(1) 아미노산

정맥영양액은 모든 필수아미노산과 비필수아미노산의 혼합물을 함유하고 있다. 일반적인 아미노산 조성은 달걀 알부민의 아미노산 조성과 유사하며 아미노산 농도는 3.5%~15%까지 다양하며 고농도의 용액은 중심정맥영양에만 이용된다. 일반식품에서처럼 아미노산은 4kcal/g를 제공한다. 특수 조제된 아미노산 용액은 간성혼수, 신부전 환자와 대사성 스트레스 환자에게 사용될 수 있다.

(2) 당 질

정맥영양의 주요 에너지 급원인 포도당은 덱스트로즈 모노하이드레이트(dextrose monohydrate) 형태로 공급되며 3.4kcal/g를 제공한다. 2.5%~70%의 덱스트로즈 용액이 있으며, 10% 이상의 고농도용액은 중심정맥영양에만 사용된다.

(3) 지방유화액

지방유화액은 필수지방산을 공급하며 중요한 에너지 공급원이다. 유화액은 대두유와 홍화유의 중성지방, 유화제인 인지질과 등장액을 만들기 위한 글리세롤로 구성된다. 지방유화액은 10%, 20%, 30% 용액이 있으며 각각 1.1kcal/mL, 2.0kcal/mL, 3.0kcal/mL의 에너지를 공급한다. 즉 10% 지방유화액 500mL는 550kcal를, 20% 지방유화액 500mL는 1,000kcal를 공급한다.

지방유화액은 매일 공급되며 총열량의 20~30%를 공급한다. 열량원으로 지방의 사용은 덱스트로즈의 사용량을 감소시킴으로써 포도당 불내성환자의 고혈당 위험을 낮춘다. 하지만 고중성지방혈증 환자는 지방유화액의 사용을 제한해야 한다. 또한 과잉의 리놀산(linoleic acid)을 함유한 지방유화액은 면역반응을 억제할 수도 있다.

(4) 수분과 전해질

하루 수분 필요량은 대략 젊은 성인의 경우에는 30~40mL/kg BW, 노인의 경우에는 30mL/kg BW로 평균 1,500~2,500mL 정도이다. pH는 7.35~7.45 정도이다.

정맥영양액에 포함된 전해질은 나트륨, 칼륨, 염소, 칼슘, 마그네슘과 인이다. 영양소는 혈액으로 직접 들어가므로 흡수에 영향을 받지 않기 때문에 정맥영양액에 함유된 전해질의 양은 영양섭취기준량(DRI value)과는 다르다. 환자의 상태가 안정될 때까지 전해질 농도를 관찰하기 위하여 매일 혈액검사를 실시해야 한다.

정맥영양액의 전해질 함량은 밀리당량으로 표현하는데 1단위는 전해질의 이온 수를 나타낸다. 체액은 양이온과 음이온의 수가 같은 중성용액이다.

(5) 비타민과 미량 무기질

상업용 종합비타민과 미량 무기질 제품이 일상적으로 정맥 영양액에 사용된다. 모든 수용성 비타민과 비타민 A, D, E가 보충된다, 비타민 K는 포함되어 있지 않으므로 따로 보충되어야 한다. 미량 무기질인 아연, 구리, 크롬, 셀레늄과 망간이 정맥영양액에 보충된다. 철은 정맥영양액에 함유된 다른 성분의 안정성을 변화시킬 수 있으므로 정맥영양액에 첨가하지 않고 근육주사로 제공된다. 그러나 최근 철 덱스트란(Iron dextran)의 형태로 정맥영양액에 소량씩 첨가되기도 한다.

(6) 삼투질농도

말초정맥 영양액의 삼투질농도는 900mOsm/L로 제한된 반면 중심정맥 영양액은 필요하다면 고농도의 영양액을 사용할 수 있다. 삼투질농도에 영향을 주는 성분은 아미노산, 덱스트로즈와 전해질로 이들의 농도가 증가하면 영양액의 삼투질농도도 증가한다. 지방은 삼투질농도에 거의 영향을 미치지 않으므로 지방유화액은 말초정맥 영양액의 열량공급을 증가시키기 위하여 사용된다.

3. 정맥영양액의 종류

덱스트로즈, 아미노산, 지방 등 모든 영양소가 한 용기 내에 혼합된 정맥영양액은 Total Nutrient Admixture(TNA), 3-in-1 또는 all-in-one 용액이라 한다.

2-in-1 용액은 지방이 제외되어 있고 지방유화액은 카테터의 두 번째 주입구를 통하여 따로 주입되어야 한다. TNA 용액 사용은 한 개의 주입펌프만 필요하므로 간단하다. 지방은 주요 에너지 공급원이 아닐 때, 필수지방산을 공급하기 위하여 사용할 때는 주로 따로 공급한다.

Focus ON 정맥영양액의 삼대 영양소 함유량 및 열량 계산법

5% 아미노산과 30% 덱스트로즈를 함유한 정맥영양액 1,250mL를 공급받는 환자에게 매일 20%의 지방유화액 250mL를 보충하였다. 단백질과 당질의 공급량과 하루 총열량 섭취량은 얼마인가?

아미노산	5g 아미노산/100mL × 1,250mL = 62.5g 아미노산 62.5g 아미노산 × 4 kcal/g = 250kcal
당질	30g 덱스트로즈/100mL × 1,250mL = 375g 덱스트로즈 375g 덱스트로즈 × 3.4kcal/g = 1,275kcal
지방	20% 지방유화액은 2.0kcal/mL의 열량을 공급하므로 250mL × 2.0 kcal/mL = 500 kcal

하루 총에너지 섭취량 250kcal + 1,275 kcal + 500kcal = 2,025kcal

4. 정맥영양 관리

정맥영양지원은 복잡하고 다양한 기술이 필요하기 때문에 각 병원에는 정맥영양과 경관영양에 특화된 내과의사, 간호사, 영양사, 약사로 구성된 영양지원팀이 따로 운영되고 있다. 직접 환자를 보살피는 간호사는 정맥영양을 관리하고 관찰하는 데 중심역할을 한다.

(1) 정맥카테터의 삽입과 관리

숙련된 간호사가 말초정맥에 카테터를 연결할 수 있을지라도 중심정맥으로의 직접적인 카테터 삽입은 내과의사가 한다. 국소마취를 하므로 환자의 의식이 있는 상태에서 진행된다.

카테터의 위치가 잘못 삽입되었더라도 삽입 후에 움직일 수 있다. 카테터로 공기가 새면 혈류를 방해한다. 말초정맥의 카테터가 정맥염을 야기하면 다른 정맥으로 카테터를 재삽입해야 한다. 카테터는 혈전이나 카테터 끝부분의 상처로 인해 막힐 수 있고 감염의 주된 원인이 된다. 오염은 삽입과정에 일어날 수도 있고 삽입된 부위에서 일어날 수도 있다.

합병증의 위험을 감소시키기 위하여 시술자는 카테터를 삽입할 때, 관을 교환할 때, 카테터 부위의 드레싱을 교환할 때 무균시술을 한다. 출혈이나 젖은 드레싱은 카테터 부위에 문제가 있음을 뜻한다. 주입속도의 변화는 카테터가 막혔음을, 카테터가 삽입된 주위의 발적이나 붓기, 알 수 없는 열은 감염을 의미한다. 장비를 규칙적으로 검사하고 환자의 증상을 자주 검사함으로써 카테터 사용과 관련된 문제를 최소화할 수 있다.

(2) 정맥영양액의 주입

일반적으로 처음에는 느린 속도로 주입하기 시작하여 점차적으로 2~3일 간격으로 속도를 증가시킨다. 예를 들면 처음 24시간 동안은 40mL/hr의 속도로 주입하고 목표 속도에 도달할 때까지 날마다 1L씩 주입량을 늘리거나 첫날에는 희석된 영양액을 주입하고 점차 농도를 증가시키는 방법이 있다.

고혈당의 위험이 없는 환자의 경우 고농도의 용액으로 시작하도록 하는 방법도 있다.

정맥영양액은 24시간 이상 연속적으로 주입될 수도 있고(지속적 정맥영양, continuous parenteral nutrition), 10~16시간 동안만 주입될 수도 있다(주기적 정맥영양, cyclic parenteral nutrition).

지속적 주입은 짧은 시간동안 충분한 영양을 공급받을 수 없는 영양불량환자나 중환자에게 실시한다. 주기적 주입은 환자가 낮 동안 일상적인 활동을 할 수 있도록 보통 밤에 영양액을 주입한다.

주기적 주입은 장기간 정맥영양을 필요로 하는 환자나 집에서 정맥영양을 받는 환자에게 적당한다. 지속적 주입으로 시작한 환자도 증세가 호전됨에 따라 주기적 주입으로 바꿀 수 있다.

규칙적인 관찰은 합병증을 예방하는 데 도움이 된다. 정맥영양액과 관은 매일 오염여부를 조사해야 한다. 포도당, 지방과 전해질 농도의 일상적인 검사는 영양액에 대한 내성을 결정하는 데 도움이 된다. 환자가 안정될 때까지 영양상태의 반복적인 재평가가 필요하다. 주입속도의 빠른 변화는 일부환자에게 고혈당증이나 저혈당증을 유발할 위험이 있으므로 삼간다.

(3) 정맥영양의 중지

정맥영양을 중지하고 경장영양을 시작하기 전에 위장관 기능이 회복되어야 한다. 경구급식으로 전환하는 동안 영양공급방법을 혼합하여 사용한다. 정맥영양공급을 줄여감과 동시에 경관급식이나 경구급식을 시작하여 영양필요량을 공급하는 것도 한 가지 방법이다. 섬유소를 제거한 과일 주스, 부드러운 음료, 맑은 육즙 등의 맑은 유동식이 처음으로 제공될 수 있는 음식이다.

점차 위장관 증상을 유발하지 않을 것 같은 음료와 고체음식을 공급한다. 위장관 증상(오심, 구토, 팽만, 설사 등)이 발생하면 장이 적응할 때까지 경구급식의 양이나 횟수를 제한한다. 경장영양으로 영양소 필요량의 2/3~3/4을 공급하게 되면 정맥영양은 중지한다.

5. 합병증

(1) 고혈당증

고혈당증은 포도당 불내증이거나 심각한 대사성 스트레스를 겪는 환자에게 가장 자주 발생한다. 영양액과 함께 인슐린을 공급하거나 영양액 속의 덱스트로즈 양을 감소시킴으로써 방지할 수 있다. 증상이 심한 성인 환자의 경우 당질 섭취량이 최대 포도당 산화 속도를 초과하지 않도록 덱스트로즈 주입량을 5mg/kg BW/min 이하로 제한해야 한다.

(2) 저혈당증

일반적이지는 않지만 저혈당증은 정맥영양이 방해되거나 중단될 때 발생한다. 어린이나 위험성이 있는 환자는 정맥영양을 중지하기 전 몇 시간에 걸쳐서 서서히 줄여나가야 한다.

(3) 고중성지방혈증

고중성지방혈증은 공급된 지방유화액 양에 내성은 없으나 증상이 심한 환자에게 발생한다. 과량의 당질 공급이나 심각한 감염 같은 지방 분해를 저해하는 요인들에 의해서도 발생할 수 있다. 혈중 중성지방 농도가 350~400mg/dL을 넘으면 지방 주입은 감소 또는 중단되어야 한다.

(4) 간기능 이상

정맥영양은 가끔 지방간을 유발시키지만 정맥영양을 중지하면 회복된다. 하지만 장기간의 정맥영양은 비가역적인 간질환을 일으키고 결국 간부전이 될 수 있다.

(5) 담낭질환

정맥영양이 4주 이상 지속될 때 농축된 담즙이 담낭에 축적되고 결국 담석이 형성될 수 있다. 장기간의 정맥영양을 필요로 하는 환자는 콜레시스토키닌을 주입받거나 담낭제거 수술을 받는다.

(6) 골격질환

장기간의 정맥영양은 칼슘, 인, 망간과 나트륨의 대사 변화와 관련된 골밀도의 감소와 연관이 있다. 비타민 D, K와 인의 불균형적인 섭취도 관련이 있다.

(7) 재급식 증후군(Refeeding syndrome)

심각한 영양결핍환자가 한꺼번에 많은 음식을 섭취할 때 나타나는 증상으로 전해질과 수분의 불균형 및 고혈당증이 특징이다.

재급식 시 공급된 당질과 분비된 인슐린이 세포 내로 이동할 때 당질 에너지 대사에 관여하는 인, 마그네슘, 칼륨 등도 함께 세포 내로 이동하면서 혈액 내에 이들 무기질의 농도가 급격히 저하된다.

그 결과 저인산혈증, 저칼륨혈증, 저마그네슘혈증 등으로 인한 심장, 신경근육, 소화기 및 호흡기 등의 장애를 초래하게 된다. 증상은 부정맥, 혼수, 심장마비, 호흡부전, 감각이상, 장폐색, 복통 등이다.

재급식 증후군을 방지하기 위하여 관리자는 정맥영양을 천천히 시작하고 영양불량자들이 영양지원을 받기 시작할 때 전해질 농도를 주의 깊게 관찰한다.

9. 가정에서의 영양지원

환자는 상태가 호전되어 퇴원한 후에도 경관급식이나 정맥영양을 계속 받아야 하는 경우가 많다. 이러한 경우에는 가정에서 훈련된 건강관리 전문가에 의해 영양지원이 이루어져야 한다.

말초정맥영양과 중심정맥영양 두 가지 모두 가정에서 실시할 수 있지만, 장기간 치료에는 중심정맥영양이 요구된다. 카테터는 환자의 손이 닿을 수 있는 부위에 삽입한다.

정맥 영양액은 멸균하여 준비하여야 하고 자신의 영양액을 혼합해야 하는 환자는 철저하게 훈련되어야 한다. 상업용 정맥영양액은 냉장보관하며 유효기간 내에 사용해야 한다. 예를 들면 TNA 영양액은 냉장 상태에서 일주일 간 안전하다.

대부분의 환자는 지속적 주입보다 주기적 주입을 선호하고 병원에서 퇴원하기 전에 주기적 주입으로 바꾼다.

10. 치료식과 검사식

1. 치료식

환자의 증상이나 질환을 치료하기 위해 열량, 영양소 성분, 함량 등을 조절한 식사와 영양보충 식사가 포함된다. 열량, 당질, 단백질, 지방, 무기질, 섬유소 조절식, 대사질환식, 영양강화식, 알레르기 유발 제한식 등이 있다.

2. 치료식의 종류

(1) 케톤식

케톤식은 항경련효과, 진정효과, 식욕억제효과가 있다. 간질환자, 특히 소아 간질환자의 발작을 조절하기 위한 식사로 식사 내 당질 함량을 최소화하고 지방의 함량을 최대로 늘려 케톤체의 생성을 최대화시키는 식사이다. 일상식사에서 케톤성 : 비케톤성 = 1 : 3 정도이나 케톤식에서는 이를 3:1로 변화시켜야 간질발작 예방효과가 있다.

(2) 요오드제한식

^{131}I 동위원소를 이용하여 갑상선종양치료 등을 받는 환자에게 방사선동위원소의 흡수율을 높이기 위하여 섭취하는 요오드를 제한하는 식사이다. 식품 중 요오드는 미역 등 해조류에 많고, 그 밖에 어패류, 우유 및 유제품, 치즈, 달걀, 제빵류 등에 많으므로 이를 제한한다.

(3) 글루텐 제한식

글루텐 민감성 장질환, 포진상 피부염 환자에게 적용하며, 밀 · 호밀 · 귀리 · 보리 등은 글루텐이 면역기능장애를 유발하므로 이를 제한하는 식사이다.

(4) 알레르기 유발 제한식

식품알레르기란 특정식품의 섭취 후 식품의 단백질이나 거대분자(항원/알레르기원)가 소화기막을 직접 통과하여 면역기전과 반응하여 증세를 나타내는 것으로 과민증, 복통, 구토, 청색증, 혈압강하, 부종, 흉통, 두드러기, 설사, 쇼크 등이 일어나고 심할 경우 사망하기도 한다.

식품항원은 개인마다 그 원인과 증세가 다르나 일반적으로 단백질 함량이 많은 식품이 원인이다. 옥수수, 호밀, 넛트류, 새우, 닭, 칠면조, 돼지고기, 쇠고기, 바나나, 호박, 감자, 조개 등도 원인이 된다. 식품알레르기가 있는 경우 개인별로 원인식품을 밝혀낸 후 식사에서 제외시켜야 한다.

3. 검사식

질병의 진단을 목적으로 환자에게 주는 식사이다,

(1) 레닌검사식

고혈압 환자의 레닌 활성을 평가하기 위한 검사식으로 나트륨 섭취를 제한하여 레닌이 생성되도록 자극하기 위한 식사이다. 레닌은 신장에서 생성되는 것으로 혈압을 정상으로 유지시키는 데 필요한 물질이다.

하루 나트륨을 300mg으로 제한하고 칼륨은 약 3,500mg으로 제한하며 검사 전에 3일간 실시한 후 4일째 혈액을 채취하여 검사한다. 식사처방을 할 때에는 1일 나트륨 급여량과 식사의 적용일자를 기입한다.

(2) 칼슘검사식

복강 내에 악성종양이 있으면 세로토닌이 과잉생성되어 칼슘 섭취량을 증가시켜 고칼슘뇨증을 진단하기 위한 검사식이다. 하루 1,000mg의 칼슘을 섭취시켜야 하는데 칼슘결석이 있는 사람은 요중 칼슘 분비가 급격히 상승한다. 그런데 식사만으로 정확하게 공급하기 어려우므로 식사 중 칼슘 공급을 200mg으로 제한하고 나머지 800mg을 Calcium gluconate로 보충한다. 칼슘이 다량 함유된 식품을 제한하며 검사 전에 3일간 적용한다.

[제한식품]

① 육류: 뼈째 먹는 생선, 연어, 정어리, 치즈, 패류, 달걀노른자
② 콩류: 마른 콩류
③ 야채류: 브로콜리, 케일, 무청, 냉이, 깻잎, 근대, 고구마
④ 과일류: 말린 과일
⑤ 유제품: 모든 유제품
⑥ 기타: 초콜릿, 코코아, 우유, 견과류로 된 식품, 흑설탕

(3) 5-HIAA 검사식

복강 내에 종양이 있으면 세로토닌이 과잉생산되어 위장관에 악성종양이 있는 경우 소변 내의 5-HIAA(5-hydroxyindoleacetic acid serotonin) 함량을 측정하여 암종양을 진단하기 위한 검사식이다. 세로토닌이 다량 함유된 식품 및 검사를 방해하는 약제 등을 소변 채취하기 24~48시간 전에 제한하며 식사는 일반식에 준하여 한다.

[5-HIAA 검사 때 피해야 할 식품]

① **과일류**: 바나나, 파인애플, 키위, 건포도, 파인애플 주스, 아보카도
② **채소류**: 토마토, 가지
③ **그 밖에 식품**: 땅콩, 알코올성 음료, 바닐라 향료 사용식품(아이스크림, 요구르트, 과자 등)
④ **약**: Glycerol guaiacolate를 함유한 감기약, 아세트 아미노펜(타이레놀) 등이 있다.

(4) 분변 잠혈검사식

위장관 내의 질병으로 잠재성 출혈이 있는 경우 진단을 위해 사용하는 식사이다. 헤모글로빈이나 미오글로빈이 함유된 간, 육류, 가금류, 어패류, 녹황색 야채를 제한한다. 적용기간은 3~4일이며 위장 증상을 가지는 환자가 많으므로 소화되기 쉽고 싱겁게 조리하고 자극성이 있는 식품과 강한 양념조리는 피한다.

곡류, 빵, 감자류, 유지류, 설탕류, 일반 채소 또는 과일류 및 우유, 난류, 두류 등의 단백질 식품은 섭취할 수 있다.

(5) 지방변 검사식 (Steatorrhea test diet)

위장관의 흡수불량을 검사하기 위한 식사로 100g의 지방함유 식사를 공급하여 변의 지방함량을 계산한다.

분변 중 지방함량 (g)/24hr=0.021×식이지방량(g)/24hr+2.93

Essential Concepts

- 영양지원 방법에는 경장영양공급 방법과 정맥영양공급 방법이 있다.
- 경장영양액은 일반식사의 보충식이나 경관급식을 위해 사용될 수 있다. 경장영양액은 종류에 따라 단백질의 조성, 열량 밀도, 삼투질 농도와 섬유소 함량이 다르다.
- 비장관경로는 단기간의 경관급식에서 선호되는 반면 장조루술은 장기간의 경관급식에 사용된다.
- 영양액 주입방법에는 볼루스 주입, 간헐적 주입 또는 지속적 주입법이 있다.
- 약물은 영양액과 따로 투여되어야 하고 관이 막히는 것을 방지하기 위하여 약물 주입 전후에 물을 흘려보내야 한다.
- 말초정맥영양은 수분을 제한하지 않거나 영양요구량이 높지 않은 환자, 단기간 영양지원이 필요한 환자에게 사용된다. 중심정맥영양은 장기간 실시할 수 있고, 고농도의 영양액을 사용한다.
- 정맥 영양액에는 아미노산, 덱스트로즈, 전해질, 비타민과 무기질이 함유되어 있다. 지방유화액은 영양액에 포함되거나 따로 공급한다.
- 증상이 심한 환자는 지속적 주입법을 사용하고, 일반 환자나 장기간 사용자는 주기적 주입법을 한다.
- 합병증에는 고혈당증과 저혈당증, 고중성지방혈증, 수분과 전해질 불균형 및 간질환, 담낭질환, 골격 질환 등이 있다.
- 검사식에는 레닌검사식, 칼슘검사식, 5-HIAA 검사식 등이 있다.

경장영양환자를 위한 영양평가 점검표

병력 자료

아래의 사항에 대하여 진료기록을 점검한다.

- □ 영양소 필요량을 변경시킬 수 있고 영양액 선택에 영향을 줄 수 있는 임상 증상
- □ 관의 위치와 주입경로의 선택에 영향을 줄 수 있는 임상 증상
- □ 경관영양의 실시기간을 예측할 수 있는 임상 증상

아래의 합병증을 포함하여 영양액의 선택과 투여 경로에 영향을 미칠 수 있는 합병증에 대한 진료기록을 검토한다.

- □ 흡인
- □ 수분과 전해질 불균형
- □ 고혈당증
- □ 피부염증
- □ 변비
- □ 설사
- □ 오심과 구토

약물치료(투입)

경관급식과 관련된 부작용과 비슷한 부작용을 일으킬 수 있는 약물을 점검한다.

- □ 오심과 구토
- □ 변비
- □ 설사
- □ 위장관 불편증상

급식관을 통하여 주입될 약물에 대하여 다음 사항을 점검한다.

- □ 약물의 형태와 대체 가능한 약물
- □ 액체 약물의 점성
- □ 식품과 약물의 상호작용 가능성

식사 섭취 자료

영양섭취량이 적당한지 평가하기 위하여 아래의 사항을 점검한다.

- □ 영양액이 환자의 영양요구량을 맞추기에 적당한가?
- □ 환자의 요구량에 맞추기 위하여 수분이 보충되는가?
- □ 영양액은 처방된 대로 공급되는가?

신체계측 정보

신장과 체중을 측정하고 매일 체중을 점검한다. 체중이 부적당하면

- □ 열량 필요량이 바르게 평가되었는지 점검한다.
- □ 영양액이 처방된 대로 공급되는지 조사한다.
- □ 탈수나 과수화의 증후가 있는지 조사한다.

생화학적 조사자료

아래 항목을 혈액과 소변 검사 시 점검한다.

- □ 수분과 전해질 불균형
- □ 단백질 섭취의 적정성(혈청 단백질 농도)
- □ 포도당 불내성
- □ 임상 증상의 향상 또는 악화

신체적 증상

신체적 증상이 있는지 찾아본다.

- □ 탈수 또는 과수화
- □ 위배출의 지연(위잔류량)
- □ 영양불량

정맥영양환자를 위한 영양평가 점검표

병력 자료

아래의 사항에 대하여 진료기록을 점검한다.

- ㅁ 경장영양의 사용을 금지하는 임상 증상
- ㅁ 적절한 영양공급경로를 제시하는(말초정맥영양 대 중심정맥영양) 임상 증상
- ㅁ 정맥영양의 실시기간을 예측할 수 있는 임상 증상

아래의 합병증을 포함하여 영양액의 조성이나 투여방법에 영향을 미칠 수 있는 합병증에 대한 진료기록을 검토한다.

- ㅁ 산-염기 불균형
- ㅁ 수분과 전해질 불균형
- ㅁ 고혈당증 또는 저혈당증
- ㅁ 고중성지방혈증
- ㅁ 영양결핍증
- ㅁ 재급식 증후군

약물투여

정맥영양액과 함께 투여될 약물에 대하여 다음 사항을 점검한다.

- ㅁ 영양액과 약물의 상호반응이 없는가?
- ㅁ 영양액 내에서 약물이 안정하게 존재할 수 있는 기간은?

정맥영양액과 따로 투여될 약물에 대하여 다음 사항을 점검한다.

- ㅁ 영양액 주입을 몇 시간동안 중단해야하는가?
- ㅁ 약물투여를 보상하기 위한 영양액 주입의 조정이 이루어져야 하는가?

식사 섭취 자료

영양섭취량이 적당한지 평가하기 위하여 아래의 사항을 점검한다.

- ㅁ 환자의 영양요구량이 바르게 계산되었는가?
- ㅁ 영양액은 처방된 대로 공급되는가?
- ㅁ 주입펌프는 바르게 작동되는가?

신체계측 정보

신장과 체중을 측정하고 매일 체중을 점검한다. 체중이 부적당하면

- ㅁ 열량 필요량이 바르게 계산되었는지 점검한다.
- ㅁ 영양액이 처방된 대로 공급되는지 조사한다.
- ㅁ 탈수나 과수화의 증후가 있는지 조사한다.

생화학적 조사자료

아래 항목을 혈액과 소변 검사 시 점검한다.

- ㅁ 수분과 전해질 및 산-염기 불균형
- ㅁ 고혈당증 또는 저혈당증
- ㅁ 고중성지방혈증
- ㅁ 영양결핍증
- ㅁ 충분한 단백질 섭취(혈청 단백질 농도)
- ㅁ 임상 증상의 향상 또는 악화

신체적 증상 관찰 항목

아래 사항을 규칙적으로 관찰한다.

- ㅁ 카테터 삽입 위치에 감염이나 염증의 증후
- ㅁ 혈압, 체온, 맥박과 호흡(수분, 전해질과 산-염기 불균형의 증후임)

신체적 증상

아래의 신체적 증상이 있는지 찾아본다.

- ㅁ 탈수 또는 과수화
- ㅁ 위배출의 지연(위잔류량)
- ㅁ 영양불량

Focus ON 경관급식 관련 용어

- Nasogastric (NG, **비위관**) : 코를 통하여 관을 위로 삽입하는 방법이다.
- Nasoenteric (**비장관**) : 코를 통하여 관을 위장관으로 삽입하는 방법이다. 비장관은 비십이지장관과 비공장관을 말한다.
- Nasoduodenal(ND, **비십이지장관**) : 코를 통하여 관을 십이지장으로 삽입하는 방법이다.
- Nasojejunal (N, **비공장관**) : 코를 통하여 관을 공장으로 삽입하는 방법이다.
- Orogastric (**구위관**) : 입을 통하여 관을 위로 삽입하는 방법이다. 비위관은 영아의 호흡을 방해하므로 영아에게 주로 사용된다.
- Enterostomy (**장조루술**) : 위장관에 외과적으로 인공적인 구멍을 만들어 관을 삽입하는 방법이다.
- Gastrostomy (**위조루술**) : 위에 외과적으로 인공적인 구멍을 만들어 관을 삽입하는 방법으로 국소 마취하에 비수술적인 시술법은 경피내시경 위장수술(percutaneousendoscopic gastrostomy, PEG)이라고 한다.
- Jejunostomy (**공장조루술**) : 공장에 외과적으로 인공적인 구멍을 만들어 관을 삽입하는 방법이다. 비수술적인 시술법은 경피내시경 공장수술(Percutaneous Endoscopic Jejunostomy, PEJ)이라고 한다. 관은 위조루를 통하여 공장에 삽입하거나 직접 공장으로 삽입한다.

Chapter 4. 약물과 영양관리

질병을 예방 · 치료하는 데 약물을 사용하고 오래전부터 대체요법으로 허브 보충제를 사용하기도 하는데 이러한 모든 물질들은 체내 대사에 영향을 주고 대사를 교란시킬 수 있다. 또한 약물과 허브 보충제 등은 부작용을 유발할 수 있다. 심각한 부작용으로는 약물들 간에 또는 약물과 영양소 및 다른 식이성분과의 상호작용이 일어나 환자에게 치명적인 해를 줄 수 있으므로 주의한다.

1. 질병과 약물

(1) 처방전이 필요한 약

처방전이 필요한 약이란 질병의 심각한 상태를 개선하는 데 사용되는 것으로 부작용이 있어 의사의 처방에 의해서만 판매된다.

(2) 일반판매 약

보통 쉽게 자가진단되는 경미한 질병을 치료하기 위해 사용되며 예를 들어 두통이나 통증 완화를 위한 아스피린, 코막힘에 충혈 완화제, 소화불량에 제산제 등이 포함된다. 그 밖에 처방전이 필요한 약물의 경우도 자가 약물치료가 충분한 경우 처방전에 쓰였던 양보다 소량으로 일반판매 약으로 전환된다.

일반 판매약의 경우, 적절한 용법, 복용량 등이 규제되고 있으며, 부작용이 일어날 수 있음을 간과해서는 안 된다. 경우에 따라서 약물의 활성성분이 건강상태를 악화시키고 합병증을 유발하거나 다른 약물과 상호작용할 수 있어 몇 가지 약을 동시에 복용했을 때 뜻하지 않은 독성 물질을 생성할 수도 있다.

예를 들어 감기에 기침약과 두통약을 동시에 복용하는 것은 두 가지 약물이 공통의 진통제를 함유한다는 사실을 알지 못하는 경우이다.

(3) 일반 약

유명상품 약의 특허 보호가 만료된 후에 판매되는 일반 약은 본래의 약과 화학적으로 동일하여 안전하고 효과적이며 20~75% 저렴하다. 약이란 병 치료에 사용되는 약물만을 포함하는 것이 아니라 자외선 차단제, 불소치약과 같은 제품도 포함된다.

2. 약물 치료의 위험성

약물을 사용하는 데는 몇 가지 부작용의 위험이 따른다. 그 약을 사용하는 이점이 가능한 위험성을 능가했을 때만이 안전한데 약이 부정확하게 처방되거나 투약되었을 때 위험성은 더 커진다.

1. 부작용

약물이 판매될 때 대규모 임상실험을 통해 부작용을 확인하지만 드물게 일어나는 부작용은 널리 사용된 후에나 밝혀진다.

2. 약물과 약물의 상호작용

한 환자가 몇 가지 약물을 사용할 때 한 가지 약물이 다른 약물의 효과를 변화시킬 수 있으며 부작용의 위험은 더 커진다. 이러한 문제는 장기간 동안 몇 가지 약물을 매일 복용하는 노인 환자에게 흔한 일로 여러 명의 의사에 의해 처방된 약을 복용하거나 위험성을 인식하지 못한 채 처방 약 외에 일반판매 약과 식이보충제를 사용하는 경우이다.

3. 식이와 약물의 상호작용

음식에 함유된 성분은 약물의 효율성을 변화시키고 식사 섭취량, 영양소의 소화, 흡수, 대사, 배설에 영향을 줄 수 있다.

표 4-1 의료적으로 금지된 용어

금지된 용어	의도된 의미	잘못 이해	정확한 용어
U	unit	숫자 0이나 4로 오독	unit
IU	국제단위	정맥 또는 10으로 오독	international unit
1.0 mg 1 mg	1 mg : 0.1 mg	소숫점이 지워지면 10배의 실수 우려	소숫점 뒤 0 생략 반드시 0을 씀
HS, hs	반 정도 강도 잠 잘 시간	서로 혼돈될 수 있다	half-strength bedtime
mg	마이크로 그람	mg으로 오독	mcg
A.S., A.D., A.U.	왼쪽 귀 오른쪽 귀 양쪽 귀	O.S., O.D., O.U., 왼쪽 눈, 오른쪽 눈, 양쪽 눈으로 오독	단어 전체를 씀
T. I. W.	3번/1주	하루에 세 번이나 1주에 두 번으로 실수	3 times weekly
Q. D.(q. d.), Q. O. D(q. o. d.)	매일 every other day	one another 또는 하루 4번씩으로 오독	daily every other day
q1d	매일	q.i.d.(매일 4번)으로 오독	daily

3. 어린이, 임신 · 수유부와 약

임신 · 수유부, 어린이는 제품의 안전성을 평가하는 임상실험에 거의 포함되지 않아 이들에 대한 부작용은 약물이 판매된 후에나 발견된다. 어린이는 어른과 달리 약물에 다른 방법으로 반응하여 연령과 체격에 따른 적절한 용량이 알려지지 않았다.

노인의 경우도 정보가 제한되어 다양한 약물을 요구하는 만성 질환의 노인들은 쉽게 부작용에 영향을 받으며, 약물을 대사하고 제거하는 주요 기관인 간이나 신장이 손상되기 쉽다.

따라서 부작용을 감소시키기 위해 약물 사용의 장점과 가능한 위험성에 대해 환자에게 잘 설명해야 하며, 약물은 절대적으로 필요한 경우에만 복용하도록 당부한다.

환자에게 비전형적인 증상이 약물에 의해 나타날 수 있다는 것과 부작용이 다소 적은 다른 약물이 있을 수도 있음을 알린다. 환자가 약물 복용방법을 이해하는지 확인하고 약물 간의 가능한 상호작용과 약물과 식이보충제 간의 상호작용에 대해 주의하도록 한다.

4. 대체약물-허브 보충제

오늘날 소비자들은 허브 보충제가 일반적으로 건강을 증진시키고 특정 질병을 예방하거나 치료할 것을 기대한다. 약제와 달리 허브 보충제는 판매되기 전에 FDA의 승인을 필요로 하지 않아 허브를 포함하는 식이보충제를 생산 · 판매하는 회사들은 제품의 안전성을 판정하는 데 책임이 있으나 입증해야 할 필요는 없으며, FDA는 판매금지 조치를 취하기 전에 안전하지 않다는 것을 밝혀야 한다. 허브 보충제는 마늘, 은행과 같은 다른 형태의 식물학적 산물도 포함하며, 식물이 아닌 효소, 상어 연골 같은 상품도 있다.

허브 보충제는 제품표시에 어떤 질병을 예방하거나 치료한다는 주장을 하지는 않지만 암시하는 진술은 흔히 있어 예를 들어 불면증을 치료한다고 언급할 수 없지만 "편안한 수면을 향상시킨다."고 할 수는 있다.

(1) 허브 제품의 유효성

허브 보충제로 인삼, 은행, 마늘 등이 가장 많이 사용되고 있으며 최근에는 효력이 모호한 허브 치료제들이 범람하고 있어 우려스러운 점이 많다. 허브가 천연의 생리활성 물질을 함유하는 데는 의심의 여지가 없으나 확실하게 효과가 검증된 허브 제품은 거의 없으며 심지어 독성을 나타내는 것도 있다.

(2) 효 능

허브는 수세기 동안 의학적 용도로 사용되어 왔고 특정 질병에 효과적이라는 것도 많으나 아직도 그 효능에 대해서는 회의적인 면이 많다.

표 4-2 허브의 효과와 나타날 수 있는 부작용

허 브	학 명	효 과	부 작 용
Black cohosh	Cimicifuga racemosa	폐경 증상 완화	드물게 복통, 두통, 체중 증가
Chaparral	Larrea tridentata	강장제, 감염, 암, 관절염 치료	간염, 간부전
컴프리	Symphytum officinale	국부적 상처치유 폐와 GI 질병 치료	간 손상
에키나시아	Echiancea augustifolia, E. pallida, E.purpurea	상부 호흡기 감염의 예방과 치료	드물게 일시적 알러지 반응
피버퓨	Tanacetum parthenium	편두통 예방	구강, 혀의 염증, 입술 부종, 위장 불편
마늘	Allium sativum	혈액응고, 동맥 경화 혈압, 혈중 cholesterol 감소	구취, 마늘냄새, 일시적인 소화불량증, 헛배부름, 과도한 출혈, 거식증, 알러지 반응
생강	Zingiber officinale	메스꺼움, 멀미 예방과 치료	드물다, 일시적 가슴 앓이
은행	Ginkgo biloba	치매, 기억상실, 순환장애 치료	드물다, 일시적 복통, 두통, 피부과민, 과도한 출혈
인삼	Panax ginseng, P.quinque-folius	강장제, 혈당 감소	드물다
카바	Piper methysticum	분노, 스트레스, 불면 치료	소화불량증, 불안감, 졸음, 두통, 피부염(과량 시), 일시적 간염, 간부전
St.John's wort	Hypericum perforatum	경미한 우울증 치료	드물게 일시적 복통, 피로, 어지러움, 두통, 구강건조, 피부염, 피부 감광성
Saw palmetto	Serenoa repens	전립선 비대와 관련된 증상 완화	드물다
Valerian	Valeriana officinalis	진정, 불면증 치료	드물다
요힘베	Pausinystalia yohimbe	발기부전 치료	분노, 두통, 어지러움, 메스꺼움, 심박 증가 고혈압, 빈뇨, 신부전, 혈액이상, 기도 협색증

(3) 허브 성분

허브는 수많은 화합물을 함유하나 효능이 있는지는 불명확한데 이는 허브의 화합물은 종류마다 다르고 식물의 생육조건에 영향을 받기 때문이다. 조제방법도 허브 제품의 조성에 변화를 일으킬 수 있어 표준화를 시도하고 있지만 활성 성분이 안전하고, 효과적임을 보여줄 때조차도 제품 표시에 언급된 활성성분을 제공하지 못할 수도 있다.

표 4-3 허브와 약물의 상호 작용

허 브	약 물	상호 작용
미국산 인삼	에스트로겐, 부신피질호르몬제	호르몬 반응 강화
미국산 인삼	유방암 치료제	암세포의 성장저해
미국산 인삼, karela	혈당조절제	혈당 수준 영향
에키나시아(면역증강기능)	Cyclosporine, 부신피질호르몬제 (면역억제제)	약물의 효능감소
달맞이꽃유, 지치	항경련제	발작 역치 저하
화란국화	아스피린, Ibuprofen, 항염증제	허브의 편두통 치료 효과 무효화
화란국화, 인삼, 은행, 생강, 아시아 인삼	Warfarin, Coumarin (항응혈제)	출혈시간 연장, 출혈 증가
마늘	단백질 분해효소 저해제	약효 감소
카바, 쥐오줌풀	마취제	약효 증강
켈프(다시마류, 요오드 급원)	Synthroid 갑상선 호르몬 대체제	약효 저해
Kyushin, 감초, 질경이, Uzara root, 서양산사나무, 아시아 인삼	Digoxin(허브 디기탈리스 에서 제조한 심장약)	약물효과나 모니터링 저해
St.John' s wort, 톱야자, Black tea	철분	허브에 있는 탄닌이 철 흡수 저해
쥐오줌풀	Barbiturates	과도한 진정 작용

(4) 안전성

허브 제품의 소비자 들은 식물은 "천연의 것"이므로 무해하다고 믿으나 허브 치료제 중 독성을 나타내는 것도 많으며, 가장 흔한 부작용은 설사, 메스꺼움, 구토 등이다.

약과 같이 허브도 다른 약이나 허브의 효과를 강화하거나 억제하지만 허브와 약의 상호작용에 관한 정보는 제한되어 있고 임상 실험보다는 사례연구로부터 얻어진 것이 많다. 허브는 약제의 효능을 증진시키거나 경감시키기도 하고 독성의 위험을 증가시키기도 한다.

예를 들면 마늘, 은행, 인삼은 항응고제와 같이 쓰일 때 출혈의 위험이 증가된다. 사용하는 허브가 유사한 효과를 가질 때 약의 부작용에 대해 더욱 취약한데, 생강과 인삼은 혈압을 높이는 성분이 함유되어 있어 유사한 부작용을 갖는 약의 독성을 증가시킬 수 있다.

허브 제품의 오염도 문제시되는데 어떤 제품은 납, 유독 금속을 상당량 함유하는 것으로 밝혀졌고, 식용작물에 사용이 금지된 살충제도 빈번히 발견된다. 수입제품의 불안전도 심각한 문제로, 표시에 없는 합성약을 포함한다든지 의도적이거나 부주의한 치환으로 인해 심각한 질병을 유발하고 사망에 이르게 한 보고도 있다.

(5) 질병과 허브 제품

효과적인 의학적 처치 대신 스스로 진단, 처방하거나 건강식품에 의존할 경우 적절한 치료 시기가 늦어져 결과적으로 질병이 심각해지고 회복이 불가능할 수도 있다. 따라서 의료관련 전문가들은 환자들에게 사용하는 식이보충제에 대한 정보를 제공하여 통합적인 의료 계획을 수립해야 한다.

또한 허브 제품이 약물과 상호작용할 수 있음을 인식하지 못하는 경우가 많은데, 이는 허브에 관한 연구가 미비하여 전문가나 환자에게나 있을 수 있는 상호작용을 평가하는 일이 어렵기 때문이다.

5. 약물과 영양소

약물은 식욕을 저하시키거나 식사 섭취를 불쾌하게 만드는 합병증을 유발하기도 하고 식욕을 촉진하여 체중을 증가시키기도 한다. 약물은 영양소의 흡수, 대사, 배설을 변화시킬 수 있으며 역으로 영양소와 다른 식품성분이 약물의 흡수, 대사, 배설에 영향을 줄 수 있다. 음식물과 약물의 상호작용으로 독성을 유발할 수도 있다.

표 4-4 약물이 음식섭취, 영양소 및 대사에 미치는 영향

약물이 음식섭취에 미치는 영향
• 식욕변화(Amphetamines ↓, Corticosteroids ↑) • 미각이나 향 저해(Amphetamines은 미각 인지 변화) • 메스꺼움이나 구토 유발(Digitalis) • 구강기능 저해(일부 항우울제 구강건조 유발) • 구강염증(Methotrexate 구강궤양 유발)
약물이 영양소 흡수에 미치는 영향
• 소화관의 산도 변화(제산제, 철분이나 엽산 흡수 저해) • 점막세포 손상(암 치료의 화학요법) • 영양소와 결합(담즙산과 결합하는 약물은 지용성 비타민도 결합) • 위산 분비 자극(항진균제 Keroconazole은 식사와 함께 복용 시 산 분비 증가로 더 잘 흡수) • 위를 비우는 속도 변화(음식물과 함께 복용 시 약물의 소장 흡수 지연) • 약물과 결합(Ca이 Tetracycline과 결합하여 둘 다 흡수 감소) • 소장 내 흡수부위에서 경쟁(식이성 아미노산이 Levodopa 흡수 저해)
약물이 체내 대사에 미치는 영향
• 구조적 유사물로 작용(Warfarin과 비타민 K) • 유사한 효소계를 이용(Phenobarbital은 엽산, 비타민 D, K 대사를 증가시키는 간효소 유도) • 혈장 단백질 이송에 경쟁(지방산과 약물은 혈장 단백질 알부민에 경쟁) • 신장에서의 재흡수 변화(일부 이뇨제는 Na, K의 배설을 증가) • 설사와 구토 유발(전해질 손실을 가져옴) • 음식물은 약물을 대사시켜 배설되도록 하는 간장효소의 활성을 변화(숯불구이 육류는 Warfarin, Theophyline, Acetaminophen의 대사를 증가시킴)
음식이 약물 대사에 미치는 영향
• 약물의 부작용을 악화(카페인이 자극제의 부작용을 강화) • 약물 작용을 과도하게 증가(Grapefruit 성분이 약물의 대사를 저해하여 작용과 부작용을 강화)

음식물과 약물의 상호작용을 예방하기 위해서는 환자가 일상적으로 사용하는 식이보충제, 처방 약, 일반판매 약의 형태와 양의 목록을 만들어 기록한다.

① 투약지시를 잘 따른다. 하루에 두 번, 잠잘 때 등

② 식사, 음료, 특정 영양소와 약의 상호작용에 대해 잘 알고 복용한다. 공복시 복용, 음식과 함께 복용, 우유와 함께 복용하지 말라 등

③ 식품섭취를 방해하는 메스꺼움, 구토, 변비, 설사나 영양소에 영향을 줄 수 있는 부작용이 있는지 알아본다.

1. 음식섭취에 대한 약물의 영향

약물은 메스꺼움이나 구토를 유발하거나 입맛을 변하게 하고 식욕을 억제하며 구강 건조, 구강이나 위장의 염증과 손상을 일으킴으로써 식사섭취를 감소시킨다. 복부 불편감, 변비, 설사 등이 식품섭취에 의해 악화될 수도 있고 진정제와 졸음을 유발하는 약물 또한 식품섭취를 어렵게 한다.

식품섭취를 감소시키는 부작용이 장기간 지속될 때 영양 상태에 심각한 영향을 주게 되며, 부작용에 대한 처치로 다른 약물이 사용되기도 한다(예를 들면 메스꺼움 억제제, 구토 방지제 등이 식사섭취를 향상시킨다).

항정신병약, 항우울제, 부신피질 호르몬제(예: Prednisone) 등은 환자로 하여금 만복감을 저하시켜 체중을 증가시키기도 하며 암이나 에이즈와 같은 소모성 질병환자는 때때로 식욕 항진제가 처방되기도 한다.

2. 영양소의 흡수에 대한 약물의 영향

영양 불량을 유발하는 약물 대부분은 소장 점막을 손상시키는 것들로 항종양약 등이 심하다.

(1) 약물과 영양소의 결합

어떤 약물은 위 장관에서 영양소와 결합하여 흡수를 방해한다. Cholesterol 수준을 저하시키는 데 쓰이는 Bile acid binder는 지용성 비타민과 결합하여 흡수를 방해한다.

Reference

약물로 인한 식사섭취 부작용

거식증, 트림, 헛배부름, 변비, 복부 경련, 어지러움, 위장관 통증, 구강조직의 염증, 구강 궤양, 호흡이 가빠짐, 가슴앓이, 혼미, 눈이 침침함, 기침, 설사, 구강건조, 피로, 소화불량, 소장의 가스참, 메스꺼움, 인후의 통증

Tetracycline, Ciprofloxacin 등의 항생제는 Ca과 결합하여 Ca과 항생제 흡수를 감소시킨다. 철분, 마그네슘, 아연 등도 항생제와 결합하므로 약물 복용 후 적어도 2시간 후에 유제품이나 무기질 보충제를 사용하도록 권장한다.

(2) 위산도 변화

위산 분비를 감소시키는 약물은 비타민 B_{12}, 엽산, Fe의 흡수를 저하시킨다. 제산제는 약염기로 작용하여 산을 중화하고 위궤양 치료를 위한 약물(proton pump inhibitor, H_2 blockers)은 산 분비를 저해한다.

(3) 직접적 저해

Trimethoprim, Pyrimethamine 같은 항생제는 소장으로 흡수될 때 엽산과 경쟁하여 엽산의 흡수를 방해한다.

(4) 식품이 약물의 흡수에 미치는 영향

대부분의 약물은 소장 상부에서 흡수되는데 이때 위장이 비워지는 속도, 산도, 식사성분과의 직접적인 상호작용 및 약물의 조성 등이 약물의 흡수에 영향을 준다.

1) 위장이 비워지는 속도

공복 시 약물은 소장에 더 쉽게 도달하므로 식사와 함께 복용한 약물의 흡수된 총량은 같다 할지라도 흡수가 지연된다. 예를 들어 공복 시 복용한 Aspirin은 더 빨리 작용하지만 위장 자극을 감소시키기 위해 음식과 같이 복용할 것을 권장한다. 위가 천천히 비워지면 약물의 흡수 부위가 포화되지 않기 때문에 약물의 흡수가 향상되나 약물이 느리게 흡수되면 효능을 위해 고농도가 필요하며 수면제 복용 시와 같은 졸음을 유발하는 문제가 있다.

2) 위산도

어떤 약물은 산성일 때 더 잘 흡수되며 산에 의해 손상될 수 있는 약물은 산성에 안정된 형태가 좋다. 제산성 약물은 다른 약물의 흡수를 감소시킨다.

3) 식이 성분과 상호작용

섬유소가 많은 식사는 항우울제의 흡수를 저해하며, 식품에 있는 피틴산은 심장병 약물 digoxin과 결합하여 흡수를 저해하고, 칼슘은 항생제와 결합해 칼슘과 약물 모두의 흡수를 감소시킨다.

4) 영양소 대사에 대한 약물의 영향

약물과 영양소는 유사한 효소계를 공유하여 결과적으로 일부 약물은 영양소 대사에 필요한 효소의 활성을 강화하거나 저해한다. 항경련제 Phenobarbital과 Phenytoin은 엽산, 비타민 D, 비타민 K를 대사시키는 간의 효소수준을 증가시키므로 이들 약물을 복용하는 사람들은 비타민 보충제가 필요하다.

암과 염증성 질환을 치료하는 데 쓰이는 Methotrexate는 엽산과 구조가 유사하여 엽산을 활성형으로 전환시키는 효소에 대해 엽산과 경쟁하므로 엽산 결핍증을 유발한다. 이러한 부작용은 미리 활성화된 형태의 엽산(Leucovorin)에 의해 감소될 수 있어서 엽산의 요구량이 높은 빠르게 분열하는 세포에 Methotrexate와 함께 처방된다.

또한 항염증제, 면역 억제제로 사용되는 부신피질호르몬제는 호르몬 Cortisol과 유사한 효과를 보여 장기간 사용 시 체중을 증가시키고 근육을 소모하며, 골손실, 고혈당증으로 골다공증, 당뇨병을 유발하는 등 건강상태에 광범위한 영향을 미칠 수 있다.

표 4-5 영양소 대사에 영향을 미치는 약물

약물군	예	사 용	작 용	영향받는 영양소	주의사항
진통제, NSAIDs	Salicylates (aspirin)	통증, 열		비타민 C 감소의 증가, folate 및 비타민 K와 상충한다.	비타민 C, folate, 비타민 C가 풍부한 음식섭취 증가:240mL 잔의 수분을 섭취한다.
제산제		위 통증	티아민을 비활성화시키고, 일부 영양소 흡수를 감소시킨다.	비타민(B_1) 함유 음식이 다른 시간에 소비되어야 한다. 제산제, 마그네슘, 인, 철, 비타민 A, folate에 좌우된다.	

(계속)

표 4-5 영양소 대사에 영향을 미치는 약물

약물군	예	사용	작 용	영향받는 영양소	주의사항
항궤양제 (히스타민 차단제)	Ranitidine(Zantac), cimetidine(Tagamet) famotidine(Pepcid)	궤양	비타민 흡수 감소	B_{12}	B_{12} 보조제에 대해 의사나 영양사와 상의한다.
항생제	Tetracycline, ciprofloxacin (Cipro)	염증	미네랄의 킬레트화; 카페인 섭취는 흥분성과 신경질을 증가시킬 수 있다.	칼슘, 마그네슘, 철, 아연, 카페인	적어도 식사하기 1시간 전이나 2시간 후에 tetracycline을 섭취한다.; 카페인 함유 제품은 섭취하지 않는다.
항종양제	Methotrexate	암	점막 손상을 유발하여 영양소 흡수를 감소시킨다.	Folate, B_{12}; 항생제 부분을 참고	보조제에 대해 의사나 영양사와 상의한다.
항콜린제	Anitriptyline(Elavil), chlorpromazine (Thorazine)		타액을 짙게 하고 치아 부패 방지능력을 떨어진다.	수분	
항경련제	Phenobarbital, phenytoin(Dilantin)	경련, 발작	Folate(거대적아구성 빈혈을 유발)와 비타민 D(특히 어린이), 비타민 K의 대사 증가	Folate, 비타민 D, K	
항우울제	Lithium carbonate, lithium(Lithane, Lithonate, Lithotabs, Eskalith, Lithobid	우울, 불안, 증가, 갈증	금속성 맛, 오심, 구토, 구강건조, 식욕부진, 체중 증가를 유발할 수 있다.		수분(2~3qt/일); 음식과 함께 섭취한다.
항고지혈증세	Cholestyramine (Questran), colestipol (Cloestid)	고장액콜레스테롤	담즙염과 영양소 결합	수용성 지방 비타민(A, D, E, K), folate, B_{12}, 철	식이에 비타민과 미네랄이 풍부한 음식 포함
항결핵제	Isonizid(INH)	결핵	B_6의 활동성 형태로의 변환을 억제한다.		B_6보조제는 결핍과 말초성 신경증 예방에 필수적이다.
Cortico-steroids	Prednisone, methylprednisolone(Solu-Medrol), hydrocortisone		분비 증가 마그네슘, 아연, 비타민 C	단백질, 칼륨, 칼슘, 비타민 B_6	

(계속)

표 4-5 영양소 대사에 영향을 미치는 약물

약물군	예	사 용	작 용	영향받는 영양소	주의사항
루프성 이뇨제	Furosemide (Lasix)	수분 정체, 고혈압	소변에서 미네랄 분비 증가	칼륨, 칼슘, 마그네슘, 아연, 나트륨, 염소	식이에 신선한 과일과 야채를 포함한다.
Thiazide 이뇨제	Hydrochlorothia-zide(HCTZ)	수분, 정체, 고혈압	대부분의 전해질 분비를 증가시키거나 칼슘의 재흡수는 강화시킨다.	칼륨, 칼슘, 마그네슘, 아연, 나트륨, 염소, 칼슘	
칼륨부족 이뇨제	Triamterene (Dyrenium)	수분, 정체, 고혈압	고칼륨혈증	칼륨	칼륨성 염 대체품은 피한다.
완화제	FiberCon, Mitrolan	변비	영양소 흡수 감소	비타민, 미네랄	보조제에 대해 의사나 영양사와 상의한다.
진정제	Barbiturates		비타민 대사의 증가	Folate, 비타민 D, 비타민 B_{12}, 티아민, 비타민 C	
미네랄 오일		완화제	흡수 감소	수용성 지방 비타민(A, D, E, K), 베타카로틴, 칼슘, 인, 칼륨	
경구 피임제		출산 조절	선택적 흡수불량이나 증가된 대사 및 변환을 유발할 수 있다.	B_6, Folate	

CNS, 중추신경계; NSAIDs, 비스테로이드성 항염증제.

5) 약물의 대사에 미치는 식품성분

어떤 식품성분은 약물을 대사하는 효소의 활성을 변화시키거나 약물과 길항작용을 한다. 포도주스에 있는 화합물은 여러 다른 약물을 대사하는 효소를 저해하거나 불활성화시키는 것으로 밝혀졌다.

효소 활성이 감소된 결과 약물의 혈중 농도가 증가되어 강력한 생리적 효과를 나타내게 된다. 이러한 효과는 주스를 마신 후 심장병에 처방된 약물의 실험에서 12시간 동안 지속되었다. 또한 항응고제 와파린은 비타민 K와 구조적으로 유사하여 비타민 K를 활성화하는 효소를 저해하여 혈액응고를 방해한다. 따라서 처방되는 Warfarin의 양은 부분적으로 식사 중 비타민 K의 양에 의존한다. 식사나 보충제에 비타민 K가 많아지면 약물의 효과를 약화시킬 수 있다.

마늘, 인삼 등은 Warfarin의 활성을 강화할 수 있는 천연 물질을 함유하여 Warfarin 복용 동안은 금지된다.

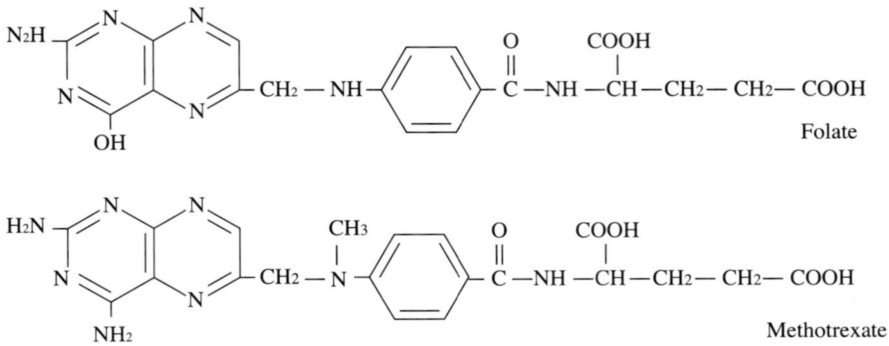

그림 4-1 엽산과 Methotrexate

엽산과 구조가 비슷한 Methotrexate는 엽산을 활성화시키는 효소와 경쟁함으로써 암세포가 필요로 하는 엽산을 얻는 것을 방해하나 이 과정에서 정상세포 역시 엽산이 고갈된다.

6) 영양소 배설에 대한 약물의 영향

신장에서 무기질의 재흡수를 변화시키는 약물도 있는데 이뇨제는 Ca, K, Mg의 배설을 항진시킨다. 신장 기능이 손상되었거나 약물이 장기간 사용된다든지 같은 효과를 가진 여러 약물이 사용되면 무기질이 결핍될 위험성이 높다. 그러나 일부 이뇨제는 무기질을 보유하기도 한다.

항결핵약인 INH(isoniazid)는 비타민 B_6와 구조가 유사하므로 비타민 B_6의 배설을 유도하여 결핍을 일으킨다. 결핵은 최소한 6개월 이상 약물을 복용해야 하므로 결핍증을 예방하기 위해 비타민 B_6 보충제가 필요하다.

7) 약물의 배설에 대한 음식물의 영향

약물이 잘 배설되지 못하면 독성을 일으키고 과도하게 손실되면 치료효과가 감소된다. 일부 식품성분은 신장에서 약물이 재흡수되는 것을 변화시킬 수 있는데 신장에서 재흡수되는 리튬의 양은 일반적으로 재흡수된 Na의 양과 유사하다. 체액 감소나 탈수상태일 때 Na의 재흡수가 증가되면 더 많은 Lithium이 보유되고 반대로 Na의 섭취가 높은 사람은 더 많은 Na과 Lithium을 배설하게 된다. 따라서 Lithium을 일정하게 유지하기 위해 Na의 섭취를 일정하게 유지해야 한다.

Reference

리튬(Lithium)

우울증 환자가 기분이 현저하게 나빠지는 것을 방지하는데 쓰인다.

표 4-6 영양문제를 유발할 수 있는 약물

영양문제	약 물	사 용
위 비우는 시간을 지체시킴	마취제	마취
	Clonidine	항고혈압
	칼슘채널 차단제	항고혈압
	질소	항협심증
	Meperidine	진통
	Theophylline	기관지확장
	카페인	각성제
위 비우는 시간을 증가시킴	Metoclopramide	항오심
	Cisapride	콜린성 강화제
	Bethanechol	콜린성
	Erythromycin	항균성
Folate 결핍을 유발	Phenytoin	경련
	Methotrexate	항대사성
	Trimethoprim	항균성
졸음 유발	Antihistamines	알레르기
	Beta blockers	항고혈압
	Skeletal muscle relaxants	강직, 통증, 불편감 완화
	Antiemetics	오심과 구토
	Benzodiazepines	항불안
	Antipsychotics	정신장애
	Antidepressants	우울
체중 변동을 초래하는 우울증 유발	Barbidopa/levodopa	항파킨슨제제
	Beta blockers	항고혈압
	Clonidine	항고혈압
	Benzodiazepines	항불안
	Barbiturates	항불안
	Anticonvulsants	간질
	Histamine H_2 blockers	소화성궤양질환
	Calcium channel blockers	항고혈압
	Thiazide diuretics	항고혈압
	Digoxin	항부정맥
오심과 구토를 유발	선택적 세로토닌 재흡수 억제제 (SSRIs)	항우울
	항균제	항균성
	항종양성제제	화학요법
	Digitalis	항부정맥
	전신마취재	마취
	Theophylline	기관지확장

6. 약물의 독성

식품 성분과 약물과 상호작용하여 독성이 유발되거나 약물의 부작용이 악화된다. Tyramine과 MAO(Monoamine oxidase) Inhibitor(우울증 치료제)를 함께 섭취하면 치명적일 수 있는데 MAO inhibitor는 Epinephrine, Norepinephrine과 같이 타이라민을 정상적으로 불활성화하는 효소를 저해한다.

그러므로 이 약을 복용하는 사람이 과량의 타이라민을 섭취했을 때 타이라민은 축적된 Norepinephrine의 갑작스런 방출을 일으켜 심한 두통, 심장박동 항진, 혈압상승을 일으킨다. 따라서 MAO inhibitor를 복용하는 사람은 타이라민이 풍부한 식품의 섭취를 제한해야 한다.

약물과 영양소가 상호작용할 수 있는 여러 기전을 확인하여 섭취해야 부작용을 막을 수 있다.

표 4-7 Tyramine 조절식에서 제한되는 식품

식품	종 류
치즈	카멘버트(Camembert), 체다(cheddar), 고다(Gouda), 모차렐라(mozzarella), 파마산(Parmesan), 로마노(Romano), 로코포트(Roquefort) 등의 치즈
육류	간(건조된 것), 소금, 식초에 절이거나 훈제한 생선, 소세지, 건조육
채소	사우어크래프트(sauerkraut), 발효된 피클과 올리브
기타	모든 숙성 발효제품, 치즈빵, 크래커, 치즈를 포함한 샐러드 드레싱

Essential Concepts

약물은 식사섭취, 소화, 영양소의 흡수, 대사하는 데 관련된 효소의 활성을 강화하거나 저해할 수 있다.

- 식품의 성분은 약물의 활성에 영향을 줄 수 있다.
- 약물은 식욕을 저하시키거나 입맛을 변화시키고 위장을 불편하게 하거나 위장 점막에 손상을 일으킴으로써 식사섭취를 변화시킨다.
- 약물은 위 산도를 변화시키고 소장 세포로 영양소의 운반을 방해함으로써 영양소의 흡수에 영향을 줄 수 있다.
- 음식물과 약물의 상호작용으로 인해 영양소의 과도한 손실을 일으킬 수 있다.

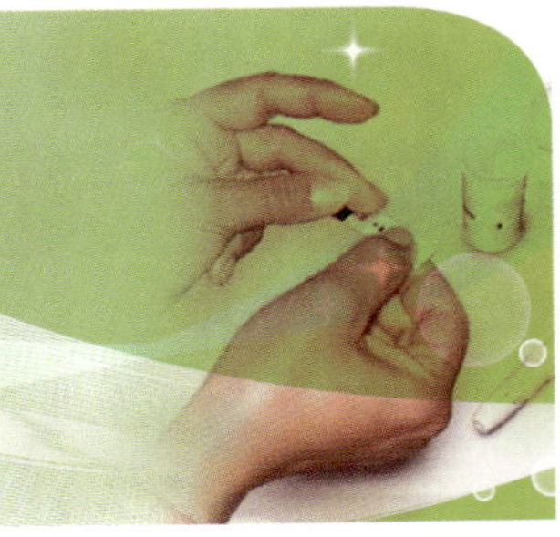

Chapter 5. 당뇨병

당뇨병은 비만, 고혈압, 심혈관계 질환 등과 함께 대표적인 대사질환으로 연령의 증가와 함께 발병률이 더 증가한다. 당뇨병은 식사, 운동, 약물 등으로 조절하면 정상적으로 생활할 수 있다. 그러나 관리를 제대로 하지 않으면 동맥경화증, 신경성 망막증 같은 합병증을 유발할 수 있으므로 적절한 치료가 필요하며, 환자도 당뇨 영양교육 등을 통해 당뇨병 관리방법을 잘 이해하여 실천하는 것이 당뇨병을 극복하는 데 중요하다. 2010년 국민건강조사에 의하면 30세 이상 당뇨병 유병률은 10.1%이며, 남자 11.3%, 여자 9.0%라고 한다.

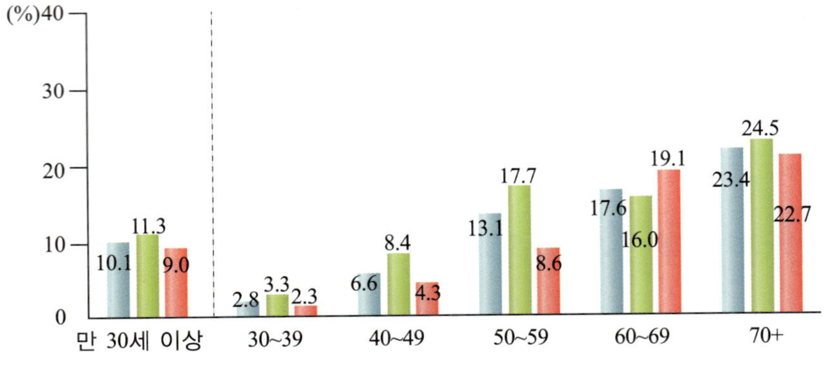

* 당뇨병 유병률 : 공복 혈당이 126 mg/dL 이상이거나 의사진단을 받았거나 혈당강하제 복용 또는 인슐린 주사를 투여하고 있는 사람.

출처 : 보건복지부 · 질병관리본부(2011), 국민건강영양조사 제5기 1차년도(2010)

그림 5-1 당뇨병 유병률

1. 당뇨병의 개요

당뇨병은 인슐린 대사가 정상적으로 이루어지지 않아 혈당 농도가 상승되는 대사장애이다.

2. 당뇨병의 영양소 대사

(1) 혈당 수준 및 조절

1) 정상인의 혈당수준

정상인의 혈당은 공복시 70~100mg/dL이며, 식후 30분에는 120~130mg/dL까지 상승했다가 2시간이 경과하면 정상수준으로 돌아간다.

2) 혈당의 공급

탄수화물 식이로부터 간을 통해 들어오는 포도당, 간에서 단백질이나 지방을 이용해 합성되는 포도당(당신생, gluconeogenesis), 간 글리코겐의 분해(glycogenolysis)로 얻어진 포도당 등에 의해 혈당을 공급한다.

3) 혈당공급의 과잉방지

혈당이 과도하게 공급되는 것을 막기 위해 간이나 근육에서 저장 글리코겐으로 전환(glycogenesis)하거나 지방조직에서 지방을 합성(lipogenesis)하기도 하고 모든 조직세포에서 산화하여 에너지로 전환(glycolysis)하는 등의 작용이 일어난다.

4) 혈당수준의 조절

혈당수준은 호르몬, 신경계 그리고 여러 조직에 의해 항상 일정한 범위 내에서 유지된다.

혈당조절 호르몬에는 인슐린, 글루카곤, 부신피질자극호르몬, 글루코코르티코이드, 티록신, 아드레날린 등이 있다.

소마토스타틴은 인슐린과 글루카곤의 상반된 혈당조절작용에 대해 이들 호르몬이 필요 이상으로 분비되지 않도록 견제하는 역활을 수행함으로써 당대사의 조절에 관여한다.

이들 혈당 조절에 관계되는 호르몬이 항상 상호균형을 이루면서 내분비가 조절됨으로써 정상적인 혈당수준을 유지할 수 있게 되는 것이다.

(2) 당질 대사

인슐린이 부족하거나 그 기능이 저하될 때 글리코겐 합성이 감소되며 말초조직에 포도당의 이용율이 저하되어 고혈당증이 일어난다. 에너지 대사과정 중 해당과정의 효소활성이 저하되고 TCA 회로가 장애를 받아 에너지 생성이 저하되어 포도당 신생을 더욱 촉진하여 단백질과 지방분자로부터의 포도당 생성을 유도한다.

혈당치가 신장역치를 넘을 때(100mL당 약 160~180mg) 당뇨가 발생한다. 소변으로 포도당을 상실하는 것은 열량 소모를 증가시키며 수분과 나트륨 배설도 증가시킨다.

(3) 지방 대사

인슐린 결핍은 지방합성을 저하시키고 지방의 산화분해를 증가시킨다. 이때 아세토아세트산, γ-히드록시 부티릭 애시드, 아세톤 등의 케톤체가 다량 생성되어 케톤증(ketosis)을 유발한다. 혈중 지방산은 이상지질혈증을 일으키며 혈중 콜레스테롤치는 상승한다. 따라서 당뇨병에서는 혈관장애, 동맥경화증이 합병증으로 생길 수 있다.

(4) 단백질 대사

조절되지 않은 중증 당뇨병에서는 근육단백질의 분해가 항진되고, 특히 간의 알라닌이 포도당 신생에 이용된다. 포도당 신생 증가로 분해된 발린, 류신, 이소류신 등의 아미노산이 간에서 혈액으로 방출되는 양이 증가되어 소변에 질소 배설량이 증가한다.

Focus ON 혈당조절 호르몬

혈당조절 호르몬은 혈당수준을 낮추는 호르몬인 인슐린과 혈당수준을 높이는 호르몬인 글루카곤, 부신피질 호르몬인 글루코코르티코이드, 갑상선 호르몬인 티록신, 부신수질 호르몬인 아드레날린 등이 있다.

인슐린은 글리코겐 합성, 단백질 합성, 지방 합성 등 동화작용을 촉진시키며 일반적으로 분해작용을 억제하는 작용을 하고, 각 조직에서 포도당의 산화를 촉진한다. 글루카곤, 부신피질자극호르몬, 갑상선 호르몬 등은 저장글리코겐을 분해하거나 당신생을 통해 혈당수준을 상승시킨다.

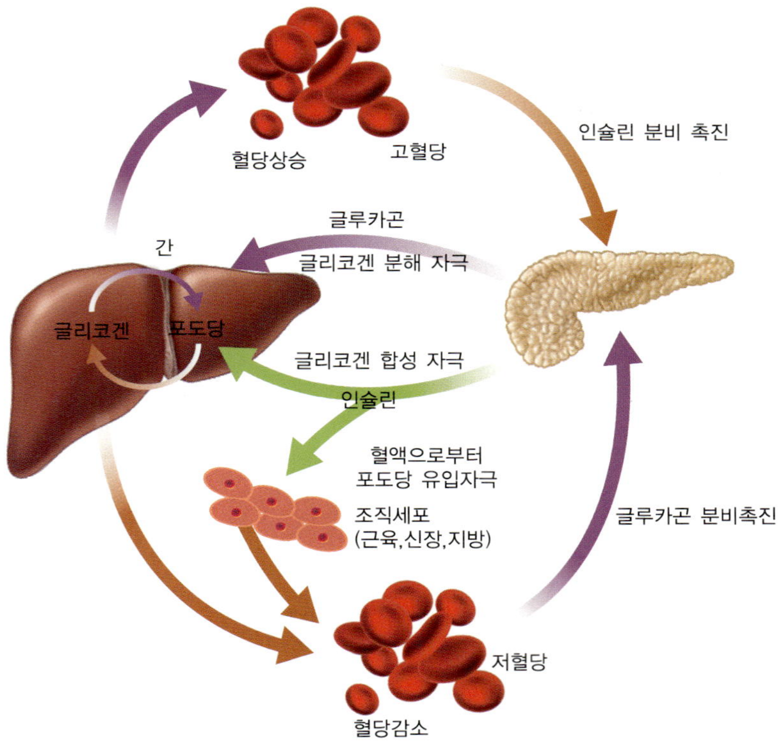

그림 5-2 인슐린과 글루카곤에 의한 혈당농도 조절기전

3. 당뇨병의 증상

포도당이 세포 내로 들어오기 위해서는 인슐린이 필요한데 인슐린이 부족하거나 인슐린 저항성 등으로 제 기능을 하지 못하면 포도당이 세포 내로 들어가지 못하고 혈액에 남게 된다. 혈당농도가 약 200mg/dL가 넘으면 신장역치(Renal threshold)를 초과하여 소변으로 포도당이 배설된다(Glycosuria, 당뇨). 소변으로 당이 빠져나오면 수분이 혈액으로 이동되어 소변의 배설이 증가된다.

다뇨(Polyuria), 탈수, 갈증의 증가(다갈, Polydipsia)는 당뇨병의 전형적인 증상들이다. 또한 인슐린의 부족으로 세포 내에 영양적인 고갈이 일어나 결과적으로 식욕이 증가하여(다식, Polyphagia) 많이 섭취하지만 세포가 제대로 당을 이용하지 못해 체중은 오히려 감소한다.

표 5-1 당뇨병으로 인한 체내 대사변화

<table>
<tr><th colspan="3" rowspan="2">인슐린 부족으로
인한 각 기관의 반응</th><th colspan="2">반 응</th><th rowspan="2">증 상</th></tr>
<tr><th>혈 액</th><th>소 변</th></tr>
<tr><td>근육
지방조직
간</td><td>포도당
흡수와
이용률 저하 →</td><td rowspan="3">포도당
증가
↑
포도당 합성 증가
아미노산
+
아미노산</td><td rowspan="3">고혈압</td><td rowspan="3">요중 포도당
배설 증가

소변 증가</td><td rowspan="3">다뇨
탈수
갈증
피로
체중 감소
다식증</td></tr>
<tr><td>간</td><td>단백질
분해 →</td></tr>
<tr><td>간
근육</td><td>글리코겐
분해 →</td></tr>
<tr><td>지방조직
간</td><td>지방
분해 →
지방
분해 →</td><td>케톤체 합성
지방산

케톤체</td><td>케톤체 증가
에 의한
산성
혈액증</td><td>• 요중 케톤체 배설 증가
• Na^+과 K^+ 등의 전해질 손실 증가
• 산/염기의 균형이 깨짐</td><td>• 아세톤 냄새
• 구역질
• 구토
• 불규칙적인
• 심장 박동
• 중추신경 쇠약 (의식 불명)</td></tr>
</table>

고혈당과 고삼투압 농도로 인해 혈액 내 점성이 올라가고 혈류는 줄어들며, 눈 조직도 손상을 받는다. 피로감, 탈수증 등의 증상도 나타난다.

4. 당뇨병의 진단

1. 혈당수준

정상인의 경우 공복시 혈당이 70~100mg/dL이다. 식후 30분에는 120~130mg/dL까지 상승했다가 식후 2시간 후에는 정상수준으로 되돌아간다.

일반적인 당뇨진단은 다음과 같다.

- 보통 혈당(임의의 시간에 혈당검사 했을 때)이 200mg/dL 이상이고 당뇨병의 전형적인 증상인 빈뇨, 이유 없는 체중 감소 등이 있는 경우
- 8시간 이상 금식 후 혈당이 126mg/dL 또는 그 이상일 때
- 75g 당 부하 후 2시간 후에 혈당이 200mg/dL 이상일 때

당뇨병전증(prediabetes)은 공복시 혈당이 100~125mg/dL이거나, 포도당 75g을 경구 투여하여 2시간 후에 측정했을 때 140~200mg/dL로 정상과 당뇨병의 중간형태이며 제2형 당뇨병과 심혈관질환의 발현 위험이 높다. 당뇨병전증은 손상된 내당능장애(impaired glucose tolerance)라고 한다.

2. 당화혈색소 측정(Glycosylated Hb, HbAlc)

당화혈색소는 적혈구의 헤모글로빈이 포도당과 결합하여 생긴 분자로 혈당이 높아지면 헤모글로빈에 포도당이 비효소적으로 결합하여 당화헤모글로빈이 증가한다. 정상인 경우 6~7.5%이나, 당뇨병의 경우 11% 이상으로 증가한다. 당화혈색소는 혈당처럼 쉽게 변화되지 않아 장기간에 걸친 혈당변화를 알 수 있다. 혈당이 정상적으로 된 후에도 5~6주 정도 지나야 당화혈색소 농도가 정상이 된다.

3. C-펩티드 측정

C-펩티드는 인슐린이 프로인슐린으로 나누어질 때 인슐린과 같은 비율(1:1)로 췌장에서 분비되는 것으로, C-펩티드는 간에서 대사를 거치지 않고 반감기가 길며 인슐린 항체의 영향을 받지 않는다.

그러므로 당 섭취 후 C-펩티드를 연속적으로 측정하면 인슐린 분비시각과 양을 예측할 수 있어 당뇨진단에 이용한다. C-펩티드의 정상치는 공복 시 1~2ng/mL이며, 당부하 검사 2시간 후에는 4~6ng/mL이다.

혈청인슐린의 정상치는 1~20μU/mL이다. 주로 인슐린 투여를 받는 환자의 인슐린 투여가 적정한지 알아볼 때 사용한다.

5. 당뇨병의 분류

1. 제1형 당뇨병

당뇨병 환자의 약 5~10%를 차지한다. 인슐린을 생산하고 분비하는 췌장 β-세포가 자가면역 파괴에 의해 인슐린을 생성하지 못해 절대적인 인슐린 결핍이 발생한다. 인슐린을 생산할 수 없으므로 반드시 외부에서 인슐린을 공급받아야 한다. 제1형 당뇨병의 자가면역 파괴에 대한 기전은 알려져 있지 않지만 유전과 환경에 의해 발생한다. 제1형 당뇨병은 일반적으로 아동기와 청소년기에 갑자기 발병하고 전형적인 증상은 잦은 소변, 체중 감소와 갈증의 증가이다.

제1형 당뇨병에서 나타나는 케톤증(산독증)은 케톤체가 과도하게 생산되는 것으로 혈액검사를 통해 확인할 수 있다.

2. 제2형 당뇨병

당뇨병 환자의 약 90~95%를 차지하며 거의 증상이 없다. 제2형 당뇨병은 근육과 지방조직, 간세포간의 인슐린 저항에 의해 발생하는데, 췌장은 이를 보충하기 위해 많은 양의 인슐린을 분비하므로 혈장인슐린 농도는 비정상적으로 높아진다(고인슐린 혈증). 세포의 높은 인슐린 요구는 결국 췌장의 베타세포를 고갈시켜 인슐린 분비가 더 감소되어 혈중인슐린 농도가 낮아진다.

그러므로 제2형 당뇨병은 인슐린 저항성과 인슐린 결핍 둘 다 관련이 있다. 즉 인슐린 양이 세포에서 낮아진 기능을 보상하기에 부족하며 인슐린 저항성으로 인해 발생한다. 제2형 당뇨병의 원인은 잘 알려져 있지 않지만 운동부족, 노화, 비만(특히 복부비만)에 의해 증가한다.

제2형 당뇨병의 약 80~90%가 비만이며, 비만 자체가 인슐린 저항을 유발하는 직접적인 요인으로 추정된다. 제2형 당뇨병은 유전적 요소에 의해 영향을 많이 받는다. 제2형 당뇨병은 아메리칸 원주민, 라틴계 아메리카인, 멕시코계 아메리카인, 아프리카계 아메리카인, 아시아계 아메리카인과 태평양섬에 사는 사람들에게서 많이 나타난다.

표 5-2 제1형 당뇨병과 제2형 당뇨병의 특징

구 분	제1형 당뇨병 소아청소년 당뇨병 인슐린 의존형 당뇨병	제2형 당뇨병 성인형 당뇨병 인슐린 비의존형 당뇨병
발병 빈도	전체 당뇨병의 5~10%	전체 당뇨병의 95% 이상
발병 시기	30세 이하	45세 이상
발병 원인	자가면역 질환, 바이러스 감염 유전	비만, 노화, 유전
	췌장 베타세포의 파괴로 인한 인슐린의 절대적 부족	인슐린 저항성, 인슐린의 상대적 부족
인슐린 분비	인슐린 분비가 매우 적거나 전혀 안됨	인슐린 분비가 정상일 수도 있고, 오히려 증가되어 있거나 혹은 감소될 수도 있다.
인슐린 치료	반드시 해야 함	필요한 경우에 함
케톤증	케토시스 흔함	케토시스 흔하지 않음

3. 아동과 청소년의 제2형 당뇨병

Reference

세계에서 제2형 당뇨 발병률이 가장 높은 민족 중의 하나는 아리조나의 피마족으로 제2형 당뇨가 10~14세 사이에 2.2%, 15~19세 사이에 5% 정도가 발현하였다고 한다.

대부분 제2형 당뇨병은 45세 이상에서 나타나는데, 과체중이며 당뇨가족력이 있는 아동과 청소년들에게서도 제2형 당뇨병 발현 위험이 증가한다.

음식섭취와 운동을 통한 당뇨병 예방프로그램은 어린이들의 제2형 당뇨병을 예방하기 위해 필요하다.

인슐린 결핍은 에너지 대사에 장애를 일으키고 고혈당은 전해질 불균형을 일으키며 여러 가지 합병증을 일으킨다.

6. 당뇨병의 급성 합병증

1. 제1형 당뇨병의 케톤증

인슐린이 부족하게 되면 지방조직 내에 중성지방이 과도하게 분해되어 유리지방산이 혈액으로 방출되며 간에서는 케톤체 생산이 증가한다(Ketosis). 케톤체는 산성이고 혈액 내 농도가 증가하게 되면(Ketoacidosis) 소변으로 배출된다(Ketonuria). 케톤체로 인해 혈액의 수소이온 농도가 7.3 이하로 떨어지며, 혈당은 250mg/dL 이상이 되고 심한 경우에는 1,000mg/dL 이상이 되는 경우도 있다.

케톤증의 특징은 산독증, 고혈당증으로, 케톤증을 가진 환자들은 산독증과 탈수 증상을 나타낸다. 다뇨로 인해 전해질이 배설되어 산독증을 악화시키고 혼수상태를 초래하기도 한다(당뇨성 혼수).

케톤증은 인슐린 주사를 제때에 맞지 못하거나 질병이나 감염, 알코올 중독, 스트레스에 의해서도 발생한다. 제2형 당뇨병에서는 케톤증이 잘 발생하지는 않으나 감염이나 대사적 스트레스를 받을 때 발생한다.

Reference

산독증은 이산화탄소를 배출하면 부분적으로 회복된다. 그래서 과호흡증후군이나 깊은 호흡이 나타나며 호흡에서 과일향 냄새가 난다(Acetone Breath).

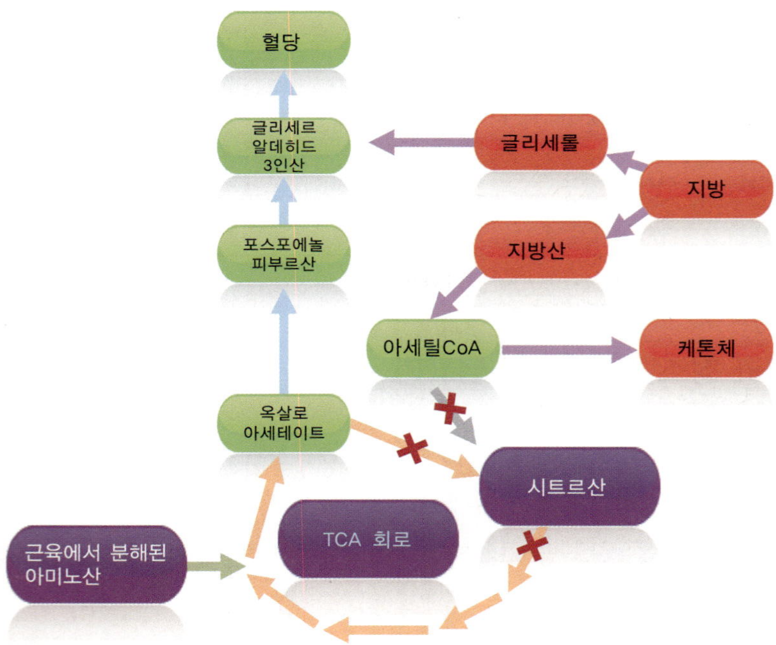

그림 5-3 케톤체 생성과정

2. 제2형 당뇨병의 고삼투압성 고혈당증

고삼투압성 고혈당증은 고혈당에 의해서 나타난다. 혈당이 600mg/dL~2,000mg/dL 이상 되기도 한다. 극심한 고혈당증은 세포외액과 내액이 고갈되어 고삼투압성이 되며 비정상적인 반사운동, 운동신경 손상, 언어능력 감소와 같은 손상을 일으키며 혼수상태를 유발하기도 한다.

3. 고혈당증

당뇨병 관리를 제대로 하지 못했을 때 일어난다. 인슐린이나 항당뇨제를 과도하게 사용하거나, 운동을 많이 하거나 식사를 제때에 하지 않거나, 부적절한 음식물 섭취, 또는 음식 없이 알코올을 섭취하는 경우에 발생한다.

고혈당증은 제1형 당뇨병과 인슐린 투여를 받는 환자들 중에서 흔히 발생한다.

고혈당증의 증상은 배고픔, 단것의 섭취, 불안함, 심장의 두근거림, 명확하지 않는 말투와 환각증세 등을 나타낸다.

오랜 기간 동안 높은 당 농도에 노출되면 세포와 조직이 파괴된다. 혈중의 포도당과 단백질이 반응하여 생성된 AGEs(Advanced Glycation End Products)가 축적되어 세포와 혈관을 손상시키게 된다.

특히 모세혈관, 신경계를 손상시키게 된다. 대부분의 당뇨병 환자들이 순환장애 등으로 인해 면역이 떨어지게 되어 감염이 많이 발생한다.

7. 당뇨병의 만성 합병증

1. 대동맥 합병증

당뇨병은 동맥경화와 심혈관질환 발생 위험을 높인다. 제2형 당뇨병은 고혈압, 비정상적인 혈중지질, 비만을 포함해 심혈관 질환이 되는 복합적인 위험요소를 내포하고 있다.

혈전과 사지동맥의 감소된 혈류는 보행 중 통증을 유발하며 족부 궤양 발현의 원인이 된다.

당뇨병 환자들의 경우 족부 궤양은 괴사로 인해 발을 절단할 수도 있는 상황이 되기도 한다. 당뇨환자들의 15~20%가 족부합병증으로 치료를 받는다.

2. 미세혈관 합병증

당뇨병이 오래되면 망막의 모세혈관을 점차적으로 손상시켜 망막증으로 시력을 상실하게 된다. 신장의 미세혈관의 손상으로 인한 신장장해가 당뇨병의 말기에 자주 일어나고 신장이 쇠약하게 된다. 그러므로 망막증과 신장장해를 방지하기 위해서는 당뇨병 관리를 철저하게 해야 한다.

3. 신경장해

당뇨환자의 약 50% 정도가 신경조직이 손상되어 신경자극 전달이 둔화된다. 신경장해의 증상은 통증, 손발의 쑤심, 마비, 무감각 등이 나타난다. 통증과 쥐가 나는 현상은 특히 다리에 나타나는데 주로 밤에 심하게 일어나 수면을 방해한다. 또한, 신경장해는 무감각 등으로 인해 발의 상처를 부주의하게 할 수 있어 족부 궤양의 진행을 조장한다.

신경장해로 인해 성기능 장애, 변비 등이 나타나며 위 기능이 원활하지 않아 소화시간이 지연된다.

8. 당뇨병의 치료

당뇨병은 평생치료가 요구되는, 만성적이며 진행성이 있는 질병이다. 혈당을 조절하기 위해서는 약물을 적절한 시간에 투여하고, 식사와 운동을 잘 조화시켜 조절해야 한다. 제1형 당뇨병은 인슐린 치료가 꼭 필요하며, 제2형 당뇨병은 우선적으로 식사요법과 운동으로 치료한다. 그러나 대부분의 환자들은 결국 인슐린이나 약물의 경구 투여로 치료를 하게 된다. 그러므로 당뇨병 환자는 자가관리 교육이 필요하다.

1. 치료 목표

합병증의 위험을 줄이거나 예방하기에 바람직한 범위 내에서 혈당수준을 유지하는 것이다.

치료의 다른 목적은 혈중지질 농도를 정상으로 유지하고 혈압관리, 체중관리(당뇨합병증을 지연시키고 당뇨를 예방할 수 있음)를 포함한다.

합병증 예방을 위해서 환자들은 적절한 식사계획에 대해 배우는 것, 혈당 체크, 체중관리, 적당한 운동을 필요로 한다.

2. 당뇨병 치료 평가

당뇨병 치료는 혈당수준을 체크하여 평가한다. 혈당 자가측정은 환자가 음식섭취, 약물과 운동을 조절할 때 고혈당증을 예방하는 데 도움이 된다.

이상적으로 제1형 당뇨병 환자들은 하루에 3번 또는 그 이상 혈당점검을 해야만 하는데 치료가 조정되었을 때 더욱 자주해야 한다. 제2형 당뇨병 환자의 경우 자가혈당점검의 빈도수는 환자 자신의 선택이지만 자가혈당점검은 당뇨병을 관리하는 데 있어 상당히 유용하다.

3. 장기적 혈당관리

당화혈색소(HbA1c) 농도를 측정한다. 정상인 경우 6~7.5%이나, 당뇨병의 경우 11% 이상으로 증가한다.

당화혈색소는 혈당처럼 쉽게 변화되지 않아 장기간에 걸친 혈당변화를 알 수 있다. 혈당이 정상적으로 된 후에도 5~6주 정도 지나야 당화혈색소 농도가 정상으로 된다.

4. 장기 합병증의 관리

당뇨병을 가진 사람들은 합병증을 예방하기 위해 정기적으로 검사를 한다. 혈압을 자주 측정하고 지질검사는 일 년에 한 번 정도씩 하고 요 단백의 정기검사를 통해 미세 알부민뇨의 여부를 알아보고 신장장해가 있는지를 조사해야 한다. 망막증, 신장장해 예방과 족부관리도 해야 한다.

5. 케톤 테스트

케톤 테스트는 제1형 당뇨나 임신성 당뇨를 가진 환자들에게 유용하다.

9. 체중관리

제1형 당뇨병은 마른 사람들에게 많은 데 비해 제2형 당뇨를 가진 사람들은 대부분 과체중이거나 비만이다. 체중과 성장 패턴은 일반적으로 에너지 섭취량이 적절한지에 대한 평가기준이 된다.

1. 제1형 당뇨병과 체중

일반적으로 제1형 당뇨 환자들은 일반인들보다 과체중 비율이 낮은 편이다. 그러나 철저한 인슐린 치료 중 과도한 체중 증가가 발생하기도 한다. 체중 증가의 원인은 분명한 것은 아니지만 식욕을 증가시키거나 대사율을 저하시키는 인슐린 치료 때문일 수도 있다. 성장기 아이들은 정상적인 성장과 발달을 위해 충분한 에너지를 섭취하는 것이 매우 중요하다.

2. 제2형 당뇨병과 체중

과도한 체지방은 인슐린 저항성을 악화시키기 때문에 체중감량은 과체중이거나 비만인 사람들에게 필요하다. 적당한 체중 감량은(10~20파운드, 4~8kg) 혈당조절, 혈중지질 수준과 혈압을 개선하는 데 도움을 줄 수 있다.

당뇨관리과정에서 체중감량은 인슐린 분비가 감소하기 전에 하는 것이 좋다. 제2형 당뇨를 가진 환자 모두가 과체중이거나 비만이지는 않다. 노년층과 제2형 당뇨환자들은 간혹 저체중이 있고 체중을 늘려야 하는 사람도 있다.

의료적 영양치료는 당뇨개선에 매우 도움을 준다. 적절한 음식물의 선택은 혈당수준을 개선하고 당뇨합병증의 진전을 더디게 할 수 있다. 영양관리계획은 개인의 선택과 생활양식 습관을 바르게 해주는 것이다.

음식물의 섭취조절은 성장, 체중관리, 노화 그리고 합병증을 예방하는 데 필요하다. 영양사는 당뇨환자들에게 제공된 의학 영양 치료를 계획하고 이행하는 데 가장 적합한 관리자이다.

10. 의료적 영양치료 : 영양소

1. 총 탄수화물 섭취

섭취된 탄수화물의 양은 식후 혈당에 가장 큰 영향을 끼친다. 탄수화물 권장량은 대사 요구량(즉, 당뇨병의 형태, 또는 포도당 내성의 정도)에 달려 있다. 탄수화물 섭취는 식사 사이의 혈당치에 변동을 줄이기 위해 식사와 간식을 일관되게 계획해야 한다. 케톤증 예방을 위해 하루 130g 이하로 탄수화물 섭취를 제한하는 저탄수화물 식이는 추천하지 않는다.

당뇨병 식이요법의 기본원칙은 열량섭취필요량을 결정하고 영양소의 균형있는 분배와 공급을 하여 식사시간과 간격을 적절히 분배해야 한다. 식품교환표를 이용하여 배분한다.

2. 탄수화물 급원

탄수화물 식품은 혈당치에 다양한 영향을 끼친다. 예를 들어 흰쌀 1인분을 소비하는 것은 보리 1인분을 섭취하는 것보다 혈당상승을 빠르게 한다.

식품이 혈당에 미치는 효과는 식품에 함유되어 있는 식이섬유소, 조리방법, 식사에 포함된 다른 식품과 개인적 내성에 의해 영향을 받는다.

식품섭취 후 혈당의 상승 정도를 비교하는 지표인 혈당지수(GI)는 음식을 선택할 때 사람들의 혈당조절 개선에 도움을 준다. 그러나 저혈당지수 식이요법이 당뇨를 가진 대부분의 사람들이 개선되는 결과를 얻기에는 불충분하기 때문에 당뇨를 치료할 때 우선적으로 고려해야 할 사항은 아니다. 혈당을 서서히 상승시키는 전곡류, 고식이섬유소 식품은 당뇨환자들에게 많이 권장한다.

3. 섬유질

당뇨병인 사람들의 섬유소 권장량은 일반적인 사람들의 권장량과 비슷하다.

식단에 콩류, 전곡류, 과일, 야채와 같이 섬유질이 풍부하게 포함된 식품을 넣기를 권장한다.

4. 설 탕

당뇨병을 가진 사람들이 설탕과 설탕이 함유된 식품을 무조건 피할 필요는 없다. 설탕은 포도당과 과당으로 이루어져 있어 설탕의 적당한 소비는 혈당조절에 불리한 영향을 끼치지 않는다. 당뇨를 가진 사람들을 위한 설탕 권장량은 설탕이 첨가된 음료와 음식을 최소화할 것을 제안하는 정상인의 권장량과 비슷하다.

그러나 설탕과 단 음식은 하루 탄수화물 허용량을 고려해서 섭취해야 한다. 비록 과당이 혈당상승 효과가 적다 하더라도 과도한 과당섭취는 혈중 지질 농도를 상승시키므로 권하지 않는다. 당 알코올은 포도당, 과당, 또는 자당(솔비톨과 만니톨과 같은)보다 혈당 강하 효과가 있지만 장기간 혈당 조절을 하기는 어렵다. 인공감미료(아스파탐)는 안전하게 사용될 수 있다.

5. 식이지방

당뇨환자들은 심혈관 질환의 발병 위험이 높다. 포화지방의 섭취는 총 칼로리의 7% 이하로 제한하고, 트랜스지방의 섭취는 최소화하며, 콜레스테롤의 섭취는 하루 200mg 이하로 제한한다.

6. 단백질

당뇨환자들의 단백질 권장량은 총 칼로리의 15~20%이다. 당뇨병의 경우 체단백질의 이화작용으로 근육량이 감소하고 면역이 저하되므로 질적으로 우수한 단백질 식이를 권장하고 있다. 그러나 연구에 의하면 과도한 단백질 식사는 오히려 신장기능에 장애를 줄 수도 있음을 경고하고 있다.

7. 알코올

알코올은 여성은 하루에 1번, 남성은 2번 마시는 것은 허용한다.

그러나 알코올은 고혈당증의 원인이 되며 과도한 알코올 섭취는 고혈당증을 악화시킨다. 임산부와 췌장염, 신경장애, 중성지방이 높거나 알코올을 남용하는 습관을 가진 사람들은 알코올 섭취를 피해야 한다.

8. 미량영양소

당뇨병인 사람들의 미량영양소 권장량은 보통사람과 같다. 비타민과 무기질의 보충은 나이 많은 임산부나 수유부, 엄격한 채식주의자 그리고 칼로리 제한 식단을 사용하는 사람들과 같이 영양결핍이 발생하지 않는 한 권장하지 않는다. 제2형 당뇨인들에게 크롬의 보충은 혈당조절을 개선할 수 있다고 연구에서 제안하고 있으나, 그 결과는 일관되지 못해 권장하지 않는다.

11. 영양관리 : 혈당지수와 식사계획

1. 혈당지수(GI, Glycemic Index)

음식물 섭취 후에 혈당을 어느 정도 상승시키는가를 측정하여 포도당액을 섭취했을 때 혈당을 상승시키는 수치를 100으로 하였을 때와 비교한 값이다. 당뇨관리에서 총 탄수화물량은 섭취된 탄수화물의 형태보다 더 중요하며 임상연구는 저혈당식품을 섭취하는 것이 혈당치에 최소한의 영향을 준다고 제안하고 있다. 그러므로 혈당지수는 당뇨 전문가들이 당뇨관리를 위해 권장하고 있다.

2. 혈당지수 값과 당 부하지수

혈당지수는 식품에 함유되어 있는 탄수화물이 얼마나 빠르게 소화되고 흡수되느냐를 의미한다.

순수한 포도당의 혈당지수를 100이라 하였을 때 섭취한 식품의 혈당 상승 정도와 인슐린 반응을 유도하는 정도를 비교하여 수치로 표시한 지수이다.

그림 5-4는 저혈당지수와 고혈당지수에 혈당 반응성의 차이점을 설명하고 있다. 혈당 곡선은 GI 수치가 높은 식사를 하면 식사 후에 혈당이 정상적인 혈당수치보다 급상승하며 GI 수치가 낮은 식사는 혈당을 천천히 상승시키는 것을 보여준다.

표 5-3은 각 식품군에 따른 다양한 탄수화물을 함유하는 식품의 혈당지수이다. 또한 섭취한 탄수화물의 양은 혈당의 반응성에 영향을 주기 때문에 식품의 혈당지수는 섭취한 양에 따라 평가된다. 식품의 총 혈당효과는 섭취량으로부터 얻어진 탄수화물의 양과 혈당지수 결과를 당 부하지수(GL, Glycemic load)로 표현한다.

당부하지수(GL)의 중요성은 호박에 대한 혈당지수를 고려하여 설명할 수 있다. 호박은 혈당지수가 75로 높기는 하지만, 호박 80g 중 탄수화물은 단지 4g 뿐이라서 상대적으로 당부하지수는 3으로 낮다. 당부하지수는 식품의 혈당지수를 고려해야 하기 때문에 일반적으로 혈당지수와 당부하지수 둘 다 중요하다고 볼 수 있다.

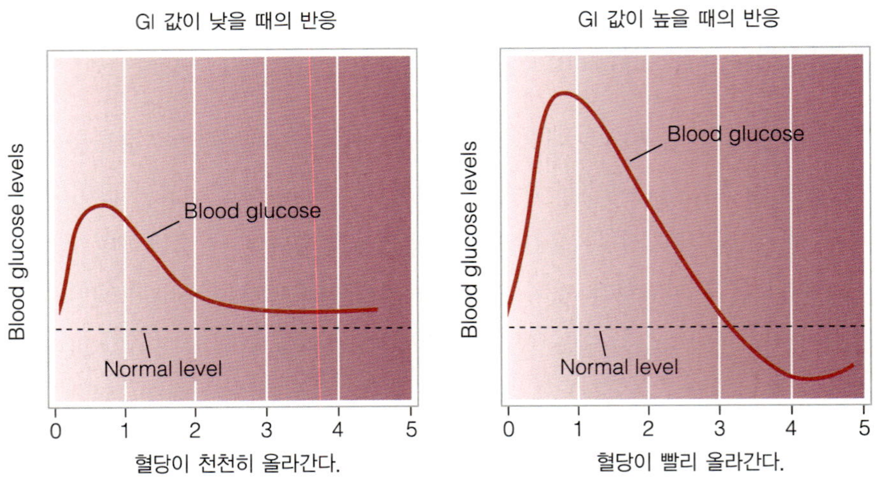

그림 5-4 식품의 GI 수치 비교

천천히 소화되는 음식들은 GI 값이 낮다. 이 음식들은 혈당을 GI 값이 높은 음식보다 천천히 올린다.

표 5-3 식품들의 혈당지수와 부하지수

Value	GI	GL
High	≥70	≥20
Medium	56~69	11~19
Low	≤55	≤10

식 품 명(Item)	1회 분량 중 탄수화물 양(g)	혈당 지수[a]	당부하 지수[b]
빵과 파스타			
강화 흰빵(30g)	14	73	10
전곡빵(30g)	13	71	9
오트밀 빵 오트밀(30g)	18	47	9
스파게티 10~15 삶은 것(180g)	48	44	21
Cereal grains			
흰쌀(150g)	36	64	23
브라운 쌀(150g)	33	55	18
밀을 반쯤 삶아서 말렸다가 빻은 것(150g)	26	48	12
유제품			
전유(250g)	12	27	3
아이스크림(50g)	13	61	8
콩류			
병아리콩(150g)	30	28	8
강낭콩(150g)	25	28	7
채소류			
당근(80g)	6	47	3
적갈색의 구운 감자(150g)	30	85	26
고구마(150g)	28	61	17
호박(80g)	4	75	3
과일			
사과(120g)	15	38	6
바나나(120g)	24	52	12
오렌지(120g)	11	42	5
설탕류			
과당(10g)	10	19	2
꿀(25g)	18	55	10
설탕(10g)	10	62	7

a Reference food : glucose = 100

b Glycemic load = glycemic index × available carbohydrate(g) ÷ 100

자료 출처 : K. Foster-Powell and coauthors, International table of index and glycemic load values: 2002, *Amercan Journal of Clinical Nutrition 76* (200): 5-56.

3. 혈당지수에 영향을 미치는 요소

과일과 콩류는 혈당지수가 낮은 데 비해 빵과 감자 같은 곡류 식품은 혈당지수가 높다. 식품의 혈당지수에 영향을 주는 요소는 다음과 같다.

1) 전분구조

전분은 포도당 분자의 일직선 사슬이나 가지형 사슬의 형태로 식품에 존재한다. 가지형태의 사슬이 당을 빨리 분해하는 경향이 있는 데 반하여 선형의 사슬은 소화에 저항력이 있다. 그래서 가지형 사슬의 전분이 주로 포함된 식품은 혈당을 더 빨리 높이는 경향이 있고 혈당지수도 높다. 식품 중 전분의 차이 때문에 실질적으로 같은 식품군에서도 혈당지수가 서로 다를 수 있다.

2) 섬유소 함유량

식이섬유소 중 수용성 섬유소는 유미즙의 점도를 높여 위 속과 장 윗부분의 음식물의 흐름을 느리게 하고, 효소가 음식물을 소화시키는 것을 좀 더 어렵게 만든다. 따라서 콩류, 과일류, 그리고 야채류와 같이 용해되기 쉬운 섬유질을 함유한 음식물은 저혈당지수를 지니는 경향이 있다.

3) 지방과 단백질

음식물 속의 지방은 위가 비우는 속도를 느리게 하는 경향이 있어서 소화·흡수율이 낮다. 따라서 지방은 음식의 혈당지수 수치를 낮게 만든다. 음식물의 단백질 역시 혈당지수에 영향을 미칠 수 있는데, 이는 단백질이 혈액 속의 포도당을 소비하는 비율을 높이는 인슐린의 분비를 촉진시키기 때문이다.

4) 음식 조리과정

음식을 조리하는 방식은 전분, 단백질과 섬유질 사이의 상호작용에 영향을 끼치고 최종 혈당지수에 영향을 준다. 예를 들면, 파스타와 빵은 밀가루로 만드는데 파스타에 있는 전분 알갱이는 전분의 소화를 방해하는 단단한 단백질 외벽으로 둘러싸여 있기 때문에 파스타는 혈당지수가 낮다. 파스타를 오랜 시간 조리하게 되면 전분의 구조가 깨져 혈당지수가 올라간다.

5) 혼합된 음식물의 식사

음식물을 한 가지만 섭취하지 않기 때문에 개별 음식물의 혈당지수보다 식사에서 섭취되는 음식물의 조합이 더욱 중요하다. 예를 들어 치즈샌드위치의 경우 빵의 높은 혈당지수는 치즈에 함유된 지방과 단백질에 의해 낮아진다.

6) 개인별 포도당의 내성

인슐린에 대한 세포의 반응은 변한다. 개개인의 차이는 음식물에 대한 혈당 반응에 영향을 미친다. 당뇨가 있거나 당뇨병전증을 가진 사람들은 탄수화물 음식을 섭취하게 되면 건강한 사람들에 비해 혈당 수치가 빠르게 올라간다.

7) 저혈당지수 음식섭취의 영향

만약 저혈당지수 음식이 고섬유소 식품이라면 바람직하다. 하지만 모든 저혈당지수 음식이 이러한 조건을 충족시키는 것은 아니다. 케이크, 쿠키 등은 지방을 많이 함유하고 있기 때문에 낮은 혈당지수를 가지고 있음을 알아야 한다. 따라서 음식물의 혈당지수는 다른 조건들이 고려되어야 한다. 혈당지수는 음식 중에서 가장 건강에 좋은 식품을 선택하는 데 유용한 도구가 될 수 있다.

예를 들면, 저혈당지수의 씨리얼은 섬유질을 많이 함유하고 있으며, 설탕이 적게 첨가되어 있는 데 반해, 높은 혈당지수의 씨리얼은 정제된 밀가루를 함유하고 심각할 정도로 많은 양의 설탕이 첨가되어 있는 경향이다. 즉, 혈당지수가 낮은 음식은 가공이 덜 되어 건강에 좋은 음식일 수 있다는 것이다.

8) 고혈당지수 음식의 섭취의 영향

어떤 환자는 빵과 감자 같은 전분음식들은 고혈당지수의 음식이기 때문에 피해야 한다. 그러나 이러한 음식들을 단독으로 섭취하는 경우는 드물어서 다른 음식과 함께 섭취하게 되면 혈당지수는 낮아진다. 예를 들면 빵은 일반적으로 70 이상의 혈당지수를 나타내지만 치즈 혹은 땅콩버터와 함께 먹게 되면 혈당지수는 각각 55와 59까지 낮아진다.

높은 혈당지수를 지닌 음식물들을 피하는 것의 또 다른 문제점은 혈당지수의 수치가 상당히 다양하다는 것이다. 예를 들면, 흰 감자의 혈당지수는 24에서 101을 나타내는데 많은 음식물들이 50의 지수를 지닌다.

9) GI 식사의 의미

저혈당지수 음식물 섭취의 장점들은 여전히 연구 중에 있다. 당뇨병, 심장질환, 비만, 그리고 다른 의학적 질환들을 치료하고 예방하는 데 있어 이러한 음식물들의 효능이 밝혀지기 위해서는 더 많은 연구가 이루어져야 한다.

오늘날 많은 영양학자들은 덜 가공된 곡물, 콩, 야채, 과일과 같은 채식을 기반으로 한 음식물을 섭취할 것을 주장한다. 이러한 식사는 풍부한 섬유소를 함유하고 있으며 지방과 당의 함량은 적고 저혈당지수이거나 중간정도의 혈당지수 수준이다. 음식물의 혈당지수에 대한 연구가 전반적인 건강과 질병의 위험에 얼마나 큰 도움이 될지는 더욱 지켜봐야 할 것이다.

12. 당뇨환자가 주의해야 할 식생활

(1) 식사는 규칙적으로 정해진 시간에 한다. 정해진 양을 정확히 계량하여 먹고 일정한 시간에 일정량의 운동을 하여 표준체중을 유지하도록 한다.
(2) 음식은 되도록 자극성 없이 싱겁게 먹는다. 소금의 섭취는 합병증인 동맥경화증을 진행시킬 수 있으므로 1일 10g 이하로 섭취한다.
(3) 인슐린 주사를 맞을 경우 취침 전 밤참을 꼭 먹도록 한다. 취침 2시간 전에 먹는 것이 좋으며, 잣죽과 같은 간단한 것으로 준비하고, 우유, 과일, 채소 등을 적절하게 선택하여 먹도록 한다.
(4) 포화지방산이 많이 함유된 식품은 혈중 콜레스테롤 함량을 높이며 불포화지방산은 혈중 콜레스테롤을 낮추는 효과가 있으므로 식물성 기름을 섭취하도록 한다.
(5) 공복감을 해소하기 위하여 천천히 잘 씹어서 먹도록 한다.
(6) 정신적으로 안정을 취하고 스트레스를 덜 받는 생활을 한다.
(7) 설탕 섭취를 줄이기 위해 감미료로서 칼로리는 거의 없으며 단맛을 내는 아스파탐계 감미료 등을 사용한다. 외식 시 설탕을 많이 사용한 음식, 튀김 음식, 중국 음식은 피한다.
(8) 알코올 음료는 칼로리만 있으므로 피하는 것이 좋다.

13. 인슐린 치료

인슐린 치료는 경구약물, 식사와 운동으로 혈당유지가 안 되는 제2형 당뇨병과 제1형 당뇨병 환자들에게 필요하다. 췌장은 대체로 식사 사이와 밤에 적은 양의 인슐린을 분비하고(Basal insulin), 식사를 섭취할 때 가장 많은 양의 인슐린을 분비한다. 그러므로 이상적인 인슐린 치료는 췌장에서 분비되는 간격으로 하는 것이 바람직하다.

1. 인슐린의 종류

인슐린은 작용시간에 따라 즉효성(Lispro and Aspart), 속효성(Regular), 중간형(Lente and NPH), 지속형(Glargine and Ultralente)이 있다. 인슐린은 운동의 시작, 활동 최고점의 시기, 효과의 지속 정도에 따라 다르다.

속효성 인슐린은 빠른 작용시간과 짧은 지속시간을 특징으로 한다. 식전에 주사하여 식후 혈당의 상승을 교정할 수 있다. 즉각적인 혈당강하를 처치할 때 사용한다. 중간형 인슐린은 속효형과 지속형의 중간 정도의 지속시간을 갖고 있으며, 속효형 인슐린에 비해 서서히 작용하므로 오전에 맞을 경우 오후에 최고에 달한다. 1일 1회 또는 2회 처방한다.

혼합형 인슐린은 중간형과 속효형 인슐린이 일정한 비율(70:30)로 섞여 있으며, 가장 많이 사용한다. 1회 주사로 2회의 최고작용 시간을 갖는다.

2. 제1형 당뇨병의 인슐린 요법

제1형 당뇨병은 중간형 인슐린의 복합적인 주사 또는 인슐린 펌프 사용을 포함하는 강화인슐린 요법으로 가장 많이 관리한다. 초속효성 인슐린은 식사 전에 주입한다. 하루 3번 또는 그 이상의 주사는 혈당조절에 좋다.

인슐린을 투여하는 사람은 각 식사 전에 주입하는 인슐린의 양을 정확하게 결정하는 것을 배워야만 한다. 인슐린양은 식사에 포함된 탄수화물, 식전 혈당치, 그리고 개인의 체중과 인슐린 반응성에 따라 다르다.

인슐린 반응성을 결정하기 위해서 식품섭취, 인슐린 복용량과 혈당수준을 자세히 기록해 식사 시간에 적당한 탄수화물에 따른 인슐린 비율을 결정한다.

표 5-4 인슐린 요법의 종류

인슐린 형태	제품	작용시간	최대효과	지속
즉효성	Lispro Aspart	15분	30분~2시간	3~5시간
속효성	Regular	30분	2~4시간	5~8시간
중간형	Lente NPH	1~3시간	5~10시간	18~24시간
지속형	Glargine Ultralente	2~4시간 4~6시간	꾸준한 효과 8~12시간	24hr 30시간 이상
혼합형	NPH/regular(70:30) NPH/regular(50:50)	다양함 섞는 방식에 달려 있다.	다양함	다양함

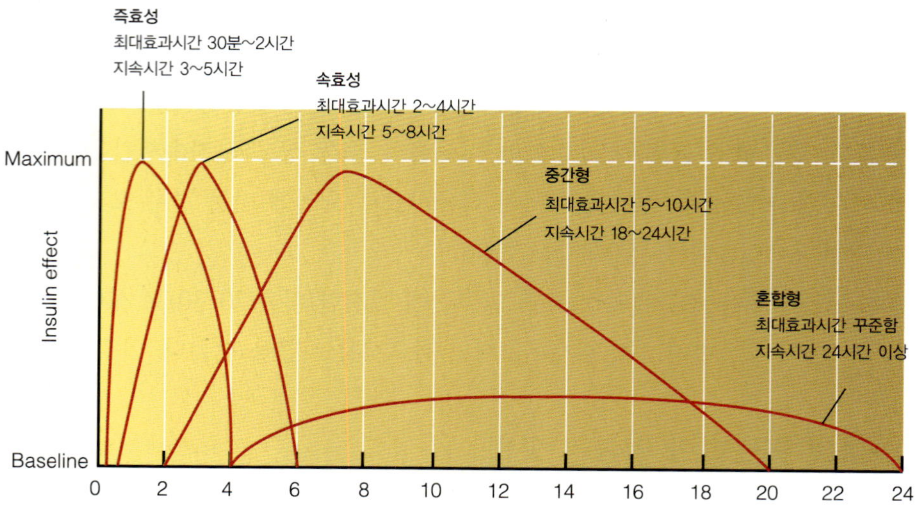

그림 5-5 인슐린 요법의 종류 및 효과

3. 제2형 당뇨병의 인슐린 요법

제2형 당뇨병으로 진단받은 사람들의 30%가 인슐린 치료를 받고 있다. 제2형 당뇨병 관리는 식사요법, 운동과 경구 혈당강하제가 수반되지만 장기적인 혈당관리는 쉽지 않아 인슐린 치료를 필요로 한다.

외부에서 지속적으로 인슐린 펌프가 피부를 통해 인슐린을 주입한다. 대부분 하루에 1번 또는 2번의 주사를 필요로 한다. 저녁식사 또는 취침 전에 초속효성과 중간형 인슐린의 혼합형을 사용한다. 중간형, 또는 지속형 인슐린의 단독 주사는 취침시간에 필요로 한다. 투약과 시간조절은 자가혈당 측정 결과에 따라 조절한다.

4. 인슐린 치료와 저혈당증

저혈당증은 경구 혈당강하제 사용의 결과일 수도 있지만 인슐린 관리의 가장 흔한 합병증이다. 저혈당증은 비정상적으로 혈당이 낮아지는 것으로 일반적으로 혈당이 50mg/dL 이하일 때 나타난다.

저혈당증의 원인으로는 인슐린 투여량이 너무 많은 경우, 식사량이 너무 적거나 굶은 경우, 구토나 설사가 있는 경우, 평소보다 운동이나 활동이 많은 경우, 술을 마신 경우이다. 저혈당의 증세로는 불안, 공복감, 어지러움, 식은땀, 두통 등이 나타나고 오래 지속되면 의식장애와 경련이 일어난다.

가벼운 저혈당 증세는 단순당을 15g 정도 경구로 섭취하면 15~30분 이내에 혈당을 상승시킬 수 있다. 저혈당 증세에 대비하기 위해 인슐린을 주사하는 당뇨병 환자는 사탕 같은 단것을 항상 휴대해야 한다. 이러한 처치 후에도 증세가 회복되지 않으면 위의 양을 다시 섭취하거나, 다음 식사까지의 시간이 많이 남아있는 경우, 복합당질과 단백질로 100~150kcal 정도를 추가로 섭취한다.

Reference

당질-인슐린 비율

당질의 양이 인슐린 unit을 조절한다. 평균적으로 매 15g의 당질은 즉효성, 속효성 인슐린을 투여하는 것을 1unit 이라 하며 당질 15g이 필요하다.

당뇨병 환자는 적절한 치료를 빨리 받지 못하면 혼수상태에 빠지는 일이 있고 심각한 결과가 일어나기도 하므로, 당뇨병이 있는 사람들은 자신이 당뇨병 환자임을 알리는 표식을 항상 가지고 있어야 한다.

어린이들에게도 가끔 필요에 의해 인슐린을 투여한다.

5. 공복 시 고혈당증

인슐린 치료 시 공복에 고혈당 증상이 발생할 수 있다. 보통은 부족한 인슐린이 원인이 되어 밤에 인슐린 활성이 떨어져 고혈당이 발생한다. 또한 Dawn phenomenon이라 하여 인슐린 활성을 방해하는 성장 호르몬의 이른 아침의 분비로 혈당치가 아침에 증가될 때에 일어날 수 있다.

자주 발생하는 것은 아니지만 밤에 포도당 생성을 자극하는 호르몬 반응을 일으켜 고혈당이 발생할 수 있는데 이를 반동현상(Rebound hyperglycemia)이라 한다. 이러한 고혈당증은 약물조정으로 치료하거나 저녁에 인슐린 사용으로 회복될 수 있다.

6. 당뇨병성 혼수

인슐린 의존형 당뇨병 환자가 여행 등으로 인슐린을 사용하지 못하고 처방된 식사내용을 지키지 못하면 케톤산혈증이 생길 수 있으며 혼수상태에 이르게 된다. 이는 지방대사 이상으로 혈중에 케톤체가 증가하여 두통과 갈증이 심하며 복통, 구토, 호흡곤란 등의 증세가 나타나며 호흡에서 아세톤 냄새가 난다. 위험하므로 신속하게 인슐린 처치를 하고 탈수상태 회복을 위해 수분과 전해질을 정맥주사로 공급한다.

7. 경구혈당강하제

제2형 당뇨병의 치료는 종종 경구약물의 사용을 필요로 한다. 이러한 약제들은 4가지 활성형태로 고혈당을 강하시킨다. 인슐린 분비를 향상시키고, 간에서 포도당 생성을 줄이며, 조직의 포도당 사용을 향상시키거나 탄수화물 흡수를 늦추는 것이다.

치료는 하나의 약제(Monotherapy)나 또는 몇 가지를 혼합해서(Combination therapy) 사용한다. 혼합치료는 더 빠르게 좋은 결과를 얻게 하고 Monotherapy 보다 혈당을 유지하기가 좋아진다. 경구혈당강하제는 제2형 당뇨병 환자가 식이조절과 운동으로 꾸준히 당 조절을 해도 고혈당이 되는 경우 사용한다.

1) 설포닐요소제(Sulfonyl urea)

증세가 가벼운 환자들은 혈당이 정상으로 되지만, 혈당이 높은 환자들은 개선은 되나 정상범위까지 도달하지 못한다. 설포닐요소제는 췌장 베타세포로부터 인슐린의 분비를 자극하며 표적 장기에서 인슐린 수용체의 수를 증가시키고 인슐린이 세포 내로 포도당을 넣어주는 능력을 개선시켜 준다. 인슐린의 농도를 높이므로 저혈당 증세를 보이거나 체중을 증가시키기도 한다.

2) 바이구아니드제(Biguanides)

간에서 포도당의 생성을 억제하고 인슐린의 저항성을 낮추어 인슐린 감수성을 증가시킨다. 혈청 중성지방과 콜레스테롤을 감소시키고 HDL을 증가시키는 효과도 있다. 바이구아니드제는 인슐린 분비를 자극하지 않아서 저혈당 증세를 유발시키지는 않으며 Metformin이 있다.

3) 당질 분해효소 억제제(α-glycosidase inhibitors)

복합당질과 당질의 소화율을 낮추며 장에서 포도당의 흡수를 지연 또는 억제시켜 혈당상승을 막아주는 것으로 1일 3회 복용하며 설포닐요소제와 Metformin과 섞어 쓰기도 한다. Acarbose와 Miglitol이 사용된다.

4) Thiazolidine 제제

인슐린의 감도를 증가시키는 작용이 있으며, Pioglitazone와 Rosiglitazone 등이 있다.

표 5-5 경구혈당강하제의 종류와 작용

작용	종류	제품
췌장에서 인슐린 분비 자극	sulfonyl ureas Meglitinides	Chlorpropamide Tolbutamide Glyburide Glipizide Repaglinide Nateglinide
간에서 당생성 억제, 인슐린 민감성 증가	Biguanides Thiazolidinediones Rosiglitazones	Metformin Pioglitazone
당흡수 지연시킴	α-glucosidase 억제제들	Acarbose Miglitol

표 5-6 경구혈당강하제가 영양관련 대사에 미치는 영향

종류	소화기계	식이와 상호작용	대사
설포닐요소제 (Sulfonyl ureas)	구토, 경련, 설사	• 알코올은 홍조, 두근거림, 목의 통증, 호흡단출, 심계항진, 발한의 원인이 되므로 피한다. • 인삼, 마늘, 호로파(콩과 식물이며, 씨는 약용 및 향신료), 고수(미나리과의 식물), 샐러리의 섭취는 저혈당 위험을 증가시킬 수 있으므로 피한다.	저혈당, 체중증가, 피부 알레르기 반응
비이구아니드제 (Metformin)	복부통증, 구토, 가스 경련, 설사, 식욕부진	–	무증상의 비타민 B_{12} 결핍증
Thiazolidinediones	–	–	체중증가, 체액보유 부종, 빈혈
α-glucosidase inhibitors	복부통증, 구역, 가스 경련, 설사	–	간효소 수치 증가 고빌리루빈혈증

Chapter

6. 심혈관계 질환

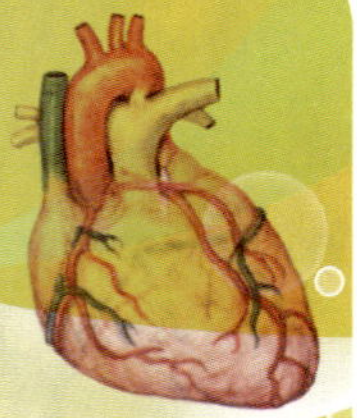

심혈관 질환(Cardiovascular disease, CVD)은 심장과 혈관의 질병을 말하는데, 관상동맥질환은 심근에 혈액을 공급하는 관상동맥의 죽상동맥경화증이 원인이다. 죽상동맥경화증으로 인해 관상동맥의 혈류가 제한되어 산소와 영양소가 부족해지면 심장조직을 파괴하고 심근경색(심장마비)의 원인이 될 수 있고, 뇌조직으로의 혈액공급이 차단될 때는 뇌졸중이 발생하여 결국 신체장애나 사망을 초래할 수도 있다.

우리나라 전체 심혈관계 질환의 유병률은 증가하고 있으며, 방생률은 질병의 종류에 따라서 다른 경향을 보일 것으로 추정된다. 1998년에 시작된 국민건강영양조사 자료에 따르면 30세 이상 성인 인구의 뇌졸중 유병률은 전후로 보고되고 있으며, 관상동맥 질환 유병률은 1998년에는 1% 미만이었으나, 2010년에는 2.5% 수준으로 빠르게 증가하고 있다.

심혈관계 질환은 유전적인 요소와 환경적인 요인에 의해 복합적으로 발생한다. 유전적인 요인은 바꿀 수 없으나 환경적인 요인 중 순환기계 질환 발생에 영향을 미치는 잘못된 식생활은 올바른 영양관리로 예방할 수 있다.

1. 동맥경화증

동맥경화증(Atherosclerosis)은 동맥벽이 지방침전물, 평활근, 섬유성 결합조직으로 구성된 플라크 축적으로 점차적으로 두꺼워져 동맥내벽이 손상된 상태를 말한다. 초기에는 동맥이 갈라지거나 구부러진 부위에서 진행되는데, 이 부위에서 혈류가 방해를 받기 때문이다. 동맥이 손상되는 기전은 먼저 면역세포인 단핵구가 LDL 콜레스테롤을 탐식하여 포말세포(Foam cells)가 된다.

지방이 동맥벽을 따라 축적되며, 이 지방침전물을 지방반(Fatty streaks)이라고 한다. 플라크는 결합조직, 평활근세포, 잉여지질이 축적되면서 두꺼워지고 딱딱해진다.

동맥경화증이 악화되면, 동맥 내강이 좁아지고 혈류를 방해하며 플라크는 쉽게 파열되어 동맥 안에서 혈전을 촉진한다. 혈전이 시간이 지나면서 커지고 혈류를 차단하며 순환계를 돌다가 좁아진 동맥에 걸리면서 그 주위 조직으로의 혈류 흐름을 막아버린 상태를 색전증이라고 한다. 허혈은 동맥에 의해 공급되는 조직 안쪽에 산소와 혈액이 부족한 상태이다.

동맥경화증은 신체의 거의 모든 기관이나 조직에 영향을 줄 수 있어 신체장애나 사망의 주요 원인이 된다. 관상동맥에서의 혈류 차단은 가슴과 주위에 통증이나 불쾌감을 주는 협심증(Angina pectoris) 혹은 심장마비를 초래할 수 있다. 뇌졸중은 뇌로의 혈류 손상이며, 다리 쪽으로 혈액순환이 충분하지 못하면 피로를 느끼고 보행 시 통증을 유발할 수 있다. 신장에 혈액을 공급하는 동맥의 차단은 신장병이나 급성 신부전을 발생시킨다.

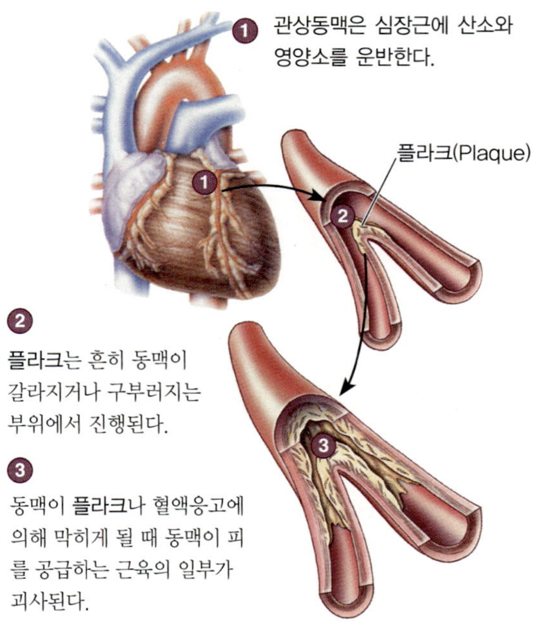

그림 6-1 죽상동맥경화증에서 플라크 형성

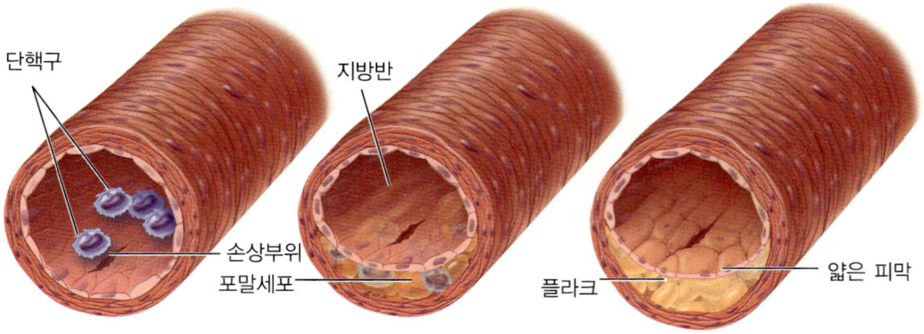

식세포 백혈구의 일종인 단핵구가 혈류에서 순환하고 동맥벽의 손상에 반응한다.

단핵구가 혈관세포 아래로 미끄러지듯 들어가 LDL 콜레스테롤을 탐식하여 포말세포가 된다. 지방반이란 동맥벽에 생성된 포말세포의 얇은 층을 의미한다.

지방반은 잉여 지방, 평활근 세포, 결합조직과 세포 찌꺼기가 축적되면 두꺼워지고 플라크를 형성한다. 동맥은 플라크를 수용해서 확장된다. 이렇게 되면 큰 지방핵을 가진 얇은 섬유성 피막을 함유한 플라크가 생성되고 이 플라크는 쉽게 파열되고 혈전증이 생기게 된다.

그림 6-2 플라크 진행 단계

1. 원 인

동맥경화증은 아동기나 청소년기에 시작되기도 하며, 플라크 파열이나 혈액응고를 유발하는 요인들에 의해 악화된다.

1) 감 염

플라크 형성은 동맥벽의 상처에 대한 염증반응이다. 인체의 면역체계는 직접적으로 플라크 생성에 관여한다. 염증 반응 동안 분비되는 위급기 단백질인 C-반응성 단백질은 심장병 위험 증가와 연관이 있다. 신체 내의 지속적인 감염은 플라크 형성에 기여할 수도 있다.

2) 고혈압

고혈압은 동맥조직에 대한 혈류의 스트레스를 가중시킨다.

3) 흡 연

흡연은 동맥세포의 정상기능을 손상시키고 혈관 수축을 유발한다. 또한 산화스트레스를 증가시키고 혈액응고를 촉진한다.

4) 이상지질혈증

LDL과 VLDL이 높으면 동맥경화증을 촉진시킨다. LDL과 VLDL의 산화는 백혈구와 혈관 세포에 의한 유리기 생성 혹은 여러 가지 효소반응 결과로 생긴다. HDL은 LDL의 산화를 방지하므로 HDL 농도가 낮으면 동맥경화 발생의 원인이 될 수 있다.

표 6-1 관상동맥질환 위험 평가

	정상군	위험군	고위험군
총 콜레스테롤(mg/dL)	<200	200~239	≥240
LDL 콜레스테롤(mg/dL)	<130	130~159	160~189
HDL 콜레스테롤(mg/dL)	≥60	59~40	<40
중성지방(mg/dL)	<150	150~199	200~499
체질량 지수(BMI)	18.5~22.9	23~29.9	≥30
혈압(수축기/이완기 혈압)	<120/<80	120~139/80~89	≥140/≥90

5) 당뇨병

당뇨는 동맥경화를 촉진한다. 만성적인 고혈당은 혈관세포를 직접적으로 손상시키는 화학물질을 생성한다.

6) 연 령

나이가 들면서 동맥세포는 퇴화한다. 45세 이상의 남자, 55세 이상의 여자일 때 발병 가능성이 높아진다. 폐경 전 여성은 동맥 기능에 대한 에스트로겐의 보호효과 때문에 동맥경화증 위험이 적다. 폐경기 이후 경구 에스트로겐은 동맥경화증 발현에 좋은 점도 있고 나쁜 점도 있다. 혈액 지질 수준을 개선할 수 있으나 혈액 응고 활성을 증가시킬 수도 있기 때문이다.

동맥벽 손상과 산화스트레스를 증가시킬 수 있는 호모시스테인 수준은 가령에 따라 높아지는데 일반적으로 남자가 더 높다. 혈중 비타민 B_6, 비타민 B_{12}, 엽산의 농도가 낮으면 호모시스테인 농도는 증가한다.

2. 영양관리

1) 단백질의 섭취

동맥경화를 예방하기 위해 육류나 달걀 등의 단백질 식품을 기피하고 밥이나 국수 등 당질식품에 편중하는 식생활을 계속하게 되면 혈중 알부민이 감소한다. 혈중 알부민의 감소는 혈관을 약화시켜서 같은 고혈압일지라도 정상인보다 뇌졸중에 걸리는 경우가 훨씬 많다.

단백질이 부족하고 당질이 많은 식사를 계속하면 체내의 티아민이 소모되고 심해지면 심장비대장애가 생긴다. 동물성 식품의 지방을 극도로 억제하면 공복감을 빨리 느끼고 그로 인해 단 음식이나 당분이 많은 간식을 먹게 되므로 오히려 역효과를 초래한다.

단백질은 총 에너지 섭취량의 15~20% 또는 체중 kg당 1~1.5g이 권장되며 아미노산가가 높은 어류 · 난백 · 대두 · 저지방유 등을 섭취한다.

2) 동물성 지방의 제한

동물성 식품에 많이 들어있는 포화지방산은 혈중 콜레스테롤을 증가시키고 다가불포화지방산은 혈중 콜레스테롤을 감소시키는 작용이 있으므로 불포화지방산을 충분히 섭취한다. 동맥경화와 심근경색 및 뇌경색을 예방하기 위해 EPA(Eicosapentaenoic acid)와 DHA(Docosahexaenic acid)가 많은 청어 · 정어리 · 꽁치 · 전갱이 · 연어 등의 생선류를 섭취하는 것이 바람직하다.

EPA와 DHA는 ω-3계의 불포화지방산으로 혈중 콜레스테롤을 낮추는 작용이 있다. 청어를 많이 먹는 에스키모인은 혈압이 낮으며, 심근경색과 뇌경색이 적다.

3) 콜레스테롤 제한

혈중 콜레스테롤치를 정상으로 유지하기 위해 하루 섭취량을 300mg 이하로 제한한다.

4) 당질제한

단순당의 섭취를 피하고 복합당질을 섭취한다.

Focus ON 식품 중의 콜레스테롤 함량

- 달걀노른자(17g) : 235mg
- 오징어 생것(60g) : 180mg
- 생크림 케이크(유지방 45%) : 120mg
- 게(100g) : 80mg
- 새우(60g) : 78mg
- 샐러드유 : 0mg

5) 에너지 제한

에너지 과잉섭취는 비만이 되기 쉬우며 피로와 스트레스가 겹치면 당뇨가 발생할 수 있으므로 정상 체중을 유지한다.

6) 염분 제한

짠 음식은 고혈압 발생의 위험을 높이고 고혈압은 동맥경화의 주요 위험인자이므로 제한한다.

7) 비타민 · 무기질 섭취

지질의 산화를 방지해 주는 항산화영양소인 비타민 C가 많은 과일, 채소 등을 충분히 섭취하며 요오드, 인 등도 충분히 섭취한다.

8) 식이섬유의 섭취

펙틴 · 만난 · 알긴산 등의 수용성 식이섬유는 콜레스테롤과 담즙산의 흡수를 막고, 셀룰로오스와 리그닌 등의 불용성 식이섬유도 장내 유해물질의 배설을 용이하게 하고 변비를 개선하므로 섭취하는 것이 바람직하다.

표 6-2 섬유소가 많은 식품

식 품	100g당	식 품	100g당
더덕	5.88g	비름	4.90g
쑥	6.87g	표고버섯	6.05g
씀바귀	6.60g	완두콩	9.81g
우엉	8.84g	고추	7.24g

3. 운 동

신체활동은 중성지방을 낮추고, HDL을 높이고 혈압을 낮추며 체중감소를 촉진하고, 인슐린 저항성을 개선시키며 심장근을 강화시키고, 관상동맥 크기와 감수성을 증가시킬 수 있다. 유산소 운동은 심장기능에 도움을 준다. 빨리 걷기, 달리기, 수영, 사이클링, 계단 오르기, 스키와 같은 운동이 있다.

4. 흡 연

흡연은 관상동맥질환의 주요 위험요소이다. 담배연기에 있는 화합물은 혈관세포를 손상하고, 혈액의 산소운반 능력을 감소시켜 허혈을 유발하고, 혈액응고를 촉진시키며, 심박수와 혈압을 높인다. 금연은 관상동맥질환 위험을 개선시킨다.

5. 체중관리

비만한 사람의 체중 감소는 고혈압, 이상지질혈증, 낮은 HDL-콜레스테롤 혈증과 같은 관상동맥질환 위험을 낮출 수 있다.

체중을 정상체중으로 유지하며 체중을 감소시켰으면 감소된 체중을 유지해야 한다.

6. 약물요법

LDL-콜레스테롤 저하 약물은 간에서 콜레스테롤 합성을 저하시키거나(스타틴), 소장에서 콜레스테롤과 담즙 흡수를 감소시킨다(담즙산 결합제). 고용량의 비타민 니코틴산은 혈액 중성지방을 저하시키고 HDL 수준을 높인다.

혈액응고를 억제하는 약물(항응고제와 아스피린)이나 혈압을 저하시키는 약물도 심혈관질환 발생위험을 저하시킬 수 있다. 니트로글리세린은 필요 시에 협심증을 완화시키기 위해 줄 수 있다.

표 6-3 심혈관계 치료제와 식품과의 관계

심혈관 치료제 종류	위장관 영향	식품과 상호작용	체내 대사에 미치는 영향
항응고제(와파린)	—	• 약효를 유지하기 위해서는 비타민 K섭취가 요구된다. • 비타민 E, 당귀, 한약재 단잠(Danshen), 생선기름, 마늘, 은행과 함께 복용하면 약효과가 증강되어 출혈 경향이 높아진다. • 코엔자임 Q, 인삼, 녹차를 복용하면 약효가 감소된다. • 알코올은 피한다	—
항고혈압제 베타-차단제	—	—	혈청 포타슘 수준 증가, 저혈당
칼슘 채널 차단제	오심, 변비	• 천연 감초를 함유한 허브 보충은 피한다. • 약효를 증강시킬 수 있는 자몽주스는 피한다.	—
안지오텐신 전환 효소 저해제	맛 감각 감소	• 천연 감초를 함유한 허브 보충은 피한다. • 포타슘 보충과 포타슘을 함유한 소금대용품은 피한다.	혈청 포타슘 수준 증가
이상지질혈증 치료제 스타틴(statins)	변비, 위에 가스가 참, 위장관 불쾌감	• 약효를 증강시킬 수 있는 자몽주스는 피한다.	혈청 간효소 증가
담즙산 결합제	위에 가스가 참, 설사, 변비	• 지용성 비타민의 흡수 저하 요인이 된다	전해질 불균형, 철분 결핍
니코틴산	위장관 불쾌감	• 부작용을 높일 수 있는 알코올성 음료, 커피와 차는 피한다.	혈청 간효소와 요산 수준 증가, 고혈당, 저혈압
Digoxin	식욕부진, 오심, 위경련, 설사	• 고섬유식품과 마그네슘 보충은 약 흡수를 감소시킬 수 있다. • 성 요한 초(St John's wort)는 약효를 감소 시킬 수도 있다.	• 혈청 포타슘 증가와 혈청 마그네슘 수준이 감소 • 인체 내 포타슘 수준이 낮으면 약독성이 나타날 수 있다.

(계속)

표 6-3 심혈관계 치료제와 식품과의 관계 (계속)

심혈관 치료제 종류	위장관 영향	식품과 상호작용	체내 대사에 미치는 영향
이뇨제 (Furosemide, spironolactone)	입술이 마름, 식욕부진, 맛 지각 감소	• Furosemide 생물학적 (spironolactone), 이용률은 음식과 함께 섭취 시 감소된다.	• 수분 및 전해질 불균형, 고혈당 (spironolactone), 이상지질혈증 (spironolactone), • 티아민과 아연 결핍
니트로 글리세린	맛 감각 감소	• 알코올의 작용을 증가시킨다.	

Reference

혈압=혈관저항×심박출량
=혈관저항×혈류량

$$= \frac{8 \times \text{혈관길이}}{\pi} \times \frac{\text{혈액점성}}{(\text{혈액반경})^4} \times \text{혈류량}$$

Focus ON **심장마비와 간호**

심장마비는 혈전이 관상동맥을 막거나 심근에 산소와 혈액 공급이 감소할 때 발생한다. 심장마비 직후에는 혈전 용해제, 항응고제, 아스피린, 진통제, 심장 리듬을 조절하고 혈압을 낮추는 약들을 제공한다. 환자에게는 상태가 안정될 때까지 입술을 축이는 정도를 제외하고는 음식이나 액체를 주지 않는다.

음식을 먹을 수 있게 되면 초기에는 나트륨과 포화지방, 그리고 콜레스테롤이 적은 음식을 소량 제공한다. 나트륨 제한은 수분보유를 감소시키는 데 도움이 되나 환자가 심부전 증상을 보이지 않는다면 제한하지 않는다.

심장마비 환자는 운동치료, 금연, 식사 지도, 스트레스 관리, 약물 상담 등을 통해 계속적인 치료가 필요하다.

Essential Concepts

- 동맥경화는 동맥벽에 플라크가 쌓여 동맥벽이 손상된 상태로 협심증, 심장마비, 뇌졸중, 보행 시 통증, 신장병, 그리고 동맥류와 같은 합병증을 유발할 수 있다.
- 플라크를 형성하고 진행시키는 요인으로는 염증, 고혈압, 흡연, 이상지질혈증, 당뇨 등이 있다.
- 동맥경화는 어릴 때부터 진행될 수 있으므로 식생활 관리가 매우 중요하다.

2. 고혈압

2010년 국민건강영양조사에 의하면 우리나라 30세 이상 고혈압(140/90 mmHg) 유병률은 전체 28.9%이고 남자는 30.1%, 여자는 27.7%라고 한다. 남자는 30~50대에 고혈압 유병률이 높다가 60세 이후에는 여자가 높다고 한다. 고혈압은 유병률은 높지만 특별한 증상이 없어 인지율이 낮다는 것이 문제점이다. 사람들이 신체적 증상을 느끼지 못하는 동안 고혈압은 죽상동맥경화증과 심장혈관계 질환의 주요 위험인자가 되어, 심장이 동맥으로 혈액을 방출하는 것을 더 어렵게 만들고, 또 심근을 약하게 하여 심장 부정맥, 울혈성 심부전, 그리고 돌연사까지도 발생할 위험을 증가시킨다. 뿐만 아니라 뇌졸중과 신부전의 주요 원인이 되는데 혈압을 감소시키면 이러한 질환의 발병을 감소시킬 수 있다.

고혈압의 기준은 약간씩 차이가 있으나 수축기 혈압이 140mmHg 이상, 이완기 혈압이 90mmHg 이상일 때를 말한다. 고혈압에서는 혈관의 높아진 압력을 지탱하기 위해 혈관 내층은 점점 두꺼워져서 혈관이 좁아진다.

이러한 혈관이나 조직 내의 변화는 심장과 신장으로 향하는 혈액의 흐름을 변화시키고 더 나아가 기관들을 손상시킨다.

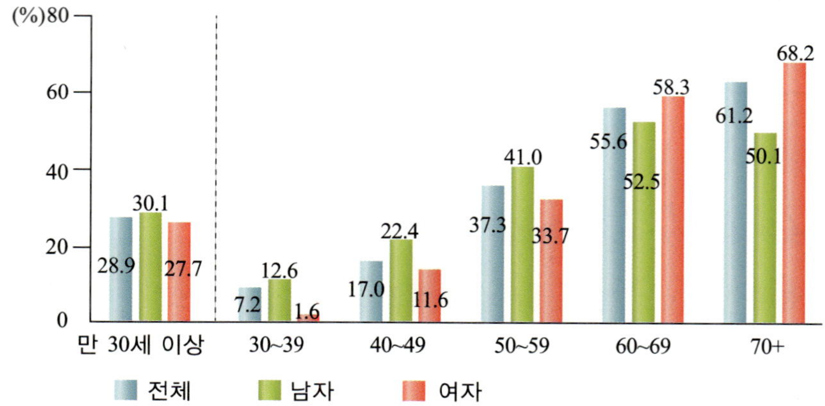

* 고혈압 유병률 : 수축기혈압이 140 mmHg 이상이거나 이완기혈압이 90 mmHg 이상 또는 혈압강하제를 복용한 분.

* 2011년 남자 팔높이 83cm 여자 팔높이 81cm 기준으로 AHA(1967)에 근거하여 2008년 7월 이후 측정치 보정하여 산출

출처 : 보건복지부 · 질병관리본부(2011), 국민건강영양조사 제5기 1차년도(2010)

그림 6-3 고혈압 유병률

1. 혈압의 조절기전

혈압은 식이요인, 심리적 요인들에 의해 영향을 받는다. 혈압은 심장으로부터 혈액을 펌프하는 심근 수축(심박출량)과 혈액이 세동맥에서 미치는 말초저항에서 기인한다. 심박출량 혹은 말초저항 중 하나가 증가하면 혈압이 높아진다. 심박출량은 심박수 혹은 혈액량이 증가할 때 높아지며, 말초저항은 세동맥의 직경에 의해 가장 크게 영향을 받는다.

식염을 많이 섭취하거나 감정적으로 흥분하게 되면 알도스테론과 항이뇨호르몬(Antidiuretic hormone, ADH) 분비가 증가한다. 알도스테론의 분비가 증가되면 신장의 세뇨관에서 나트륨의 재흡수를 촉진하게 되고, 항이뇨호르몬은 세뇨관에서의 수분 재흡수량을 늘려 체내 수분보유량을 증가시킴으로써 혈압을 높인다. 신장에서는 레닌이 분비되어 안지오텐시노겐을 안지오텐신 I로, 다시 안지오텐신 II로 전환시켜 혈관을 수축하여 혈압을 올린다.

혈압은 심근 수축과 세동맥의 직경을 조절하는 신경계와 수분 보유 혹은 혈관수축의 원인이 될 수도 있는 호르몬 신호에 의해 영향을 받는다. 신장도 혈관수축 그리고 나트륨과 수분보유에 관여하는 호르몬 분비 조절을 통해 혈압을 조절하는 역할을 한다.

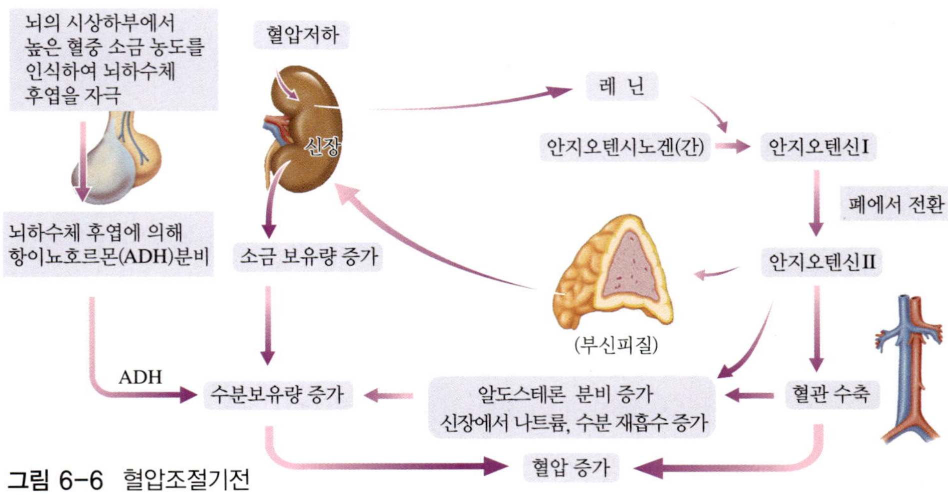

그림 6-6 혈압조절기전

2. 원 인

고혈압은 95% 정도가 원인이 알려져 있지 않다.

① 연 령

나이가 증가함에 따라 혈압이 높아진다. 65세 이상의 2/3가 고혈압으로 추정된다. 55세에 정상혈압을 가졌던 사람들도 고혈압으로 발전될 위험이 90%나 된다.

② 유 전

고혈압 위험은 가족 구성원 간에 비슷하다. 고혈압은 백인과 멕시칸계 미국인에서의 발병률이 23%인 데 비해 아프리칸 미국인에서는 발병률이 약 32%였다.

③ 비 만

고혈압을 가진 사람의 60%가량이 비만으로 추정된다. 비만은 신장 기능을 변경하고 수분 보유를 촉진함으로써 혈압을 높인다.

Reference

식염 민감성은 식염을 배설하는데 정상보다 높은 혈압이 요구되는 것으로, 식염섭취가 많아지면 혈압이 높아지기 쉽다.

④ 식염 민감성

고혈압을 가진 사람 중 약 30~50% 정도는 식염 민감성 혈압을 가지고 있으므로 식사에서 소금을 줄이게 되면 효과를 볼 수 있다. 나트륨의 주요 공급원으로는 양념류와 김치류, 가공식품 중 라면, 쌀 등이 있다.

식염을 섭취하면 체액의 삼투농도가 높아지면서 세포외액량이 증가되며 갈증을 느끼게 되어 물을 많이 섭취하게 되어 혈액량이 많아진다.

⑤ 알코올

매일 3~4잔 정도의 알코올 과다소비는 고혈압과 강한 연관성이 있다.

⑥ 과일, 채소, 견과류가 풍부하고 저지방 유제품을 함유한 식이는 주요 무기질인 포타슘, 칼슘, 그리고 마그네슘을 공급하므로 혈압 감소에 도움이 된다.

⑦ 내분비 이상

부신수질에서 에피네프린, 노르에피네프린이 많이 분비되면 혈관이 수축하고 심장박동이 증가되어 혈압이 상승한다. 부신피질에서 알도스테론이 과잉분비되면 혈액의 양이 많아지면서 혈압이 상승한다.

⑧ 신장의 기능이상

염증이나 동맥경화 등으로 신장으로 가는 혈관이 좁아지면 신장으로 흐르는 혈액의 양이 감소하면서 레닌-안지오텐신-알도스테론의 작용으로 혈압이 상승한다.

⑨ 신경성 요인

스트레스를 받으면 교감신경이 자극되어 카테콜아민(에피네프린, 노르에피네프린)이 분비한다. 심장박동이 항진되고 심장의 수축력 증가로 심박출량이 증가하며 혈관은 수축하고 신사구체 부위에서 레닌을 분비함으로써 혈압을 상승시킨다.

⑩ 칼슘, 칼륨, 마그네슘

칼슘은 혈압을 저하시킨다고 하며 칼륨은 나트륨과 길항작용이 있다. 칼륨이 풍부한 식사는 혈압을 저하시키므로 Na/k 비율이 1이 바람직하다. 마그네슘도 혈압과 관계가 있다고 하며 지방과 포화지방은 혈압에 직접 영향을 미치지는 않는다고 한다.

3. 치 료

혈압을 <140/< 90mmHg로 감소시키며 당뇨병이나 신장질환이 있는 사람의 경우 혈압 목표는 <130/< 80mmHg이다. 과체중이거나 비만이면 체중 감소, 나트륨은 적고 포타슘, 칼슘, 마그네슘 함량이 높은 식사를 하고, 규칙적인 신체활동과 적정량의 알코올 섭취 등을 권한다. 두 가지 이상의 생활습관 교정을 병행하게 되면 효과는 더욱 크게 나타날 수 있다.

1) 소금의 섭취량을 줄인다.

Reference

경도 저염식이
(식염 10~12g, 4,000~8,000mgNa)

중정도 저염식이
(6g의 식염, 2,300mgNa)

엄격한 나트륨 제한식이
(1.25g의 식염, 500mg Na)

체액의 균형을 조절하는 무기질인 나트륨(Na)은 수분을 보유하려는 성질이 있어 소금을 많이 섭취하면 혈액의 부피가 커지고 혈관이 압력을 많이 받아 혈압을 상승시키고 부종을 유발한다.

반면 칼륨은 나트륨과 길항작용을 하여 혈압을 저하시킨다. 칼륨양이 많은 식품을 섭취해도 Na 함량이 너무 많으면 강압효과는 적으므로, K 함량이 많지만 Na 함량이 적은 식품을 권장한다. 채소, 과일은 K/Na비가 높다. 오렌지주스, 딸기, 바나나, 대두, 팥, 감자, 고구마 등의 비가 높다.

강압이뇨제를 복용하는 환자는 K 부족이 되기 쉬우므로 K이 많은 식품을 섭취해야 한다. 그러나 신부전 합병증이 있는 환자가 K을 과잉섭취하면 고칼륨혈증을 일으킬 수도 있다. 건강을 위해 소금 섭취를 하루 10g 이하로 줄인다.

2) 정상 체중을 유지하도록 체중조절을 한다.

정상체중을 유지하면 고혈압의 위험률이 현저히 감소하고 혈압이 떨어지게 된다.

3) 알코올의 섭취를 제한한다.

잦은 음주는 열량섭취를 높임으로써 체중을 증가시키는 원인이 될 수 있다. 또한 1일 1~2잔(30g)의 알코올 섭취의 경우는 유해하지 않지만, 그 이상의 알코올을 섭취하는 경우에는 혈압이 상승한다.

여자는 남자에 비해서 알코올 분해효소가 적으므로 음주할 경우, 혈압을 상승시키는 효과나 유해한 정도에 더 민감하게 반응하므로 더욱 주의한다.

4) 지방의 섭취를 줄인다.

지방의 섭취를 줄이되, 섭취 시에는 포화지방산인 동물성 지방보다 불포화지방산인 식물성 지방을 섭취한다.

5) 신선한 과일과 야채를 섭취한다.

신선한 과일이나 야채를 섭취하게 되면 칼륨의 섭취량을 증가시킬 수 있다. 칼륨을 충분히 섭취하면 고혈압의 발생을 예방하고, 고혈압인 경우에는 혈압을 떨어뜨리는 데에 도움이 될 수 있다.

6) 섬유소를 충분히 섭취한다.

변비는 혈압을 상승시키는 요인이 될 수 있으므로, 섬유소를 충분히 섭취해서 변비를 예방한다.

표 6-4 고혈압 환자를 위한 생활습관

	권장 사항	기대되는 수축기혈압 감소
체중 감량	건강체중유지(체질량 지수 25 이하)	5~20mmHg/10kg 감량
권장식사패턴	채소와 과일이 풍부하고 포화지방산을 낮춘 저지방 유제품으로 구성된 식이	8~14mmHg
나트륨 제한	하루에 2,400mg(소금은 6g 이하) 이하로 나트륨 섭취 감소	2~8mmHg
신체 활동	주당 거의 매일 하루에 최소 30분 정도 유산소 운동	4~9mmHg
적당량의 알코올 섭취	• 남자 : 하루에 2잔으로 제한 • 여자와 체중이 가벼운 남자 : 하루에 1잔으로 제한	2~4mmHg

Focus ON

저열량의 항고혈압 식사법 (DASH, Dietary Approaches to Stop Hypertension)

섬유소, 포타슘, 마그네슘 그리고 칼슘을 더 공급하고 적색육, 단 음식, 자당을 함유한 음료, 포화지방(칼로리의 7%), 그리고 콜레스테롤(하루에 150mg)을 제한하기 때문에 관상동맥질환 위험을 감소하는 데에도 효과가 있다. **저지방이나 지방이 없는 유제품 섭취를 증가시킨다.**

Essential Concepts

- 혈압은 혈액량, 심박수, 그리고 혈류에 대한 저항 증가와 같은 요인들에 의해 높아진다. 고혈압의 근본적인 원인은 알려져 있지 않지만, 주요 위험 요인으로는 노화, 가족력, 인종적 차이, 비만, 염분이 많은 음식의 섭취 등이 포함된다.
- 치료는 일반적으로 식이요법과 약물치료를 함께 실시한다.

3. 울혈성 심부전

1. 원 인

울혈성 심부전은 심장기능 장애로 충분한 혈액을 보내지 못해 정맥과 조직에 수분이 축적된 것을 말한다. 관상동맥질환과 같은 질병으로 심장으로 혈액이 들어오거나 심장이 혈액을 보내는 능력이 손상되면 울혈성 심부전이 나타날 수 있다. 울혈성 심부전은 노인, 허혈성 심질환, 만성신염, 폐기종, 고혈압인 경우에 발생한다.

또한 심장판막증, 심내막염, 심근염 고혈압, 심근경색, 신장병 등으로 심장 근육이 약해져 전신의 장기가 필요로 하는 혈액을 충분히 박출하지 못하는 경우에 발생한다.

2. 증 상

간, 복부, 하지에 수분이 축적되어 가슴 통증, 소화와 흡수 곤란, 다리와 발목 및 발에 부종을 초래할 수 있다. 수분이 폐까지 차올라 호흡이 가빠지고 활동이 제한될 수 있으며 심한 경우 급성 호흡부전을 유발할 수 있다. 또 혈류가 부족해 간이나 신장과 같은 다른 내장의 기능을 손상시킬 수도 있다.

복부 팽창과 간 비대가 진행되면 식사 시 통증과 불편함이 심해질 수 있다. 심부전 말기에는 식욕과 음식섭취 감소로 심장성악액질(Cardiac cachexia)이 나타나 영양불량이 되며 심한 체중감소와 조직 소모가 나타난다.

3. 의료와 영양관리

울혈성 심부전은 만성적, 진행성 질병이다. 약물치료가 울혈을 관리하고 심장 기능을 개선시키며, 수분 보유를 방지하기 위해 처방된다. 독감과 폐렴을 위한 예방접종은 호흡계 감염 발병 위험을 감소시킬 수 있다.

부종을 막기 위해 하루에 2,000이나 3,000mg의 중등도의 나트륨(식염 5~6g)을 섭취하도록 권장하며 수분제한이 필요할 수 있다.

복부나 가슴 통증으로 인해 음식을 먹는 데 어려움이 있는 환자는 소량의 식사를 자주 하는 것이 좋다. 과식하면 횡격막을 압박해 호흡곤란을 유발한다.

지나친 섬유소 섭취는 가스를 유발해 심장에 부담을 주므로 주의한다. 알코올은 말초혈관을 확장시키고 심박수를 증가시켜 심장에 부담을 주므로 제한한다.

위, 장, 간 등에 울혈을 일으켜 기능이 떨어지고 단백질 합성이 저하되어 저알부민증이 나타나며 삼투압을 저하시켜 체세포로 물이 많이 빠져나가 부종이 심해지므로 양질의 단백질(체중 kg 당 1~1.5g, 중증 1g)을 공급한다.

이뇨제 사용시 저칼륨증이 오기 쉬우므로 칼륨이 많은 바나나, 오렌지주스, 토마토, 감자 등을 섭취하며 저염식사를 하는 경우에는 수분제한을 완화시킬 수 있다.

Essential Concepts

- 울혈성 심부전은 조직에 혈액을 충분히 보내지 못해 정맥, 폐, 다른 기관의 울혈과 기관의 기능 손상을 초래한다.
- 울혈성 심부전은 울혈을 감소시키고 심장 기능을 증강시키는 약물 치료를 하고 나트륨을 제한한다.

4. 뇌졸중

Reference

일과성 허혈 발작(transient ischemic attacks)은 갑자기 발병하고 2분에서 30분정도 짧게 지속된다.

우리나라에서 뇌졸중은 매우 많으며 허혈성 뇌졸중과 출혈성 뇌졸중 등이 있다. 허혈성 뇌졸중은 뇌조직에 혈류흐름이 차단되어 나타나며, 출혈성 뇌졸중은 뇌 안의 출혈로 뇌조직이 손상을 받는 것이다. 뇌졸중은 일반적으로 혈액응고를 방해하는 아스피린과 다른 약물로 치료된다.

1. 원 인

고혈압, 흡연, 당뇨, 증가된 LDL-콜레스테롤과 심혈관계질환 병력 등이다.

2. 증 상

뇌동맥에 혈액순환 장애가 있을 때, 특히 뇌의 내압이 급격히 높아지면 갑자기 심한 두통과 메스꺼움 및 구토 등이 일어났다가 의식장애와 운동 또는 지각 이상과 언어장애를 나타낸다. 신체의 한쪽이 약해지거나 마비될 수 있다.

3. 영양관리

염분섭취가 많아지면 순환혈액량이 증가하여 혈압이 상승되면서 뇌졸중이 재발할 수 있다. 혈중 콜레스테롤은 100~200mg/dL 범위에 있게 한다.

강압제를 장기간 사용하면 저마그네슘혈증을 유발시킬 수 있으며, 뇌혈관순환을 악화시킴으로써 재발되기 쉽다. 언어소통이 어려워 음식섭취를 하는 데 나타날 수 있는 문제점에 대해 표현하고 음식 선호도에 대해 의사소통하는 것이 힘들다. 식사도구를 잡고 입으로 음식을 가져오는 것이 어려워 관급식이 필요할 수도 있다.

뇌졸중 직후에는 탈수가 잘 생기므로 물과 전해질 공급을 잘 해야한다.

4. 약물치료

혈액응고를 억제하는 약물—아스피린, 항혈소판 약물들, 헤파린과 같은 항응고제는 뇌졸중 위험을 감소시키는 데 도움이 된다.

Reference

뇌경색 :
뇌동맥경화증으로 인해 혈관이 좁아지거나 혈전으로 막히면서 주변의 뇌조직이 산소와 영양분을 잘 공급받지 못해 발생하는 증상이다.

뇌출혈 :
뇌동맥류가 고혈압 등으로 파열되어 발생한다.

Essential Concepts

- 뇌졸중에는 뇌출혈과 뇌경색, 일과성 뇌허혈이 있다.
- 뇌졸중은 고혈압, 흡연, 당뇨병, 증가된 LDL-콜레스테롤 등이 원인이므로 이러한 질환들이 오지 않게 주의해야 한다.

5. 이상지질혈증

이상지질혈증(Hyperlipidemia)은 혈액 중에 지질이 높은 것으로 과거에는 혈중 콜레스테롤과 중성지방농도가 상승된 상태를 고지혈증이라 하였으나 최근에는 고밀도 지단백의 농도 저하도 심혈관 질환의 위험요인으로 간주되어 이상지질혈증이라는 용어를 사용한다.

이상지질혈증은 심근경색이나 뇌경색 등을 일으키는 동맥경화 위험인자 중 하나이며, 자각증상이 없이 장기간 그대로 방치하면 동맥경화로 인해 심근경색이나 뇌경색 등의 치명적 결과를 초래할 수 있다.

1. 종류 및 영양관리

프레드릭슨과 WHO에 의한 이상지질혈증의 표현형 분류

1) 제 I 형(고킬로미크론 혈증)

① 원 인

외인성 고트리글리세리드 혈증(Hypertriglyceridemia), 고킬로미크론증(Hyperchylomicronema), 지방기인성 이상지질혈증, 고유미혈증 또는 가족성 LPL 결손증(Lipoprotein Lipase Deficiency)이라 한다.

제I형은 LPL이 선천적으로 결손되어 지질대사 과정에서 리파아제의 활성이 저하되어 있는 것으로, 식사 후 음식에 있는 지방은 큰 지방입자인 Chylomicron으로 TG를 많이 가지고 있다.

Chylomicron은 임파관을 통해 흉관으로부터 순환혈로 들어감으로써 리파아제 작용에 의해 가수분해되나 리파아제 활성이 저하되어 있으면 가수분해가 되지 않고 혈중에 남아 있게 된다. 고지방식이가 유도한다.

② 증 상

극히 드물게 발생하며 어렸을 때부터 나타난다. 증상은 발진성 황색종(Eruptive xanthoma), 피부의 지방축적(특히 Cholesterol ester 축적), 복통, 재발성 췌장염, 망막성 이상지질혈증 등이 나타난다.

③ 영양관리

지단백 리파아제나 아포 C의 결손증으로 인해 킬로미크론이 혈중에 있기 때문에 CM(chylomicron)을 저하시켜야 한다. 그러므로, 장벽에 CM이 합성되는 재료인 장쇄지방산의 섭취를 억제시키고 중쇄지방산을 섭취한다. 합병증으로 급성췌장염이 올 수 있기 때문에 혈청 TG양을 50mg/dL 정도까지라도 저하시키면 급성 췌장염은 일어나지 않는다.

총 에너지 섭취량의 10% 이하로 지방섭취를 줄이고 알코올의 섭취도 제한한다. 지방은 1일 25~35g 이하로 섭취하되, 킬로미크론을 형성하지 않고 장에서 흡수되는 중쇄지방산(MCT, medium chain triglyceride)으로 섭취한다.

2) 제IIa형(고콜레스테롤혈증 IIa형 · 고LDL혈증 · 가족성 고콜레스테롤혈증 Familial Hypercholesterolemia)

① 원 인

제IIa형은 고콜레스테롤혈증(Hypercholesteroemia), 고LDL혈증, 아포단백 CII 결손증(LDL 수용체 결손)이다. 아포단백 CII는 LPL의 활성화에 필요한 아포단백이며, 만약에 선천적으로 결손되어 있으면 LPL의 활성화가 잘 되지 않으므로 LPL 결손증과 같은 증상이 생기나, 제I형보다 증세가 가볍다. 제IIa형은 콜레스테롤이 220~1,000mg/dL 정도로 높은 반면에 TG는 정상적이다. 고열량식이와 고포화지방식이가 원인이다.

② 증 상

동맥경화증이나 심혈관계 질환으로 진행되기 전에 발생한다. 황색판(Xanthelasma), 눈꺼풀에 지방축적, 황색종(Xanthoma) 등이 나타난다.

③ 영양관리

콜레스테롤을 하루에 300mg 이하로 제한하며 포화지방산이 많은 동물성 지방보다 식물성 지방을 섭취하여 P/S 비를 1~2로 한다. 또한, 콜레스테롤의 장내 흡수를 줄이기 위하여 수용성 식이섬유소를 섭취한다.

3) 제IIb형(혼합형 이상지질혈증 IIb형 · 고LDL VLDL 혈증)

① 원 인

제IIb형은 혼합형 지단백질증, 또는 복합형 이상지질혈증이라고 한다. LDL(β-지단백)과 VLDL(pre β-지단백)이 혈중에 높게 나타나며, 아포단백 B

의 합성항진이 원인인 것으로 생각되고 있다. 60세 이하의 심혈관계 질환 환자의 5%가 이 유형으로 비만이 심한 경우도 있으며, 동맥경화나 고요산혈증이 있는 경우도 있다. 고열량, 고당질, 고포화지방식이가 식이요인이다.

② 영양관리

LDL-콜레스테롤 합성 저하를 위해 IIa형과 같이 P/S를 1~2로 하고 콜레스테롤을 하루에 300mg 이하로 제한한다. VLDL 합성 저하를 위해 에너지와 당질 섭취를 줄임으로써 간에서 중성지방 합성을 저하시킨다. 에너지는 표준 체중을 유지하도록 조절하며, 당질은 총 열량의 40~45%로 공급하고 단순당의 섭취는 줄이고 알코올도 제한한다. 비만이 있는 경우는 체중감량을 한다.

4) 제 III 형(고 IDL 혈증)

① 원 인

III형은 비교적 드문 유형으로 성인 초기에 발병한다. IDL(Intermediate densuty lipoprotein)은 VLDL과 LDL의 대사중간체로 VLDL이 LDL로 대사되는 과정의 장애로 IDL의 농도가 상승하며, 혈청 중성지방과 콜레스테롤 농도가 모두 증가한다. CM 잔여물이나 IDL은 아포단백 E를 가지고 있고 간세포막 표면의 잔여물 수용체에 아포 단백 E가 Legand가 되어 결합한다.

그러나 만약에 아포단백 E 구조가 비정상적이거나 결손이 되면 Legand로서의 기능이 없고 CM 잔여물이나 IDL이 β-VLDL이라 불리는 아포단백이 되면서 증가한다. VLDL의 과잉생산, 아포단백 E의 결핍, 간내 중성지방 분해효소의 활성저하, 고지방 및 고당질 식이가 주된 원인이다.

② 증 상

발바닥과 손바닥에 황색종이 생기고 말초혈관에 동맥경화가 발생한다.

③ 영양관리

킬로미크론 레므난트(CM remnant)가 증가되어 있으므로 IIb형의 영양관리와 같이 에너지 제한 · 지방 · 당질 · 콜레스테롤의 섭취 제한, 식이섬유 섭취 증가를 권장한다. 올레산은 소장에서 킬로미크론의 합성과 분비를 증가시키고 간에서 아포단백 B를 함유한 지단백의 분비를 증가시켜 킬로미크론과 킬로미크론 레므난트를 증가시킬 수 있다. 올레산은 산화에 강해 동맥경화 예방에 좋다고 하나, 과잉섭취하면 Remnant 증가를 거쳐서 동맥경화를 진행시킬 수 있다.

알코올도 제한한다.

5) 제IV형(고 VLDL 혈증)

① 원 인

제IV형은 내인성 트리글리세리드혈증과 탄수화물 기인성 또는 알코올 기인성 이상지질혈증이라고 하며, VLDL이 증가되며 콜레스테롤은 정상이거나 약간 많고 TG도 많다. 간에서 TG의 합성이 높거나 VLDL 이화작용 저하 등이 원인으로 알려지고 있다.

② 증 상

비만한 사람에서 많으며 지방간, 간기능 장애, 담석증, 고요산혈증, 동맥경화 등이 나타난다.

③ 영양관리

- 에너지 섭취량의 적정화와 비만 주의
- 지방 섭취 제한－포화지방산의 제한
- 당질 섭취 제한
- 식이섬유 섭취
- 대두단백 섭취
- 알코올 섭취 제한
- 생활습관 교정

간에서 내인성 중성지방의 합성 억제로 VLDL의 생성을 저하시키기 위하여 열량, 당질, 알코올을 제한한다.

6) 제V형(고chylomicron VLDL혈증)

① 원 인

제I형과 IV형이 합쳐진 고킬로미크론증과 고트리글리세리드혈증이 일어난 것으로, TG는 1,000mg/dL 이상 높으며 매우 드물게 나타난다. 혈액 중 LPL 부족으로 Chylomicron이 대사되지 못하고 VLDL은 간에서 합성이 항진되는 반면에 혈중에서 대사되지 못하여 혈중 Chylomicron과 VLDL, 즉 외인성 중성지방과 내인성 중성지방이 모두 증가된 상태이다. 콜레스테롤치와 중성지방이 함께 높으면 동맥경화는 상승적으로 가속화되기 쉽다. 식이요인으로는 고열량, 고당질, 고지방 식이섭취이다.

② 증 상

발진성 황색종, 복통, 망막성 이상지질혈증, 고혈당증, 췌장염, 고요산혈증, 내당능 저하 등이 있을 수 있다.

③ 영양관리

탄수화물과 포화지방의 섭취를 줄이며 알코올의 섭취도 제한한다. 식이섬유소 섭취를 충분히 하며, 비만인 경우 에너지 섭취도 제한한다.

Focus ON 알아두기

① Chylomicron의 증가 : I형, V형 이상지질혈증
② VLDL의 증가 : IIb형, IV형, V형 이상지질혈증
③ LDL의 증가 : II형 이상지질혈증

* 혈청 총 콜레스테롤(TC) 220mg/dL 이상, LDL콜레스테롤(LDL−C) 150mg/dL 이상, HDL콜레스테롤(HDL−C) 40mg/dL 이하 또는 트리글리세리드(TG) 150mg/dL 이상이면 식사를 조절하고 운동을 한다.

표 6-5 고지단백혈증의 분류 (프레드릭슨 분류형)

표현형	상승된 지단백	동맥경화증과의 관련성	발생 빈도*	대사이상	증가된 지질
I	킬로미크론	−	<1%	지단백 분해효소 결핍	CHOL:정상 또는 ↑ TG:↑↑↑↑
IIa	LDL	+++	10%	LDL 수용체 이상 또는 부족, 가족성 고콜레스테롤혈증	CHOL:↑↑ TG:정상 CHOL:↑↑
IIb	LDL+VLDL	+++	40%	가족성 복합형 이상지질혈증	TG:↑↑
III	IDL	+++	<1%	VLDL 이화 잔유물 제거 결함, 가족성 이베타−지단백질혈증	CHOL:↑ TG:↑↑↑ CHOL:정상 또는 ↑
IV	VLDL	+	45%	VLDL 합성 과다, 가족성 고중성지방혈증	TG:↑↑ CHOL:↑ 또는 ↑↑
V	VLDL+킬로미크론	+	5%	불명	TG:↑↑↑↑

Chapter 7. 비만과 저체중

비만은 체지방이 과잉으로 축적된 상태이다. 전 세계적으로 영양과잉에 의한 비만이 급증하고 있으며, 우리나라도 2010년 국민건강영양조사결과 30세 이상 성인의 체질량 지수를 기준으로 한 비만유병률이 30.8%라고 하며, 남자 36.3%, 여자 24.8%로 남자 비만유병률이 여자보다 높다고 한다. 또한 소아청소년 비만이 계속 증가하고 있는데 이는 성인비만, 중 노년 비만으로 이어지고 각종 대사질환에 일찍 노출될 위험이 크다.

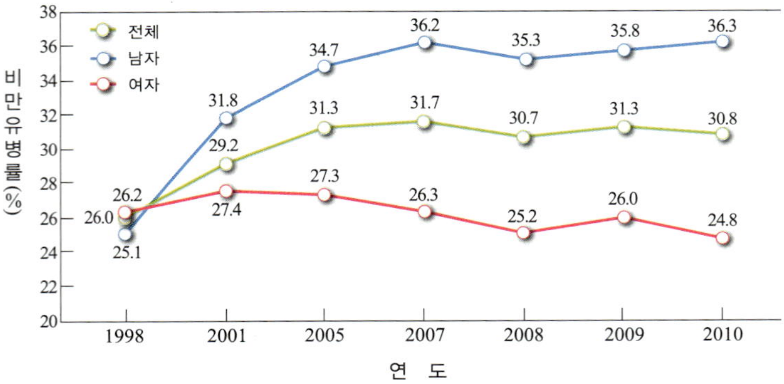

출처 : 보건복지부 · 질병관리본부(2011). 국민건강 영양조사 제5기 1차년도(2010) 결과 보고

그림 7-1 성별, 연령별 성인 비만 유병률

.1 비만의 원인과 진단

1. 원 인

비만은 유전적 요소와 잘못된 식생활과 운동부족 등 환경적 요인에 의해 발생한다. 정상인 부모들에게서 자녀가 비만이 될 확률은 10% 이하이지만, 부모

한쪽이 비만일 경우에는 자녀의 약 50%가 비만이 될 수 있으며, 부모 모두 비만일 경우에 자녀가 비만일 가능성은 약 80%라고 한다.

환경적인 요인에 의한 비만은 섭취하는 에너지에 비해 소비하는 에너지가 적을 때에 생기는데 불규칙한 식습관, 고열량 음식 선호, 운동량 부족 등에 의해 발생한다. 대부분의 비만은 유전적 요인과 환경적 요인이 복합적으로 작용하여 발생하며, 약물에 의해서도 유발되고 내분비계통의 질환이 있어도 발생한다.

표 7-1 소아 청소년의 비만 유병률

연령	1998년			2005년		
	남(%)	여(%)	전체(%)	남(%)	여(%)	전체(%)
전체	7.2	6.0	6.6	11.7	8.4	10.2
입학 전	3.3	3.1	3.2	5.2	4.7	4.9
초등학생	14.0	9.9	12.1	21.8	14.4	18.3
중학생	11.6	9.3	10.5	22.2	13.3	17.8
고등학생	10.2	11.0	10.6	23.6	13.5	18.4

*비만기준 : 비만지수 ≥ 20

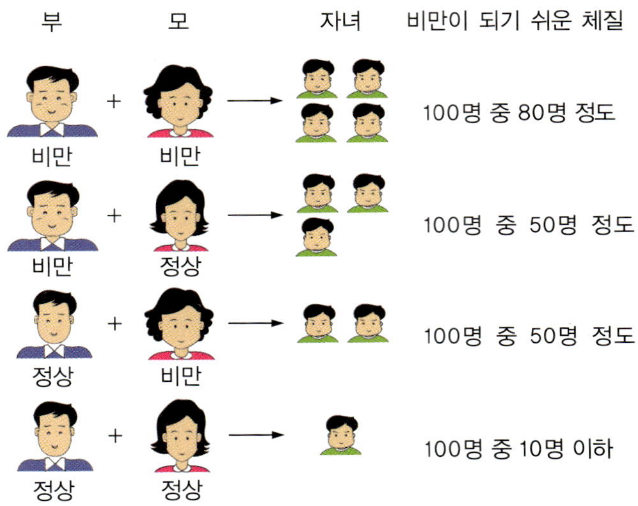

그림 7-2 비만과 유전적 요인

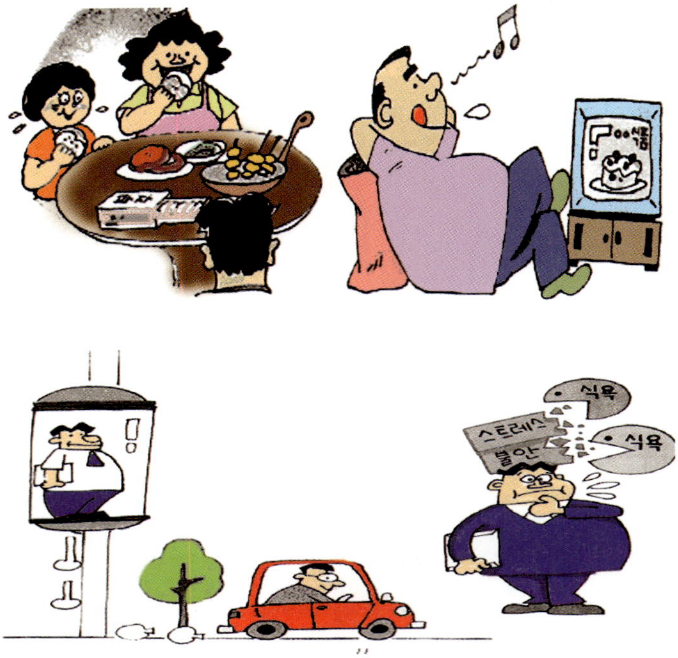

그림 7-3 비만을 유발하는 환경적 요인

2. 진 단

표준체중을 이용한 방법과 비만도를 이용한 방법, 체질량지수를 이용한 방법, 전기저항 체지방측정법 등이 있다.

(1) 표준체중

표준체중(브로카법)

$$\text{신장 } 160\text{cm} > \quad = (\text{신장(cm)} - 100) \times 0.9$$

$$150\text{cm} < \text{신장} < 160\text{cm} = (\text{신장(cm)} - 150) \times 0.5 + 50$$

$$\text{신장} < 150\text{cm} \quad = \text{신장(cm)} - 100$$

(2) 비만도

$$\text{비만도(\%)} = \frac{(\text{실제체중} - \text{표준체중})}{\text{표준체중}} \times 100$$

비만도가 − 10% 이하 : 체중미달

±10% 이면 : 정상체중

+10%~20% : 과체중, 비만 경향

+20% 이상 : 비만

(3) 체질량지수(Body Mass Index, BMI)

신장과 체중을 이용하여 지방의 양을 추정한다.

BMI = 체중(kg)/키$(m)^2$

−18.5~22.9는 정상, −23~24.9는 과체중, 25 이상이면 비만으로 판정한다.

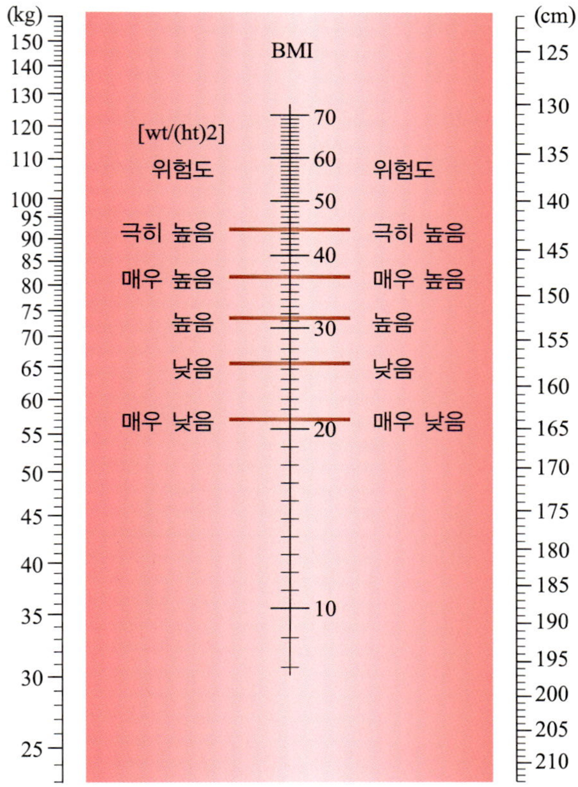

그림 7-4. 체질량지수에 의한 비만의 판정

(4) 뢰러지수(Röher)

학교에서 어린이의 비만판정에 이용하는 체격지수이다. 신장 110~120cm에서는 180 이상, 130~149cm에서는 170 이상, 150cm 이상에서는 160 이상을 비만으로 본다. 신장에 따라 판정기준이 달라지는 것이 단점이다.

$$\text{Röhher 지수} = \frac{\text{체중}}{\text{신장(cm)}^3} \times 10^7$$

(5) 생체전기저항측정법(BIA)

지방조직은 체지방조직에 비해 전기가 잘 통하지 않아 전기저항이 많이 발생하는 것을 이용한 방법으로, 생체전기저항 측정기에 약한 전류를 흘린 다음 되돌아오는 저항을 측정한다. 체지방률이 여자인 경우는 30% 이상, 남자인 경우는 25% 이상을 비만으로 한다.

피하지방형 비만은 복벽에 피하지방으로 저장된 것이고, 내장지방형 비만은 내장 주변에 지방이 저장된 것으로, 내장지방형 비만에서 여러 합병증이 많이 나타난다.

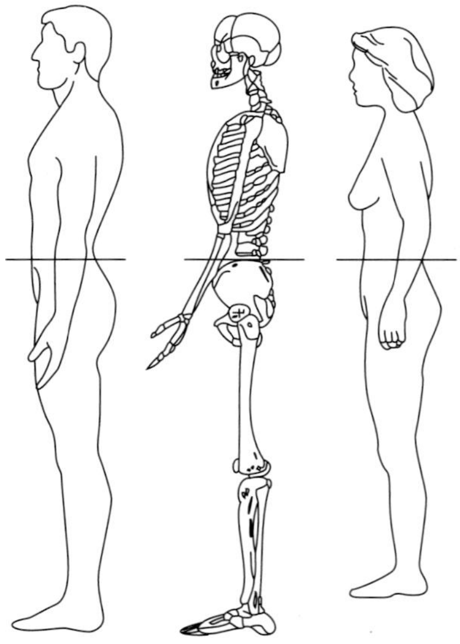

그림 7-5 허리둘레 측정부위

(6) 피부주름두께(Skinfold thickness) 측정법

피하지방의 두께를 측정하여 전체 체지방의 정도를 평가하는 방법이다. 측정 도구로는 피부주름 측정용 캘리퍼를 사용하는데 이 기구는 피부에 가해지는 압력이 일정하도록 만들어져 있다.

캘리퍼를 사용하여 이두박근, 삼두박근, 견갑골 하부, 장골능 상부 4부위의 피부 두께를 측정하고 이를 더한 수치를 회귀 식으로 만든 표에 적용하여 연령에 따른 체지방률을 산출한다.

이 방법은 비용이 저렴하고 측정이 쉽다는 장점이 있으나 잘 훈련된 측정자가 아닐 경우 측정 오차가 상당히 클 수 있다는 단점이 있다. 또한 사람에 따라 지방의 분포가 다르기 때문에 정확도가 떨어질 수 있으며, 비만과 관련된 만성 질환들과 밀접한 관련이 있는 내장지방을 반영하지 못한다는 제한점이 있다.

(7) 카우프 지수

영유아의 건강진단에 많이 사용하는 체격지수이다. 15~18을 정상범위로 보며, 20 이상을 비만으로 간주한다.

$$\text{Kaup 지수} = \frac{\text{체중(kg)}}{\text{신장(cm)}^3} \times 10^4$$

(8) 허리 둘레

복부 지방량을 알 수 있는 유용한 지표이다. 남자는 90 cm 이상, 여자는 85cm 이상을 복부비만으로 본다.

표 7-2 비만판정에 유용한 지표

비만판정	방 법
체질량지수(BMI)	• 키와 체중을 이용하여 비만 정도 평가 • 비만을 가장 쉽게 판단
허리둘레 측정	• 복부지방량을 반영하는 유용한 지표로 질병발생 위험을 반영 • 비만을 쉽게 판단
체지방측정 피부주름두께 생체전기저항분석법	• 피하지방두께를 캘리퍼로 측정 • 지방조직은 전류가 잘 흐르지 않는 성질을 이용하여 체지방량 측정

3. 분 류

비만의 형태는 지방의 위치에 따라 상체비만과 하체비만으로 나눌 수 있으며 허리와 엉덩이 둘레의 비율로 판정한다. 남성은 1.0, 여성은 0.9를 기준으로, 이 비율이 높아지면 체지방의 정도(비만도)와 무관하게 여러 질환에 대한 위험률이 증가한다.

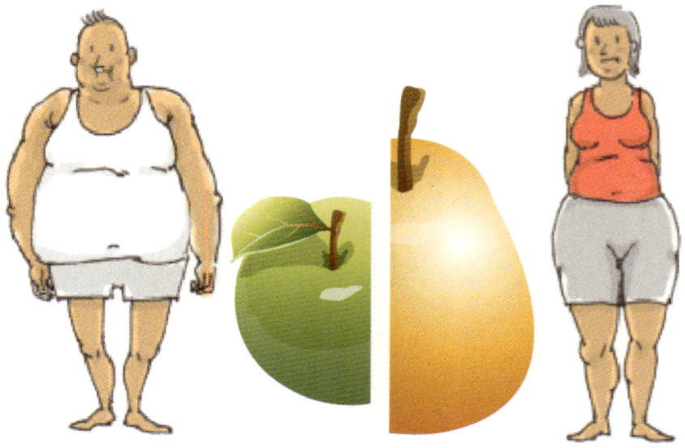

그림 7-6 체지방의 위치에 따른 비만의 분류

(1) 상체비만 : 남성형, 사과형 비만

복부에 지방이 많은 체형으로 남성 비만에서 많다. 고혈압, 심혈관계 질환, 당뇨병 등의 대사질환 발생률이 높다.

(2) 하체비만 : 여성형, 서양배형 비만

둔부와 대퇴부에 지방이 많은 체형으로, 여성 비만에서 많다. 여성도 하체 비만이면 당뇨병, 동맥경화, 고혈압 등의 합병증이 많이 생긴다.

(3) 지방세포증식성 비만(Hyperplastic obesity)

지방세포수가 증가하는 비만으로 보통 유년기와 아동기에 발생한다. 비만의 정도로 볼 때 열량과다와 에너지 소비의 불균형이 원인이다. 소아비만이 성인비만으로 이행될 경우 지방세포의 수는 정상체중인 사람의 3~4배나 된다. 지방세포의 수를 감소시키기는 어려우므로 치료가 쉽지 않다.

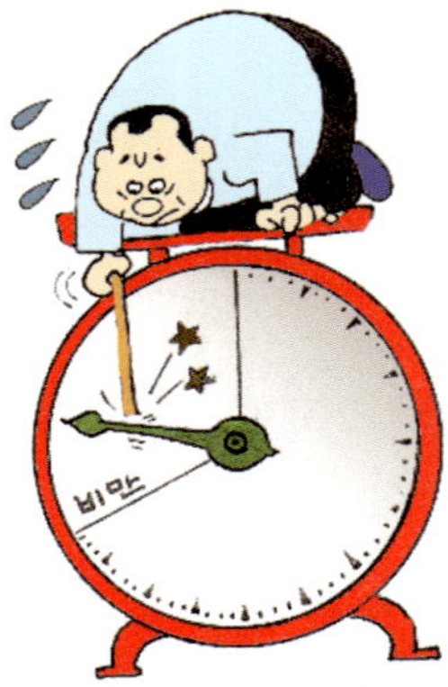

(4) 지방세포비대성 비만(Hypertrophic obesity)

지방세포의 수는 정상에 가까우나 지방세포 크기가 커지는 비만이다. 비대형 비만은 체중이 줄면 지방세포의 크기도 줄어들므로 치료는 증식형 비만보다 쉽다.

(5) 지방세포수와 크기가 모두 증가하는 비만 (Hypertrophic and hyperplastic obesity)

고도의 비만에서 주로 나타난다.

비만으로 인한 질환

(1) 고혈압

비만한 사람들은 고혈압 발생 위험이 증가한다. 그러나 체중을 줄이면 혈압이 감소하여 고혈압 발생 위험이 줄어든다.

(2) 이상지질혈증

비만한 사람들은 혈중 중성지방이 높으며, HDL콜레스테롤이 낮다. 복부에 지방이 많으면 Small Dense LDL particle이 증가하여 혈중 지질 농도가 높다.

(3) 제2형 당뇨병

비만한 사람들은 인슐린 저항성으로 인해 제 2형 당뇨병의 발현이 많다.

(4) 대사증후군

제 2형 당뇨병이나 이상지질혈증, 고혈압과 다른 심혈관계 질환이 동시에 같이 나타나는 현상을 대사증후군이라고 하는데 비만한 사람들에게서 대사증후군 발현이 많다.

(5) 뇌졸중

제 2형 당뇨병, 고혈압, 이상지질혈증과 같은 동반 질환이 있는 경우에는 체질량지수가 25~29.9 범위에 있더라도 뇌졸중 유병률이 증가하는 것으로 보고되고 있다.

(6) 여성 생식기계 이상

비만은 다낭성 난소 증후군, 불임, 월경이상 등과 같은 질환과 연관되어 있으며 임신부의 비만은 출산할 때의 건강에 대한 문제와 태아 이상과도 연관되어 있다. 이러한 위험 증가는 성인기에 비만해진 경우뿐만 아니라, 아동기나 청소년기에 비만해진 경우도 관련이 있다. 복부 비만은 안드로겐의 과잉분비를 유도하여 호르몬의 변화를 주게 되어 월경이상과 불임의 원인이 된다.

(7) 호흡기능

비만한 남녀에게서 수면무호흡증은 흔하다. 특히 복부비만과 목 크기가 폐색성 수면무호흡증과 연관되어 있다. 이것은 누운 자세에서 상기도가 좁아지기 때문이며, 심한 경우에는 급사를 초래할 수도 있다. 비만과 연관된 다른 호흡기계 이상으로는 폐성 고혈압이나 수술 후 위험 증가 등이 있다.

(8) 근골격계 이상

비만은 척추와 관절에 부담을 주어 요통과 골관절염의 위험을 증가시킨다. 또한 비만은 고요산혈증을 유발하여 통풍발생의 위험을 증가시킨다.

(9) 암

비만한 남성은 대장암, 결장암 등의 발현이 많으며, 비만한 여성은 유방암, 자궁암 발생이 정상체중의 여성보다 매우 높다.

(10) 간, 담도계 질환

비만한 사람은 담낭 질환이 많은데 이는 담즙 내 콜레스테롤 농도가 증가하여 담석이 생기기 때문이다. 비만한 사람은 간 질환, 특히 지방간이 흔하다.

(11) 정신적 사회적 문제

비만한 여성과 어린이는 사회적 편견이나 차별대우를 받게 되어 자아존중감이 낮고 우울증에 빠지는 등 감정적 · 사회적 문제를 더 많이 일으킬 수 있다.

예방과 치료

비만은 예방이 중요하며 비만인 경우 꾸준한 영양관리, 운동관리 등이 일생동안 지속되어야 하며 행동수정 등을 통해 정신적으로 변화되어야 한다.

1. 영양관리

(1) 식사의 횟수와 양

식사는 매일 알맞게 3회로 배분하여 조절하고 식사 시간을 일정하게 하며, 식사 속도는 천천히 하는 것이 좋다.

(2) 에너지 섭취감소 및 영양소의 적정비율 섭취

당질 55~60%, 지방 15~20%, 단백질 20~25% 비율로 식사를 하는 것이 바람직하다.

1) 단백질

에너지 섭취를 줄이면 체단백질이 분해되어 에너지로 사용되므로 근육조직이 약화되고 장기의 내장 단백질이 소모되어 손상되기 쉽다. 그러므로 단백질을 줄이기보다는 단백질과 지질이 함께 들어있는 육류 등의 섭취를 줄이고 두부, 두유, 콩류, 흰살생선, 난백, 닭가슴살 등 지방이 적은 단백질 식품을 섭취하는 것이 좋다.

2) 지 방

지방의 섭취를 줄이다 보면 필수지방산의 섭취가 부족하게 되어 성장장애나 피부염의 원인이 될 수 있다. 특히 지용성 비타민은 지방산과 함께 섭취되므로 하루 총 열량의 15~25% 정도를 섭취하며 동맥경화 등의 예방을 위해 P/S 비를 1~1.5 정도로 하여 섭취하는 것이 좋다.

3) 탄수화물

탄수화물을 지나치게 제한하면 지방이 불완전산화하면서 케톤체를 생산하여 케톤증(ketosis)의 원인이 되며, 뇌신경계는 포도당을 에너지원으로 사용하므로 하루에 최소 100g 정도의 탄수화물을 섭취하는 것이 바람직하다.

4) 비타민과 무기질

비타민과 무기질은 체내 대사를 원활하게 해 주므로 충분히 섭취해야 한다. 특히 비타민 B복합체와 비타민 C 등의 섭취를 충분히 하고 무기질 중에서 칼슘, 철분 등의 섭취가 부족하지 않도록 한다.

5) 물

물은 체내 대사를 촉진하며 포만감을 주고 노폐물을 체외로 배출시키므로 하루에 7~8컵 이상 섭취하는 것이 좋다.

6) 알코올과 흡연

알코올은 간에서 주로 대사되어 1g당 7kcal의 고열량을 내고 알코올이 분해되는 동안에는 체지방의 연소가 억제되므로 가능한 한 섭취하지 않는 것이 좋다. 흡연은 알코올 섭취와 함께 하는 경우가 많아 간접적으로 비만을 악화시키는 경우가 많으므로 주의한다.

(3) 조리방법의 변화

조리방법도 열량을 생각해 튀김보다 국물요리나 찜요리를 하고 쌀밥보다 잡곡이 많은 것으로 섭취하는 것이 좋다.

(4) 비만관리를 위한 식품선택

① 자극적인 것은 식욕을 촉진하게 되어 열량과잉을 유도할 수 있으므로 맵고 짠 음식보다는 담백한 음식을 먹도록 한다.

② 식품은 포만감을 많이 주는 것을 섭취하며, 위 안에 머무르는 시간이 긴 식품을 선택 · 조리한다.

(5) 식이섬유의 섭취

① 수분을 흡수해서 팽창하여 소화관의 운동을 활발히 한다.

② 장안에서 유해성분을 흡착해서 변의 용적을 증가시켜서 변비를 억제한다.

③ 흡수성과 점도가 강하므로 당지방의 흡수를 지연시켜서 혈당상승을 억제한다.

④ 열량이 없으면서 팽창해 포만감을 준다.

⑤ 담즙산과 콜레스테롤을 흡착해서 배출하여 혈중 콜레스테롤을 낮추어 주므로 동맥경화와 담석증을 예방한다.

⑥ 위와 십이지장 점막을 보호하고 위궤양을 예방한다.

⑦ 장 안에 발암물질이 생성된 것을 흡수하며, 미생물대사에 영향을 주어, 유해 물질을 배설한다.

⑧ 함유식품으로는 고구마, 곤약, 콩, 과일, 김, 땅콩, 보리빵, 감자, 당근, 버섯류, 채소류 등이 있다.

(6) 외식할 때 주의점

외식은 대체적으로 ① 지방을 많이 사용하고, ② 채소류를 부족하게 사용하여 영양적으로 불균형한 경우가 많으며 ③ 조미료를 많이 사용하는 경향이 있다.

이러한 외식의 단점을 보완하기 위해 외식을 할 때는 설탕 및 기름의 사용이 많은 음식 등은 소량 섭취하고, 외식에서 부족되기 쉬운 무기질, 비타민은 우유나 달걀 및 과일로 보충하며, 가능하면 외식도 다양하게 선택하는 것이 좋다.

(7) n-6계와 n-3계 지방산 균형

인체에서 n−6계와 n−3계 지방산은 서로 상호전환되지 못하며 대사과정에서 서로 경쟁한다. 그러므로 이들 지방산 비의 균형이 중요하다. 우리나라는 4 : 1에서 10 : 1의 비율을 권장하고 있다. n−6계 지방산이 많은 식품으로는 들기름, 카놀라유, 두유, 호두 등이 있다. 연어, 고등어, 정어리 같은 어류에는 n−3계 지방산인 EPA와 DHA가 많다.

2. 운 동

운동을 함으로써 체지방이 감소하지만, 운동초기에는 반드시 체중의 감소로 이어지는 것은 아니다. 왜냐하면, 운동 초기에는 근육량의 증가와 비지방 성분의 밀도가 높아지므로 체중은 변화하지 않는다. 그러나 지속적으로 운동을 하면 근육량 증가의 수용력 한계로 지방량을 감소시켜 이를 극복하므로 체중이 감소된다.

따라서 장기간에 걸친 규칙적인 운동이 필요하다. 격렬한 운동은 산소소모량이 크므로 체내에서 당질을 연소하여 에너지를 소모하지만, 산소소모량이 크지 않은 중등도 이하의 운동에서는 체지방을 에너지원으로 이용한다. 따라서 체지방을 줄이기 위해서는 달리는 것보다는 꾸준히 걷는 것이 좋다.

또한, 운동은 혈장 인슐린과 중성지방을 감소시키며 인슐린에 대한 조직의 민감도를 높이고 인슐린 저항을 개선하여 비만에서 오는 합병증을 예방한다.

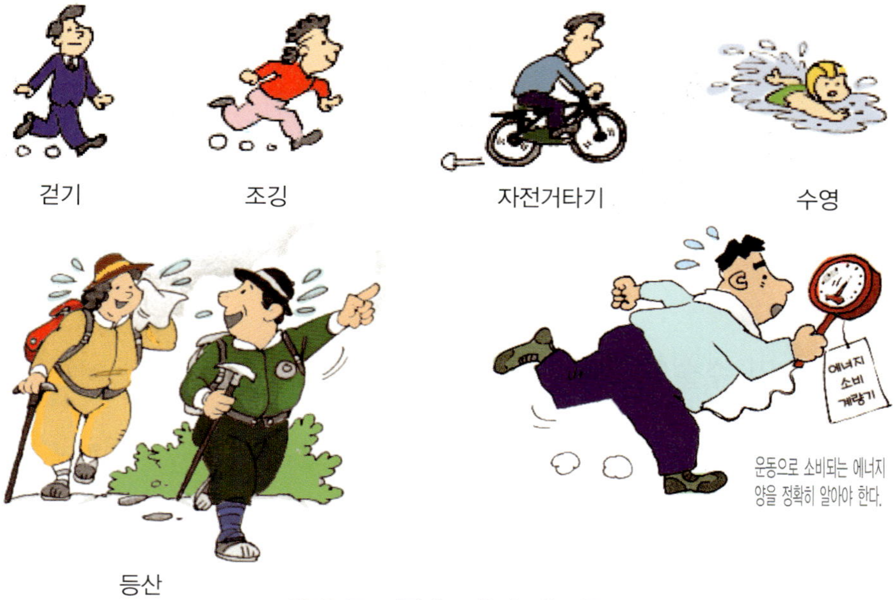
걷기
조깅
자전거타기
수영
에너지 소비 계량기
운동으로 소비되는 에너지 양을 정확히 알아야 한다.
등산

그림 7-7 비만에 도움이 되는 운동

혈장 지질에 있어서도 HDL-콜레스테롤을 증가시키고 VLDL, LDL을 감소시킴으로써 비만의 합병증인 심혈관 질환을 예방한다.

3. 행동수정 요법

활동과 식습관을 변화시키는 것을 말한다. 식사를 기록하여 식사시간, 식사장소, 식사 중 식사태도, 식사와 관련된 행동, 식사 시의 감정상태, 식사 시에 배고픔의 정도, 식사형태와 양 등을 기록하여 분석함으로써 행동을 변화시킨다.

① 실천 가능한 목표를 세운다.
② 일정한 장소에서 규칙적으로 식사한다.
③ 적은 용기를 사용하고 식사를 한 후에 바로 식탁에서 일어난다.
④ 먹는 동안에 TV나 책을 보지 않는다.
⑤ 필요한 식품만을 사며, 인스턴트나 조리된 음식은 피한다.
⑥ 올바른 영양지식을 익힌다. 그리고 가능한 한 식사일지를 자세히 기록한다.
⑦ 규칙적인 운동을 한다.

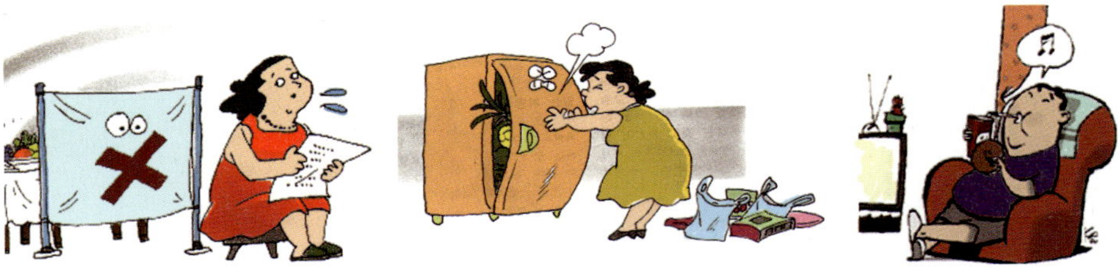

그림 7-8 행동수정요법

4. 약물 및 수술요법

약제를 복용하면 입안의 건조, 불면증, 불안 및 흥분, 변비 등의 여러 부작용이 나타나기도 한다. 그러므로 단독적인 약물사용은 바람직하지 않다.

수술은 병적으로 비만하여 심장질환으로 조기에 사망할 위험이 있는 경우에 실시한다. 소장회로 수술, 위 성형술, 위회로 수술 등이 있다. 수술 후에는 적은 양의 에너지와 영양소가 흡수되어 체중감소를 가져온다. 그러나 저칼륨혈증, 저칼슘혈증, 비타민 결핍, 관절염, 신결석 등의 합병증을 수반하기 쉽다.

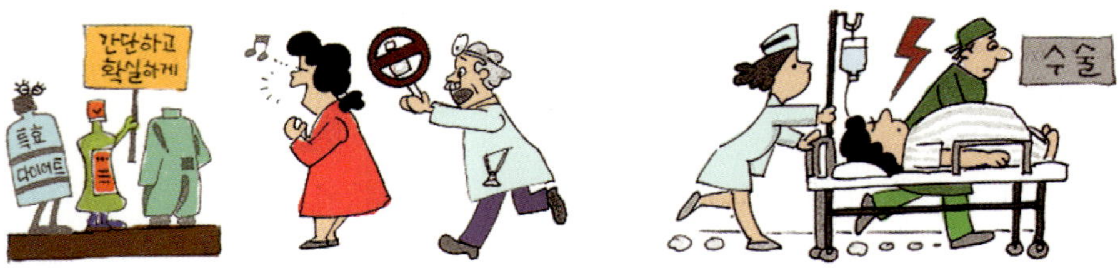

그림 7-9 약물 및 수술요법

5. 생활습관

① 정상체중을 유지한다.

② 매일 유산소 운동을 30분~1시간 정도씩 꾸준히 한다.

③ 탄수화물과 지질 위주의 식품보다 야채, 과실, 콩 제품, 우유, 생선, 잡곡 등의 식품 위주로 식사한다.

④ 짜게 먹지 않도록 한다.

Focus ON **비만인을 위한 저열량식단**

(열량 약 1800kcal)

아침 : 보리밥 3/2공기, 미역국. 김구이, 두부찜, 배추김치, 저지방 우유, 사과

점심 : 콩나물비빔밥 1그릇, 된장국, 달걀찜, 깍두기, 귤

저녁 : 현미밥 2/3공기, 대구탕, 배추김치, 미역무침, 쇠고기버섯볶음, 배

저체중

체중부족(underweight)은 표준체중보다 10% 낮은 경우로 종종 다른 질병의 원인이 된다. 체중부족의 특성은 질병에 대한 저항력이 약하고, 추위에 민감하여 허약하다. 표준체중의 20% 미만인 어린이는 성장 장애를 초래하며 뇌하수체, 부신, 갑상선, 생식기계의 기능 저하가 나타난다.

1. 원 인

체중부족증은 체질적으로 보는 단순성과 임상적인 문제를 가지고 있는 증후성으로 분류된다. 증후성 체중부족의 원인은 다음과 같다.

① 시상하부의 병변이나 뇌하수체 기능 저하
② 심리적으로 음식먹기를 거부
③ 식습관의 이상, 위장질환, 구강질환, 임신구토, 식이성 알레르기로 특정식품을 먹을 수 없는 경우 등
④ 흡수장애로 소화액 부족, 흡수면적의 감소, 위장관의 운동과다, 흡수이상, 흡수방해약품 등
⑤ 배설이나 손실의 과다 : 단백뇨, 출혈, 당뇨, 수유 등
⑥ 필요량의 증가 : 성장, 임신, 과다한 운동, 발열, 만성소모성 질병, 선천성 심질환, 암 등

2. 식사요법

증후성 체중부족의 경우 그 원인을 진단하여 우선 치료하는 일이 중요하며 영양관리 방법은 원인에 따라 알맞은 계획을 세워야 한다. 식사요법 원칙은 다음과 같다.

① 1일 3식과 간식으로 열량섭취를 증가시키거나, 지방은 적당량 섭취한다.

② 열량은 하루에 500~1,000kcal를 증가시키는데, 방법은 볶음밥, 버터 바른 빵, 튀김, 전류, 견과류, 쿠키와 같은 농축 음식을 섭취한다.

③ 단백질 섭취를 증가시켜 조직의 재형성을 도모한다.

④ 식사 전 국물이나 알코올 음료로 식욕을 촉진시킨다.

⑤ 향신료나 신선한 방향채소를 이용한다.

⑥ 식사를 즐겁게 할 수 있는 모임이나 가족과 함께 식사를 한다.

⑦ 비타민과 무기질을 충분히 섭취한다.

Chapter 8.

구강 · 식도와 위 · 장 질환

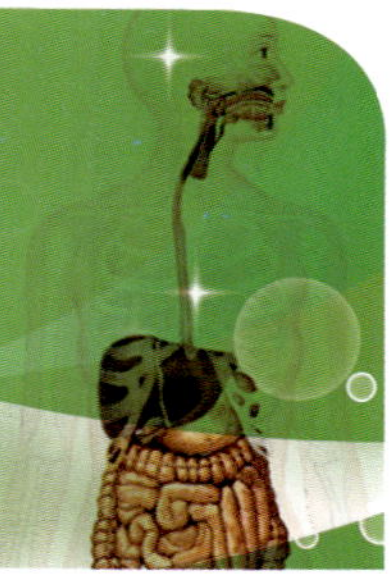

1. 구강 · 식도와 위 질환

우리가 섭취하는 음식물을 가수분해하여 흡수시키는 기관을 소화기계라고 한다. 소화기계에 질환이 생기면 음식물을 제대로 소화, 가수분해, 흡수하지 못해 영양불량 상태가 되며 질병이 발생할 수 있어 건강을 유지하기가 힘들다.

1. 구강건조증(Xerostomia)

(1) 원 인

구강건조증(Xerostomia)은 항히스타민제, 항고혈압제, 항우울제 같은 약물 치료에 의해 발생할 수 있으며, 쇼그렌 증후군에서 타액 분비기능이 저하되어 생기기도 한다. 두경부암 치료 후에 부작용으로 나타나기도 한다.

(2) 증 상

구강이 감염되기 쉬우며 구취가 나고 충치, 플라크, 잇몸 질환이 나타나며 삼키는 것, 씹는 것이 힘들며 미각도 떨어지고 식품의 섭취가 줄어들어 영양불량 상태가 된다.

(3) 영양관리

물을 자주 마시며 타액분비를 자극하는 음식을 섭취한다. 마른 음식은 섭취하지 않도록 하며 카페인, 알코올, 흡연도 구강을 건조시킬 수 있으므로 제한한다.

2. 연하곤란(dysphagia)

음식을 먹거나 액체를 마시려 해도 구강, 식도를 통해 삼키기 어렵거나 불편함을 겪는 질환이다.

(1) 원 인

식도의 외과적 수술, 종양, 폐쇄 혹은 식도암, 분문암, 식도염, 식도 아카라지아(Achalasia) 등에 의한 기계적인 원인, 뇌졸중으로 연하중추의 손상, 뇌종양, 신경계 질환 등에 의한 마비적인(Paralytic) 원인이 있다.

식도 아카라지아(특발성 식도확장증)는 식도와 위 사이의 분문부에서 통과장애를 느끼는 질환이다. 연하중추가 손상되면 인후부에서 반사작용이 일어나지 않아 연하곤란이 생긴다.

음식물을 삼키는 작용은 두개신경 기능에 의해 조절되는데 하나 이상의 신경에 이상이 생기면 연하곤란이 생길 수 있으며, 각각의 신경은 연하작용에 각기 다른 역할을 하므로 어느 신경이 손상되었는가에 따라서 연하곤란의 특징과 정도가 달라진다.

(2) 영양관리

먹는 능력이 떨어져 영양부족이 생길 수 있으므로 고영양식(1kcal/1cc)을 한다. 비타민, 무기질, 특히 티아민, 리보플라빈, 비타민 B_{12}, 비타민 C, 철 등은 점막치료에 중요한 영양소이므로 충분히 섭취한다. 너무 차거나 뜨거운 음료나 음식은 피하고 40도 정도를 음식의 최적온도로 한다.

음식은 작은 크기로 하며 둥근 모양이 식도에 부담을 덜 준다. 자극성 식품을 제한하며 연한 식품소재로 부드럽게 조리하여 섭취한다.

생선은 결합조직이 적은 것을 택하며 흰살생선 등을 이용한다. 식도를 편하게 하는 식품(죽, 국수, 달걀, 두부, 우유, 요구르트, 바나나, 푸딩 등)을 이용하고, 식도에서 통과가 어렵고 식도를 상하게 하는 떡, 프랑스빵, 소시지, 오징어, 냉동생선, 어묵, 도라지, 참외, 수박, 배, 사과, 연근 등은 피한다. 식사 후 30분가량은 앉아있도록 하여 기도의 흡인 등을 감소시킨다.

표 8-1 연하작용에 관련한 각종 두개신경

두개신경의 종류	작 용
제 5삼차신경	저작작용, 입으로 느끼는 온도 및 질감, 타액분비, 연하작용
제 7안면신경	혀 앞부분의 맛감각, 안면운동과 얼굴표정
설인신경	혀 뒷부분의 맛감각, 인두의 감각 및 연구개의 감각, 인두반사, 최토반사
제 10미주신경	타액분비, 연구개, 인두, 후두의 운동, 최토반사, 연동작용, 말하기
제 12설하신경	혀의 운동, 저작작용, 말하기

Focus ON

식도확장증(Achalasia)

위의 입구인 분문이 이완되지 않아 식도에 음식물이 정체하여 식도가 확장되어 있는 상태로 연하곤란, 구토, 가슴의 팽만감, 체중감소, 영양불량, 음식 입자의 흡입에 의한 폐의 합병증과 감염 등이 나타난다.

영양관리

- 적당한 단백질과 당질 섭취
- 감소된 식도 하부 괄약근 압력과 위액분비를 돕기 위해 지방의 증가
- 액체나 고형음식을 공급할 것
- 뜨겁거나 찬 음식을 피할 것
- 식사는 소량씩 자주 하고 천천히 식사할 것
- 감귤류 같은 신맛 주스나 강한 조미료는 피할 것

3. 위식도 역류증(Gastroesophageal reflux disease, GERD)

위의 산성물질의 역류로 연하곤란이 발생하는 것을 말한다.

(1) 원 인

위식도 역류증은 괄약근이 약하거나 부적절하게 이완되는 경우에 발생할 수 있다.

(2) 증 상

하부식도 괄약근의 기능부전에 의한 역류로 인해 어떤 증상이나 손상이 반드시 일어나는 것은 아니며, 경우에 따라 건강한 사람에게서도 발생한다.

가슴앓이, 통증 등의 증상이 있다.

(3) 영양관리

자기 전에 군것질을 하지 않으며 식사 후 드러눕지 않는다. 식사는 취침 전 2~3시간 이내에 먹도록 한다. 소식을 하고 식사 사이에 수분을 섭취하여 위가 너무 팽창하지 않게 한다. 위가 팽창하면 하부 식도 괄약근에 압력을 가할 수 있다. 하부 식도 괄약근압을 약화시키거나 위산 분비를 증가시키는 음식을 제한한다.

위산 분비를 증가시키는 음식에는 초콜릿, 지방, 커피(카페인 함유 불문)와 차 등이 있다. 담배와 알코올은 하부 식도 괄약근을 이완시킨다. 몸을 숙이지 말고, 꽉 조이는 옷은 위압을 증가시켜 역류 위험을 높일 수 있다. 비만은 복부 압력을 증가시킬 수 있다.

식도염이 발생했을 때에는 감귤류와 주스, 토마토 제품, 후추, 매운 음식, 탄산음료, 매우 뜨겁거나 찬 음식처럼 식도를 자극하는 식음료를 피한다. 또한 소량의 식사를 자주 하고 식후 2시간까지는 눕지 말고 상체를 높여서 잠을 자도록 한다.

Focus ON 역류성 식도염(Reflux esophagitis)

위산이 식도 안까지 손상시킬 정도로 오랜 시간 식도에 남아 있으면 염증이 생기는데 이를 역류성 식도염이라고 한다. 심한 만성 염증은 출혈을 동반한 식도 궤양을 일으킬 수 있다. 또 궤양이 생긴 조직의 치료와 흉터는 식도의 내부 직경을 좁혀, 식도의 협착을 초래할 수 있다. 고형 식품으로 인해 진행성 연하곤란증이 종종 발생하며, 삼킬 때 통증이 생긴다.

위 내용물이 폐로 치솟을 경우에는 폐질환이 발병할 수 있다. 만성적인 역류 역시 바렛 식도(Barrett' s esophagus)와 관련이 있다. 손상된 식도 세포는 위 또는 내장 조직에서 그것과 유사한 세포로 교체되는데, 이러한 세포의 변화는 식도암 발병 위험을 높인다.

식도점막을 손상시킬 수 있는 비스테로이드성의 염증 억제제(NSAIDs), 즉 아스피린, 나프록센과 이부프로펜을 피한다.

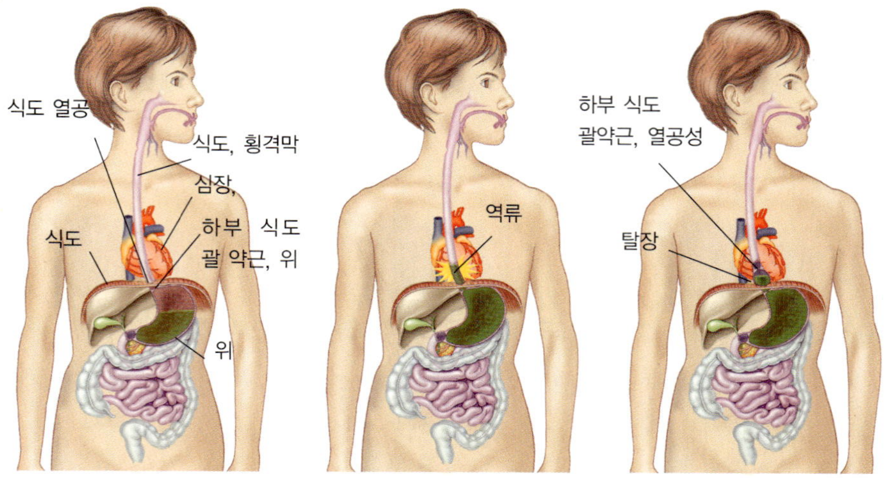

위는 보통 횡격막 아래에 있고, 식도는 식도 열공을 통해 지나간다. 하부 식도 괄약근은 위 내용물의 역류를 방지한다.

위의 압력이 식도 압력을 초과하는 경우, 과식 및 과음을 했을 때처럼 역류 가능성이 증가한다.

산 역류의 위험은 열공성 탈장의 결과로 증가한다. '활주성' 열공 탈장은 하부 식도 괄약근을 따라, 위의 일부가 횡격막 위로 상승할 때 발생한다.

그림 8-1 위식도 역류증

4. 식도정맥류

(1) 원 인

식도자체의 질병보다는 간경변에 의해 문맥의 압력이 증가하여 식도벽에 망막형태로 분포하는 정맥이 확장되어 발생한다.

(2) 증 상

조금이라도 식도점막 상피가 손상되면 이 정맥류는 파괴되어 토혈하게 된다. 간경변 환자에게 식도정맥류가 있을 때 격한 운동으로 정맥압이 급증하는 경우, 산성 위액이 다량으로 식도로 역류해 식도정맥벽에 궤양이 생긴 경우, 크고 질긴 조직의 음식을 삼켜 식도정맥에 상처가 생긴 경우 등에는 갑자기 토혈 또는 하혈이 일어날 수 있다.

표 8-2 식도 역류를 유발하는 요인

식도 역류를 유발할 수 있는 요인	하부 식도 괄약근압을 약화시키는 물질	
• 복수(복부의 수분 축적) • 위 배출의 지연 • 과식 • 식사 후 엎드리기 • 비만 • 임신 • 허리 또는 복부를 조이는 옷 착용	• 알코올 • 항콜레스테롤제 • 카페인 • 칼슘 길항제 • 초콜릿 • 흡연 • 다이아제팜 • 페퍼민트와 스피어민트 오일	• 마늘 • 고지방 음식 • 메페리딘 • 양파 • 프로게스테론 • 테오필린

(3) 영양관리

간경변을 치료해야 하며 소화가 잘 되고 식도를 잘 통과하는 음식을 섭취한다. 위액이 식도로 역류하는 것을 막기 위해서는 식후에 바로 눕지 않으며 30분 가량은 앉아 휴식을 취한다. 만약 의식장애가 있으면 혈중 암모니아 상승을 막기 위해 단백질을 제한하고 변비가 생기지 않도록 한다.

5. 위 염

위염은 위 점막에 염증이 생긴 것이다.

(1) 원 인

급성 위염은 부적당한 음식을 섭취하여 생긴 자극, 자극성 음식, 약물복용(아스피린, 비스테로이드제, 항염제, 항생제), 스트레스, 흡연, 식중독, 알코올 과용 등으로 인해 발생한다. 만성위염은 급성위염으로부터 만성화하는 경우도 있으나 장기간에 걸친 무절제한 식사, 스트레스, 위산분비 이상 등의 원인으로 발생하며 고령자에게 많다.

(2) 증 상

위 점막이 충혈 · 비후되어 있으며 출혈도 나타난다. 복부 팽만감, 위 압박감, 상복부 통증, 식욕부진, 소화불량, 구토 등이 나타난다. 노인은 무산성 위염이 많아 단백질 식품의 소화에 장애를 받는다. 단백질은 위에서 변성되어 소화가 되나 위산 결핍인 경우에는 펩신의 활성이 약화되므로 변성이 잘 안 되어 장에서 소량 소화작용을 받는다.

단백질 음식이 위에서 변성이 안 되고 장으로 들어오게 되면 발효작용을 일으켜 부패된다. 식이섬유는 염산이 없으면 연하 및 소화도 잘 안 되며, 장내에서의 흡수도 불충분하다. 음식으로부터 들어온 세균은 위산의 작용으로 살균되나 위산 분비가 없거나 부족하면 살균작용이 불충분하여 그대로 장으로 들어가므로 장내에서 부패의 주원인이 되고 설사를 일으키기도 한다.

(3) 영양관리

급성위염 환자는 발병 초기에 메스꺼움과 구토로 인해 음식을 섭취하기 힘들므로 1~2일 정도 절식하면서 비경구적으로 수분과 전해질을 공급한다. 경과가 좋으면 맑은 유동식으로부터 일반유동식으로 바꾸며 연식을 준다.

Reference

일반식은 표준체중을 유지할 수 있는 적정에너지, 고당질, 적정 단백질, 저지방 식사, 유화지방 등을 섭취

만성위염은 특별한 영양관리보다는 일반적인 식사로 단백질이 풍부하고 소화되기 쉬운 식사를 규칙적으로 천천히 먹는 습관이 필요하다. 자극적인 음식과 음료를 피한다. 알코올, 커피, 차, 탄산음료, 매운 음식과 지방이나 기름기 있는 음식은 피한다.

무산증 위염은 위액분비를 촉진하는 식품을 섭취하며, 철과 비타민 B_{12}를 보충한다.

6. 소화성 궤양(Peptic ulcer)

위궤양(Gastric ulcer)과 십이지장궤양(Duodenal ulcers)을 말한다. 위장 점막에 발생하는 궤양으로 헬리코박터 파일로리 감염에 의해 흔히 발생한다. 산이 과도하게 분비되거나 흡연, 정서적인 스트레스와 유전적인 요인에 의해 증가될 수 있다.

Reference

점막은 아스피린, 비스테로이드 항염제 글루코코티코이드 분비과다, 알코올에 의해 손상

(1) 원 인

건강할 때는 위산이나 각종 물리화학적 자극 등의 공격인자는 점막의 혈류, 점액, 프로스타글란딘 등의 방어인자에 의해 저항작용을 받아 균형을 유지하나 감염, 외상, 중독, 정신적 스트레스 등에 의해 위 점막의 저항력이 약화되면 궤양이 발생한다.

헬리코박터 파일로리(*Helicobactor pylori*)균은 위의 출구인 유문 가까이에 사는 나선형 세균으로 소장에서 대장으로 내려와 분변 속으로 들어오게 되어 인변을 통해 경구감염된다.

일상생활에서 음식과 함께 많은 세균이 입을 거쳐 위 속으로 들어와도 대부분의 균은 강한 염산에 의해 사멸되나 헬리코박터 파일로리는 우레아제가 있어 요소를 암모니아와 탄산가스로 분해한다.

암모니아는 염산을 중화시켜 헬리코박터 파일로리가 위산 속에서 살 수 있게 한다. 헬리코박터 파일로리는 위의 내벽을 덮고 있는 점액 속으로 들어가 생활하고 위점막 상피에 접착해 급성위염을 발생시키며, 장기화되면 위점막이 손상받아 위축성 위염으로 악화된다.

(2) 증 세

식사 전이나 밤, 공복시에 상복부에 심한 통증을 느낀다. 공복 시에는 산을 중화해줄 음식이 없어 위산이 점막을 자극하므로 심한 통증이 일어난다. 혈장 단백질의 감소, 빈혈 등이 나타난다.

(3) 영양관리

급성기에는 4~6주의 치료가 필요하고 만성기에는 궤양의 재발을 방지하는 것이 중요하다. 위산분비를 억제하기 위해 조금씩 자주 식사를 한다. 위를 자극하지 말아야 하므로 고섬유소 식품, 자극성 강한 조미료, 강한 향미채소, 산이 강한 식품, 카페인이나 알코올이 들어있는 식품, 튀긴 음식, 탄산음료는 제한한다. 소화가 잘 되도록 부드럽게 조리하고, 점막의 저항성을 높이는 단백질, 무기질을 섭취하며 식사량을 줄이고 규칙적으로 식사한다.

Reference

소화성 궤양의 영양관리

- 정상체중을 유지할 수 있는 열량
- 충분한 단백질
- 적정지방
- 유화지방
- 식이섬유
- 빈혈시→비타민C 공급
- 과식, 식후 눕기, 흡연 절제

(4) 약물치료

제산제(Antacid)는 위산을 중화시키므로 통증을 감소시키고 점막의 손상을 줄일 수 있다. 식사 후 30~60분 후에 복용한다. Cimetidine, Ranitidine 등은 위산생성을 억제시키는 Histamine H_2 수용체 길항체이다.(H_2 receptor에 hista-mine이 결합되면 위산분비가 증진된다) 아세틸콜린 억제제는 십이지장궤양에 사용하는데, 신경계를 억제하는 작용을 하여 위산과 펩신 분비를 조절할 수 있다.

7. 위하수

(1) 원 인

위의 위치가 배꼽부위 아래까지 길게 내려와 위의 기능이 저하되어 발생한다.

(2) 증 세

위의 긴장과 운동이 약해져 소화능력이 떨어지고 위의 내용물을 장으로 내보내는 힘도 약해져 약간이라도 음식섭취량이 많아지면 위가 거북해진다. 위하수는 혈액순환이 좋지 못해 얼굴이 창백하고 손발이 차가우며 허약하고 식욕이 없으며 잠을 깊이 못 자고 변비가 심한 환자가 많다.

(3) 영양관리

소화가 잘 되며 위 안에 장시간 머물지 않는 음식을 소량씩 먹는다. 주식은 수분이 많은 죽 종류를 피하고 진밥이나 토스트를 잘 씹어 먹도록 한다. 수분이 많은 주스 또는 우유는 식사 시에 마시는 것보다 간식으로 한다. 지방은 튀긴 음식보다 양념 기름, 버터, 크림 등으로 섭취한다. 단백질은 위의 근육을 튼튼하게 하기 위해 필수적으로 섭취해야 한다. 향신료를 과용하지 않고 단 음식은 식욕을 감퇴시키므로 음식의 맛은 담백하게 한다. 섬유소가 많은 채소는 피한다.

Focus ON

위질환 환자를 위한 식단 (약 2,000kcal)

- **아침** : 쌀밥, 쇠고기미역국, 물김치, 달걀 흰자찜
- **점심** : 쌀밥, 두부국, 삼치찜, 물김치, 오이나물, 오렌지주스
- **저녁** : 쌀밥, 배추국, 닭안심구이, 시금치 나물, 버섯볶음, 물김치, 우유

2. 장 질환

소장 질환에는 고창, 흡수불량증, 크론병, 지방변증, 유당불내증, 글루텐과민성 장질환 및 열대성 스프루 등이 있고 대장질환에는 변비, 대장염, 게실염, 치질 등이 있으며 설사는 소장, 대장 질환 모두에서 발생하는 증세이다.

1. 지방흡수불량과 비타민 B_{12} 흡수불량증

(1) 원 인

췌장질환으로 췌장 스테압신(Steapsin)이 부족하거나 지방의 흡수부위인 회장점막이 손상된 경우, 또는 담석증, 담관종양 등으로 담관이 폐쇄되거나 회장에 염증이 있거나 절제하였을 때 발생한다.

췌장 아미롭신이 부족해지면 당질의 소화흡수가 저하되고 트립신, 키모트립신 등이 부족할 때에는 단백질의 소화흡수가 어렵다. 단당류와 아미노산의 흡수부위인 공장점막 손상으로 이당류 분해효소와 디펩티드를 분해하는 효소가 부족할 때도 흡수불량을 초래한다.

위액분비 저하로 내인성 인자가 부족하면 비타민 B_{12}는 회장으로의 이동과 흡수가 어려우며, 췌장염으로 췌장액 중 알칼리 분비량이 저하되면 십이지장의 pH가 낮아지고 십이지장 내의 산이 칼슘과 염을 형성해 비타민 B_{12} 흡수 시 필요한 칼슘의 역할이 불충분하다.

(2) 증 상

체중이 감소하고 지방이 흡수되지 않아 지방변이 흔하다. 무기력해지며 니아신, 비타민 B_{12}, 엽산, 철분 결핍으로 설염, 구순 구각염, 단백질 결핍 시에는 부종, 칼슘과 비타민 D 흡수 불량시에는 골다공증과 골연화증이 발생한다.

(3) 영양관리

고열량, 고단백, 고비타민 액체급식이 필요하다.

2. 이완성 변비(Atonic constipation)

배변의 횟수는 개인의 습관에 따라 다른데 음식물의 장내 통과시간으로 보아 4일 이상 배변이 안 되면 변비라고 한다. 변비는 여성이 더 많으며 나이가 듦에 따라 증가하는 경향이 있다. 파킨슨병, 척수병변, 다발성경화증과 같은 신경질환들도 장운동에 영향을 미쳐 변비를 일으킨다.

임신 시에는 확장된 자궁이 하부대장을 압박하여 변비를 경험하기도 한다. 변비는 아편계 진통제, 삼환계항우울제, 항히스타민, 칼슘길항제, 알루미늄이 포함된 제산제, 그리고 식품으로는 철분과 칼슘 등에 의해 발생하기도 한다.

(1) 원 인

운동량이 부족한 직종에 근무하거나 스트레스, 임신 후반기에 태아가 커지면서 복부에 압박을 주면 변비가 생기기 쉽고, 과거 임신 빈도가 많았던 여성일수록 변비 발생률이 높다. 아침 결식, 소식 등도 변비의 원인이 된다.

식사성 요인으로는 식품의 성분, 조직 등에 의해서도 영향을 받으며, 인스턴트식품, 패스트푸드 등을 많이 먹으면 변비에 걸릴 수 있다.

(2) 증 상

복부가 팽만하고 대변이 나오지 않는다. 장 내용물이 결장에 장시간 정체하면 수분이 과잉흡수되어 변은 더욱 굳어져 배변이 곤란해진다.

(3) 영양관리

지방 식품을 섭취하면 지방산이 장점막을 자극하여 장의 연동운동을 촉진시켜 배변이 원활해진다. 섬유소도 변비를 예방하며 유당은 체내에서 세균에 의해 유산을 만들어 연동운동을 촉진시키다.

과일류의 유기산은 당분이 많은데, 장내에서 발효되어 산을 생성하여 배변운동을 촉진시킨다. 고섬유소 식단은 장내가스를 증가시킬 수 있으므로 점진적으로 늘려가는 것이 좋다. 이를 위해서는 전곡류의 섭취를 증가시키고 생채소와 생과일을 섭취하고 해조류, 수분섭취를 충분히 한다.

Focus ON 섬유소와 장질환

식이섬유를 증가시켜야 하는 질환에는 이완성 변비, 당뇨, 게실염 예방, 심장질환, 당뇨병 전증, 비만 등이 있으며, 식이섬유를 감소시켜야 하는 질환에는 염증성 장질환, 수술 후 등이다.

불용성 섬유소(Insoluble fibers)는 변의 무게를 늘려 주고 대장에서의 배설을 촉진시킨다. 수용성, 점성의(Soluble, viscous) 식이섬유는 음식물의 소화기통과 시간을 느리게 하여 포만감을 증가시키고 소장에서 당의 흡수를 늦춰주는 역할을 한다. 수용성 섬유소는 담즙과 결합하고 담즙의 재흡수를 감소시킴으로써 혈액내 콜레스테롤 수치를 낮추는 역할을 한다.

고섬유소 식단은 때로 장내 가스생성(헛배부름 ; flatulence)을 일으키는 불쾌한 부작용을 나타내는데, 이는 소화되지 못한 섬유소가 대장에서 세균에 의해 발효되어 생성되기 때문이다. 장내가스는 탄수화물들이 불완전하게 소화되었거나 흡수되지 않았을 때도 생성된다. 과당, 알코올(sorbitol, mannitol, malitol), 소화되지 않는 콩류의 라피노즈, 스타키오즈(raffinose and stachyose) 등이 있다.

과다가스 생성 식품들은 흡수불량을 일으키는 질환들에서 헛배부름을 일으킬 수 있는데, 이는 장내세균에 의해 흡수되지 못한 영양소가 대사되기 때문이다. 공기를 삼키는 것도 장내 가스형성에 기여한다.

가스발생 식품에는 사과, 배, 브로콜리, 양배추, 콜리플라워, 옥수수, 고구마, 콩, 부추, 무, 양파, 맥주, 탄산음료, 과일주스, 유제품(유당불내증의 경우) 등이 있다.

3. 경련성 변비(Spastic constipation)

(1) 원 인

결장 또는 직장벽근이 경련성 수축을 일으켜서 내용물 이동이 늦어져 생긴다. 심리적 요인이 많이 관여하며 자율신경계의 장애로 장운동이 비정상적으로 항진하여 일종의 과민성 대장증후군을 나타낸다.

(2) 증 상

식사 후 하복부에 통증을 느낀다. 변의가 강하게 일어나는 데 비해 배변량은 적으며 대변이 염소똥과 같이 굳고 작은 덩어리가 되거나 연필처럼 가늘고 굳은 형태로 배출된다. 때로는 변에 점액이 붙어 나오는 경우도 있다. 변비와 설사가 번갈아 생기며 두통, 피로 등의 고통을 느낀다.

(3) 영양관리

과민성 대장의 연동운동을 감소시켜야 하므로 식이섬유소의 섭취를 제한한다.

4. 설 사

(1) 원 인

음식물의 소화흡수는 소장에서 이루어지며 수분은 대부분 대장에서 흡수된다. 그러나 대장에 장애가 일어나 장 내용물이 빠르게 통과되거나 대장점막에서 수분을 흡수하는 능력이 저하되면 수분이 많은 대변이 배설되는데 이것을 설사라 한다.

(2) 종 류

① **삼투성 설사**(osmotic diarrhea) : 영양소의 흡수불량의 결과로 일어나는 현상이다.

예를 들어 흡수되지 못한 솔비톨(Sorbitol) 혹은 과당(Fructose)이 장내에 수분을 끌어들여 변의 수분함량이 높아지거나 장관 내에 흡수되기 어려운 고삼투압성 물질이 많아지면 삼투압의 증가로 장관 내용액이 많아져 설사가 일어난다. 단당류 분해효소 결핍, 이당류 분해효소 결핍, 변비약 남용, 마그네슘 성분이 많은 제산제 사용 시에 일어나기 쉽다.

② **삼출성 설사** : 장염, 기생충, 궤양성 대장염, 크론병, 장결핵, 식이성 알레르기 등에 의해 장관벽의 삼출성이 높아져 삼출액에 의한 장관 내용액이 증가하면 일어난다.

③ **분비성 설사**(Secretory diarrhea) : 주로 세균성 식중독에 의해 일어나지만 때론 심각한 염증성 장질환, 췌장기능 부전증, 간 장애, 변비약 남용, 호르몬 분비이상 등으로 장관 내의 분비가 비정상적으로 많아져 장관 내용액이 증가하면서 일어난다.

④ **발효성 소화성 설사** : 탄수화물의 소화흡수 장애가 생겨 장 내에서 발효균의 작용에 의해 가스가 많이 생겨 장 점막을 자극해 일어난다.

⑤ **부패성 소화성 설사** : 단백질 식품의 소화흡수 장애가 생겨 소화가 안 되는 내용물이 장내 부패균의 작용을 받아 일어난다.

(3) 영양관리

부패성 소화성 설사는 단백질 풍부한 식품을 감소시킨다. 탄수화물식품 위주로 선택하고 기름을 적게 섭취한다. 충분한 수분을 섭취한다. 수용성 섬유소를 섭취하고 불용성 섬유소의 섭취를 제한한다. 카페인, 유당, 강한 향신료, 고지방식, 가스생성식품 등의 섭취를 제한한다. 소량씩 자주 식사한다.

표 8-3 설사에 영향을 미치는 음식물

설사에 안 좋은 음식	설사를 개선하는 음식
사과주스, 배 주스, 푸룬주스	애플소스, 바나나
카페인 함유 음료, 커피, 과당 함유 음료	치즈
튀긴 음식	보리, 귀리, 오트밀, 감자
포도	땅콩버터(매끄러운 제품으로)
꿀	쌀(boiled), 타피오카
우유 및 유제품	비스킷
무설탕 캔디류	요구르트

5. 염증성 장질환(Inflammatory Bowel Diseases)

(1) 원 인

유전요인과 환경적 요인이 둘 다 발병에 기여할 것이라 보고 있으나 직접적인 원인은 아직 밝혀지지 않았다. 크론병과 궤양성 대장염이 있다.

크론병은 보통 소장을 침범해 흡수불량을 일으키며, 궤양성 대장염은 대장을 침범한다. 대장 특히 직장의 점막에 궤양이 생겨 설사를 하는데 심해지면 혈변 또는 점액이 섞인 혈변이 나오고 악화되면 탈수, 고열, 저단백혈증, 전해질 이상, 빈혈, 체중감소, 복통 등이 일어난다. 두 질환 모두 조직파괴, 출혈, 설사를 일으켜 영양 결핍을 초래할 수 있다.

(2) 증 상

크론병은 소화기관 어느 곳이나 침범할 수 있으나 가장 많이 침범되는 부위는 회장(Ileum)과 대장(Colon)이다. 염증은 내장 조직 깊숙히 침투하며 궤양, 균열, 누공이 동반된다. 반흔 조직의 형성으로 내장을 두껍게 하고 경화시키며 내경을 좁게 해 폐쇄를 일으키기도 한다. 약 60~70%의 환자들은 외과적 절제술이 필요하다. 크론병 환자들은 대장암의 발생률도 높다.

궤양성 대장염은 항상 직장을 침범하고 그 후 대장으로 침투해 염증은 이환된 내장 전체를 따라 연속적으로 일어난다. 소량의 급성 설사를 하며 변은 보통 혈흔이 있고 점액질이 섞여 있다.

체중감소, 열, 쇠약감이 나타난다. 중증에서는 실혈로 인한 빈혈, 탈수, 전해질 불균형이 나타날 수 있다. 염증이 생긴 조직으로부터 단백질의 소실이 잇달아 발생할 수 있다. 대장 절제술은 20~25%의 환자들에게서 시행되며 재발을 예방할 수 있다. 궤양성 대장염 환자는 대장암의 유병률도 높다.

(3) 영양관리

단백질-열량 영양불량(Protein-Energy Malnutrition, PEM), 영양결핍, 소아의 경우 성장장애까지 올 수 있다.

고열량(40~50kcal/kg), 고단백 식이(1.5~2.0g/kg)가 필요하며 흡수불량 환자는 비타민과 무기질의 보충이 필수적이다. 급성기에는 장을 쉬게 하기 위해 절식하고 정맥으로 수분과 전해질을 보충해준다.

식욕이 회복되고 증상이 완화되면 유동식, 연식, 회복식, 일반식으로 이행하며 저섬유소, 저잔사식이 위주로 공급한다.

대장 점막을 자극하는 섬유소의 섭취를 제한한다. 장내 발효를 일으키는 우유 및 유제품도 금하는 것이 좋다. 회복되면 서서히 공급한다. 설사로 인해 영양소의 손실이 커지므로 단백질, 무기질, 비타민을 충분히 공급한다.

표 8-4 크론병과 궤양성 대장염

	크론병(Crohn's Disease)	궤양성 대장염(Ulcerative Colitis)
염증 부위	약 40%가 회장과 대장, 30%는 소장만, 20%는 결장	직장과 결장에 한정됨(직장에서 시작하여 결장으로)
염증의 형태	침범된 병변 사이의 정상 보존된 부분이 관찰됨('skip' 병변)	직장에서 시작된 염증은 연속적으로 관찰됨
손상 정도	내장 조직 깊숙이 침투하며 균열로 장관조직을 'cobblestone' 형태로 만들게 됨	점막층과 점막하층
누공	일반적으로 동반	동반되지 않음
암 유병률	증가됨	크게 증가됨

표 8-5 크론병의 치료

증상 혹은 합병증	식이요법
성장 장애 / 체중감소	• 고열량 식이, 장관 보충 • 관급식
식욕감소 / 식사 시 통증	• 소량씩 자주 섭취, 장관 보충 • 5~7일 이상 시 관급식 보충
흡수불량	• 고열량 식이, 영양 보충
지방변(지방 흡수불량)	• 지방 제한 • Medium chain triglycerides • 영양 보충
설사	• 수액 및 전해질 보충 • 영양 보충
젖당 불내성	• 젖당 함유 음식 제한
영양 부족	• 고농도 영양 식이, 영양 보충
장관 회복	• 고단백 식이 • 글루타민 보충
협착 / 누공	• 저 섬유소식
중증 장폐쇄 / 고출력 누공 / 질병의 중증 악화	• 총 정맥 영양

6. 글루텐 과민성 장질환(Gluten sensitive enteropathy, 비열대성 스푸르, [Nontropical sprue], 특발성 지방변증 [Celiac disease])

(1) 원인

유전적 결함, 면역, 환경적 요인들에 의해 글리아딘이 흡수장애를 일으키는 질환이다. 글리아딘이 소장 점막을 손상시켜 발생한다.

(2) 증상

밀의 글루텐에 있는 단백질인 글리아딘을 소화시키는 효소가 없거나 결핍된 경우 소화가 안 되고 흡수장애가 일어난다. 지질, 당질, 단백질, 무기질, 지용성 비타민의 흡수불량이 초래되어 지방이 많고 악취가 심하며 거품 섞인 연한 색깔의 설사변을 여러 번 보게 되며, 심하면 빈혈과 비타민 결핍을 나타낸다.

(3) 영양관리

글루텐 함량이 많은 식품(밀, 귀리, 호밀, 보리, 메밀)을 제한한다.

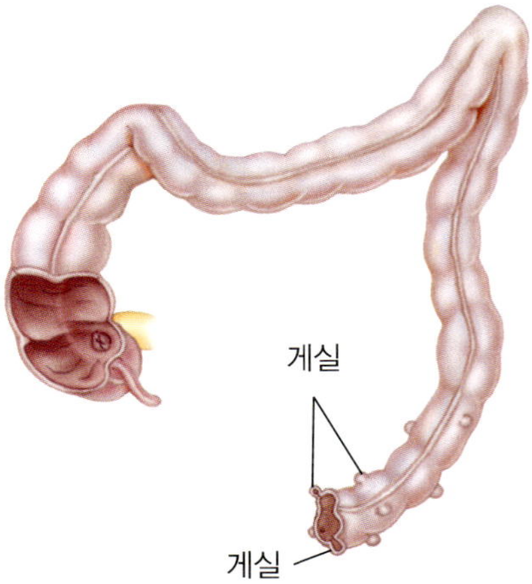

그림 8-2 게실염

7. 게실염(Diverticulitis)

대장벽에 작은 주머니 같은 게실이 불룩하게 나온 상태를 말하며 나이가 듦에 따라 증가한다.

Reference

게실염

게실은 장관벽의 약화된 부위에 생성된 자갈돌형태의 외상들이다. 이런 게실을 형성하게 된 상태를 게실염이라고 한다.

(1) 원 인

저섬유소 식사가 주 원인으로 식이섬유는 변의 무게와 부피를 증가시켜 대장의 윤상 근육의 부하를 줄여준다. 저섬유소 식사는 장근육의 수축을 더 많이 필요로 하기때문에 윤상근육 주변에 압력을 높이게 된다. 이 압력을 오랫동안 받게 되면 내장 조직이 부풀어 돌출된다.

(2) 증 상

게실은 주로 대장의 아랫부분에 많이 생기는데 게실이 많아지면 박테리아가 들어가 염증을 유발하여 게실염이 된다.

게실염이 되면 대장의 아랫부분이 강직되고 모양도 변하게 되며 변비나 설사를 유발하기도 한다. 복부 팽만, 아랫배의 통증, 대장경련, 구토의 증세를 보인다. 심해지면 천공이 되어 복막염이 될 수도 있다.

(3) 영양관리

고섬유소 식이를 섭취한다. 섬유소는 수분과 결합하고 흡수되지 않으므로 부드러운 변을 만들어 장의 압력을 낮추고 게실 형성을 줄일 수 있다. 스트레스도 대장의 압력을 증가시키므로 심리적인 안정도 매우 중요하다.

8. 과민성 대장증후군(Irritable bowel syndrome, IBS)

대장운동의 이상으로 장이 불편한 상태이다.

(1) 원 인

과민성 대장증후군의 원인이 정확히 밝혀지지 않았지만, 심리적인 원인도 있고 우유, 알코올, 카페인에 의해서 과민성을 보여 발생한다.

(2) 증 상

스트레스에 과민해 배변이 안 되거나 복부팽만 등의 증상이 있다. 음식섭취 후 장 움직임이 과하면 설사를 일으킬 수도 있고, 장 움직임이 감소하면 변비를 일으킬 수도 있다. 정신적으로 스트레스를 받을 때 더 심해진다.

(3) 영양관리

급성이면 저섬유소 식이를 주고 점차로 자극이 없고 부드러운 식이를 주며 수분공급을 충분히 한다. 젖당 불내성이 있는 경우 유제품은 피하는 것이 좋다. 카페인이나 음주는 증상을 악화시킬 수 있다.

(4) 약물관리

지사제, 항콜린성 제제, 항우울제, 하제를 사용한다.

> *Reference*
>
> **과민성 대장증후군**
>
> 수분과 전해질 균형 유지, 고영양 식사, 우유 및 유지방 제품, 지방식, 알코올, 과당, 솔비톨 등을 피하고 밀가루 음식은 소량씩 자주 섭취해야 하며 충분한 물과 식물성 지방을 섭취한다.

9. 단장증후군(Short bowel syndrome)

(1) 원 인

장을 절제해 장의 흡수 능력이 저하되어 나타난다.

(2) 증 상

체액과 전해질의 불균형과 다양한 영양소의 결핍이 초래되며 지방변증, 탈수, 체중감소와 어린이에게는 성장장애가 나타난다.

회장의 제거는 비타민 B_{12}와 담즙산 재흡수에 영향을 주며, 담즙산이 결핍되면 지방 흡수불량과 설사를 악화시킨다. 회장과 맹장 사이의 괄약근이 제거되면 세균이 과성장하기 때문에 결장의 박테리아는 소장에 침투할 수 있다. 결장이 손상받지 않으면 체액과 전해질 손실이 줄어든다.

(3) 영양관리

절제술 바로 직후 체액과 전해질을 정맥으로 공급하며 수분보충이 중요하다. 장의 적응을 증진시키기 위해 경구적 영양공급을 빨리 한다.

음식은 소량을 자주 공급해야 남은 장을 가장 효율적으로 이용할 수 있다. 유당함유 음식은 소화시키기 힘들다. 비타민과 무기질을 보충한다. 칼슘 흡수불량으로 인해 신장결석 발병의 위험이 높으므로, 낮은 수산식이를 한다. MCT(Medium Chain Triglyceride) 사용하며 지용성 비타민을 보충한다.

10. 결장조루술과 회장조루술(Colostomies and Ileostomies)

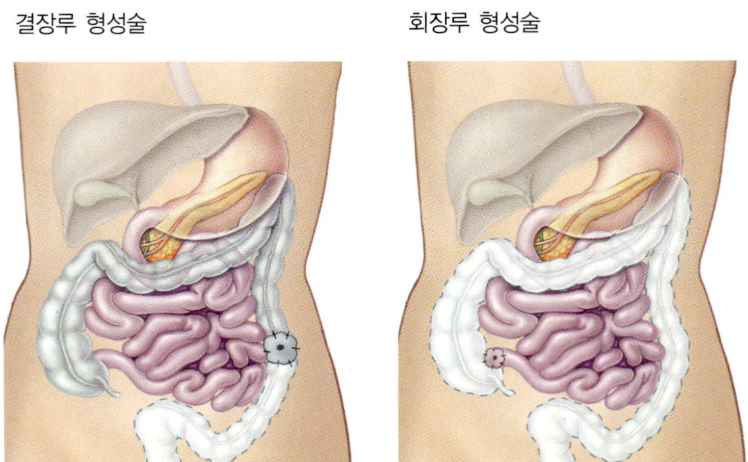

결장의 일부분이 제거되고 개창은 남겨진 결장부분에 형성된다.

결장 전체가 제거되고 개창은 회장에 형성된다.

그림 8-3 결장루 형성술과 회장루 형성술

조루술(Ostomy)이란 소화된 분비물들을 제거할 수 있도록 외과적으로 구멍을 만드는 것으로 수술이나 손상 후에 대장을 우회하기 위하여 만들어진다. 기능이 남겨진 장의 끝을 복강벽의 구멍으로 연결하여 외부로 장이 연결될 수 있도록 이어준다. 결장조루술(Colostomy)과 회장조루술(Ileostomy)이 있다.

(1) 원 인

약물이나 영양관리로 염증이 치유되지 않을 때 수술한다.

(2) 영양관리

저당의 액체형태에서 저섬유소의 정상적인 식사형태로 점진적으로 진행해야 한다. 소량씩 자주 식사하는 것이 소화시키기 쉽다.

불용성 섬유질이 높은 음식은 장내 체류시간을 줄이고 배설량을 늘리므로 주의한다. 대장에서 수분흡수를 할 수 없으므로 탈수예방을 위해 최소 8잔 이상의 물을 마셔야 한다.

가스발생식품(콩류, 양파, 양배추, 아스파라거스, 브로콜리), 완전히 소화가 되지 않는 식품(샐러리, 양송이, 호두, 견과류, 상추, 양배추, 오이, 코코넛, 깨, 완두콩, 옥수수, 팝콘, 시금치, 파인애플, 말린 과일, 건포도, 올리브, 피클), 변을 묽게 하는 식품(사과주스, 포도주스, 자두주스) 등은 제한한다.

Chapter

9. 간 질환

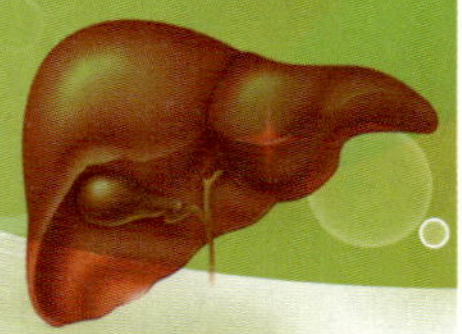

간은 영양소의 대사 · 저장 · 분배 등에 중요한 역할을 하므로 손상되면 영양소 대사이상이 초래되어 영양상태에 심각한 문제를 일으킨다. 간 기능이 제대로 이루어지기 위해서는 적절한 영양과 휴식을 취하고 금주하는 것이 필요하다.

1. 지방간(Fatty liver)

(1) 원 인

지방간은 간에 중성지방이 축적된 것이다. 간의 중성지방은 VLDL(초저밀도 지단백)이며 혈액을 통하여 다른 곳으로 이동된다. 지방간의 원인은 간에서 합성되거나 혈액을 통하여 유입된 지방과 VLDL을 거쳐 혈액으로 방출되는 지방의 불균형에서 비롯된다.

특히 알코올성 간질환 환자, 약물이나 중금속 등에 노출된 사람에게서 나타난다. 비만, 당뇨, 콰시오커나 마라스무스와 같은 영양불량 시에도 나타나며, 위장간 우회수술을 받거나 장기간 정맥영양을 받은 사람에게서도 나타난다. 영양불량 상태에서는 콜린, 메티오닌, 레시틴 등의 항지방간 인자가 부족하며, 특히 단백질 결핍으로 지단백질합성에 필요한 아포단백질 합성이 감소한다. 이렇게 되면 간의 중성지방을 저장지방 조직으로 이동시키는 VLDL을 형성하지 못해 간에 중성지방이 축적된다.

(2) 증 상

간비대(Hepatomegaly), 간의 염증, 피로와 같은 증상이 나타날 수 있다. 지방간이 약물이나 대사성 질환 때문이면 간손상이나 간부전으로 빠르게 진행된다.

지방간에서는 간효소인 ALT(Alanine aminotransferase), AST(Aspartate aminotrnsferase)가 혈액으로 방출되어 혈액 내 수준이 상승하며, 중성지방, 콜레스테롤, 포도당 등도 증가할 수 있다. 동물성 지방과 단순당 섭취를 제한하며 비타민과 무기질 섭취를 충분히 한다.

(3) 영양치료

알코올에 의한 지방간은 알코올을 중단하면 개선된다. 혈중 지질이 상승한 환자는 혈중 지질을 낮추면 지방간이 개선된다. 비만이나 당뇨인 사람을 위한 적절한 치료법은 체중을 줄이거나 혈당을 조절하는 것이다.

간염이란 간 조직의 손상에 의해 간에 염증이 생긴 것을 말한다.

2. 간 염(Hepatitis)

바이러스 감염의 반 정도는 B형 간염 바이러스와 C형 간염 바이러스에 기인한다.

(1) 원 인

① A형 간염 바이러스 : 매우 흔하며, 전염성이 강하고 오염된 식품이나 물을 섭취해서 전파되는 경구감염이다. A형 간염은 수개월 내에 치료가 가능하며, 만성질환으로 진전되지 않고, 간 조직에 영구적인 손상을 남기지 않는다.

② B형 간염 바이러스(HBV) : 오염된 혈액, 주사기 등에 의해 전파되며, 예방을 위하여 B형 간염백신을 권장한다.

③ C형 간염 바이러스(HCV) : 혈액에 의한 감염으로 만성간염의 주요원인이다. 현재 C형 간염을 예방할 수 있는 백신은 없다. B형 간염이나 C형 간염은 만성화되면 간경변증이나 간암으로 진전될 수 있다.

(2) 증 상

간염의 증상은 원인과 정도에 따라 다른데, 만성적이고 약한 간염일 경우 증상이 없는 경우도 있다. 급성 간염의 초기에는 피곤, 구토, 식욕부진, 복부 통증 등의 증상이 나타난다.

간비대가 올 수 있고, 눈, 소변, 피부가 노랗게 되는 황달이 나타난다. 발열, 두통, 근육 약화, 발진 등의 증상이 있으며, 혈청 내 ALT와 AST수준이 상승된다. 만성간염에서는 전형적인 간경변증 증상들이 나타난다.

(3) 영양관리

간염의 치료는 의학적인 치료와 안정, 적절한 식사로 이루어진다. 간염환자는 간손상을 악화시킬 수 있는 알코올과 약물, 식사보충물 등을 금한다. A형 간염의 치료는 일반적으로 약을 복용하지 않아도 되나, B형과 C형 간염은 항바이러스제제를 사용한다. 바이러스가 원인이 아닌 다른 간염은 항염증성 약과 면역억제제를 이용하여 치료한다.

영양치료는 환자의 증상과 영양상태에 따라 다르다. 어떤 사람은 식사변화가 필요치 않은 사람도 있으며, 영양부족이나 간질환에 의해 체중이 감소한 사람들은 충분한 열량, 고단백 식사가 필요하다. 식욕부진이나 위장장애가 있는 사람은 소량씩 자주 식사하는 것을 권장한다. 짠 음식은 고혈압이나 수분저류가 있는 사람들은 금한다. 동물성 지방 섭취를 제한하며 비타민과 무기질은 섭취를 충분히 한다.

지방변이 있는 사람들은 지방을 제한하며, 구토를 계속하는 사람은 수분과 전해질을 섭취한다. 고열량–고단백–고탄수화물–중등지방–고비타민–저섬유소–저염(8~10g)

표 9-1 간 질환의 진단을 위한 생화학적 기준

생화학적 진단	정상 범위(혈청)	간 질환 시 수준
Alanine aminotransferase (ALT)	남자 : 10~40 U/L 여자 : 7~35 U/L	상승
Albumin	3.4~4.8g/dL	감소
Alkaline phosphatase	25~100U/L	정상 혹은 상승
Ammonia	15~45μgN/dL	상승
Aspartate aminotransferase (AST)	10~30U/L	상승
Bilirubin	0.3~1.2mg/dL	상승
Blood urea nitrogen (BUN)	6~20mg/dL	정상 혹은 감소
Prothrombin time	10~13 초	지연

*GABA (γ-amino butlyric acid)

표 9-2 지방간 식단의 예

구 분	음식명	재료명	분량(g)
아침	쌀밥	쌀	90
	쇠고기뭇국	쇠고기 무	40 10
	대합찜	대합 두부 쇠고기 참기름	50 30 20 3
	더덕구이	더덕 고추장 설탕	30 6 5
	양배추쌈	양배추 쌈장	70 15
	김치	배추김치	50
점심	보리밥	쌀 보리	80 10
	배추된장국	솎음배추 쇠고기 된장	70 20 5
	닭꼬치구이	닭가슴살 생표고버섯 대파 식용유	60 20 20 5
	미역줄기볶음	미역줄기 식용유	50 3
	양상추샐러드	양상추 오이 마요네즈	50 40 6
	김치	배추김치	50
	과일	포도	100
	우유	저지방우유	200mL
저녁	강낭콩밥	쌀 강낭콩	90 105
	순두부찌개	순두부 조갯살	200 15
	삼치구이	삼치	50
	도라지생채	도라지 오이 고춧가루, 식초 설탕	50 20 조금 5
	김치	배추김치	50
영양소 섭취량	에너지 1,655kcal 당질 240g 단백질 95g 지질 35g		

3. 간경변증(Cirrhosis)

(1) 원 인

간경변증은 간질환의 말기 증상으로 장기간의 간질환 시 점차적으로 간조직이 파괴되고 일부조직은 섬유화된다. 섬유화가 간조직 전반으로 확대되면 간의 크기도 줄어들고 울퉁불퉁한 비정형적인 형태를 띠게 되며 간부전이 나타난다. 간경변증의 가장 주된 원인은 알코올 남용과 C형 바이러스 간염이다. 약물 독성, 선천적인 장애, 담관폐쇄로 인한 만성 간염에서도 발생한다.

(2) 증 상

간경변증 환자의 약 40% 정도는 증상이 없이 진행된다. 피로감, 쇠약, 식욕부진, 체중감소와 같은 증상들이 나타나다 빈혈, 혈액응고 지연, 감염에 대한 민감성 증가 등이 나타난다. 담관이 폐쇄되면 황달이 나타나고 지방흡수가 저해된다. 간조직의 변화는 혈액 흐름을 방해하여 체액이 혈관과 체조직에 축적된다. 간경변증이 악화되면 신장과 폐의 기능도 저하된다.

간질환에 의해 간조직이 손상되므로 간세포 속의 효소들은 혈액으로 방출된다. 간질환이 악화되어 빌리루빈으로 담즙을 생성할 수 있는 기능이 감소하거나 담관이 폐쇄되어 담즙 배출이 잘 되지 않으면 혈액의 빌리루빈 수치는 증가한다. 또한 간에서의 단백질 합성이 감소하므로 혈액의 알부민 수치가 감소하고, 혈액응고 시간이 증가한다.

간 손상으로 암모니아를 요소로 변화시키지 못하여 혈액의 암모니아 수치가 증가한다. 간경변에 의한 간 손상은 특히 간문맥에 의해 공급되는 혈액의 흐름을 방해하여 간문맥에서의 혈액 정체와 혈압 증가, 즉 문맥성 고혈압(Portal Hypertension)을 일으킨다.

1) 위식도 정맥류(Gastroesphageal Varices)

간문맥을 통한 혈액의 흐름이 방해를 받으면 혈액은 간 주변의 작은 혈관들로 우회하여 흐르게 되고, 혈액의 흐름을 원활히 하기 위하여 팽창된다. 특히 위장관이나 복부 부분의 혈관에서 이러한 현상이 많이 나타난다. 압력이 증가할수록 우회된 혈관은 팽창하며 파열되기 쉽다.

간경변증에서 위식도 정맥류가 가장 많으며 파열 시 출혈이 심하여 치명적일 수 있다. 출혈은 혈액응고 지연에 의해 더욱 악화될 수 있다.

간경변증 환자는 10년 이내에 50% 정도가 복강 내에 체액이 축적되는 복수(Ascites)가 나타난다. 복수가 있는 간경변증 환자는 거의 2년 이내에 사망한다.

복수는 문맥성 고혈압의 증가, 알부민 합성의 감소, 신장 기능의 변화 등을 유발한다. 문맥혈압의 증가로 간세포 내 모세혈관(sinusoid)의 압력을 증가시켜 혈관에서 체액이 유출되어 복강 내에 축적된다.

혈관에서 체액의 이동을 억제하는 알부민의 합성 감소는 복강으로의 체액 유출을 더욱 악화시킨다. 문맥압의 증가는 혈관을 팽창시키는 Nitric oxide와 같은 화학적 물질을 방출하여 혈압을 낮추고, 신장에서 나트륨과 수분을 보유하게 하여 복수가 더욱 심각해진다.

복수에 의해 복부의 불편감과 조기 만복감이 나타나고 영양불량을 초래할 수 있다. 그러나 복수로 인해 체중은 오히려 증가할 수 있어 체중의 변화로 영양상태를 판정하기는 어렵다.

2) 간성혼수(Hepatic Encephalopathy)

신경계의 이상으로 인격장애, 정신장애, 동작기능 장애와 같은 증상들이 나타난다. 심해지면 무감각, 경련, 혼수 등이 나타난다. 간성혼수의 원인은 암모니아의 신경계 독성에 의해 발생한다고 알려져 있으나 아직 명확하지 않다.

암모니아 외에도 유황화합물, 단쇄지방산, 신경전달물질인 GABA(gamma-aminobutanoic acid) 등이 뇌조직에 축적되어 신경전달물질의 활성을 변화시킴으로써 간성혼수가 나타난다고도 알려져 있다. 또 간에서 아미노산 대사가 변화되어 신경전달물질을 만드는 방향족 아미노산의 비율이 측쇄아미노산에 비해 증가하게 되어 신경전달물질의 기능이 변화되어 나타난다고도 한다.

혈액 암모니아가 증가하는데 대부분의 암모니아는 흡수가 안 된 대장 내의 단백질에 박테리아가 작용하여 생성된다. 간에서는 문맥으로부터 암모니아를 받아 요소로 전환하며, 신장을 통하여 체외로 내보내게 된다. 간 손상이 진행되면 간을 우회한 팽창된 혈관을 통하여 암모니아가 많은 혈액을 신체 각 곳으로 운반하여, 뇌조직에 암모니아가 축적된다.

간병변증 환자는 대부분 단백질-열량 결핍과 소모증을 경험하며 식욕감소, 위장증상과 피곤함으로 인하여 식사섭취량이 감소한다. 만일 복수치료를 위하여 나트륨을 제한하면 식사는 더욱 단조로워지고 맛이 없어진다. 지방흡수불량이 나타나며, 설사 · 구토 · 위장출혈을 동반하여 영양소 필요량이 증가한다. 간경변증이 알코올의 남용에 기인한다면 영양소 부족은 더욱 심각해진다.

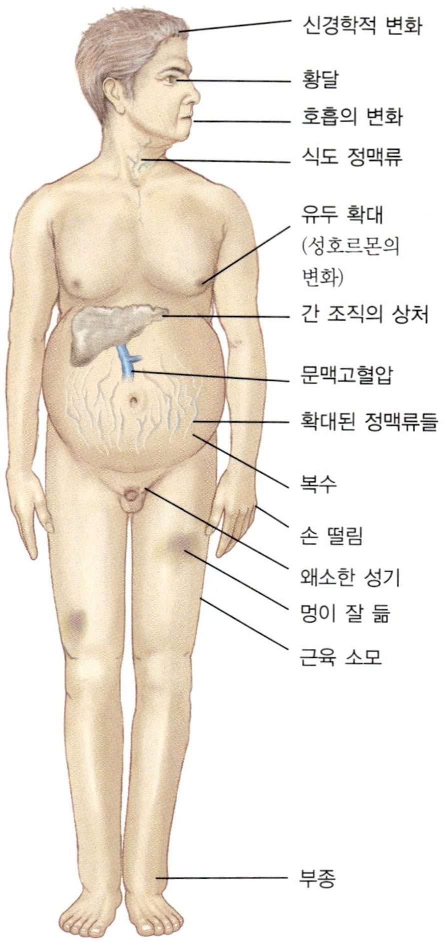

그림 9-1 간경변증의 증상

3) 혈중 아미노산 농도 변화

건강한 사람의 간에서는 루신, 이소루신, 발린 등의 곁가지 아미노산은 거의 대사되지 않고 주로 근육에서 대사된다. 이는 이들 아미노산 분해에 관여하는 효소활성이 근육에서 높기 때문이다. 따라서 곁가지 아미노산은 근육으로 이동하기 위해 혈중으로 분출되므로 혈중 곁가지 아미노산 농도가 높다.

그러나 트립토판, 페닐알라닌, 티로신 등의 방향족 아미노산은 간에서만 대사되므로 혈중 농도는 낮으나 간손상이 심해지면 곁가지 아미노산은 간에서 이상분해되므로 혈중 농도는 낮아지고 방향족 아미노산은 간에서 대사되지 못해 낮아진다.

혈중 농도가 높아진 방향족 아미노산은 혈액-뇌관문을 통과할 때 곁가지 아미노산 유입을 억제한다. 뇌에 유입된 방향족 아미노산은 암모니아와 결합해 허위 신경전달을 형성해 간성 뇌질환을 초래한다.

(3) 영양관리

알코올 섭취를 금하는 것이 꼭 필요하다.

1) 에너지

에너지는 휴식대사량에 스트레스지수를 곱하여 결정한다. 일반적인 간경변 환자의 스트레스지수는 1.2이다. 복수가 있는 환자의 RMR 산정 시 환자의 바람직한 체중이나 부종이 없을 때의 체중(건체중, dry weight)을 이용한다. 수분을 제한하며 하루에 식사는 4~6회로 소량씩 자주 섭취하는 것이 좋다. 에너지 섭취 증가를 위하여 액상보충제가 좋다.

2) 단백질

간경변 환자는 단백질-열량 영양불량(PEM)이 나타나기 쉬우므로 질소평형을 위해 단백질을 충분히 섭취한다.

단백질은 1일 건체중 kg당 1.0~1.5g을 섭취하며, 체단백질의 분해를 방지하기 위하여 충분한 열량을 섭취한다. 뇌조직 내의 변화된 아미노산 비율을 정상화하고, 간성혼수를 개선하기 위해 방향족 아미노산을 줄이고 측쇄아미노산이 추가된 경장영양액을 권장한다.

측쇄아미노산이 많은 식품으로는 쌀밥, 식빵, 우동, 고구마, 토란, 두부, 된장, 간장, 베이컨, 우유, 호박, 당근, 시금치, 순무, 양배추, 오이, 강낭콩 등이 있다. 혈중 암모니아 수준을 높이는 식품에는 치즈, 닭고기, 햄, 감자, 양파, 소시지 등이 있다.

3) 탄수화물

인슐린 저항성을 보이므로 고혈당 관리를 위해 인슐린이나 경구혈당강하제가 필요하다. 복합당질을 섭취하고 탄수화물을 일정한 간격으로 섭취한다. 당질은 300~500g을 섭취한다.

4) 지 방

중쇄지방산은 필수지방산을 공급하지 않으므로 필수지방산은 따로 섭취한다. 심한 지방변은 지용성비타민, 칼슘, 마그네슘과 아연 등의 보충제가 요구된다. 지방은 50g 정도를 섭취한다.

5) 나트륨과 수분

일반적으로 복수환자는 나트륨을 제한한다. 복수가 나트륨의 신장 재흡수의 문제로 생겼다면 몸에 나트륨과 수분이 보유되므로 치료는 중등도의 나트륨 제한과 1일 약 0.45kg 정도의 수분이 줄어드는 치료를 한다. 칼륨-소모성 이뇨제를 사용한다면 칼륨 섭취를 점검한다.

저나트륨식이는 식사하기 어려운 점이 많아 일부에서는 나트륨의 섭취를 자유롭게 허용하고, 이때 발생하는 과잉의 수분은 이뇨제로 조정하도록 하기도 한다. 만약 환자가 나트륨 제한과 이뇨성 치료로 좋아지지 않으면 수술적인 방법인 천자(Paracentesis)로 수분을 직접 제거하거나 카테터(Peritoneovenous shunt)를 이용할 수 있다.

낮은 혈청나트륨에 의한 복수가 나타난 경우에는 수분 제한이 필요하다. 나트륨이 128mEq/L 이하로 떨어지면 1일 1,200~1,500mL로 수분을 제한하고, 125mEq/L 이하이면 1일 1,000~1,200mL로 제한한다.

6) 비타민과 무기질류

Reference

파열이나 식도 정맥류 환자의 급식용 튜브는 파열이나 출혈을 막기 위해서 가능한 한 좁고 유연한 것으로 사용한다.

알코올로 인해 비타민과 무기질의 결핍이 나타난다. 환자가 지방변을 본다면 지용성 영양소를 수용성으로 바꾸어 공급하며, 식도 정맥류 환자는 액상형의 보충제가 소화에 도움이 되며 식이섬유소는 제한한다. 비타민 C, 칼륨, 마그네슘 위주로 섭취한다.

7) 경장 및 정맥영양지원

경관급식이나 정맥영양은 충분한 식품 섭취가 불가능한 환자에게 필요하다. 중등도의 단백질을 함유한 고열량, 저전해질 함유 혼합액과 같은 특별한 경장용 상업용품이 사용되기도 한다. .

정맥영양지원은 장관 폐색이나 위장관 출혈, 조절되지 않는 구토로 경관급식이 불가능한 환자에서 고려된다.

고혈당 환자는 덱스트로오즈의 주입 속도를 신체에서 산화가능한 범위로 제한한다(5mg/kg/min). 지나친 수분을 피해야 하는 복수환자에게는 농축영양액을 권장하고, 급식은 중심정맥을 사용한다.

(4) 약물치료

문맥성 고혈압과 정맥류를 치료하는 약은 혈관을 확장시키거나(Nitroglycerin), 팽창시킬 수 있다(Vasopressin, octreotide). Furosemide나 Spironolactone과 같은 이뇨제는 문맥고혈압과 부종을 완화시킬 수 있다.

식욕을 증진시키고 체중을 늘리기 위해서 Megesterol acetate나 Dronabinol이 쓰인다. 간성혼수일 때는 Nonabsorbable Disaccharide가 대장에서 암모니아의 생성과 흡수를 감소시킨다. 항생제인 Neomysin도 혈중 암모니아 수준을 낮추기 위해 사용된다.

Focus ON 간이식

간이식은 간부전과 만성 C형 간염과 알코올성 간질환인 경우에 하는데 복수나 간성혼수와 같은 합병증이 있어도 이식 후 5년 생존율이 70~75%에 달한다.

간이식을 할 때는 환자의 영양상태가 매우 중요한다. 수술을 하기 전 영양불량을 개선하면 수술 후 회복이 빠르다. 비타민 B_6, 비타민 B_{12}와 비타민 C, 티아민, 니아신, 엽산, 지용성 비타민들, 칼슘, 마그네슘, 인, 칼륨과 아연의 결핍이 나타날 수 있다.

• 간이식 후 문제점

간이식 후에는 장기거부와 감염이 가장 문제가 되는데 면역억제제(Presniosone, Cyclosporine, Tacrolimuns)는 이식 거부를 일으키는 면역반응을 감소시키나, 반대로 감염위험을 증가시킨다. 감염은 간이식 후 사망의 가장 중요한 원인이다. 그러므로 항생제와 항바이러스제 사용은 감염위험 감소를 위해서 필요하다.

면역억제제는 위장관 부작용인 오심, 구토, 설사, 복부 통증과 점막염 등을 유발하고 어떤 약제는 식욕과 입맛을 변화시키며 고혈당과 당뇨병을 야기하기도 한다. 전해질과 수분의 불균형, 고혈압, 이상지질혈증, 단백질 분해와 골다공증 위험이 증가하기도 한다. 단백질과 에너지의 필요량은 이식 후 수술 스트레스로 증가된다.

고열량 · 고단백 간식과 경구보충제는 이식환자가 수술 후 필요량을 섭취하는 데 도움이 될 수 있다. 비타민과 무기질 보충제도 영양 치료에 필요하며, 식품으로 인한 감염을 예방하기 위해 식품의 안전한 취급이 필요하다.

4. 알코올과 간질환

알코올은 1g당 7kcal의 에너지를 내지만 다른 영양소는 함유되어 있지 않다. 소화액의 분비를 자극하여 식욕을 증진시키기도 한다.

(1) 알코올의 대사

알코올은 위(20%)와 소장(80%)에서 흡수되어 혈액을 통해 간, 두뇌 및 다른 조직으로 보내진다. 흡수된 알코올의 2~10%만이 소변, 땀, 혹은 폐를 통해 체외로 배설되고, 90~98%는 대부분 간에서 산화반응을 거쳐 대사된다.

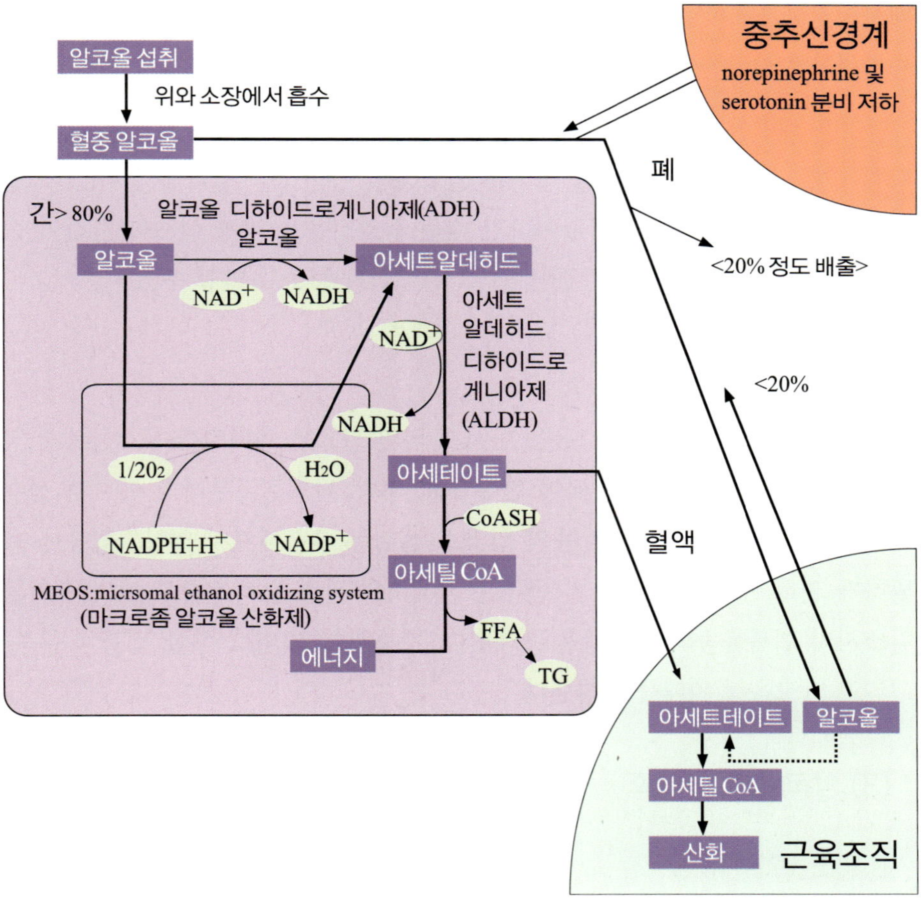

그림 9-2 간에서의 알코올 대사

간에서 알코올의 산화는 알코올 탈수소효소(ADH)에 의해 아세트알데히드가 된 후 아세테이트로 변한다.

대부분의 아세테이트는 아세틸코엔자임으로 전화되어 에너지를 발생하고 나머지는 지방산 합성 경로를 거쳐 중성지방으로 축적된다. 흡수된 알코올의 일부와 아세테이트의 일부는 혈액을 통하여 말초조직으로 운반되어 대사과정을 거치기도 한다. 아주 소량의 알코올은 폐로 보내져 호흡할 때 배출되기도 한다.

간은 알코올 분해효소가 처리할 수 있는 이상의 알코올을 섭취하면 다른 효소체계(Microsomal Ethanol Oxidizing System MEOS)를 이용하여 알코올을 대사시킨다. MEOS는 약물과 이물질을 대사시킬 때 주로 사용되는데 많은 양의 알코올을 섭취하면 간은 알코올을 이물질로 생각하여 MEOS를 이용하여 대사시킨다. MEOS가 활성화되면 알코올의 내성이 증가되어 알코올 대사율도 증가하므로 술은 마실수록 주량이 늘어난다.

알코올 대사는 식사의 영향을 받으므로 술을 마실 때 양질의 단백질 섭취, 적당한 당질 섭취, 소량의 지질 섭취는 알코올의 산화력을 강하게 한다. 알코올 대사의 80% 이상이 간에서 일어나기 때문에 알코올을 과량 섭취하면 간이 손상되어 급성 간염, 지방간, 간경변, 간암, 위장질환 등을 유발할 수 있다.

(2) 증 상

상습적으로 많은 양의 알코올을 마시게 되면 필요한 에너지를 음식물에서 얻기보다는 알코올에서 얻게 되어 탄수화물, 지방, 단백질로부터의 에너지 섭취가 감소하고 비타민, 무기질 등의 영양소 섭취는 부족해져서 영양결핍증을 유발하게 된다. 장기간의 지나친 음주는 뇌세포의 감소를 촉진하고 뇌의 크기를 감소시켜 회복불능의 뇌손상을 초래한다. 지능저하, 기억력 상실, 집중력 부족, 그리고 알코올성 치매를 나타낸다.

(3) 알코올과 영양소

1) 알코올과 단백질

알코올을 과다섭취하게 되면 전체적인 음식물의 섭취가 감소되어 Protein-energy malnutrition (PEM)이 나타날 수 있다.

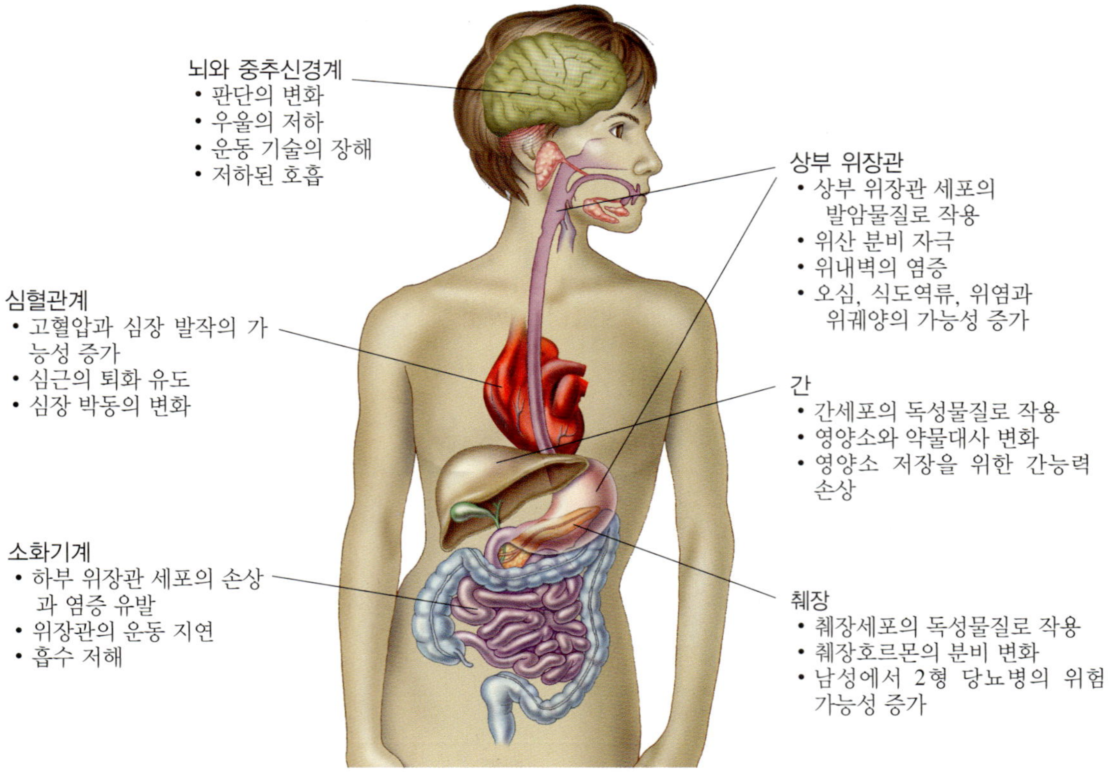

그림 9-3 알코올이 각 기관에 미치는 영향

알코올로 인한 간질환은 저단백혈증, 혈청 측쇄아미노산의 함량이 감소된다.

2) 알코올과 비타민

알코올 중독의 경우 Folic acid, 비타민 B_{12}의 흡수장애로 거대적아구성 빈혈이 초래된다. 알코올이 탄수화물로 완전히 대사되기 위해서는 티아민이 필요한데 전체적인 영양소 섭취가 부족하게 되면 티아민(Thiamine)이 결핍되어 베르니케-코르사코프(Wernicke-Korsakoff, ;실어증, 알코올중독) 증세가 나타난다. 피리독신(Pyridoxine) 대사장애로 빈혈이 나타나며, 니아신 결핍으로 Pellagra 증세가 나타난다. 또한 체내 비타민 A 저장량이 감소한다.

3) 알코올과 수분 및 전해질

알코올은 항이뇨호르몬(ADH) 분비를 억제하여 빈번히 이뇨현상이 나타난다. 나트륨(Na), 염소(Cl) 및 수분의 흡수량이 감소한다. 또한 마그네슘, 아연, 칼륨이 소실된다.

(4) 영양관리

표 9-3 혈중 알코올 농도와 신체의 상태

혈중 알코올 농도	음주량	심신상태		해독시간
		신체변화	정신변화	
0.03%	2잔	근육이완	기분이 고조된 상태	2시간
0.06%	3잔	자극반응 지연, 민첩한 근육운동 곤란	억제감 탈피 (푸근함을 느낌)	4시간
0.08%	5잔	식별능력 저하, 운동조절능력 상실	다행감, 자신감 커짐	6시간
0.10%	7잔	신체균형을 잡기 어렵게 됨	정신적인 활동능력과 판단력 저하	8시간
0.20%	10잔	운동조절능력 상실(움직이기 위해서는 도움이 필요)	정신적 활동의 혼란	9시간
0.30%	14잔	거의 인사불성 상태에서 심신을 겨우 가눔	기억상실	10~12시간
0.40%	20잔	의식이 없게 됨, 깊은 혼수상태		–
0.50%	21잔	호흡부전으로 사망		–

알코올 과용으로 인한 지방간은 알코올 섭취를 금하면서 간세포 재생을 위해 단백질, 비타민, 무기질 등이 풍부한 음식을 섭취한다. 영양부족으로 인한 지방간은 단백질과 열량 및 기타 영양소의 적당한 섭취가 권장된다.

5. 담낭 질환

간에서 담즙이 생성되면 담낭은 담즙을 농축 · 저장하며 담관은 담즙을 운반한다. 음식물을 섭취하지 않을 때는 오디 괄약근의 긴장도가 높아 담즙은 담낭 내에 저장되지만, 섭취한 음식물이 위에서 십이지장으로 이동하면 담낭이 수축하고 오디 괄약근이 이완되어 담즙이 십이지장으로 배출된다.

담즙의 분비에는 소장점막에서 내분비되는 소화관 호르몬인 Cholecystokinin (화학구조상 Pancreozymin과 동일한 호르몬이며 CCK/PZ이라고도 한다)이 관여한다.

간세포에 의해 생성된 간 담즙은 엷은 황갈색의 투명한 액체이며, 담낭에서 5~10배로 농축되면 녹갈색의 점조성 액체가 된다. 담즙은 약알칼리성(pH 7.8)으로 90% 이상의 수분을 함유하고 있으며, 담즙산염, 담즙색소(Bilirubin, 헤모글로빈 분해산물) 콜레스테롤을 함유하고 있다.

담즙산은 간에서 콜레스테롤로부터 직접 합성되어 담즙산염으로 존재하며, 담즙을 통해 십이지장으로 배출된 담즙산의 대부분은 소장에서 재흡수되어 간으로 되돌아간다(장간순환, Enterohepatic circulation). 소장 내에서 담즙산의 물리화학적 특성이 지방의 유화 및 지방분해효소의 작용을 촉진시킴으로써 지방의 소화흡수를 돕는다. 육식은 담즙분비를 촉진하고 당질식사는 감소시킨다.

담즙은 ① 지방의 소화흡수 촉진작용 외에도 ② 지용성 비타민 특히 비타민 K의 흡수, 소장운동의 촉진, 소장상부에서의 비정상적인 세균번식 억제, 담즙색소와 같은 노폐물 및 기타 생체 이물질 등의 배설, 콜레스테롤 용해작용 등의 역할을 한다.

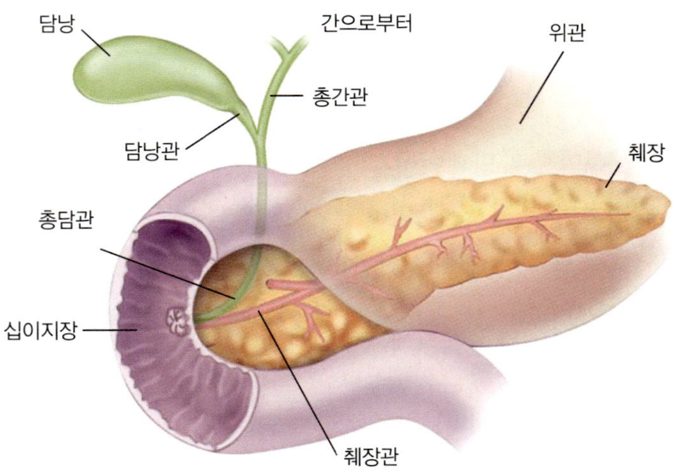

그림 9-4 담도계 구조

(1) 종 류

담석증(Cholelithiasis)은 담즙 내 구성분의 과농도나 결정화가 원인이다. 담낭에 저장되는 동안 담즙은 수분의 감소로 더 농축된다. 담즙의 콜레스테롤 농도 증가와 담낭 운동성의 감소가 담석을 형성시키는 원인이다.

1) 콜레스테롤 담석

담석은 칼슘염과 빌리루빈도 있지만 약 80%가 콜레스테롤로 구성되어 있다. 담즙의 콜레스테롤은 침전이 가능하고 작은 결정들을 형성하여 담석을 만든다. 콜레스테롤 담석은 담즙 농도가 진해져서 생기며 담낭수축에 의해 배설되지 않는 침전물을 형성한다.

담도의 침전물은 급격한 체중감소, 위우회술(Gastric bypass surgery)과 장기간의 중심정맥영양 후에 나타날 수 있고 임신 동안에도 보인다.

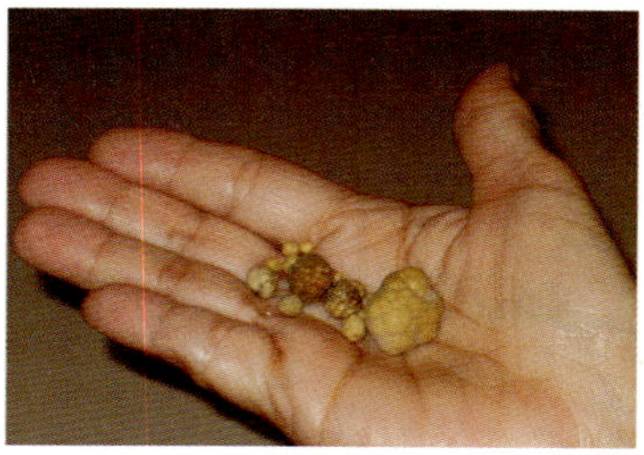

그림 9-5
콜레스테롤 담석

2) 색소성 담석

빌리루빈의 칼슘염으로 박테리아 감염에 의한 담석, 적혈구의 분해가 지나쳐 비정상적인 빌리루빈 축적 등에 의해 발생한다. 색소성 담석은 주로 담낭이나 담도에서 형성되며, 콜레스테롤 담석과 달리 부드럽고 쉽게 분해된다.

(2) 원 인

1) 민 족

피마 인디언은 담석 위험성이 대단히 높은 민족으로 성인 여성의 70%에서 담석이 나타난다.

또 다른 고위험 민족은 스칸디나비아인, 칠레인과 미국과 캐나다의 토착 미국인 등이다. 미국에서도 아프리카계 미국인은 백인보다 담석의 발병률이 낮다.

2) 나이와 성

담석 발병은 나이와 함께 증가하고 남자보다 여자에서 많이 나타난다. 가임기 여성의 발병률은 남성의 3배에 이르나 폐경 후에는 유사한 수준으로 떨어진다. 이는 에스트로겐이 콜레스테롤 대사를 변화시키고 콜레스테롤의 담즙 전환을 증가시키기 때문이다. 폐경 이후 호르몬 대체요법은 폐경 이후의 여성에게 담석 위험을 증가시킨다.

3) 임 신

프로게스테론 수준은 담낭 운동력을 저하시키고 높은 에스트로겐 수준은 콜레스테롤의 담즙 분비를 증가시켜 담석이 생길 수 있다.

4) 비 만

비만일 경우 간에서 콜레스테롤 합성이 증가하여 담즙분비를 증가시키며 담석생성을 유발할 수 있다. 중심정맥영양은 침전물을 형성하고 담낭 운동력을 감소시키며 Octreotide와 같은 약제는 담석생성을 증가시킨다. 심장질환에 사용하는 약제인 Clofibrate는 담즙의 콜레스테롤 농도를 증가시키고 담석형성을 유도한다. 높은 혈중 중성지방 수준은 담석 위험을 증가시키고, 고인슐린혈증, 인슐린 저항성, 당뇨병과도 관련이 높다.

(3) 증 상

담석의 약 80%는 통증이 없으며 다른 검사에서 우연히 발견된다. 담석의 통증은 일시적으로 담낭과 십이지장을 연결하는 담도를 담석이 막았을 때 일어난다. 담석의 통증은 일정하고 심하며 몇분에서 몇시간 동안 지속된다.

일반적으로 상복부에서 통증을 보이나 가슴이나 등쪽으로 퍼지기도 하며, 오심, 구토 및 복부 팽만감이 함께 보이기도 한다. 증상은 항상 식후에 나타나며, 특히 기름진 음식을 먹은 경우 심하다. 통증은 잠에서 깨어난 후나 밤 동안 발생한다.

(4) 합병증

담석이 담도에 박혀 있다면 담즙이 십이지장으로 흐르는 것을 막아 담낭의 팽창과 염증을 일으키는 담낭염이 발생한다. 담낭염은 감염이나 더욱 심한 합병증(담낭의 천공, 복막염, 누관)을 유발하기도 한다.

담석이 간에서 담낭에 이르는 담도를 막게 되면 간에서 담즙 분비가 제대로 이루어지지 않아 황달이나 간세포 손상을 유도한다. 담도에 꽉 끼인 담석은 때때로 관 자체의 감염을 일으키기도 한다. 심한 통증, 패혈증과 40℃ 이상의 고열이 난다. 담석이 췌도를 막으면 급성 췌장염이 된다.

(5) 치 료

증상 없는 담석은 치료할 필요가 없으나 증상과 합병증을 유발하는 담석은 담낭수술이나 담석을 용해하거나 조각내는 비수술적 요법으로 치료한다. 담낭이나 담석을 제거하기 전에 증상을 약화시키기 위해서 저지방 식사(총열량 중 지방이 30% 이하)가 처방되기도 한다.

담낭절제술(Cholecystectomy)은 재발된 담석증의 일차적인 치료로 하루나 이틀 이내에 퇴원이 가능하다.

담낭을 제거하면 식사 사이에 담도로 담즙이 모이고 식사시간에 십이지장으로 분비된다. 대부분의 환자는 수술 후 특별한 문제를 경험하지 않으나 일부는 잔여 담석으로 인해 복부통증, 가스와 팽만감을 호소한다.

비수술적 방법으로 간에서 콜레스테롤 생성을 감소시켜 콜레스테롤 결석을 용해시키는 담즙산인 우루소데옥시콜릭산(Ursodeoxycholic acid, ursodiol)을 섭취한다. 우루소데옥시콜릭산은 6~12개월 동안 복용하여야 하고, 직경이 5mm보다 작은 결석치료에 적합하나 용해 후에도 재발률이 50%로 높다.

신결석은 충격파 쇄석술(shock-wave lithotripsy)을 사용하여 담석이 장을 통과하거나 우루소데옥시콜릭산에 의해 용해되기 좋도록 작은 조각으로 부순다. 이 방법은 담석이 적을 때만 가능하고 재발률이 높은 편이다.

6. 췌장염

췌장염은 췌장에 염증이 있는 질병이다.

(1) 원 인

췌장조직의 손상과 주변조직을 손상시킬 수도 있는 활성췌장효소의 방출로 인해 일어난다. 만성 췌장염은 췌장조직에 영구적인 손상으로 인해 발병하며, 소화효소의 분비를 저해한다. 만성췌장염의 약 70%가 과도한 음주 때문에 일어난다.

(2) 증 상

심한 복부통증, 구역질, 구토, 복부팽창이 있다. 만성췌장염은 복부 통증이 심하게 지속적으로 일어나고 식사 시 더욱 심해진다. 단백질이나 탄수화물에 비해 지방 소화불량이 먼저 나타나므로, 만성췌장염 진행 시 지방변증이 일반적으로 나타난다. 식사거부(식사 시 고통을 느끼므로)와 흡수불량이 체중감소와 영양불량을 초래한다. 악화 시 인슐린, 글루카곤의 분비 감소로 인해 환자의 30%가 당뇨병을 갖게 된다.

(3) 췌장 질환

1) 급성 췌장염

급성 췌장염은 췌장에 염증이 생겨 췌액의 분비가 원활하지 않은 때 췌장의 각종 소화효소가 췌장 세포 내에서 활성화 되어 췌장 조직 자체를 자가소화하여 발생하는 급성 염증성 질환이다.

① 원 인

담석증, 담낭염, 알코올 남용, 지방성 음식의 과식, 약물남용, 복부의 심한 외상 등을 들 수 있으며 원인이 뚜렷하지 않은 경우도 있다.

② 증 상

복통, 구토, 복부 팽만 등이 나타나고 혈청 아밀라아제와 리파아제 수준이 높아진다.

③ 영양치료

초기에는 정맥으로 수분을 공급하며, 지방없는 맑은 유동식을 공급한다. 상태를 보면서 회복되면 저지방 식사위주의 소량으로 자주 공급한다.

표 9-4 췌장기능 검사

검사명	췌장 기능
세크레틴 자극 검사	세크레틴 자극에 대한 췌장 분비능 검사
내당검사(glucose tolerance test)	포도당 부하에 대한 인슐린 반응 검사
분변검사(72시간)	지방 흡수능력 측정

2) 만성 췌장염

① 원 인

만성 췌장염은 췌장 조직에 섬유질이 증가되고 지방 침착이 일어남으로써 췌장의 분비 기능이 저하되고 췌액의 변성이 일어나서 만성적인 소화장애가 생기는 질환이다. 급성 췌장염에서 이행되는 경우와 처음부터 만성형으로 진행한 경우가 있다. 주된 원인은 알코올의 상습적인 과음, 담낭염, 담석증, 십이지장염, 간염, 당뇨병 등을 들 수 있다.

② 증 상

증상은 급성 췌장염과 유사하며 복통, 허리 통증, 식욕부진, 구토, 설사 등을 들 수 있다.

③ 영양치료

- 영양소의 흡수불량을 치료한다.
- 영양결핍증을 예방한다.
- 통증을 완화시킨다.
- 정상 혈당을 유지시킨다.

영양요구량은 열량 30kcal/kg, 단백질 1.5~2.0g/kg으로 하고 지방은 총 열량의 30% 미만으로 한다. 소량씩 자주 먹게 하고 지방변이 있을 때는 중쇄지방산(MCT) 기름을 사용한다. 고혈당인 경우에는 당뇨식을 제공한다. 알코올을 절대 섭취하지 않도록 하고 종합 비타민과 무기질을 보충 급여한다.

(4) 영양관리

체중감소와 영양불량인 환자는 고단백질과 고열량이 필요하다. 췌장의 기능을 악화시킬 수 있는 알코올섭취를 완전히 금해야만 한다. 탄수화물 위주의 식사를 공급한다.

Focus ON

담낭, 췌장 환자를 위한 저지방식 (지방 약 30g)

아침 : 쌀밥 2/3공기, 콩나물국, 쇠고기불고기, 시금치나물, 연근조림, 배추김치, 저지방우유

점심 : 현미밥 1공기, 두부된장국, 갈치구이, 호박나물, 배추김치, 사과

저녁 : 쌀밥 2/3공기, 미역국, 연두부찜, 야채샐러드, 배추김치, 멸치볶음, 귤

Essential Concepts

- 지방간은 과량의 알코올섭취, 약물 독성, 당뇨, 비만 등에 의해 발생한다. 간염은 바이러스에 의해 주로 발생하지만 알코올과 약물에 의해서도 발생한다.
- 간염의 치료는 안정, 약물치료, 영양상태 개선을 위한 식사관리가 중요하다.
- 간경변은 간의 섬유화로 인해 피로, 위장관의 장애, 식욕부진과 체중감소 등이 나타나며 합병증은 문맥성 고혈압, 위식도 정맥류, 복수와 간성혼수가 있다. 영양관리는 지방, 나트륨 또는 수분의 제한이 적용된다.
- 담석은 콜레스테롤과 담즙색소인 빌리루빈과 같은 담즙 구성분의 농도가 중요하다. 담석을 가진 대부분의 사람은 증상이 없으나 증상이 있는 담석증은 재발되는 통증을 보이고 특히 식사 후에 나타나 몇시간 동안 지속되는 위장관 문제를 야기할 수 있다, 담석형성 위험은 나이와 함께 증가되며 폐경 전 여성, 임신한 여성과 급격한 체중감소를 보이는 비만인에서 높다.

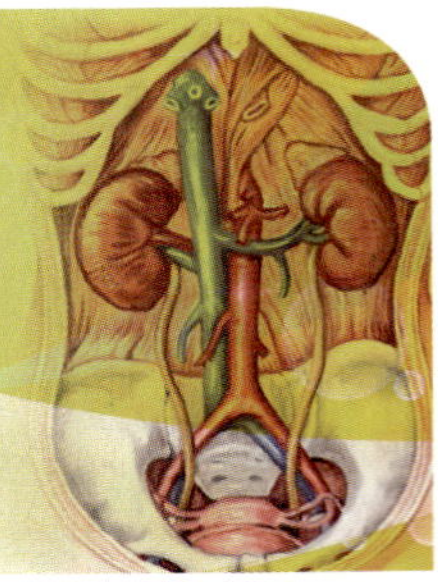

Chapter 10. 신장 질환

신장(kidney)은 척추를 중심으로 좌우에 1개씩, 허리선 위쪽에 위치하고 있다. 신장은 혈액 중의 불필요한 수분과 노폐물을 제거하여 요(urine)로 배설하는 주요 기능을 한다.

네프론에 있는 사구체(glomerulus, 모세혈관 덩어리)는 혈구와 혈장단백질은 혈액에 남아 있도록 걸러주고 수분과 크기가 작은 용질들은 세뇨관(tubules)으로 들어가도록 여과하는 체 역할을 한다. 여과액이 세뇨관을 통과하는 동안 일부 물질들은 혈관으로 재흡수되어 체내로 돌아가고, 나머지 물질들은 요를 형성한다.

이러한 방식으로 신장은 세포외액의 양과 삼투농도, 전해질농도와 산-염기 평형을 조절한다. 그밖에도 요소(urea), 크레아티닌(creatinine)과 같은 대사성 노폐물과 다양한 약물, 독성물질들도 신장을 통해 요의 형태로 배설된다.

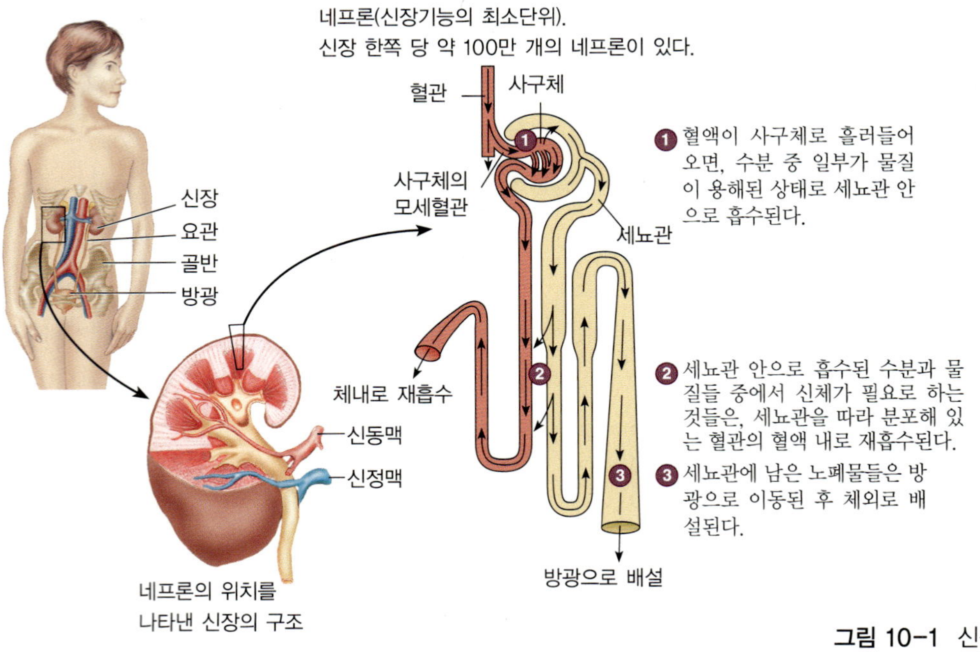

그림 10-1 신장의 구조 및 기능

심장에서 방출된 혈액의 20%가 신장에 도달해서 약 1,600L의 혈액을 여과한다. 신장은 Na^+/K^+ 재흡수를 통해 전해질 농도를 조절하고 HCO_3^-/H^+의 재흡수를 통해 산염기 평형을 유지한다.

1. 신장기능조절 호르몬

신장에서 만들어진 레닌은 간에서 생산된 안지오텐시노겐(Angiotensinogen)을 안지오텐신 I과 II로 활성화하여 혈관을 수축해 혈압을 상승시킨다.

(1) 항이뇨호르몬(ADH, Antidiuretic hormone)

물을 필요 이상으로 마시면 혈액과 세포외액량이 증가하여 희석되며 삼투압이 떨어져 물이 세포 내로 들어간다. 뇌의 시상하부가 항이뇨호르몬 분비를 억제하면 물의 재흡수율이 낮아져서 요의 배설량이 증가한다. 반대로 물의 손실이 섭취량에 비해 많으면 세포 내 물은 세포 밖으로 나오고 항이뇨호르몬 분비는 증가되어 세뇨관에서 물의 재흡수가 증가되어 요량이 감소한다.

(2) 알도스테론(Aldosterone)

부신피질에서 분비되어, 세뇨관에서 나트륨의 재흡수를 촉진하며, 칼륨의 재흡수를 억제한다. 혈액량이 감소되거나 혈압이 갑자기 떨어질 때, 혈액 중의 나트륨 농도가 낮아지면 Aldosterone 분비가 증가한다.

(3) 부갑상선호르몬(Parathyroid hormone)

부갑상선에서 분비되고 신장의 근위세뇨관과 원위세뇨관의 특정부위에 작용하며 칼슘의 재흡수를 촉진한다. 인산과 나트륨을 비롯하여 중탄산 및 물의 재흡수를 억제하며, 간에서 온 25-hydroxy cholecalciferol을 1,25-dihydroxy cholecalciferol로 전환시킨다. 이 활성형은 원위세뇨관에서 칼슘을 재흡수하여 소장에서 칼슘의 재흡수를 촉진한다.

2. 신장에 이상이 있을 때 일반적 증상

신기능에 장애가 생기면 신사구체 여과량의 감소와 사구체 불통과 물질의 통과 및 사구체 통과 혈류량이 감소되는 현상을 초래하여 부종과 단백뇨 및 혈뇨와 고혈압 등의 증상이 나타난다.

(1) 단백뇨

정상적인 사구체는 혈장단백질을 여과시키지 않는다. 사구체에 염증이 생기면 다량의 단백질이 여과되어 세뇨관을 통과하면서 재흡수된다. 사구체에서 나오는 단백질의 양이 많아지면 세뇨관에서 모두 재흡수되기 어렵다. 소변 중에 하루 5g 이상의 단백질이 배출되면 단백뇨라고 한다.

(2) 혈 뇨

적혈구가 소변으로 많이 배출되면 혈뇨가 나타나는데, 신장염 이외에 신결석이나 요로장애가 있어도 혈뇨를 보인다.

(3) 부 종

체액이 세포에 4L 정도 모이면 부종이 나타난다. 부종은 눈, 얼굴, 하지 순으로 나타나다가 심하면 심한 전신 부종이 나타난다. 신장장애로 레닌－안지오텐신계가 활성화되어 혈관 수축과 항이뇨호르몬의 분비 및 알도스테론 분비가 촉진되어 나트륨과 수분이 체내에 보유되어 나타난다.

또 단백뇨 때문에 저알부민 혈증이 되면 삼투압이 저하되어 수분이 모세혈관 조직 사이로 이동되어 부종이 나타나기도 한다.

혈압이 높아지면 심장의 부담이 가중되어 심장성 부종이 생기기도 한다. 신증후군에서 발생되는 부종은 다량의 단백질이 요로 배설되어 혈액 단백질이 감소되어 전신에 나타난다. 급성 신염 시 부종은 얼굴에 많고 특히 눈 가장자리에 나타나며, 심장성 부종은 하지와 전신에 나타난다. 치료될 때는 요량이 증가되고, 과잉저류되었던 수분이 배설되면서 체중이 원상으로 회복된다.

(4) 고혈압

신혈류량의 감소와 사구체여과량 감소 때문에 혈압이 상승하는데, 급성사구체신염의 경우는 갑자기 혈압이 높아질 수 있고, 만성사구체신염일 때는 서서히 혈압이 상승한다. 혈압상승이 계속되면 신경화증이나 신부전을 동반하기도 한다.

(5) 빈 혈

신부전 환자의 경우, 신장의 조혈인자 부족으로 적혈구와 헤모글로빈이 감소하여 빈혈이 생긴다.

(6) 다뇨와 결뇨

급성신부전의 경우, 요 배설능력이 급격히 떨어져서 소변의 하루 배설량이 500mℓ 이하가 되면 결뇨(oliguria)라고 한다. 세뇨관의 재흡수능력이 저하되어 요 농축력이 약해지면, 소변의 색깔이 엷어지면서 요 배설량이 증가하는 다뇨(Polyuria)가 나타난다.

(7) 고질소혈증

질소성분의 배설능력이 저하되어 혈중 질소화합물이 증가하는 것으로 대부분이 요소이다. 그 밖에 요산, 크레아티닌, 아미노산, 암모니아 비단백성 질소가 있다.

비단백성 질소의 혈중 정상치는 25~35mg%이다. 요소질소(Blood Urea Nitrogen, BUN)는 8~18mg%으로 신장병 진단에 이용되며, 요산 질소는 0.83~2.31mg%, 크레아틴 질소는 0.19~0.45mg%, 암모니아 질소는 0.01~0.03mg%가 정상이다.

3. 신 증후군(Nephrotic Syndrome)

신 증후군(Nephrotic Syndrome)은 소변으로 단백질이 1일 3g 이상 배설되는 질환이다. 신증후군은 모든 연령층에서 발생할 수 있으나, 특히 생후 1년 6개월에서 4년 사이의 어린이에게 가장 흔하게 나타난다.

(1) 원 인

감염, 화학물질에 의한 손상, 전신성 홍반성 낭창, 결핵, 점액수종, 유전질환, 당뇨병 등에 의해 사구체가 손상되어 모세혈관 투과성이 비정상적으로 되어 발생한다.

(2) 증 상

① 단백뇨, 저알부민혈증, 부종, 혈액지질농도 상승, 혈액응고 장애 등이 있다. 가끔 신 증후군이 신부전으로 진행되기도 한다.
신 증후군에서는 평균 8g 정도의 단백질이 매일 뇨로 배설되지만 신장 세뇨관 내에서 단백질 이화작용에 의한 단백질 손실이 부가적으로 발생한다. 손실을 만회하기 위해 간에서는 일부 혈장 단백질의 합성량을 증가시키지만 혈장 단백질의 종류별 합성량의 균형을 깨뜨리게 되어 오히려 신증후군이 더욱 악화된다.

② 알부민이 뇨로 배설됨에 따라 혈액 중 수분이 혈관 밖으로 빠져 나와 세포 사이에 축적되면서 부종이 생긴다. 나트륨이 체내에 축적되므로 체수분이 더욱 증가하게 되어 부종이 더욱 심해진다.

③ 신 증후군 환자들은 혈중 LDL(저밀도지단백질)과 VLDL(초저밀도지단백질)의 농도가 높고, 특히 LDL 중에서 혈관손상을 가장 많이 일으킨다고 보고된 지단백질(a)형의 농도가 높다. 혈액응고를 억제하는 단백질이 뇨로 손실되고 혈액응고를 돕는 혈장단백질이 증가해 혈액응고의 위험이 더욱 증가한다. 뇨로 손실되는 단백질에는 항체, 비타민 D-결합단백질도 포함된다.

④ 체 내의 항체가 고갈되면 감염에 대한 감수성이 증가하고, 비타민 D-결합단백질이 감소하면 비타민 D와 칼슘의 혈중 농도가 낮아져서 어린이에게는

구루병의 위험이 증가하게 된다. 만약 단백뇨 증상이 계속된다면, 단백질-에너지결핍성 영양불량(PEM)과 근육소모로 진행될 수도 있다.

표 10-1 신 증후군의 단백뇨에 따른 증상들

신 증후군

↓

사구체투과율 증가

↓

혈장단백질이 요로 배설

↓

혈장단백질 농도 감소

제지방조직 분해	혈액알부민 감소	면역글로불린 감소 단백질 손실	비타민 D 결합 단백질 감소	혈중 지질 제거율 감소
근육소모	부종	감염	구루병	이상지질혈증

(3) 영양관리

항염제(코르티코스테로이드), ACE 억제제(단백뇨 치료), 이뇨제, 항고혈압제, 면역억제제, 이상지질혈증 치료제 등의 약물이 신증후군 치료에 많이 사용된다. 환자의 단백질과 에너지 필요량을 충족시키면 근육조직의 손실을 최소화할 수 있다.

고단백식사는 단백뇨 증상을 악화시킬 수도 있으므로 권장되지 않으며, 1일 체중 1kg 당 0.8~1.0g의 단백질 섭취가 권장된다. 에너지 섭취량은 1일 체중 1kg당 약 35kcal 정도가 체중과 단백질 절약작용을 위하여 권장된다.

포화지방과 콜레스테롤, 정제설탕이 적은 식사는 상승된 혈액지질을 조절하는 데 도움이 된다. 신 증후군 환자들은 식사요법만으로는 혈액지질농도를 조절하기 어려워 혈액지질농도를 낮추는 약물도 함께 처방한다.

1일 나트륨 섭취량은 1~2g으로 제한한다. 부종 때문에 이뇨제가 처방되었다면 포타슘이 크게 손실되므로 포타슘이 풍부한 식품을 선택적으로 섭취한다. 신 증후군 환자들에게는 골손실과 구루병을 예방하기 위하여 비타민 D와 칼슘 보충제를 처방하는 게 바람직하며, 그 밖에 발생할 수 있는 영양결핍을 피하기 위해 종합비타민제를 복용시키는 것도 권장된다.

표 10-2 신증후군 환자의 영양치료

영양소	내 용
에너지	• 35kcal/kg • 부종이 있는 환자는 건체중(dry weight)을 이용 • 체중을 증가시키거나 유지하고, 단백질 이용을 효율적으로 하기 위해 비단백 질원으로 칼로리를 충분히 섭취
단백질	• 0.8~1.0g/kg • 영양불량이나 근육의 소모가 심한 환자, 혈중 알부민 농도가 지나치게 낮은 환자는 1.5g/kg까지도 섭취량 증가
지 방	• 단순불포화지방, 다가불포화지방, 포화지방의 비를 1:1:1로 하여 총 칼로리의 20~25% 정도로 지방 공급 • 콜레스테롤은 1일 300mg 이하로 섭취
나트륨	• 2,000mg/일, 회복기에는 500이하로 처방(무염식) • 나트륨을 제한하여 부종을 완화
수 분	• 수분을 제한하여 부종을 완화
칼 륨	• 부종을 치료하기 위해 사용하는 이뇨제 처방에 따라 고칼륨혈증 또는 저칼륨 혈증이 생기기도 하므로 혈중 칼륨 농도를 관찰하여 환자의 칼륨 섭취량을 결정
비타민	• 비타민 V, D와 칼슘보충제

Focus ON 나트륨 제한식단(열량 1,800kcal, 염분 5g 정도)

- 아침 : 잡곡밥, 배추국, 불고기, 시금치나물, 감자볶음, 김치(저염) 혹은 백김치
- 간식 : 과일
- 점심 : 현미밥, 아욱국, 두부전, 오이생채, 호박나물, 양상추 샐러드
- 간식 : 저지방 우유
- 저녁 : 잡곡밥, 쇠고기미역국, 생선구이(삼치, 가자미 등), 콩나물무침
- 간식 : 두유, 토마토

4. 급성 신부전(Acute Renal Failure)

신장기능이 수 시간 또는 수일 내에 급격히 손상되어 뇨배설량이 감소하고 질소성 노폐물이 혈액 내에 쌓이는 질환이다. 사구체 여과율이 감소하고 세뇨관이 손상된다.

(1) 원 인

신부전은 다른 질병에 의해 발생하며, 질병, 상처 또는 수술 등에 의해 이차적으로 초래된다. 신장 전(Prerenal), 신장 내(Intrarenal) 및 신장 후(Postrenal)의 3가지 요인으로 분류한다.

① 신장 전 요인(60~70%)

신장 전 요인이란 신장 내로의 혈류량을 갑작스럽게 감소시키는 인자들로서 심부전, 쇼크, 혈액량 감소와 같은 극심한 스트레스 등을 말한다. 혈액량, 낮은 저혈압, 용혈, 화상, 패혈증, 쇼크, 과민반응, 신증후군, 위장관 손실, 이뇨제, 항고혈압제, 신장동맥 장애, 혈전, 색전증, 협착, 동맥류, 울혈성 심부전, 심장마비, 부정맥 등도 신장전 요인이다.

② 신장 내 요인(25~40%)

신장 내 요인으로는 신장조직을 손상시키는 원인인 감염, 독성물질, 약물, 직접적인 외상 등이 있다.

- 혈관 장애: 겸상적혈구병, 당뇨병, 수혈반응
- 폐색(신장내부): 염증, 종양, 결석, 상처조직
- 신장 손상: 감염, 환경 오염물질, 약물, 대장균성 식중독

③ 신장 후 요인(5~10%)

신장 후 요인에는 뇨관을 폐색시켜 뇨의 배설을 방해하는 인자들이 해당된다.

- 폐색(뇨관 또는 방광): 협착, 종양, 결석, 외상
- 전립선 장애: 암 또는 증식증, 신장 정맥 혈전증
- 방광 장애: 신경계 조건, 방광 파열

임신 등이 있다.

Reference

① 무뇨기 : 요량이 하루 100mL 이하. 혈액수혈이 요구

② 핍뇨기 : 1일 100 ~ 400mL(500mL)이하. 갈증, 혈압상승, 혈중 포타슘 농도 증가로 심장에 부담을 주어 심장마비 위험

③ 이뇨기 : 혈장 Na, K 증가, 심장에 부담

(2) 증 상

혈액의 조성을 변하게 하며, 뇨를 생성하거나 전해질과 산, 질소성 노폐물의 혈중 농도를 조절하는 능력을 잃게 된다. 많은 환자들이 1일 요배설량이 400mL 미만인 요 감소증(oliguria)이 나타나 수분과 전해질 배설이 정상적으로 이루어지지 않아 체내에 나트륨이 축적되고 혈액 중의 포타슘과 인산, 마그네슘의 농도가 상승한다.

혈중 포타슘 농도가 상승하는 고칼륨혈증(Hyperkalemia)은 심박수를 변하게 하고 심부전을 초래할 수 있다. 혈청 인산농도가 상승하는 고인산혈증(Hyperphosphatemia)은 부갑상선호르몬의 분비를 과도하게 자극하고 혈중 칼슘농도를 감소시킨다.

급성신부전에서 가장 흔한 증상인 부종은 나트륨의 체내 축적과 요 생성량 감소로 인해 나타나며 얼굴과 손, 발과 발목의 붓기가 가장 두드러진다. 신장기능이 손상되면서 혈액 중에 질소성 노폐물(혈중요소질소(BUN), 크레아티닌, 요산)이 축적되며 조직의 이화작용으로 인해 질소성 노폐물이 정상일 때보다 더 많이 생성되는 **요독증**(uremia)을 보인다.

피로, 두통, 식욕부진, 미각변화(금속성 맛), 메스꺼움, 구토, 설사 등의 증상이 나타난다. 증세가 좀 더 심각해지면, 혈압이 상승하고 심박수가 빨라지며, 발작, 착란이나 혼수상태를 초래할 수 있다.

(3) 영양관리

Reference

- 체내 혈액성분 정상으로 유지
- 체단백질 유지
- 과잉 질소 노폐물 처리
- 신독증 예방
- 단백질과 열량 균형

갑작스런 사구체여과율의 감소나 세뇨관의 손상으로 신기능이 급격하게 저하된 환자의 수분과 전해질 균형을 회복하고 혈중 독성노폐물의 농도와 고질소혈증을 최소화해야 한다. 신장손상이 계속 악화되는 것을 막으려면 급성신부전의 원인이 된 질병을 반드시 치료해야 한다.

뇨를 생성하지 못하는 요감소증 환자가 신부전에서 회복될 때에는 다량의 수분이 배설되는 이뇨기(Diuresis)가 시작되는데 이때에는 세뇨관 기능이 최저 상태이기 때문에 전해질이 충분히 재흡수되지 못하므로 수분 고갈과 전해질 불균형에 주의를 기울여야 한다. 이뇨기를 시작으로 하여 회복기를 맞는 환자들은 주로 세뇨관 손상에 의한 신부전 환자들인데, 수분과 전해질 대치를 필요로 하는 경우에는 주의한다.

급성신부전은 대사가 항진되고 근육이 소모되는 이화상태이므로 충분한 단백질과 에너지를 근육량을 보존하기 위해 공급해야 한다. 초기에는 환자에게 1일 체중 1kg 당 35kcal의 에너지를 공급하며, 에너지 섭취량이 충분한지 확인하기 위하여 계속 체중변화를 점검한다.

단백질은 질소공급원이므로 신장에 부담을 증가시킨다. 그러나, 음(-)의 질소평형과 근육소모를 예방하는 충분한 단백질 섭취는 이루어져야 한다.

단백질 권장량은 신장 기능, 이화작용의 정도, 투석 여부에 의해 결정된다. 투석을 받지 않는 제한된 신장기능을 갖고 있는 환자는 1일 단백질 섭취량을 체중 1kg당 0.6~0.8g으로 제한한다.

신장기능이 향상되었거나 투석을 하는 경우에는 1일 단백질 섭취량을 체중 1kg당 1.2~1.3g을 권장한다. 이화 또는 패혈증 상태의 환자는 단백질 섭취량을 더 증가시켜야 하지만 증가되는 질소성 노폐물의 배설을 위하여 투석을 해야 한다.

혈청 나트륨 농도가 감소하면 수분섭취의 과잉을 의미하며, 나트륨 농도가 증가하면 수분섭취량이 부족함을 의미한다. 과수화 또는 탈수된 환자는 수분평형이 이루어져야 하므로, 수분 필요량은 요 배설량에 피부, 폐, 땀으로 손실되는 수분량인 약 500mL를 더한다. 발열이나 구토, 설사를 하는 환자는 수분 섭취량을 더 증가시켜야 한다. 투석을 하는 환자는 좀 더 자유롭게 수분을 섭취할 수 있으며, 체수분 상태에 따라 1일 1.5~2.0L 정도의 수분이 허용된다.

칼륨은 하루 2.0~3.0g 이하로 제한한다. 나트륨은 체수분 저류와 고혈압을 예방하기 위해 제한하며, 뇨감소증이 있는 환자는 1일 나트륨 섭취량을 0.5~1g으로 제한한다.

Reference

- 수분, 나트륨, 포타슘을 엄격하게 제한
- 수분량은 1일 소변량에 500mL 추가
- 나트륨은 0.5~1.0g, 포타슘은 2.3g 이하로 제한

회복기 초반에 과량의 이뇨를 경험한 요감소증 환자는 전해질의 요배설로 인한 손실을 보충하기 위하여 전해질 대체가 필요하다. 적절한 에너지를 공급받기 위하여 경관급식이나 정맥영양이 필요한 환자들도 있는데, 일반적으로 감염과 패혈증의 위험이 정맥영양보다 낮은 경관급식이 선호된다.

신부전 환자용 경관급식 조제식(Formula)은 표준 조제식에 비해 에너지밀도가 높고 단백질과 전해질농도는 낮다. 중심정맥영양(Total parenteral nutrition)은 환자가 심각한 영양불량이거나 14일 이상 식품을 섭취할 수 없을 경우에만 한다.

표 10-3 급성신부전의 영양관리

영양상태	방 법
수분	체액량을 정확히 판단하여 체액 부족이 발생하지 않도록 하는 것이 중요하다. 체액량 교정되면 0.45% 생리식염수를 이용하여 배설량에 불감 손실량(하루 500mL)을 합한 양을 공급한다. 혈청 전해질을 자주 측정하여 전해질의 손실이 없도록 하는 것 또한 중요하다. 수분 섭취량은 1일 소변배설량+500mL로 제한하며, 단 이뇨시기에는 충분한 물 섭취가 필요하다.
열량	총열량은 35~50kcal/kg/일로 유지하여 이화작용을 막도록 한다.
단백질	단백질은 하루 0.6~0.8g/kg로 제한하여 질소노폐물의 생성을 막는 것이 좋다. 투석을 실시하는 경우 단백질은 하루 1.0~1.5g/kg으로 증량시키며, 지속적인 신대체요법을 시행하는 경우 손실된 단백질 보충을 위하여 단백질 섭취량은 하루 1.5~2.0g/kg까지도 증량한다.
칼륨	하루 섭취량을 2.0~3.0g/일 이하로 제한한다.
대사성 산증	혈청 중탄산염 농도가 16mEq/L 이하인 경우 중탄산나트륨 650~1,300mg을 하루 3회 투여한다. 이는 체액량 증가 및 유리 칼슘 농도의 감소를 유발할 수 있으므로 주의하여야 하며 산증이 교정되지 않는 경우에는 투석을 실시한다.
빈혈	적혈구 생산이 감소 및 소실(위장관 출혈 등)에 의해 발생하며 요독증에 의한 혈소판 기능 장애가 동반된다. 활동성 출혈이 있는 경우에는 수혈을 하는 것이 적절하다.
비타민	권장량에 준하여 공급하고, 이화상태에 따라 필요량을 조절한다.

Focus ON 급성신부전 환자를 위한 식단 예

식단(열량, 1,700kcal, 탄수화물 292g, 단백질 44g, 지방 43g, 수분 700cc)

- **아침** : 쌀밥, 된장국, 애호박전, 저염김치, 우유
- **점심** : 쌀밥, 미역국, 쇠고기구이, 야채샐러드, 저염김치, 사과
- **저녁** : 쌀밥, 콩나물국, 삼치구이, 오이나물, 저염김치, 귤

(4) 약물 치료

많은 약물들이 뇨를 통해 배설되므로 신장 기능의 정도에 따라 복용할 약물의 양이 결정된다. 부종에는 이뇨제를 처방하며 주로 푸로세미드(Lasix)를 사용한다. 고칼륨혈증 환자에게는 위장관(GI)에서 포타슘 이온과 결합하는 포타슘 교환수지를 처방하여 식품으로 섭취된 포타슘을 대변으로 배설시킨다.

고칼륨혈증의 급속한 치료를 위해서는 인슐린을 사용하여 세포외의 포타슘을 세포 내로 일시적으로 이동하도록 해야 한다. 다만 인슐린 사용 시 발생할 수 있는 저혈당증(Hypoglycemia)을 방지하기 위하여 반드시 포도당을 함께 공급해야 한다. 만약 산독증(Acidosis)이 있다면 중탄산염(Bicarbonate)을 경구 또는 정맥으로 투여해야 한다.

Essential Concepts

급성신부전은 신장기능이 급속하게 감소하여 수분과 전해질, 질소성 노폐물이 혈액에 축적되므로 약물과 식사요법, 투석으로 치료한다.

5. 만성 신부전 (Chronic Renal Failure)

(1) 원 인

만성시구체 신염, 신경화증, 신장혈관 질환, 당뇨병, 신증후군, 약물 등에 의해 시구체 여과율이 영구적으로 감소한 상태이다.

(2) 증 상

신장기능이 손상되어 노폐물 제거능력 손상, 신장모양 변형, 요소 · 크레아티닌 증가, 전해질 불균형, 혈장 칼슘농도 저하, 빈혈, 골연화 동맥경화 등이 발생한다.

(3) 영양관리

1) 비투석

균형있는 영양소를 섭취하며 단백질은 0.7g/kg으로 제공한다. 요독증이 있는 경우 단백질은 0.5~0.6g/kg으로 엄격히 제한한다. 칼슘, 염분, 수분 또한 제한한다. 열량원은 탄수화물 위주로 하며 식물성 지방을 섭취하도록 한다.

2) 투석

① 열량원으로 덱스트로즈를 이용한다. ② 양질의 단백질을 제공하여 혈청알부민을 유지한다. ③ 나트륨, 수분섭취를 조절한다. ④ 비타민 섭취를 충분히 하고, 고나트륨혈증, 고칼륨혈증이 되지 않도록 한다.

6. 만성 신장질환(Chronic Kidney Disease)

만성 신장질환은 수년 동안 특별한 증상 없이 진행되어 환자가 만성 신장질환을 진단받으면 신장기능의 75% 이상을 상실한 경우가 대부분이다.

(1) 원 인

당뇨병과 고혈압, 신장에 직접적으로 관여하는 염증성, 면역성 또는 유전성 질환 등에 의해 발생한다. 급성신부전이 만성 신장질환으로 이환되기도 한다.

(2) 증 상

만성 신장질환의 초기 단계에는, 감퇴된 신장의 기능을 보완하기 위하여 네프론이 비대해짐으로써 신장의 작업부담을 감당한다. 네프론이 점차 파괴됨에 따라 나머지 네프론들이 감당해야 할 업무량이 더욱 증가하게 되고, 과로한 네프론들이 퇴화되면서 결국에는 신장이 적절한 기능을 수행하지 못하는 신부전(Renal failure) 상태에 이른다.

1) 말기신장질환(End-stage of renal disease, ESRD)

신장이 손상되면 투석이나 신장이식이 필요한 질환으로, 초기에는 식욕부진, 피로, 두통, 고혈압, 가려움증, 신장의 염증 또는 신증후군, 메스꺼움과 구토, 단백뇨, 혈뇨가 있으며, 점차 빈혈, 출혈, 심혈관계 질환, 착란, 정신적 손상, 전해질 불균형, 수분 저류, 호르몬 불균형, 산독증, 말초신경염, 단백질-에너지 결핍성 영양불량, 면역저하 등이 일어난다.

만성 신장질환은 말기가 될 때까지는 수분과 전해질 장애가 나타나지 않는다.

사구체여과율이 감소함에 따라 손상되지 않은 네프론의 활성은 오히려 증가하여 정상적으로 전해질을 배설할 수 있도록 돕는다.

또한 많은 호르몬이 감퇴된 신장기능을 보완하기 위해 전해질 농도를 조절하지만, 이러한 변화는 합병증을 유발한다. 그 예로, 알도스테론의 분비증가가 혈청 포타슘의 상승을 억제하여, 고혈압이 있는 환자에게 오히려 고혈압을 진행시키는 부작용을 낳는다.

2) 골형성장애(Renal osteodystrophy)

부갑상선호르몬도 분비가 증가되어 혈청 인의 상승을 억제하지만 골손실을 일으켜 신장에 의한 골형성장애 원인이 된다. 전해질 불균형은 사구체여과율이 극도로 감소되어 1분에 5mL 미만이 될 때, 수분과 전해질 섭취가 매우 제한되었거나 과잉일 때 나타난다. 산독증이 발생하며, 혈중 산성물질을 중화하기 위해 뼈에서 단백질과 인산염 같은 물질이 빠져나와 신장에 의한 골질환을 악화시킬 수 있다.

3) 요독증(Uremic syndrome)

만성 신장질환의 말기에 사구체여과율이 1분당 15mL 미만이고 BUN이 60mg/dL을 초과할 때 나타나는 합병증을 말한다. 요독증은 근육 경련, 수축 등의 신경근육계의 변화를 일으킨다. 에리스로포이에틴의 생성이 불가능해져서 빈혈을 일으킨다. 비타민 D의 활성화 기능도 감소되어 골질환이 발생할 수 있다. 혈소판 기능과 혈액응고인자의 결함에 의해 출혈시간이 지연되고 멍이 쉽게 들고, 소화기관의 출혈과 빈혈이 발생한다.

고혈압, 인슐린 저항성의 증가, 혈액 지질농도가 증가한다. 요독증이 있는 환자들은 면역반응이 감퇴되어 감염의 위험이 크게 높아진다. 단백질-에너지 결핍성 영양불량과 근육소모가 나타난다. 식품 섭취량이 불량한 주요 원인은 식욕부진 때문이며, 호르몬 장애, 메스꺼움, 구토 등에 의해 식욕부진이 생기게 된다.

단백질을 제한하고(체중 kg당 0.5~0.6g까지 제한) 체액 전해질의 평형을 조절한다. 충분한 열량공급을 해야 하나, 구토하고 식욕이 없으므로 불가피하게 링거씨액이나 포도당 주사 등을 투여한다.

혈장 나트륨농도가 감소하고 칼륨농도가 증가한다. 그러므로 식염과 칼륨을 제한하며, 수분은 부종이 있을 때에만 제한한다. 열량부족은 체단백질 분해를 촉진하여 혈중 질소화합물의 농도를 더 높이게 되므로, 충분한 열량을 탄수화물과 지방으로 공급한다.

표 10-4 만성 신장질환의 단계

단 계	만성 신장질환의 단계	사구체 여과율* (mL/min/1.73m²)
1	사구체여과율 정상 또는 증가	≥ 90
2	사구체여과율 약간 감소	60~89
3	사구체여과율 중간 정도 감소	30~59
4	사구체여과율 심하게 감소	15~29
5	신부전	<15 (또는 투석 시행)

*사구체여과율(GFR) 정상치는 1분 당 약 125mL임.

(3) 영양관리

에너지는 정상체중을 유지하고 근육소모를 예방할 수 있도록 충분히 섭취한다. 영양결핍을 예방하기 위하여 가능하면 고에너지 식품과 음료를 섭취하도록 하며, 사탕, 꿀, 설탕, 잼 등도 섭취한다. 영양불량 환자들은 체중을 유지하기 위하여 관급식이나 영양보충제의 섭취를 고려하기도 한다.

복막투석 환자들은 투석액에 포함된 1일 약 800kcal 상당의 포도당을 투석과정 중에 공급받게 되므로, 에너지 섭취량을 계산할 때에 고려한다. 복막투석을 장기간 지속하는 경우에는 체중 증가가 나타날 수 있다.

신장질환의 진행속도를 늦추기 위하여 저단백식사가 자주 처방되는데, 1일 단백질 섭취량은 체중 1kg 당 0.6~0.75g이 적당하다. 저단백식사는 질소성 노폐물을 적게 생성하므로 요독증의 위험을 낮출 수 있고, 고단백식사보다 인의 함량도 적어 고인산혈증의 위험도 줄일 수 있다.

그러나 신장질환 환자들에게 단백질-에너지결핍성 영양불량이 종종 발생한다는 점을 고려하면 근육소모를 방지할 수준의 단백질 섭취는 반드시 필요하다.

섭취하는 단백질의 약 50% 는 달걀류, 우유 및 유제품, 육류, 가금류, 어류, 두류와 같은 양질의 단백질로 하여 필수 아미노산의 섭취가 적절하게 이루어지도록 한다.

저단백 빵류, 국수류, 기타 곡물제품은 신장질환 환자들이 단백질 섭취의 증가 없이 에너지 섭취량을 늘릴 수 있게 한다. 일단 투석을 시작하면 질소성 노폐물뿐만 아니라 일부 아미노산도 손실되므로 단백질 제한 정도를 완화할 수 있다.

상승된 혈액 지질농도를 조절하고 심장질환의 위험을 낮추기 위하여 포화지방과 콜레스테롤을 제한해야 한다. 신장질환의 식사요법은 에너지 섭취량을 증가시키기 위해 고지방식품인 견과류, 마요네즈, 콩제품이 바람직하다.

신장질환이 있는 환자들은 나트륨이 체내에 축적되는 경향이 있으므로 나트륨은 제한한다. 수분은 요배설이 감소하기 전에는 제한할 필요가 없다.

탈수 또는 과수화 상태가 아닌 경우의 1일 수분 섭취량은 1일 요 배설량에 의해 결정된다. 투석을 하는 경우에는 1일 약 2 lbs(약 900g)의 체중 증가만 이루어지도록 수분과 소디움의 섭취량을 조절하며, 증가한 과도한 수분은 다음번 투석치료를 통해 제거한다.

1) 저칼륨혈증(Hypokalemia)

투석을 하는 경우에는 고칼륨혈증이나 저칼륨혈증을 예방하기 위하여 포타슘 섭취량을 조절해야 한다. 혈액투석 환자는 주로 포타슘을 제한하는 반면, 복막투석 환자는 포타슘을 훨씬 더 자유롭게 섭취할 수 있다. 포타슘 권장량은 혈청 포타슘 농도, 신장기능, 약물복용, 투석방법 등에 따라 결정된다.

모든 신선한 식품에 포타슘이 들어있으나, 일부 과일과 채소에는 환자들이 섭취량을 제한해야 할 정도로 다량의 포타슘이 들어 있다. 예를 들면, 바나나, 견과류, 말린 콩류, 자두주스, 시금치, 토마토, 겨울호박 등이 포타슘 함량이 높은 식품들이다. 우유, 당밀, 견과류도 해당된다.

2) 고칼슘혈증(Hypercalcemia)

소금 대체품 중에서 포타슘을 함유한 종류는 포타슘제한식사 시에 피해야 한다. 신장이 비타민 D를 활성화할 수 없어 칼슘 흡수기전에 큰 손상을 입게 된다.

혈청 인 농도가 높은 환자들은 인산결합제를 식사와 함께 복용시켜 혈청 인 농도를 조절한다. 일단 투석치료가 시작되면, 인의 제한과 칼슘 및 비타민 D의 보충이 기본적인 치료법이 된다. 칼슘과 비타민 D 보충제를 동시에 복용할 때 생길 수 있는 고칼슘혈증을 막기 위하여 혈청 칼슘농도를 수시로 확인한다.

고단백식품에는 인의 함량도 많으므로 단백질제한식사를 하면 인의 섭취도 제한하게 된다. 그러나 투석치료가 시작된 이후에는 단백질섭취가 자유로워지므로, 인 조절을 위하여 인산결합제가 반드시 필요하다.

칼슘이 풍부한 우유 및 유제품과 같은 식품들은 인 함량도 풍부하므로 식사에서 제한해야 한다. 그러므로 환자들은 칼슘 필요량을 충족시키기 위하여 칼슘보충제를 반드시 복용해야 한다. 신장질환을 위한 제한식사 시에는 비타민과 무기질의 섭취가 방해받기 때문에 결핍의 위험이 증가한다.

투석환자의 경우에는 수용성 비타민과 일부 미량 무기질이 투석액을 통하여 손실되기 때문에 보충제의 복용이 필수적이다.

일반적으로 신장질환 환자들에게 공급하는 비타민보충제는 엽산 1mg/일과 비타민 B_6 10mg/일이 일반적이다. 비타민 C의 보충은 1일 100mg으로 제한하여 과잉섭취로 인하여 신장결석이 형성되지 않도록 한다. 비타민A와 E를 함유한 보충제는 신장질환 환자들에게 과도하게 축적될 수 있으므로 권장하지 않는다.

철분 결핍증은 혈액투석 환자에게 흔하게 나타나는데 위장관 출혈, 철분 흡수량 감소, 투석액을 통한 철분의 손실 등이 원인이다. 에리스로포이에틴 치료와 함께 철분을 정맥으로 투여하면 철분제를 경구복용하는 것보다 철분의 상태가 훨씬 효과적으로 개선된다.

경관급식과 정맥영양은 음식물을 충분히 섭취하기 어려운 신장질환 환자들에게 도움이 된다. 만성 신장질환에 적합한 조제식은 표준 조제식에 비해 에너지밀도가 높고 단백질과 전해질 농도는 낮다. 투석 내 정맥영양(Intradialytic parenteral nutrition)은 영양소 보충을 위해 혈액투석과 정맥영양을 함께 실행한다. 이 방법의 장점은 주입되는 정맥영양액의 수분량이 투석과 동시에 제거된다.

표 10-5 만성 신장질환의 영양소 권장량

영양소	투석 전	혈액투석	복막투석
에너지(kcal/kg)*	60세 미만 : 35 60세 이상 : 30~35	60세 미만 : 35 60세 이상 : 30~35	60세 미만 : 35 60세 이상 : 30~35*
단백질(g/kg), 50%는 동물성단백질로 공급	0.6~0.75	1.2	1.2~1.3

*투석을 통해 흡수되는 에너지 포함.

출처: Journal of the American Dietetic Association 104(2004): 404~409, J.A.Beto and V.K.Bansal, Medical nutrition therapy in chronic kidney failure: Integrating clinical practice guidelines.

표 10-6 만성신부전의 영양관리

방 법	내 용
신부전 진행 속도의 평가	시간과 혈청 크레아티닌의 역수는 선형관계가 있으므로 시간에 따른 신기능 소실을 평가하여 가역적인 악화요인의 작용유무를 확인한다.
수분 및 염분 제한	하루에 염분을 5g 이하로 제한하여 체액의 과잉을 방지하며 수분은 하루 배설량에 500mL(불감 손실량)를 더한 양으로 제한한다.
혈압조절	고혈압은 전체의 85% 이상에서 발생하며 신부전의 진행에 중요한 역할을 하므로 단백뇨가 없는 경우 130/85mmHg, 하루 1g 이상의 단백뇨가 있는 경우 125/75mmHg 이하로 조절한다.
단백섭취 제한	이화작용의 방지를 위하여 충분한 열량을 공급하며 하루 0.6~0.8g/kg 이하의 단백섭취 제한으로 질소 노폐물의 축적을 줄이고 단백뇨를 감소시켜 신부전의 진행속도를 늦춘다.
에너지 보충	35kcal/kg. 이상체중을 유지하고, 단백질을 효과적으로 이용하기 위하여 충분한 에너지 섭취가 요구된다. 식사 내 단백질 이용률은 총 에너지 섭취량에 의해 좌우되고, 단백질의 지나친 제한은 에너지 섭취부족을 초래할 수 있으므로 각별히 주의하여야 한다.
칼륨 제한	고칼륨혈증은 GFR이 5mL/min 이하로 감소된 경우에 발생하므로 GFR이 이상인 경우에 고칼륨혈증이 발생하였다면 신부전 자체 이외에 야채 등 칼륨이 다량 함유된 식품, ACE 억제제, NSAIDs, 베타차단제, 칼륨 보존 이뇨제 등의 복용, 감염, 요량 감소, 외상, 용혈 등의 원인을 확인하여야 한다. GFR이 20mL/min 이하로 감소하면 하루 40mEq 이하로 제한한다.
칼슘, 인 교정	GFR이 하루 50mL/min 이하로 감소하면 인산염 섭취를 하루 800mg 이하로 제한하며 필요 시 인결합제제나 탄산칼륨을 복용한다.
대사성 산증의 교정	혈청 중탄산염 농도는 22mmol/L 이하로 유지되어야 하며 필요 시 경구 중탄산나트륨을 복용한다.
신독성 약물의 제한	NSAIDs, Aminoglycoside
빈혈의 치료	• 원인 : EPO의 생성 결핍 및 철, 엽산 결핍, 위장관 출혈, 요독증에 의한 골수 억제, 적혈구 생존기간의 단축 • 철 공급 : 트랜스페린 포화도 20% 이상, 혈청 페리틴 100ng/mL 이상을 목표로 한다. • rHuEPO : Hb 10g/dL 이하 Hct 30% 이하에서 철 결핍이 교정된 후에 투여한다. • rHuEPO의 부작용 : 고혈압, 철 결핍 • rHuEPO 치료 실패의 원인 : 치료 용량 부족, 철 결핍, 감염, 혈액 손실, 골수 섬유화, 부갑상선 기능항진증, 비타민 결핍, 용혈, 알루미늄 중독증

(계속)

표 10-6 만성신부전의 영양치료 내용 (계속)

방 법	내 용
비타민 보충	• 단백질과 무기질을 제한하면 비타민의 결핍을 초래 • 수용성 비타민 : 1일 엽산 1mg, 피리독신(pyridoxin) 5mg, 비타민 B 복합체 한국인 영양권장량 정도, 비타민 C 60~100mg의 공급 • 비타민 D : 신장기능이 저하되면 25-히드록시콜레칼시페롤(25(OH)D_3)에서 1,25-다이히드록시콜레칼시페롤(1,25(OH)D_3)로 전환이 잘 되지 않아 활성 비타민 D의 공급이 필요 • 비타민 A : 만성신부전이 진행될수록 체내에 축적되므로 보충하지 않음

Focus ON 저염식 식단 예(열량 2,000kcal, 염분 5g)

- 아침 : 보리밥 1공기, 콩나물국, 불고기 한 접시, 호박나물, 오이생채, 김치(저염)
- 간식 : 저지방 우유
- 점심 : 현미밥 1공기, 근대 국, 가자미구이 1토막, 도라지생채, 가지나물, 김치(저염)
- 간식 : 사과
- 저녁 : 잡곡밥 1공기, 쇠고기미역국, 연두부 찜, 시금치나물, 연근조림(짜지 않게), 김치(저염)
- 간식 : 과일

(4) 약물치료

고혈압의 치료는 질병의 진행속도를 늦추고 심혈관계 질환의 위험을 낮추는데 가장 중요한 부분이므로, 항고혈압제가 자주 처방된다. 빈혈의 치료는 에리스로포이에틴(Erythropoietin)을 주사 또는 정맥투여하도록 처방된다.

혈청 인 농도를 감소시키기 위한 인산염 결합제(음식물과 함께 복용), 산독증을 중화하기 위한 소디움 중탄산염, 콜레스테롤 저하제 등이 사용된다. 비타민 D 활성형(Calcitriol) 보충제도 혈청 칼슘농도를 높이고 부갑상선 호르몬의 농도를 낮추는 데 도움이 된다.

(5) 투　석(Dialysis)

투석은 혈액의 과도한 수분과 노폐물을 제거함으로써 신장의 기능을 대체하는 치료방법이다. 혈액투석(Hemodialysis)은 투석액이 들어있는 투석기(인공신장)에 혈액을 통과시켜 혈액 중의 수분과 노폐물을 선택적으로 제거하는 치료방법이다.

Reference

- 칼륨 : 2~3g 고칼륨혈증은 심장 부정맥, 심장마비 유발
- 아연 부족시 맛감각 감소, 식욕저하
- 혈중 칼슘 농도 유지시킴

식단은 열량을 충분히 섭취되도록 구성하고, 과일 , 생야채, 잡곡 등 포타슘이 많이 함유된 식품을 제한한다. 포타슘 섭취를 줄이기 위해서는 재료 분량의 10배 이상의 물에 야채를 2시간 이상 담가 놓았다가 헹군 후 조리한다. 음식을 싱겁게 조리하며 염분이 많은 저장식품, 가공식품 등을 피한다. 소금, 된장, 간장 등의 양을 반으로 줄인다. 식초, 레몬, 오렌지 즙 등의 신맛을 내는 소스와 겨자, 고추냉이, 후추 등 향신료를 이용한다. 젓갈, 장아찌, 김치, 햄, 소시지, 인스턴트식품을 피한다.

국이나 찌개 대신 보리차를 이용한다. 고기, 생선, 두부 등을 적당히 섭취한다. 갈증을 막기 위해 짠 음식은 제한하며, 얼음조각을 녹여 먹거나 차가운 물로 입안을 헹군다.

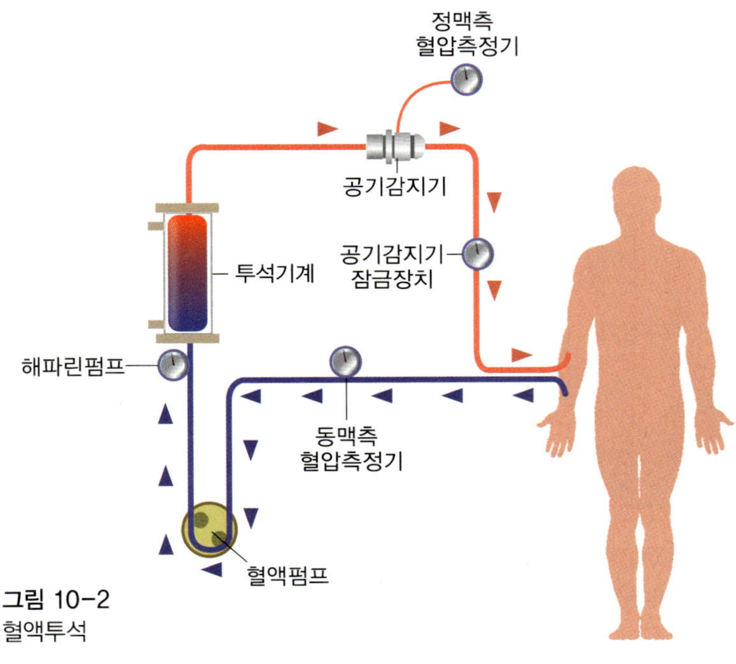

그림 10-2
혈액투석

혈액 투석 환자들은 식욕감퇴로 인한 열량섭취 부족으로 단백질 이용이 저하되어 있고 투석으로 인한 단백질 손실 때문에 Protein calorie malnutrition이 발생되기 쉽다. 채소나 과일의 제한으로 비타민이 결핍될 수 있고 투석으로 수용성 비타민이 손실될 수 있으므로 비타민 B_1, B_6, C, 엽산 등의 섭취가 필요하다.

복막 투석(Peritoneal dialysis)은 투석액을 환자의 복강 내로 주입하여 혈액이 복막에 의해 여과되도록 하는 치료방법으로, 불필요한 수분과 노폐물이 투석액으로 여과되어 수시간 후에 체외로 배출된다

고단백식이를 공급하며, 표준체중 유지를 위해 적절한 열량을 섭취한다. 장시간 투석시 혈액 내의 콜레스테롤과 중성지방의 상승이 우려되므로 체중 조절을 한다. 콜레스테롤, 단순당질, 알코올을 제한한다.

Focus ON **혈액 투석 환자를 위한 식단**

- 식단 열량 : 1,770kcal, 탄수화물 288g, 단백질 72g, 지방 63g, 포타슘 1,940mg, 수분 340cc
- 아침 : 쌀밥, 된장국, 불고기, 도라지생채, 저염김치
- 점심 : 쌀밥, 미역국, 생선구이, 상추겉절이, 저염김치, 귤
- 저녁 : 쌀밥, 콩나물국, 갈치구이, 애호박나물, 저염김치, 우유

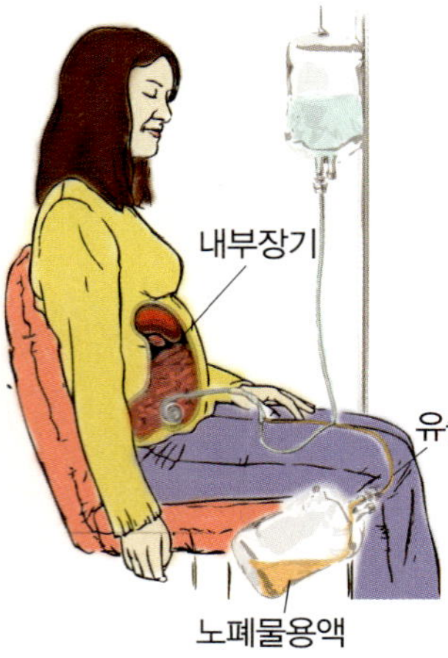

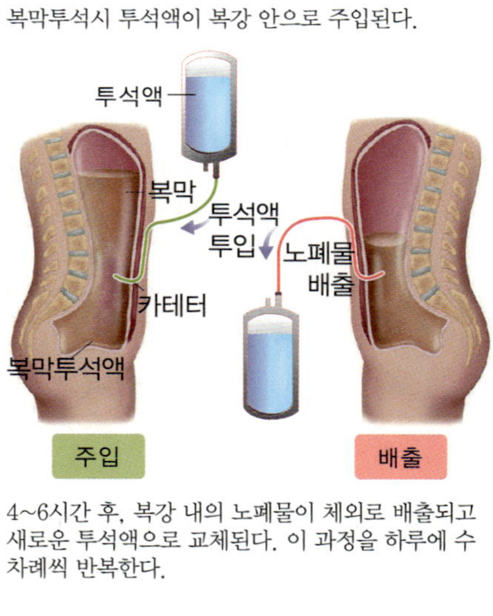

그림 10-3 복막 투석

복막 투석 환자를 위한 식단

- 식단 : 1,800kcal, 탄수화물 278g, 단백질 80g, 지방 45g, 인 1,000mg
- 아침 : 쌀밥, 북어국, 고기전, 시금치나물, 저염김치, 배
- 점심 : 쌀밥, 야채국, 삼치구이, 콩나물무침, 저염김치, 사과
- 저녁 : 쌀밥, 순두부찌개, 굴전, 우엉조림, 야채샐러드, 우유

식품 중의 칼륨(단위: mg/100g)

두류			
• 대두	1,900	• 콩된장	930
• 팥	1,500	• 땅콩	740
• 강낭콩	1,500	• 잣	600
• 녹두	1,300		

종실류			
• 들깨	590	• 참깨	400
• 옥수수	510	• 율무	320

곡류			
• 국수	110	• 식빵	95
• 쌀	100		

감자류			
• 토란	610	• 고구마	460
• 마	550	• 감자	450

버섯류			
• 표고(건)	2,10	• 송이	41

채소류			
• 근대	1,40	• 부추	45
• 고춧잎	85	• 당근	40
• 시금치	74	• 풋고추	37
• 마늘	74	• 배추	23
• 쑥갓	61	• 양배추	21
• 깻잎	47		

육류 · 유류 · 난류			
• 돼지고기	310	• 우유	150
• 쇠고기	300	• 달걀	120
• 닭	280		

어패류			
• 멍게	570	• 옥도미	400
• 성게	490	• 연어	330
• 참치	480	• 고등어	300
• 정어리	440	• 오징어	290
• 새우(중)	450	• 모시조개	230
• 대구	430	• 꽁치	140
• 도미	420		

해초류			
• 다시마	7,500	• 김	2,100
• 미역	5,500	• 돌김	1,600
• 파래	3,200		

과일류			
• 아보카도	720	• 감	170
• 바나나	380	• 복숭아	170
• 멜론	320	• 모과	160
• 키위	320	• 포도	130
• 유자	260	• 수박	120
• 매실	240	• 레몬	120
• 살구	200	• 파인애플	100
• 딸기	200	• 사과	100
• 오렌지	190	• 배	40

식사는 고기, 생선, 두부 등 양질의 단백질 식품을 충분히 섭취시키며, 표준체중을 유지하기에 적당한 열량을 섭취한다. 싱겁게 조리하며 장아찌, 젓갈류를 제한한다. 이상지질혈증인 경우 오징어, 간, 달걀, 삼겹살, 갈비 등 콜레스테롤이나 포화지방산, 그리고 단순당이 많이 함유된 음식, 알코올 음료 등을 제한한다.

7. 신장이식(Kidney Transplants)

말기신장질환에서 투석을 대체하는 가장 좋은 치료법은 신장이식(Kidney transplants)이다.

성공적으로 신장을 이식하면 신장기능이 회복되고 훨씬 자유로운 식사가 허용되며 더 이상 투석을 하지 않아도 된다.

(1) 신장이식 후 부작용

신장이식수술 후에 환자들은 조직거부 증상을 예방하기 위하여 다량의 면역억제제를 투여받게 된다. 이 약물들은 영양상태를 변화시킬 수 있을 만큼 다양한 효과를 나타내는데, 메스꺼움, 구토, 설사, 포도당 불내증, 혈액 지질농도의 변동, 체수분 축적, 고혈압, 감염 등의 부작용이 발생한다.

(2) 영양관리

신장이식수술로 인한 스트레스와 약물치료의 이화작용 효과 때문에 단백질과 에너지의 요구량이 증가된다. 일단 회복이 진행 중이면, 약물에 의한 부작용이 식사요법에 강력하게 영향을 미치게 된다.

약물치료로 인해 생기는 고혈당증은 경구용 약물이나 인슐린 치료뿐만 아니라 탄수화물 섭취량을 조절함으로써 개선될 수 있다. 혈액 지질농도는 자주 상승되므로 환자들은 포화지방과 콜레스테롤의 섭취를 제한해야 한다.

나트륨과 포타슘, 인은 신장이식 이후에는 자유롭게 섭취할 수 있지만, 일부 면역억제제 때문에 고칼륨혈증이나 저인산혈증이 생길 수 있으므로 혈청 전해질농도를 세밀하게 관찰해야 한다.

면역억제제로 자주 사용되는 코르티코스테로이드(Corticosteroids) 때문에 요로 칼슘이 손실되므로 칼슘보충제가 권장된다. 환자들은 날고기 또는 불충분하게 가열된 육류 · 어류 · 난류, 멸균하지 않은 우유 · 주스류, 멸균하지 않은 우유로 만든 유제품, 날콩나물처럼 식품매개성 질병을 일으킬 가능성이 있는 식품들은 피해야 한다.

- **에너지** : 초기에는 1일 체중 1kg당 30~35kcal를 공급하다가 점차로 에너지 섭취량을 감소시켜 건강체중을 유지할 수 있을 정도로 1일 체중 1kg당 25~30kcal를 처방한다.
- **단백질** : 초기에는 1일 체중 1kg당 1.3~1.5g, 6~8주 후에는 단백질 섭취량을 1일 체중 1kg당 1g으로 감소하여 처방한다.
- **탄수화물** : 고혈당증인 경우에는 식사와 간식을 통한 탄수화물 섭취량을 일관성있게 유지하며, 식이섬유가 풍부한 식품을 제공한다. 단순당은 제한.
- **지 방** : 포화지방산은 총 에너지의 10% 미만으로, 콜레스테롤은 1일 300mg 미만으로 제한하여 혈청 지질농도를 조절한다.
- **나트륨** : 일반적으로 제한하지 않으며, 체수분이 축적되고 고혈압이 나타나는 경우에만 1일 2~4g으로 제한한다.
- **포타슘** : 제한하지 않으며, 혈청 포타슘농도에 따라 필요한 경우에만 제한한다.
- **칼 슘** : 약물치료 시 수반되는 골손실을 최소화하기 위하여 1일 1,200mg의 칼슘을 처방한다. 인과 수분은 제한하지 않는다.

8. 신장결석(Kidney Stones)

신장결석은 요관 내에서 형성되는 결정(Crystalline)으로 보통은 증상이 없지만 결석이 요관을 막거나 이동을 하게 되면 극심한 통증을 일으킬 수 있다. 결석은 재발하는 경향이 있으나 식사로 예방할 수 있다.

신장결석은 결석 구성물질들이 요에서 농축되어 작은 결정체를 만들고 결정체가 덩어리로 자라면서 만들어진다.

신장결석의 약 75%는 수산칼슘(Calcium oxalate)이며, 나머지는 요산(Uric acid), 아미노산(시스틴) 또는 암모늄 인산마그네슘(일명 스트루비트) 등이다. 요량이 감소되거나 뇨관이 막히거나 결석을 형성하는 물질의 농도가 증가하게 되면 결석형성이 촉진된다.

(1) 신장결석의 종류

1) 수산칼슘 결석(Calcium Oxalate Stones)

고칼슘뇨증(Hypercalciuria)이 많은데 칼슘이 과도하게 흡수되거나 신장 세뇨관에서의 칼슘 재흡수가 손상될 때, 혈청 부갑상선호르몬이나 비타민 D의 농도가 상승할 때 발생한다. 그러나 일부 환자들은 수산칼슘 결석이 있음에도 불구하고 칼슘의 요 배설량이 정상인 경우도 있어서 정확한 결석의 형성원인은 아직까지는 불명확하다. 요로 배설되는 수산의 농도가 증가하는 고수산뇨증(Hyperoxaluria)도 수산결석의 형성을 촉진한다.

고수산뇨증이 발생하는 원인은 수산의 체내 합성량 증가 또는 식사를 통한 수산의 흡수량 증가 때문이므로, 수산칼슘 결석 환자들은 수산이 많은 식품의 섭취를 감소시키고 체내에서 수산을 분해하는 비타민 C를 섭취하지 않는다.

티아자이드(Thiazide) 계열의 이뇨제는 신장 세뇨관에서의 칼슘 재흡수를 증가시켜 칼슘의 요 배설량을 감소시키는 데 사용하며, 수산의 흡수를 방해하는 콜레스티라민(Cholestyramine), 체내에서 요산의 생성을 저하시키는 알로퓨리놀(allopurinol)과 같은 약물들도 사용된다. 구연산포타슘(Potassium citrate)도 결정체의 형성과 성장을 억제하지만 부작용으로 속이 불편하고 설사가 생길 수 있다.

영양관리는 식이 칼슘은 장에서 수산과 결합하여 수산의 체내 흡수를 방해하므로 고수산뇨증(Hyperoxaluria)의 조절을 돕기 위하여 800~1,200mg/일의 칼슘을 식품으로 섭취하도록 한다. 저칼슘식사를 하면 수산의 흡수가 촉진되어 뇨의 수산농도도 증가하게 된다.

수산이 풍부한 식품은 제한한다. 단백질과 나트륨을 다량섭취하면 칼슘의 요 배설량이 증가하므로 적절한 단백질 섭취와 나트륨 제한이 권장된다. 수분량은 1일 3,000mL정도 섭취하며, 수산, 비타민 C가 많은 녹색잎 채소, 시금치, 초콜릿, 코코아, 커피, 홍차 자두는 금지한다.

Focus ON 수산함량이 많은 식품

두류(완두콩, 강낭콩), 무, 셀러리, 가지, 꽃상추, 부추, 두류(꼬투리콩), 파슬리, 고구마, 시금치, 애호박, 붉은 건포도, 포도, 딸기, 초콜릿과 초콜릿 음료, 코코아, 커피, 생맥주, 과일 케이크, 오트밀, 견과류, 후추, 콩, 차, 두부

2) 요산 결석(Uric acid stones)

요산 결석은 요가 비정상적으로 산성이거나 요에 요산함량이 과도하게 많은 경우에 생성된다. 통풍(Gout), 백혈병(Leukemia)과 림프종(Lymphoma)이 요산 결석의 위험을 증가시킨다. 퓨린(Purine)이 풍부한 식사도 혈중 요산농도를 증가시킨다. 요산결석을 치료하는 약물로는 요산의 요 배설량을 감소시키는 알로퓨리놀과 뇨의 산도를 개선시키는 구연산포타슘이 사용되며, 퓨린 제한식도 요의 요산함량을 조절하는 데 도움이 된다. 모든 육류와 가금류, 어류, 패류에는 상당량의 퓨린이 함유되어 있기 때문에 장기간 엄격하게 식이조절을 하는 것은 현실적으로 어려운 일이다. 퓨린 함량이 높은 식품에는 동물의 뇌, 신장, 간, 멸치, 청어, 고등어 등이다. (표 12-3참조)

3) 시스틴 결석과 스트루비트 결석(Cystine and Struvite Stones)

시스틴 결석은 유전병인 시스틴뇨증(Cystinuria)에서 나타나는데, 신장 세뇨관에서 아미노산인 시스틴을 재흡수하지 못하여 요 중의 시스틴 농도가 비정상적으로 상승해 결정체가 만들어지면서 결석이 형성된다.

스트루비트 결석은 주로 암모늄 인산마그네슘(Magnesium ammonium phosphate)으로 요소가 세균에 의해 분해되어 암모니아를 생성함으로써 요가 알칼리성이 된 것이다.

어떤 환자들은 다량의 수분 섭취로 시스틴 결석의 형성을 예방할 수 있는 반면, 다른 환자들은 체내에서 시스틴 생성을 감소시키는 약물치료를 통해 시스틴 결석을 예방할 수 있다. 흔하게 처방되는 약물로는 시스틴 농도를 낮춰주는 페니실라민(Penicillamine)과 티오프로닌(Tiopronine), 요의 산도를 개선시키는 구연산포타슘 등이 사용된다. 스트루비트 결석은 요로감염을 예방하는 것만으로도 예방이 가능한데, 결석이 생긴 경우에는 항생제 치료가 필요하다.

표 10-7 식품 중에 들어있는 퓨린의 함량

퓨린 함량 (100g당 mg)	섭취횟수	함유 식품
150~1,000	섭취 금지	간, 송아지 고기, 고깃국, 멸치, 청어, 청어알, 다랑어, 빙어, 조개, 메주, 효모
75~150	1~2회	베이컨, 구운 닭고기, 쇠고기, 오리고기, 고기 수프, 연어, 송어, 고등어, 대구, 콩나물
75mg 이하	3~4회	닭고기, 햄, 소시지, 전갱이, 게, 장어, 농어, 굴, 넙치, 가자미, 새우, 아스파라거스, 시금치, 오이, 양파, 버섯, 강낭콩, 대두
거의 없음	제한 없음	탄산수, 초콜릿, 코코아, 커피, 과실, 주스, 차, 버터, 치즈, 달걀, 우유, 빵, 비스킷, 콘플레이크, 캐비어, 갈분, 옥수수, 마카로니, 우동, 스파게티, 젤라틴, 파이, 설탕, 과자, 나무열매, 땅콩 등

Focus ON **저퓨린 식단**

- 아침 : 잡곡빵, 치즈, 우유, 양상추, 마카로니, 피망 샐러드
- 점심 : 쌀밥, 미역국, 달걀찜, 두부전, 배추김치,
- 간식 : 저지방 우유, 과일
- 저녁 : 쌀밥, 순두부찌개, 김구이, 배추김치, 호박나물, 버섯볶음
- 간식 : 과일

(2) 증 상

결석이 요관을 통과하여 지나갈 때에 지속적으로 극심한 통증을 일으킬 수 있는데 이를 신장 급성 통증(Renal colic)이라고 한다.

통증은 일반적으로 등쪽에서 시작되며 결석이 방광으로 이동함에 따라 통증의 강도가 심해진다. 통증이 심해지면 메스꺼움과 구토가 일어나므로 약을 복용하며, 결석이 방광에 도달하면 통증이 순식간에 멈추게 된다.

결석이 이동하는 과정 중에 신장이나 요관에 손상이 생기면 혈뇨(hematuria)가 나타날 수도 있다. 결석의 위치에 따라 긴급한 배뇨, 잦은 배뇨 또는 배뇨 불능과 같은 합병증이 나타난다.

요관을 통과할 수 없는 결석은 요로폐색의 원인으로 작용하여 감염을 일으킬 수도 있다.

(3) 영양관리

희석된 요에 용해되어 있는 용질은 결정체를 이루어 결석을 형성하기가 쉽지 않으므로, 신장결석이 생기는 사람들은 1일 배설뇨량이 최소한 2.5L가 되도록 날마다 12~16컵의 수분을 섭취하는 것이 바람직하다. 차, 커피, 포도주, 맥주 등이 포함되지만 사과나 포도주스는 결석의 위험을 증가시키므로 제한한다.

신장질환 환자를 위한 식품교환표는 신장질환으로 인해 단백질, 나트륨, 칼륨, 인 등의 영양소 섭취를 조절할 필요가 있는 사람들을 위해 고안된 것으로 1997년 대한영양사회와 대한신장학회, 한국영양학회에서 공동으로 검토 후 제작되었다. 일상에서 섭취하고 있는 식품들을 영양소 조성이 비슷한 것끼리 나누어 곡류군, 어육류군, 지방군, 우유군, 에너지 보충군의 일곱 가지 식품군으로 묶은 표이다.

Focus ON 신결석 환자를 위한 저칼슘식

(열량 1,760kcal, 탄수화물 253g, 단백질 74g, 지방 50g, 칼슘 411g)

- 아침 : 쌀밥, 배추된장국, 쇠고기불고기, 버섯볶음, 김치, 오이나물
- 점심 : 쌀밥, 무국, 삼치구이, 호박나물, 연근조림, 김치, 사과
- 저녁 : 쌀밥, 콩나물국, 달걀찜, 김구이, 갈치구이, 배추김치, 양파볶음, 귤

자료 : 임상영양가이드, 2000

Focus ON 수산결석 환자를 위한 저수산식단

(열량 2,000kcal, 수산함량 50g)

- 아침 : 쌀밥, 콩나물국, 불고기, 무생채, 김구이, 배추김치
- 점심 : 쌀밥, 쇠고기미역국, 삼치구이, 버섯양배추볶음, 배추김치, 바나나
- 저녁 : 쌀밥, 동태국, 달걀찜, 호박나물, 배추김치, 새우볶음, 두유

Chapter 11. 암(Cancer)

암은 악성종양으로 현대의학이 발전했지만 아직도 완치되기 힘들며 사망률 또한 매년 증가하고 있다. 2009년 통계청 발표에 의하면 인구 10만 명당 암 사망률은 전체적으로는 140.5명으로 미국의 196.5명에 비해서는 낮은 수준이나 계속적으로 암발생은 늘어나고 있으며, 이에 따라 사망률도 증가하고 있다.

남자의 경우는 폐암이나 간암에 의한 사망률이 높으며, 여자의 경우도 기관지, 폐암이나 간암으로 인한 사망률이 높은 편으로 과거의 위암으로 인한 사망률이 높던 양상과는 많이 다른 경향을 보이고 있다.

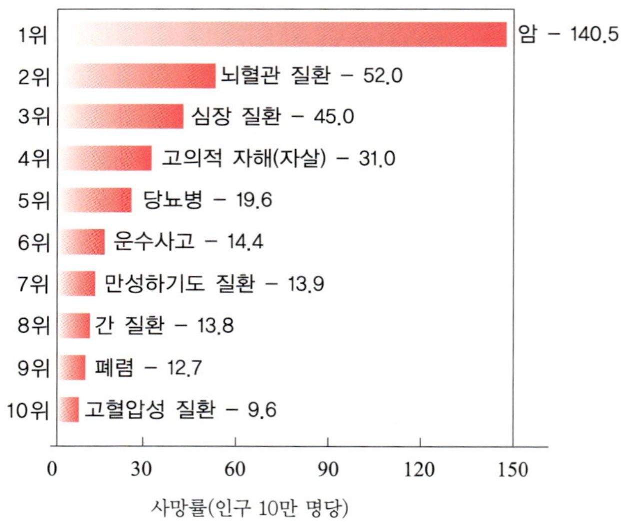

자료: 통계청 2009년 사망원인 통계자료

그림 11-1 한국인의 주요 사망원인

1. 암의 원인과 증상

암은 환경인자, 특히 식생활이나 생활습관에 의해 발생하는 경우가 많다. 암은 형태에 따라 특성과 증상도 다르며, 암 종류에 따라 치료와 영양관리도 같지 않다.

예를 들어 폐암은 꼭 식생활에 의해 영향을 받지 않고 흡연이 가장 주요한 발암인자이며, 피부암은 발생해도 영양 상태에 영향을 주지 않고 외과에서 제거할 수 있다. 그러나 위암, 대장암, 간암, 췌장암 같은 소화기계와 관련있는 암들은 영양 상태를 심각한 영향을 미칠 수 있다.

1. 발생과정

암은 천천히 수십년 동안 진행된다. 암은 유전자의 돌연변이로부터 발생한다. 돌연변이는 바이러스나 DNA 생성물과 같은 변이원성 물질에 의해 세포핵의 한 개 또는 그 이상의 조절인자가 손실되어 발생하며, 여기에 암 발생을 촉진하는 다른 환경적 요인에 노출되어야 암이 된다. 흡연이나 오염된 식품, 타르, 석면, 방사선 등도 발암물질로, 이러한 물질에 노출되면 돌연변이의 원인이 된다.

돌연변이로 인해 비정상적인 세포들이 성장함에 따라 종양의 성장에 필요한 영양분을 제공하기 위해 혈관이 생성된다. 종양은 그 주변에 있는 정상조직의 기능을 방해하고 일부 종양세포들이 체내 다른 조직으로 옮겨가면서 전이될 수 있다.

2. 원 인

다른 환경 요인들처럼 식이와 생활습관은 암 발생에 강한 영향을 미친다. 어떤 식품성분들은 직접 DNA를 손상시키거나, 혹은 직접 암을 유발하는 원인이 된다. 비만은 대장암, 폐경 후 유방암 등의 원인이다. 비만은 성호르몬, 인슐린 등 호르몬 수치를 변경시킴으로써 암 위험을 증가시킨다.

지방조직이 에스트로겐을 생성하기 때문에, 마른 여성보다 비만한 여성이 에스트로겐 수치가 더 높다. 폐경기 여성의 유방암의 경우. 에스트로겐이 관여하는 것으로 보인다. 따라서 고지방식이는 발암의 원인이 될 수 있음을 많은 연구에서 시사하고 있다.

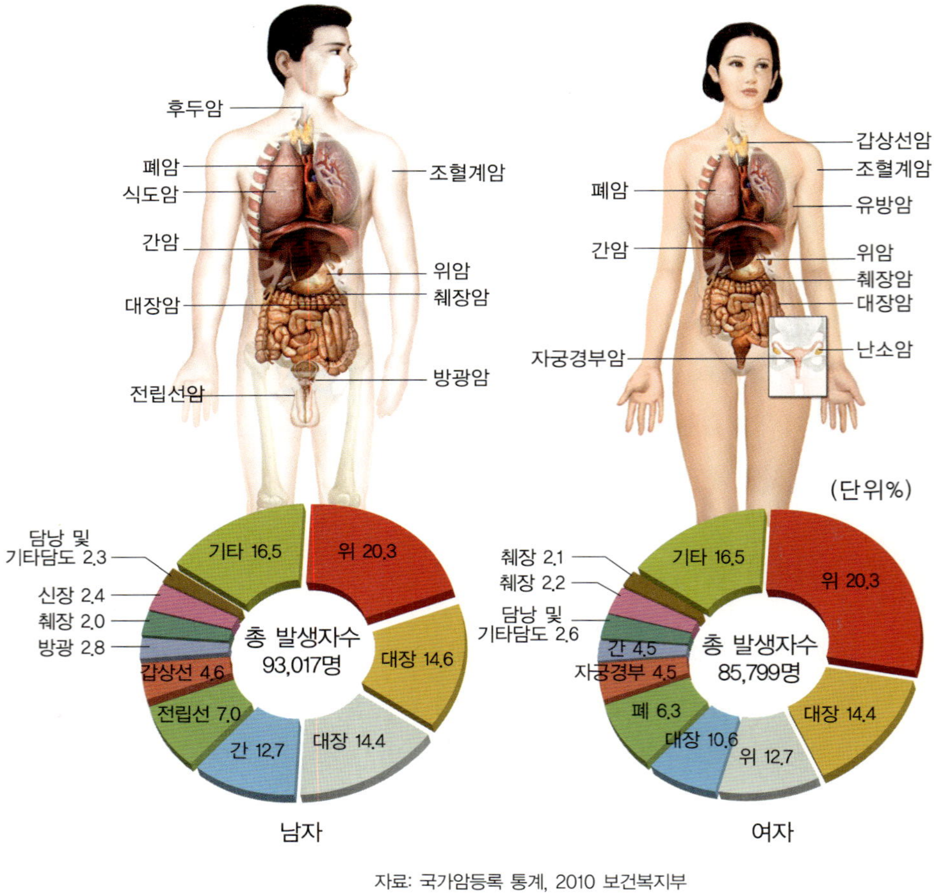

그림 11-2 남녀별 암 발병위치와 발생률

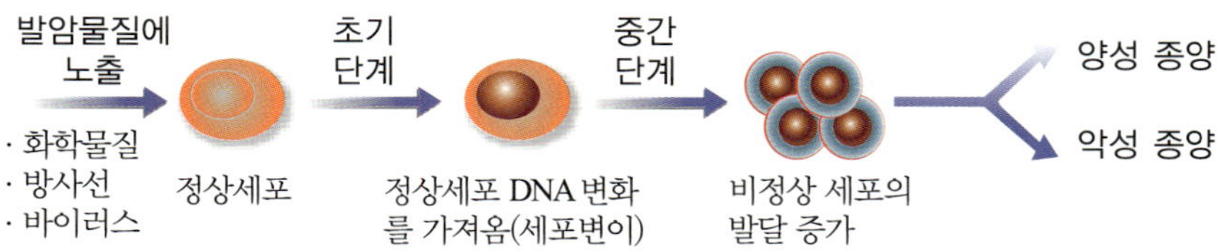

그림 11-3 암의 발생과정

표 11-1 암 발생위험을 증가시키는 환경인자들

환경인자	암 발생가능 부위
아플라톡신 (곰팡이 핀 땅콩이나 곡물에 생성된 독소)	간
알코올[a]	구강, 인두, 식도, 후두, 간, 대장, 직장, 유방
석면(Asbestos)[b]	폐, 늑막, 복막
크롬(6가)화합물	폐
에스트로겐, 프로게스테론 대체요법	유방
면역억제제	림프조직
헬리코박터 파일로리 감염	위
B형과 C형 간염 바이러스 감염	간
파필로마바이러스(HPV) 감염	자궁
방사선 조사	백혈구(백혈병), 유방, 갑상선, 폐
자외선 조사	피부
담배	폐, 구강, 인두, 식도, 후두, 신우, 췌장, 방광, 신장

[a] 알코올과 흡연을 동시에 할 경우 구강암, 인두, 후두암, 식도암의 발병위험은 배로 증가한다.
[b] 흡연자의 경우 위험은 대단히 증가한다.

표 11-2 암과 식이요인

암 발생 식이요인	암 발생부위
비만	유방암, 대장암 등
고지방	대장(결장), 신장, 췌장, 식도, 자궁내막, 방광, 유방(폐경기 여성)
육류, 가공유	대장(결장), 전립선 전립선, 대장, 직장, 전립선
짠 음식, 염장식품	위

Reference

피토케미컬 (phytochemical)

식물속에 있는 화학물질로서 항산화작용이나 세포손상을 억제하는 기능이 있어 건강유지에 도움이 된다.

식품조리방법들도 발암물질을 생성할 수 있다. 육류, 가금류, 생선은 고온 조리시 식품표면에 발암물질이 생성된다. 발암물질은 굽는 동안 식품에 부착된 연기 속에 존재하거나, 육류와 생선의 태운 표면 위에 존재한다.

이러한 발암물질들의 생물학적인 작용은 채소나 다른 식물성 식품에 들어있는 성분을 포함해서, 다른 식품성분에 의해 변경되기 때문에 식품섭취로 인한 암 발병원인은 명확하지 않다.

과일과 채소는 항산화작용이 있는 피토케미칼(Phytochemicals)을 함유하고 있으며, 이러한 물질들은 DNA 손상을 일으킬 수 있는 세포 내 산화반응을 예방하거나 감소시킨다. 피토케미칼은 체내에서 발암물질의 생성을 막도록 도와주거나, 암 진행을 막기 위해 면역기능이 증진되는 것을 돕거나, 발암물질을 불활성화시키는 효소의 작용을 촉진시킨다.

채소나 과일에 많은 엽산은 DNA 합성과 보수에 관여하므로 엽산 섭취가 부적절하면 DNA 손상이 누적될 수도 있다. 섬유소가 풍부한 식품은 피토케미칼도 풍부하기 때문에 암을 예방할 수 있을 것으로 생각된다.

3. 분 류

- 선 종(Adenoma) : 선조직에서 발생한다.
- 상피암(Carcinoma) : 상피조직에서 발생한다.
- 신경교종(Gliomas) : 신경계 Glial cell에서 발생한다.
- 백혈병(Leukemias) : 백혈구 전구체에서 발생한다.
- 림프종(Lymphomas) : 림프조직에서 발생한다.
- 흑색종(Melanomas) : 착색된 피부세포에서 발생한다.
- 육 종(Sarcomas) : 근육이나 뼈와 같은 결합조직에서 발생한다.

4. 증 상

초기 단계에는 많은 암들이 증상을 나타내지 않아 암에 걸린 사실을 모를 수도 있다. 그러나 식욕부진, 근육소모, 피로, 이유없는 10% 이상의 체중감소는 암의 한 증상이 될 수 있으므로 주의를 기울여야 한다.

암이 진행되면 식욕부진, 대사항진과 비정상적인 대사, 그리고 영양소들이 암 성장을 지원하는 쪽으로 기울어져 환자는 에너지와 영양소가 부족해 쇠약해지며 치료가 힘들다. 암 환자에게 처방되는 치료와 약물은 식욕과 식품섭취량을 감소시킨다. 암 환자는 근육단백질 합성이 감소되며, 근육은 아미노산을 포도당 생성에 사용하여 체단백질이 소모된다.

중성지질 분해가 증가되어 혈중 지질이 증가되면 인슐린 저항성이 나타나 말초조직에서 포도당 이용이 저하되며, 에너지 생성효율이 감소한다. 포도당 신생을 위해 체단백질이 분해되며 근육량이 지속적으로 감소한다. 암 환자들이 적절한 에너지와 영양소를 섭취하고 있더라도 근육을 회복하거나 건강한 체중을 유지하기가 어려운 이유는 이러한 비정상적인 대사들 때문이다.

식욕부진(anorexia)은 암으로 인한 체력소모의 주된 요인이다. 이러한 전체적인 상황을 암악액질(cachexia)이라고 한다.

악액질 상태가 되면 만성적 메스꺼움과 조기만복감을 느끼며 쉽게 피로하고 통증이 심해 더욱 음식을 섭취할 수 없게 되며, 정신적 스트레스로 인해 식욕이 더욱 감소한다. 소화기관의 일부분이 종양으로 인해 막히게 되면 위배출력 지연, 설사, 변비 등이 생길 수 있다.

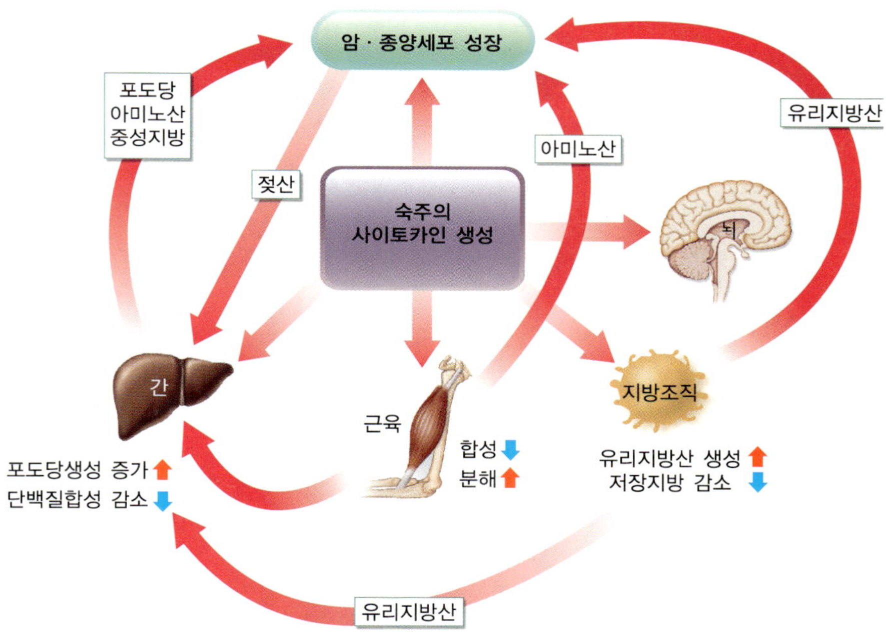

사이토카인(Cytokine)
임파구,호중구, 대식세포 등이 만들어내는 물질로 면역세포의 분화, 증식, 활성화에 관여하며 염증반응을 일으킨다. 암악액질과 관련있는 사이토카인에는 TNF-α (Tumor necrosis factor), IL-b(Interleukin-b), IL-1 등이 있다.

그림 11-4 암에 의한 체내대사 변화

2. 치 료

암에 대한 일차적인 임상 치료법들-수술, 화학요법, 방사선요법, 혹은 이들 세 가지 요법들을 병행해 암세포를 제거하고, 종양이 더 커지는 것을 막고, 증상을 경감시켜야 한다. 암은 조기진단이 가장 효과적인 치료법이다.

(1) 수 술

암을 제거하고 인근조직으로 전이되었는지를 확인하기 위해 수술이 이루어진다. 수술에 의한 대사적 스트레스로 단백질과 에너지필요량이 증가하고 체력이 소모되며 통증, 식욕부진 등으로 영양요구량이 커지는데, 만약 음식의 섭취가 이를 따라가지 못하면 영양불량 상태가 되어 치료가 어렵게 된다.

표 11-3 암 수술과 영양문제

수술부위	수술이 미치는 영향
뇌와 목부분의 근치적 수술	• 정상적인 영양섭취에 변화를 줌으로써 심한 영양불량 유발 • 저작과 연하곤란 유발
식도 절제	• 위 운동 감소, 위산생성 감소 • 누공생성, 식도협착, 조기 만복감, 구토 • 미주신경 절단술에 의한 이차적 위울체, 지방변증, 설사
미주신경 절제	• 지방의 흡수불량과 설사 • 위 운동 감소, 덤핑증후군(위문괄약근 절제 시)
위 절제	• 조기 만복감, 덤핑증후군, 저혈당, 지방과 단백질 흡수 불량, 염산결핍, 내인성 인자의 결핍, 비타민 B_{12}의 흡수 불량, 철분, 칼슘, 지용성 비타민 흡수 불량
소장 절제	• 설사, 지방변증, 지방, 지용성비타민의 흡수 불량, 담즙 손실, 탈수증, 수술 후 위산 과다분비, 과수산뇨증, 신결석 위험 증가, 비타민 B_{12}, 칼슘, 마그네슘의 흡수 감소
대장 절제	• 나트륨 및 전해질 불균형
췌장 절제	• 당뇨병 • 지방, 단백질, 지용성비타민과 무기질 흡수 불량

1) 위 절제수술 후의 덤핑증후군

위 절제 후에는 환자의 약 50%가 정상 체중으로 회복되지 못하는데, 이는 위 절제 후에 위산분비 감소와 음식물이 정체됨에 따라 박테리아가 과잉성장하여 설사 및 흡수 불량을 일으키거나 위의 용적이 감소함으로써 식사 후에 만복감을 일찍 느끼고 덤핑증후군과 설사 때문에 먹기를 두려워하여 체중이 감소하기 때문이다.

덤핑증후군은 위의 2/3 이상을 절제한 환자가 음식을 섭취한 후에 유발되는 복합적인 증상으로, 위 절제 후의 증후군이라 한다.

2) 원인과 증상

위 절제로 인해 위의 크기가 작아지면 위액 분비량도 감소되고 기계적인 운동도 저하된다. 따라서 위로 넘어온 음식물이 미즙이 되지 못하고 식후 10~15분에 덩어리째 급속히 십이지장이나 공장으로 넘어가게 되는데, 위 절제에 따른 위장의 기능적인 변화는 다음과 같다.

① 위산과 펩신 내인자 분비가 감소하므로 단백질, 철분, 칼슘, 비타민 B_{12}의 소화흡수가 어렵다.

② 위에서 장으로 넘어온 음식물이 미즙상태가 아니고 덩어리져 있으므로 소화액과의 혼합이 불충분하다.

③ 갑자기 넘어온 음식물로 인한 십이지장의 팽창으로 췌액과 담즙분비가 감소되고 췌장효소 분비도 감소되어 단백질과 지방의 소화흡수가 어렵다.

④ 위산분비 감소로 위내의 pH는 높아지고 췌액과 담즙분비 감소로 장내의 pH는 떨어져서 세균 상태변화를 일으킨다.

⑤ 위의 기능이 약화된 반면에, 소장의 움직임은 증가한다.

⑥ 포도당은 빠르게 흡수된다.

3) 조기 덤핑증후군

식후 10~15분에 나타나는데, 덩어리진 음식이 십이지장이나 공장으로 급속히 들어오면, 공장은 팽창하고 상복부의 통증과 복부 팽만감, 메스꺼움, 구토증이 유발된다. 음식물이 가수분해되어 삼투압이 상승되고 상승된 삼투압을 정상으로 희석시키기 위해 장벽에 분포되어 있는 혈중 수분이 장내로 이동해 장은 팽만해져서 설사와 복통이 나타난다.

또한 혈중 수분감소는 혈액량의 감소를 초래하여 기립성 저혈압, 심계항진, 발한, 허약감, 경련, 현기증 등이 생긴다.

당질은 다른 영양소에 비해 위에서 장으로 빠르게 이동되는데, 다량의 당질이 십이지장과 공장 상부에서 신속히 흡수되어 고혈당, 구토 · 발한 · 얼굴 충혈 등이 나타난다. 내용물이 빠르게 장을 지남에 따라 락타아제가 작용하지 못하므로 유당이 가수분해되지 못해 우유나 유제품 섭취 시에 설사가 빈번하다.

4) 후기 덤핑증후군

식후 2시간이 되어 나타나는데, 조기 덤핑증후군의 증상인 고혈당이 초래되면 혈당을 낮추기 위해 인슐린이 과다분비된다. 이로 인해 저혈당이 되어 오한, 무력감, 불안, 허기 등의 증상을 나타낸다.

(2) 위절제 후 식사와 덤핑증후군을 위한 영양치료

① 단순당은 피한다. 혈당을 급격히 올리는 단당류나 농축당은 피하고 달지 않은 과즙이나 복합당질인 죽과 채소류 등을 공급한다.
일반적으로 당질은 위에서 장으로 빨리 유입되고 소화흡수되어 혈당을 올리므로 하루 100~200g으로 줄인다.

② 섬유소는 당질의 흡수속도를 늦출 수 있으므로 섬유소가 많은 곡류와 채소 및 과실을 잘 다지거나 씹어서 섭취하도록 한다.

③ 지방은 음식물의 위 통과속도를 늦추므로 음식을 천천히 장으로 내려보내고 열량이 많기 때문에 체중을 유지하는 데 필요하다. 그러므로 지방변이 심하지 않으면 적당한 양을 주어도 괜찮다.

④ 고단백질식을 한다. 단백질은 체중을 유지하고 상처를 회복하는 데 필요하며, 체조직을 구성하고 위점막을 강화시키므로 전체 에너지의 20%를 양질의 단백질로 공급한다.

⑤ 부드럽고 무자극적인 음식을 소량씩 자주 급식하여 위에 부담을 줄이고 장으로의 다량 유입을 막는다.

⑥ 식사 시의 액체는 위의 공복과 장으로의 빠른 유입을 촉진시키므로 식사 시에 물이나 다른 액체를 마시지 말고, 식전 · 식후 30분 내지 1시간 전후에 저당질 음료를 공급한다.

Reference

- 저단순당, 고단백, 적정지방, 적정탄수화물, 소량의 식사를 자주
- 습식음식 제한
- 음용수는 식전 직후 45분에 허용
- 식사는 천천히
- 식후 15~30분간 비스듬히 기댄 자세

특히 찬 음료는 빨리 위를 통과하므로 피하고 체온과 비슷한 온도가 좋다.

⑦ 천천히 식사하도록 권하고 식후에는 바로 눕혀 20~30분간을 휴식한다. 이것은 음식이 조금 더 위에 머물러 있을 수 있기 때문이다.

⑧ 기능적인 유당불내증이 일어나므로 유당이 포함된 유제품은 피한다.

⑨ 표준체중을 유지할 수 있도록 하루 에너지 및 영양소를 공급한다.

⑩ 너무 뜨겁거나 짠 음식은 피한다.

(3) 화학요법

화학요법은 암 성장을 억제하는 약물을 사용하여 치료하는 것으로 세포분열 과정을 방해하거나 분열하지 못하도록 한다. 화학요법이 건강한 세포를 파괴하지 않고 암세포만 없애야 하나 약들은 정상세포에도 독성을 나타내 특히 빨리 분열하는 세포, 이를테면 소화기관, 피부, 골수세포를 손상시킨다.

표 11-4 화학요법과 방사선요법에 따른 영양관련 부작용

치료방법	부작용	손상 받는 부위	대사에 미치는 영향
화학요법	• 복부통증 • 식욕부진 anorexia • 구강궤양 • 메스꺼움 • 미각변경 • 구토	• 설사 • 장 궤양 • 흡수불량 • 구토	• 체액과 전해질 불균형 • 고혈당 • 비타민, 다른 대사물질의 방해 • 음의 질소평형과 음의 칼슘평형 • 영양불량, 감염, 조직손상
방사선요법	• 식욕부진 • 이와 턱의 손상 • 섭식불량 • 식도염 • 구강궤양 • 메스꺼움 • 타액분비 감소 • 미각변경 • 침샘분비 과다 • 구토	• 장과 방광으로 혈액손실 • 설사 • 누공 • 장폐색 • 흡수불량 • 방사선 장염 • 구토	• 구토, 설사, 흡수불량으로 인한 체액과 전해질 손상 • 영양불량, 감염, 조직손상

표 11-5 암의 종류와 증상

암의 종류	증 상
위암	초기에는 거의 증상이 없다. 암이 진행되면 구토, 연하곤란, 상복부 팽만감, 불쾌감, 소화불량 및 통증, 토혈, 흑변, 흑색 혈변, 설사, 영양실조, 식욕부진, 체중감소, 빈혈 등을 보인다.
간암	초기에는 거의 증상이 없다. 암이 진행됨에 따라 서서히 식욕부진과 체중감소, 간의 비대로 상복부에 딱딱한 덩어리가 만져진다.
폐암	초기에는 증상이 없거나 기침, 가래, 혈담, 흉통 등이 생긴다. 그리고 암이 진행되면 체중감소, 호흡곤란, 쉰 목소리 등이 나타난다.
대장암 직장암	대체로 통증은 없다. 그러나 항문에서 출혈이 있거나 대변에 피와 점액이 섞여 나오며 심한 악취가 난다.
유방암	초기에는 통증이 없고, 가슴에 잘 움직이는 덩어리가 있다. 점차 주위조직과 유착되어 고정되며 피부 또는 젖꼭지의 함몰이 나타난다. 점차 피부의 궤양과 통증 및 발적을 수반하고 유두에서 혈성 분비물이 나온다.
자궁암	초기에는 증세가 없거나 간혹 성교 후에 소량의 출혈이 있다. 점차 잦은 출혈과 함께 배변과 배뇨 시에도 출혈이 있으며, 악취가 나는 대하가 생긴다.
췌장암	대부분 서서히 발병한다. 식욕감퇴, 이유 없는 체중감소, 오심 허약이 나타난다. 췌장 전체에 암이 퍼지면 상복부 및 등에 둔통이 생기고 황달과 소양증을 동반한다.
피부암	가벼운 경우는 얼굴 부위에 피부궤양이 증가하며, 궤양 주위에 융기된 부분이 나타난다. 심한 경우에는 몸에 검은 반점이 생기고 빛깔이 짙어지며 출혈과 함께 딱지가 생긴다.
전립선암	50세 이상의 남자에게 주로 나타난다. 처음에는 뚜렷한 자각 증상이 없다가 암이 진행되면 배뇨장애와 신기능 장애가 일어난다.

1) 방사선요법

방사선요법은 암세포를 X-선, 감마선 등으로 사멸시키는 것이다. 수술요법에 비해 기관의 구조와 기능을 유지한 채 종양의 크기를 위축시킬 수 있으므로, 전체세포가 아닌 특정세포에 대해 작용할 수 있으나, 건강한 조직을 손상시킬 수 있고 영양 상태를 장기간 악화시킬 수 있다. 머리와 목 부위에 방사선 조사는 타액분비선과 미뢰를 손상시켜서 염증, 구강건조, 미각감퇴를 초래한다.

하복부의 방사선 조사는 소장에 염증이 생기는 방사선 장염을 초래하여 메스꺼움, 구토, 흡수불량과 설사를 일으킬 수 있다. 직접 암세포에 집중조사해서 인접조직에 손상을 최소화하는 새로운 기술이 계속 개발 중이다.

2) 골수이식

골수이식은 화학요법이나 방사선 조사에 의해 손상된 골수를 대체하는 것으로 백혈병 치료의 일차적인 치료법이기도 하다. 골수세포는 가능하다면 화학요법이나 방사선요법을 시작하기 전에 환자 본인에게서 채취하므로 다른 골수 기증자를 찾을 필요가 없다.

골수세포를 이식받게 되면 면역억제제 처치를 받아야 한다. 화학요법, 방사선 치료 그리고 면역억제제 등은 모두 면역기능을 손상시켜 식욕부진, 구강건조, 미각변경, 점막염증, 흡수불량, 메스꺼움, 구토, 설사 등을 유발한다.

3) 대체요법

많은 환자들이 암을 극복하기 위해 암 치료와 함께 한 두 가지의 대체의료(Complementary and alternative medicine, CAM) 치료를 병행한다. 식이보충제와 허브 등을 사용하는데, 이러한 대체의료는 많은 검증이 필요하고 치료에 도움이 되지 않을 수도 있다.

3. 영양관리

체중과 근육 감소를 최소화하고 영양소 결핍을 막아 환자가 암을 이겨낼 수 있게 도와주어야 한다. 영양불량 암 환자의 경우는 합병증이 더 많이 나타나며, 사망률도 더 높다. 암 종류에 따라 치료 또한 다양하기 때문에 암 환자들마다 영양요구량이 다르며 개인의 요구량도 암의 진행단계에 따라 다르다. 그러므로 이에 대한 배려가 이루어져야 한다.

1) 단백질과 에너지

체중감소가 되고 있는 환자들은 단백질과 에너지필요량이 증가한다. 단백질 권장량은 스트레스를 받지 않은 환자에 대해서는 체중 kg당 1.0~1.2g이고, 치료중인 환자는 1.2~1.5g, 암악액질 환자의 경우 1.5~2.5g이다. 에너지 필요량은 환자의 현재 체중, 활동수준, 대사적 스트레스 정도, 체중 증가와 조직재생에 필요한 에너지에 따라서 체중 kg당 25~35kcal이다.

잣죽, 깨죽, 달걀찜, 우유, 크림, 요구르트, 꿀 등의 식품을 섭취한다.

의료진은 정기적으로 환자의 체중변화를 점검해야 하며, 필요에 따라 섭취권장량을 조정해야 한다. 적정량의 식품을 섭취할 수 없는 환자는 영양소 고농축제를 보충해 영양필요량을 충족시킨다.

대부분의 암 환자들은 체중감소가 큰 문제가 되나 유방암 환자의 경우 체중이 증가하는 경우가 많다. 의료진은 진단 후에 바로 환자에게 표준 체중을 유지하도록 식이조절을 해 준다.

2) 경장과 비경장 영양지원

일반적으로 경장영양과 정맥영양은 장기간 혹은 영구적인 소화관 손상이나 식품섭취를 방해하는 합병증이 있는 환자들에게 적용된다. 머리와 목 주위 암으로 방사선치료를 받고 있는 환자들은 장기간 관급식이 필요하며 집에서도 계속 유지해야 하는 경우도 있다.

정맥영양은 만성 방사선 장염(Radiation enteritis)과 같이 소화관 기능에 문제가 있는 환자에게 적절하며 소화관 기능을 유지하고 감염을 막기 위해서 정맥영양보다는 경장영양이 가장 우선되어야 한다.

표 11-6 암 종류에 따른 영양관리

암 부위	합 병 증	영양관리
뇌와 신경계	씹고 삼키기 어려움, 혼자 먹기 곤란함	기계적 연식, 적응이 쉬운 도구
머리와 목	연하곤란, 사래, 점막염증, 구강건조, 미각변경	관급식, 기계적 연식
식도	연하곤란, 식도막힘, 위산역류, 점막 손상	관급식, 기계적 연식
위	염증 거식증, 위배출지연(더부룩), 조기만복감, 덤핑증후군, 흡수불량 소량 자주 급식, 당류와 불용성 섬유소 제한	관급식(폐색 혹은 다루기 힘든 덤핑증후군의 경우), 위절제후식,
소장	수분 전해질 불균형, 장기능 변경, 흡수불량, 유당불내증, 점막염증, 세균의 지나친 증식, 단장증후군(절제 시), 장폐색	관급식 혹은 장폐색 시 TPN, 장염 혹은 단장 증후군, 지방제한식 혹은 유당제한식
췌장	흡수불량, 담즙부족, 고혈당	지방제한식, 소량 자주 급식, 탄수화물 조절식

골수이식 환자는 소화관이 흔히 심하게 손상되기 때문에 이식 전후에는 TPN이 필요하다. 소화관 기능이 회복되면 경구급식을 하도록 한다. 골수이식을 받은 환자는 면역이 저하되어 있으므로 식품으로 인한 질병을 최소화하기 위해 안전한 식품취급이 이루어지도록 이에 대한 교육이 필요하다.

신선한 과일과 채소, 익히지 않은 육류, 가금류, 난류 같은 식품들은 세균수가 많아 감염이 일어날 수 있으므로 섭취를 피한다.

표 11-7 암 예방 가능한 식품

예방 식품	암의 부위
• 과일과 채소	• 폐, 식도, 위 대장(결장), 직장
• 토마토 가공품	• 전립선
• 십자화과 채소(브로콜리, 콜리플라워, 양배추)	• 전립선, 방광, 폐
• 양파, 마늘	• 위
• 귤, 인삼, 녹차	• 폐
• 엽산함유 식품과 보충제	• 대장, 식도, 유방, 백혈구(백혈병)
• 칼슘 1,000mg	• 대장, 직장
• 신체활동량 증가	• 대장, 전립선, 유방, 자궁내막

Focus ON

위 절제 후 식단(일반식)

고단백, 저탄수화물 식단(열량 2,000kcal, 탄수화물 약 290mg)

- 아침: 쌀밥, 맑은 장국, 민어찜, 호박나물, 완자조림, 물김치
- 간식: 오렌지주스
- 점심: 쌀밥, 두부국, 닭가슴살전, 오이숙채, 물김치
- 간식: 사과, 락토우유
- 저녁: 쌀밥, 쇠고기무국, 연두부찜, 달걀흰자전, 물김치, 가지나물

Focus ON 암 환자 음식섭취에 관련한 제언

입안이 헐거나 아파 음식을 먹을 수 없을 때

- 찬 음식 섭취는 통증을 진정시킨다.
- 아이스크림, 바나나 같은 부드러운 음식을 공급한다.
- 오렌지주스, 토마토, 양념을 한 식품, 짠 식품, 생채소와 토스트 같이 거친 식품 등 입안을 쓰리게 하는 식품들을 피한다.
- 액체음료는 상처부위에 닿지 않도록 한다.

구강건조증

- 입을 따뜻한 소금물이나 구강세척제로 자주 닦는다.
- 식사와 식사 사이에 자주 소량의 음료를 마신다.
- 액 분비를 자극하기 위해 사탕이나 껌을 사용한다.
- 양치를 자주한다.

설 사

- 음료를 충분히 마신다. 스프, 묽은 과일주스 등을 섭취한다.
- 콩류, 양파, 양배추 계열 채소, 솔비톨이나 만니톨이 함유된 식품, 탄산음료 같은 가스생성을 증가시키는 식품과 음료는 피한다.
- 고지방식은 피한다.
- 카페인의 섭취를 피한다.
- 식사는 소량씩 자주 섭취한다.

변 비

- 수분을 충분히 섭취한다. 특히 아침에는 따뜻한 음료를 마신다.
- 잡곡밥, 견과류, 생과일, 채소류를 먹는다. 흰 식빵, 백미 같은 정제 탄수화물의 섭취를 피한다.
- 규칙적으로 운동을 한다.

표 11-8 암 예방을 위한 생활습관 및 식습관

① 정상체중을 유지한다.
- 에너지섭취량과 적절한 신체활동 간에 균형을 유지한다.
- 일생동안 체중이 과도하게 증가하는 것을 피한다.
- 과체중이거나 비만에 해당되면 건강체중까지 줄인다.

② 운동을 습관화한다.
- 성인의 경우 적어도 일주일에 5일은 30분 동안 적절하거나 심한 활동을 한다. (45~60분이 바람직하다.)
- 어린이나 청소년의 경우 적어도 일주일에 5일은 60분 동안 적절하거나 약간 강한 활동을 한다.

③ 채식위주의 식생활을 한다.
- 하루에 다양한 종류의 채소와 과일을 5회 이상 섭취한다.
- 가공되거나 정제된 곡물보다 전곡제품을 선택한다.
- 육류와 가공육의 섭취를 제한한다.

④ 알코올과 흡연을 자제한다.

Essential Concepts

- 암은 유전자 내 돌연변이에 의해 발생하며, 암화되는 데 오랜 시간이 필요하다. 식사요인은 암을 유발할 수도 있으며 예방할 수도 있다.
- 암 환자의 영양불량의 원인은 암악액질(Cancer cachexia)로 인한 체력 소모이다.
- 암 환자를 위한 영양관리는 체중감소를 최소화하고 영양결핍을 줄이는 식품섭취를 할 수 있게 하여 암에 대한 치료를 이겨낼 수 있게 진행되어야 한다.

Chapter 12. 골격계 질환과 신경계 질환

골격계 질환에는 칼슘결핍이나 신장질환, 부갑상선 기능 항진증, 갑상선 기능 항진증 같은 질환에 의한 것과 폐경 이후 에스트로겐 분비가 잘 되지 않아 발생하는 골다공증, 골연화증 등이 있다. 또한 관절염이나 감염에 의한 류마티스성 관절염, 통풍 등의 질환도 있다.

1. 골격의 구성

성인의 골격은 206개의 뼈로 구성되어 있으며 단단한 치밀골(Cortical bone 또는 compact bone)과 연한 해면골(Trabecular bone 또는 spongy bone)로 이루어져 있다. 치밀골은 골간부를 구성하며 골격의 80%를 차지하고 있다.

또 해면골은 골단부를 구성하며, 골격의 20%를 이루고 있다. 이러한 골격은 신체를 지지하고 체내의 무기질 균형을 이루어 항상성을 유지하고 있다.

골격은 뼈조직(Osseous tissue)으로 구성되어 있으며 뼈조직은 조골세포, 파골세포, 골세포가 있다. 조골세포(Osteoblast)는 유기질 기질(Organic matrix)에 무기질을 부착시켜 뼈 기질을 형성하는 뼈 생성세포(Bone-forming osteoblast)이며, 파골세포(Osteoclast)는 뼈의 무기질을 용해하고 콜라겐 기질을 분해하는 작용을 한다.

Reference

팔 다리 등의 긴 뼈는 많은 치밀골을, 손목과 발목뼈, 척추 등 짧은 뼈는 해면골을 많이 포함하고 있다.

뼈는 단백질(주로 Collagen), 산성 무코다당체(Acid mucopolysaccharides), 지질 등으로 형성된 망상구조(Organic matrix) 위에 석회 염류가 침착된 것이다. 따라서 뼈의 생성에 단백질과 미네랄(특히 칼슘과 인) 및 비타민 A, C, D가 필요하다.

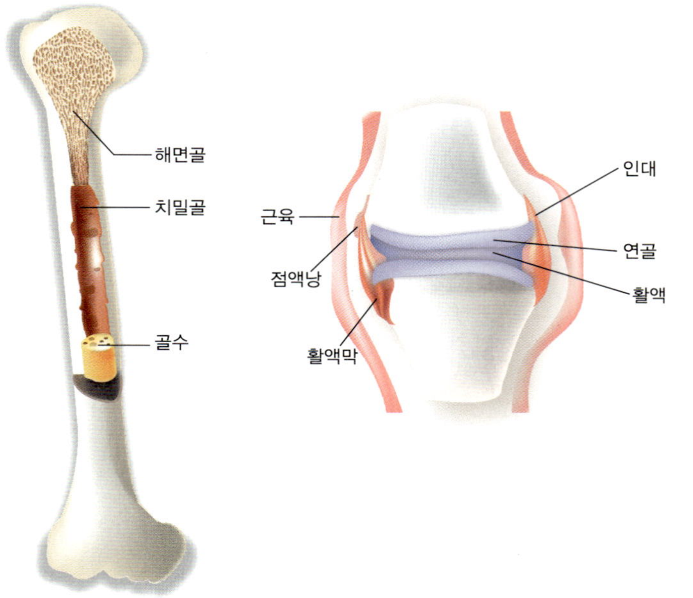

그림 12-1 뼈와 골관절의 구조

2. 골격의 대사

뼈는 끊임 없이 뼈조직을 생성하고 분해하며, 보수하고 재생시키는 대사적으로 매우 활발한 조직이다. 뼈 생성과 용해를 통한 과정이 일생동안 일어나며 이 두 과정의 균형에 의해 골질량이 결정된다. 칼슘대사와 혈중 칼슘 항상성 유지는 여러 가지 호르몬에 의해 조절된다.

우리가 음식으로 섭취한 칼슘은 위에서 대부분 가용화되어 소장 하부에서 확산과정을 통해 흡수된다. 그러나 흡수율은 낮아 성인의 경우 20~40%, 성장기, 임신 · 수유기에서 50~60% 정도이다.

흡수된 칼슘은 혈액으로 방출되고 체내 각 조직에서 중요한 역할을 수행하며, 혈액과 골격 사이에 동적평형을 이루면서 뼈에 부착 또는 뼈로부터 용출된다.

혈중 칼슘농도가 저하되면 부갑상선에서 부갑상선호르몬(PTH, Parathyroid hormone)이 분비되어 신장에서 비타민 D_3를 활성화하여 1,25$(OH)_2$ D_3(1,25-dihydroxycholecalciferol, DHCC)로 전환시킴으로써 장관으로부터 칼슘의 흡수를 촉진하고 골격에서 칼슘을 용출(Bone resorption)시킨다.

혈중 칼슘수준이 증가하면 갑상선에서 칼시토닌이 분비되어 뼈에 칼슘의 침착을 증가시킨다. 성장호르몬은 연골과 콜라겐 합성을 자극하며 골질량을 증가시킨다. 에스트로겐은 칼슘을 뼈로 부착시키는 작용을 한다.

3. 골다공증(Osteoporosis)

골량이 감소하고 골의 미세구조가 변화하여 뼈가 약해지고 골절이 일어나기 쉬운 상태로 영양상태에 의해 영향을 많이 받는 질환이다. 칼슘이 많이 함유된 식사를 하는 것이 골다공증 예방 및 치료에 필수적이다.

2008년 보건복지부의 조사에 의하면 50세 이상 여자는 인구 1,000명당 약 65%의 골다공증 유병률을 보여 여성건강이 크게 위협받고 있다.

(1) 골다공증의 분류

① 폐경 후 골다공증(Postmenopausal osteoporosis)은 척추뼈의 파열 골절증후군(vertebral crush fracture syndrome), 치아의 손상이 있으며 발병요인으로는 폐경 후 Estrogen의 분비부족으로 인한 뼈 칼슘대사의 불균형에 기인한다.

② 노인성 골다공증(Senile osteoporosis)은 70세 이후의 노인에게 발병하고 주로 대퇴부 상부의 엉덩이뼈의 골절이 특징이며 노화에 따른 뼈 손실이 원인이다.

(2) 원 인

유전적인 요소가 매우 중요하며, 여성이 남성보다 골다공증이 많으며 성장기의 칼슘섭취가 부족했을 경우에도 최대 골질량에 미치지 못해 발생한다.

또한 운동부족도 골다공증 발현의 주요 요인이다.

육체적 활동은 골아세포를 자극함으로써 뼈 재생을 촉진하며 활동제한은 골질량의 감소를 초래하므로 걷기, 산보, 조깅 등 골격에 물리적인 힘이 가해지는 운동을 꾸준히 해서 골다공증을 예방해야 한다. 특히 여성은 폐경기 이후 급속하게 골다공증이 증가한다.

Focus ON 골다공증에 걸리기 쉬운 경우

- 고령
- 조기폐경(45세 이전)된 여성
- 가족 중에 골다공증에 걸린 사람이 있는 여성
- 마르고 작은 체형
- 젊었을 때 생리주기가 불규칙했던 여성
- 아시아인 또는 코카서스인
- 스테로이드제나 항경련약과 같은 특정 약물의 복용
- 카페인과 알코올의 과도한 섭취
- 운동 부족
- 흡연
- 칼슘섭취 부족

1) 칼슘섭취 부족

성장기의 칼슘섭취는 골격형성과 석회화에 매우 중요하다. 칼슘은 흡수율도 높지 않으므로 양질의 칼슘 식품을 섭취하고 운동을 통해 성인기 때 최대 골질량을 형성해야 한다.

칼슘의 흡수율은 단백질, 비타민 D, 유당 등에 의해 촉진되고 과량의 인산, 식이섬유, 수산, 피틴산, 지방 등은 흡수를 방해하므로 식생활을 올바르게 하는 것이 중요하다. 특히 노인은 칼슘 함유식품의 섭취가 부족하고 흡수율도 저하되므로 더욱 주의를 기울여야 한다.

2) 단백질과 인의 섭취

과잉의 단백질 섭취는 요 중 칼슘의 과잉배설을 초래하여 음의 칼슘평형이 되게 하는데 특히 동물성단백질에 함유되어 있는 함황아미노산(시스테인, 메티오닌)의 대사산물인 황산이 칼슘과 염을 형성하여 요중에 배설되어 음의 칼슘평형을 만든다. 인은 칼슘배설 억제작용을 한다.

3) 비타민 D

비타민 D_3는 장관에서 칼슘흡수에 관여하며 간에서 25(OH)D_3로, 신장에서 1,25-(OH)D_3로 활성화되어 소장에서 칼슘흡수를 촉진시킨다.

4) 섬유소

섬유소는 소장에서 칼슘흡수를 억제하며 칼슘배설을 증가시키므로 도정되지 않은 곡류나 채소 등을 너무 많이 섭취하는 것은 좋지 않다.

5) 인

부갑상선 호르몬의 분비를 자극하여 간접적으로 신세뇨관에서의 칼슘 재흡수를 촉진하여 소변 내 칼슘배설을 감소시킬 수 있으므로 적당량의 인은 골밀도를 증가시킨다. 그러나 과량의 인 섭취는 칼슘의 흡수율을 감소시키고 배설을 촉진하여 골밀도를 감소시킨다. 칼슘과 인의 섭취량은 1:1의 비율로 하는 것이 바람직하다.

6) 나트륨

나트륨을 과잉으로 섭취하게 되면 칼슘의 이용률을 저하시켜 골다공증의 원인이 될 수 있다.

7) 그 밖의 영양요인

비만한 여성은 폐경 후에도 지방조직에 의해 에스트로겐이 공급되기 때문에 골절 발생률도 낮다. 알코올은 직접 골아세포에 작용하여 뼈의 생성을 억제하고 소장에서의 칼슘흡수를 저해하여 요 중 칼슘배설량을 증가시킨다.

흡연은 난소기능을 퇴화시켜 폐경연령을 빠르게 하며, 니코틴은 에스트로겐의 대사를 촉진시켜 혈중농도를 낮춘다. 카페인은 칼슘배설을 촉진한다고 알려져 있으나 이에 대한 연구는 더 필요하다.

(3) 증 상

뼈의 구조적 약화 및 신체지지기능의 약화로 인한 뼈의 변형, 작은 충격에 의해서도 쉽게 일어나는 골절(주로 대퇴골 상부-proximal femur, 척추-vertebrae, 팔목뼈-distal radius, 팔의 상부-humerus, 골반-pelvis, 늑골-ribs 등), 척추의 압축 및 쐐기골 변형(V자형)으로 인한 등 굽어짐, 뼈의 통증 등이 생긴다.

(4) 영양관리

골질량의 감소를 억제하기 위해 칼슘과 비타민 D 공급, 에스트로겐 투여를 한다. 그러나 에스트로겐은 자궁암 및 유방암 등을 유발할 수도 있으므로 주의한다. 노인이나 폐경기 여성들은 하루에 1,200~1,500mg의 칼슘을 권장하고 있다.

우유 및 유제품에는 칼슘흡수율이 좋은 젖산 칼슘염이 많으므로 다량섭취를 권하지만 우유를 소화시킬 수 없는 경우는 칼슘강화 두유나 칼슘보충제를 이용한다. 리신, 아르기닌을 함유한 단백질도 칼슘의 흡수를 촉진시킨다.

그러나 과량의 칼슘은 구토, 설사, 식욕부진, 연조직의 무기질화와 신결석을 생성할 가능성이 있으므로 과량의 정제된 칼슘의 공급은 권장되지 않는다.

4. 골연화증(Osteomalacia)

비타민 D 결핍으로 인해 성인에게 구루병과 비슷한 증상이 나타나는 질환으로 뼈가 얇아지고 쉽게 구부러지며 골밀도가 감소한다.

(1) 원 인

비타민 D 섭취량의 부족, 자외선에의 노출 차단, 장에서의 흡수장애, 비타민 D 대사에 있어서의 유전적 결함 등이 있다.

신장장애로 인한 인의 흡수손상과 비타민 D의 활성화 불능 및 칼슘섭취 부족과 배설 증가, 만성적인 산중독증, 항경련성 진정제의 장기복용 등도 요인이 된다.

항경련제인 페노바르비탈(Phenobarbital)과 페니토인(Phenytoin)은 간의 시토크롬 P-450 효소체계를 활성화하여 25-(OH) 비타민 D_3의 분해를 가속화시켜 혈중 25-(OH) 비타민 D_3 수준이 낮아져 골연화증이 발생할 수 있다.

(2) 증 상

뼈의 통증, 유연화, 근육약화 등이 나타나며 척추가 체중을 지탱하지 못하여 신체가 구부러지고 심한 경우에는 뼈의 통증으로 잠을 잘 수가 없으며 물러진 뼈에서의 골절은 일반적인 현상이다.

(3) 영양관리

충분한 태양광선을 쬐고 양질의 단백질, 비타민 D, 칼슘섭취를 충분히 한다.

관절의 활액막이 감염되어 붓고 연골까지 감염되어 손이나 발 등의 뼈마디에 동통을 일으키는 질환으로 여자가 남자보다 많이 발생하며 치료하지 않을 경우 재발과 악화를 거듭하게 되는 질병이다.

5. 류마티스 관절염(Rheumatoid arthritis)

(1) 원 인

아직 정확히 알려져 있지 않으나 면역학적 기전이 중요한 역할을 하는 것으로 알려져 있다.

(2) 증상 및 치료

주로 관절의 활액막에 발생한다. 일단 류마티스 관절염이 시작되면 활액막 조직의 혈액으로부터 여러 가지 염증세포들이 연골을 파괴하고 관절의 변형을 가져오며 관절주위에 있는 뼈를 약하게 만든다. 체중감소, 오한, 고열 등이 동반되고 통증이 심하다.

류마티스 관절염을 완치시키는 방법은 아직 없다. 다만, 만성 관절염에 의한 관절의 변형 및 기능소실이 발생하므로 통증과 염증을 억제하고 관절의 기능 소실을 최소화하여 정상적인 생활을 할 수 있도록 한다.

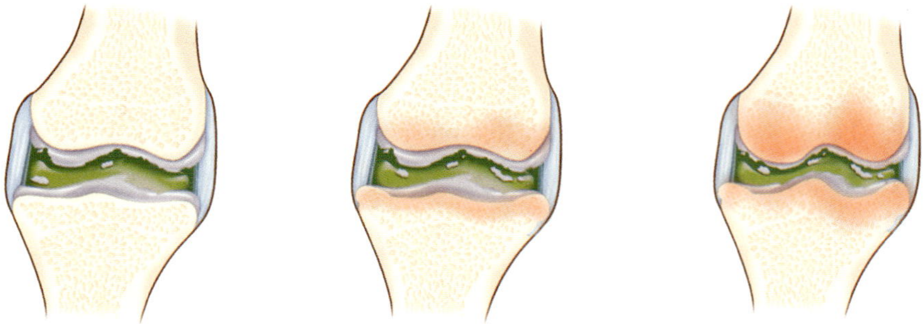

1. **초기단계**
원섬유화
관절연골이 연화되고, 연골 세포군 사이가 분열되며 연골이 파괴됨.

2. **중간단계**
연골 파괴가 계속됨.
연골 손상에 대한 보상으로 연골 아래의 뼈가 비정상적으로 증식함.
연골 아래의 뼈가 치밀해짐(경화).

3. **중증단계**
연골이 심하게 파괴됨.
관절강이 좁아지고, 활막이 비대해짐.
연골 밑판에 낭종이 생길 수 있음.

그림 12-2 관절염의 진행단계

(3) 영양관리

염증으로 인해 대사율이 항진되며 영양요구량이 증가한다. 소화기 점막 기능의 변화로 영양소의 흡수불량이 올 수 있으며, 약물 사용으로 인한 위궤양과 위염 증상이 나타날 수 있다. 쇼그렌 증후군(Sjogren's syndrom)과 같은 합병증이 생겨 음식을 삼키는 것이 어렵고, 심한 치아손상, 미각과 후각변화 및 연하곤란 등을 일으킨다. 이런 요인들로 인해 적절한 영양을 취하고 음식을 준비하는 일이 어렵게 되어 영양상태가 불량해지기 쉽다.

1) 에너지

균형잡힌 식사를 해야 하며 비만한 경우 관절이 압박을 받으므로 체중을 줄인다. 또한 많은 류마티스 관절염 환자들이 빈혈과 체중감소 현상을 보이므로 적절한 영양공급이 필수적이다. 영양불량 시 에너지섭취를 증가시킨다.

2) 단백질

영양불량 상태이거나 염증이 있으면 1.5~2g/kg/일까지 증가시켜 준다.

3) 지 방

n-3지방산은 염증을 억제시킨다고 알려져 있으므로 어유, 달맞이 꽃 기름 등의 섭취를 권장한다.

4) 비타민

비타민 D는 류마티스 관절염 합병증으로 발생하는 골연화증을 예방할 수 있으나 과량의 섭취는 신장의 석회화를 유발할 수 있으므로 주의한다. 비타민 C는 관절의 기질이 되는 교원섬유 합성을 촉진하므로 섭취하는 것을 권장한다.

약물을 오래 복용하면 위장점막 손상이 오고, 혈청 비타민 B_6 농도가 낮아지므로 비타민 B_6가 함유된 식품을 섭취한다. 백혈구의 비타민 C 수준감소가 자주 나타나는데 이는 많은 양의 아스피린 치료 때문으로 빈혈이 나타날 수 있다.

5) 무기질

만성감염과 염증으로 저트롬빈혈증이 나타난다. 또 칼슘과 비타민 D의 섭취부족, 운동량 감소, 코르티코스테로이드 투여, 조사량 부족 등으로 골다공증과 골연화증이 나타난다. 염증은 혈장의 구리수준을 증가시켜 염증으로 인해 증가하는 유독한 산소 라디칼에 대해 항산화작용을 함으로써 보호역할을 하는 혈장 셀룰로플라즈민도 낮아지게 한다.

과산화물의 과다생성이 감염질환의 원인이 되고 있으나 셀레늄 보충 시 혈액 내 농도는 증가하나 질병에는 도움이 안 된다.

칼슘을 적당히 섭취해 합병증인 골연화증을 예방하고 아연이 함유된 식품도 충분히 섭취한다.

Reference

저크롬빈혈증

저크롬빈혈증은 철분 결핍으로 인한 것이라기보다 적혈구 파괴 후 철분의 재사용이 이루어지지 않기 때문이에 발생한다. 이때의 빈혈은 철분치료로 좋아지지 않으며 철분보충이 관절염을 악화시킬 수도 있다.

표 12-1 류마티스 관절염 환자의 영양관리

영양소	관련 작용
에너지	관절에 부담을 주지 않기 위해서 이상 체중을 유지해야 함 과체중인 경우 적절한 에너지 섭취제한이 요구됨
지 방	염증반응 억제를 위하여 ω-3 지방산의 섭취 증가 어유, 올리브유, 달맞이꽃기름 등의 섭취증가
비타민 D	류마티스성 관절염의 합병증으로 빈발하는 골연화 방지기능 과량공급 시 신장의 석회화 등 부작용 기능
비타민 C	관절의 기질인 교원섬유 합성 촉진 아스피린 치료 시 백혈구 내 비타민 C 감소로 빈혈 유발가능
비타민 B_6	약물치료에 의한 위점막 손상으로 요구량 증가
아 연	환자의 혈청 아연 감소 시 아연을 보충하면 증세가 호전
철	합병증으로 빈혈이 나타나는 경우 철 섭취에 유의
알레르기성 식품	뼈의 통증 경감을 위하여 알레르기성 식품제한

6. 골관절염(Osteoarthritis)

나이가 들어감에 따라 염증성 변화없이 관절을 보호하고 있는 연골이 소실되고 관절이 변형되면서 국소적으로 퇴행성 변화가 나타나는 질환으로 퇴행성 관절염(Degenerative arthritis)이라고도 한다. 관절염 중 가장 흔한 증상으로, 미국에서는 신체기능 불능원인 중 제1위이다.

중년이후에 주로 발생하는데 70세 이후의 노인들 중 70% 이상이 약간의 증상을 보이며, 75세 이상이 되면 신체 어느 한 부위라도 영향을 받게 된다. 일반적으로 여자들이 남자들보다 더 빠른 나이에 발병한다.

(1) 원 인

관절부위의 외상, 관절의 과다 사용, 어긋난 모양으로 잘못 연결된 관절 때문에 일어난다. 체중과다에 의해 발생하기도 한다.

(2) 증 상

대부분의 환자들이 통증과 기능손상을 경험하며 특히 체중부하와 압력을 많이 받는 고관절, 무릎 및 발목관절은 물론 척추관절과 손가락 관절에도 나타난다. 골관절염의 진행은 서서히 이루어지며 증상이 심해졌다 호전되는 과정을 거친다. 아침보다는 저녁이나 잠자기 전에 통증을 호소하는 경우가 많다.

(3) 치 료

염증성 변화 없이 연골의 소실과 관절의 변형이 초래되는 것이므로 관절의 통증을 감소시키고 관절파괴 및 변형을 예방하며 기능의 손상을 최소화시킴으로써 질병의 진행을 늦추어야 한다. 살리실레이트와 소염제(Nonsteroidal Anti Inflammatory Drugs, NSAIDs)를 사용하거나 코르티코스테로이드제를 사용한다. 소염진통제로 아스피린, 부르펜, 나부메톤, 브렉신, 인다신 등이 있으며, 부작용으로 위장장애, 간장애, 신장장애 등이 있을 수 있다.

(4) 영양관리

비만한 사람은 연골이 손상받기 쉬우므로 체중을 정상체중으로 하고 칼슘과 비타민 D 등을 충분히 섭취한다.

커피, 인공 감미료, 소고기, 돼지고기, 베이컨, 햄 등 동물성 지방이 함유된 식품, 흰설탕, 흰쌀, 흰밀가루 등 정제된 곡물, 옥수수, 옥수수 식용유, 식용유에 튀긴 음식, 초콜릿, 아이스크림, 치즈 등 우유 가공 식품 , 마가린, 술, 가지, 흰감자, 토마토, 파프리카 등은 관절염 환자의 증상을 악화시킬 수 있으므로 섭취를 제한한다.

(5) 운 동

무리한 운동보다 수영, 산보(Walking), 자전거 타기, 맨손체조 등이 증상 완화에 좋다.

표 12-2 식품에 들어있는 칼슘의 함유량 (100g 당)

식품 종류	칼슘 함유량	식품 종류	칼슘 함유량
멸치	1,860mg	탈지분유	1,300mg
미역	870mg	어묵	681mg
파래	403mg	다시마	990mg
두부	181mg	무말랭이	368mg
검은 콩	213mg	콩가루	188mg
콩	127mg	메밀국수	169mg
녹두	189mg	우유	110mg
아몬드	242mg	보리	50mg
땅콩	185mg	콩	215mg
현미	108mg	고등어	217mg
해바라기씨	315mg	대구	176mg
청어	232mg	연어	170mg
농어	192mg	넙치	191mg
잉어	230mg		

Focus ON **골다공증에 도움이 되는 식단**

고칼슘식단(열량 2,000 kcal, 칼슘 1,000mg 이상)

- **아침**: 콩밥, 무국, 생선구이, 두부전, 배추김치, 고칼슘우유
- **점심**: 보리밥, 쇠고기미역국, 참치구이, 멸치볶음, 깻잎찜, 배추김치, 요플레
- **간식**: 고칼슘우유
- **저녁**: 조밥, 대구탕, 호박전, 김구이, 나물, 김치
- **간식**: 사과, 두유

7. 통 풍(Gout)

체내 퓨린체 대사이상으로 혈액의 요산치가 증가하고 배설은 감소하여 과잉의 요산이 연골 관절 주위에 침착되어 염증을 유발하고 통증을 동반하는 질환으로 예방이 중요하다.

(1) 원 인

핵산은 퓨린과 피리미딘으로 이루어져 있고 퓨린체가 분해되어 생기는 최종 산물이 요산이다. 혈중 요산은 식품으로부터 섭취되는 요산과 신체에서 파괴되는 세포에서 유래되는 요산이 있다. 혈중 요산농도가 배설보다 높아져 통풍이 발생하는 경우와 간, 췌장, 신장과 같이 핵단백질이 풍부한 식품을 많이 섭취해 나타나기도 한다.

대개 35세 이후 남자에게 많이 발생하며 비만한 사람, 씨름, 프로레슬링 등의 과격운동가에게 많이 발생한다. 알코올을 과량 섭취하거나 티아지드계 강압 이뇨제, 항결핵제의 사용으로 요산배설이 감소하거나 과식, 과로, 수술 또는 관절을 다쳤을 경우에도 통풍이 발생할 수 있다.

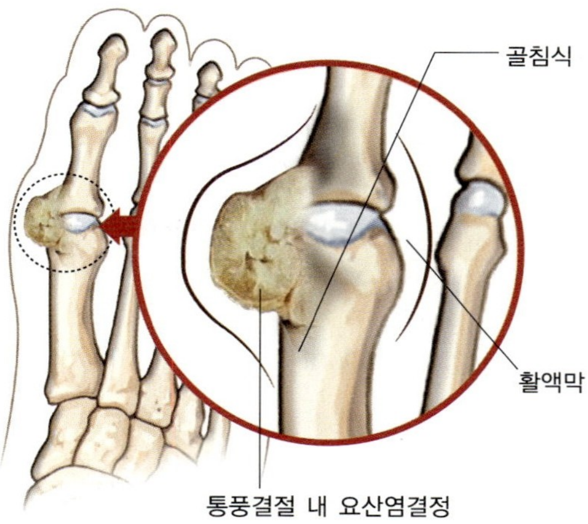

그림 12-3 통풍환자 증상

(2) 퓨린대사

체내 퓨린 뉴클레오티드는 주로 AMP(Adenosine monophosphate), GMP(Guanosine monophosphate)로 구성되어 있으며 퓨린 합성에는 Glycine, Glutamine, Aspartic acid와 같은 아미노산이 관여한다.

분해는 Nucleotide인 AMP, GMP에서 인산이 떨어져 나가 Ribose-purine염기인 Nucleoside가 된다.

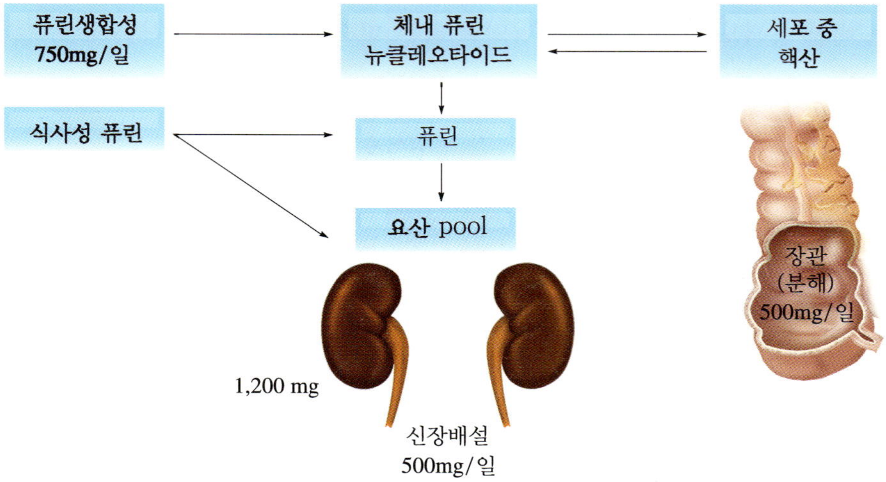

그림 12-4 정상인에서의 요산대사

여기에서 Ribose가 분해되어 나가면 Hypoxanthine, guanine이 된다. 이들 염기들은 다시 IMP(Inosine monophosphate), GMP로 재이용되나 일부는 Xanthine-oxidase의 작용으로 요산으로 분해되어 요로 배설된다.

(3) 영양관리

정상체중을 유지하고 흡연, 알코올을 금하고 저퓨린 함유식이를 섭취한다. 알코올은 요산의 배설을 방해하고 요산의 생합성을 촉진하므로 제한한다. 정상적인 경우는 하루 평균 600~1,000mg 정도의 퓨린이 함유된 식사를 하지만 통풍환자는 100~150mg 정도로 제한하는 것이 바람직하다.

퓨린은 식사로 조절할 수 없는 내인성 요인에 의해서도 생성되므로 요산생성을 억제하는 약제(Allo-purinol 복용 퓨린을 요산으로 분해시키는 효소인 xanthine-oxidase의 저해제)로 조절한다. 퓨린 함량이 높은 고등어, 연어, 청어, 간, 콩팥 등의 식품을 제한하여 요산의 생성을 낮추고 수분 섭취를 증가시켜 퓨린의 배설을 증가시킨다.

단백질은 요산 생성에 관여하므로 과량의 섭취는 피한다. 그러나 우유와 계란은 고단백질 식품이면서도 퓨린의 함량이 극히 적으므로 통풍환자들에게 권장되고 있다. 체중 1kg당 단백질 1~1.2g으로 하루 60~75g 정도를 섭취한다.

지방은 요산의 배설을 방해하고 통풍의 합병증인 고혈압, 심장병, 이상지질혈증, 비만 등과도 관련되므로 과량의 섭취는 피하고 불포화지방산 위주로 섭취한다.

표 12-3 퓨린 함량에 따른 식품 분류(식품 100g에 함유된 퓨린 함량)

식품군	제1군 : 고퓨린 함유식품 (100~1,000mg purine nitrogen)	제2군 : 중퓨린 함유식품 (9~100mg purine nitrogen)	제3군 : 극소퓨린 함유식품
곡류군			곡류(오트밀, 전곡 제외), 빵
어육류군	• 생선류 중 청어, 고등어, 정어리, 연어 • 내장 부위(간, 콩팥, 심장, 지라, 신장, 뇌, 혀) • 멸치, 효모, 베이컨, 고기 국물, 가리조개, 생게	육류, 가금류, 생선류, 조개류, 강낭콩, 잠두류, 완두콩, 편두류	달걀, 치즈
채소군		시금치, 버섯, 아스파라거스	2군 채소를 제외한 모든 채소
지방군			버터, 식용유
우유군			우유
과일군			과일류
기 타			설탕, 커피, 차류
주의사항	급성기, 재발기환자의 식사에 이용하지 말 것	재발기 동안에 하루에 어육류군 1교환, 채소군 1교환 정도만 허용	매일 섭취해도 무방한 식품들

8. 파킨슨씨병(Parkinson's disease)

파킨슨씨병은 1817년 제임스 파킨슨의 저서에서 처음으로 언급된 질병으로 그의 이름을 따서 파킨슨씨병이라 한다. 파킨슨씨병은 50세 이후 남자에게서 주로 발병한다고 하며 현재 65세 노령 인구의 1% 정도가 파킨슨씨병을 앓고 있다고 보고되고 있다.

(1) 원 인

뇌의 흑질(Substantia nigra)의 도파민 분비 신경세포가 점차적으로 소실되는 질병으로 아직 그 정확한 원인은 밝혀지지 않고 있다. 신경전달물질인 도파민은 기저핵으로 전달되어 운동을 원활히 하는 기능을 하는데 도파민 분비가 감소하여 운동신경회로들의 기능이 비정상적으로 변화되어 나타난다.

(2) 증 상

손발이 떨리고 몸 동작이 느려지며 팔 다리 근육이 뻣뻣해지는 근육경직이 나타난다. 동작이 느려짐으로 인해 몸의 중심을 잡기 힘들고 넘어지며 얼굴이 무표정해지고 구부정한 자세, 목소리 크기의 감소 및 심한 근육통과 관절통, 우울증이 수반되기도 한다. 음식 섭취와 관련하여 목과 입안의 근육이 느려져 연하장애가 생겨 음식을 삼키기가 어려워지며 장 운동이 느려져 변비도 흔하게 생긴다.

(3) 치 료

부족한 도파민을 공급하기 위해 엘-도파(L-dopa 또는 Levodopa)를 경구투여한다. 약물 부작용으로 식욕부진, 구토, 후각기능 감소, 변비, 입안 건조 등의 증상을 보이는데 엘-도파 제제를 음식과 함께 먹으면 소화기관의 부작용이 감소된다.

(4) 영양관리

1) 단백질

고단백식은 엘-도파제의 흡수를 지연시켜 혈중 농도를 저하시키며 특히 중성 아미노산들은 장에서 엘-도파의 흡수를 방해하고 엘-도파가 뇌로 들어가는 것을 경쟁적으로 방해한다고 알려져 있다. 체중 kg당 0.5~0.8g의 단백질 섭취가 바람직하며, 높은 생물가를 갖는 단백질 급원을 이용한다. 저녁에는 단백질량을 권장량 수준으로 주고 활동이 많은 낮시간은 10g 이하로 준다.

2) 비타민

비타민 B_6 보충은 엘-도파제제의 효과를 감소시키므로 주의한다.

3) 체중유지

식욕감퇴나 연하장애로 인해 식품섭취량이 감소하거나 떨림 등의 불수의 운동에 의해 에너지 소모가 증가하므로 적정한 체중을 유지하도록 한다. 비만해지면 몸의 움직임이 더 어려워지고 합병증이 쉽게 오므로 체중증가에 유의한다. 식사는 적은 양을 자주 하고 지방량을 감소시키며, 탄수화물의 섭취량을 늘린다. 운동부족, 배변근육의 운동력 저하 및 복용 약제에 의한 부작용으로 변비가 흔하므로 야채와 과일을 충분히 섭취한다.

4) 식사형태

질병이 진행됨에 따라 사지가 경직되므로 숟가락 사용도 힘들어지며 팔과 손이 떨려 혼자 식사하는 것이 어려워 음식을 쏟기도 한다. 그러므로 음식은 부드럽고 작은 형태로 주어 혼자 식사할 수 있게 한다.

9. 알츠하이머병(Alzheimer's disease)

(1) 원 인

기억과 인지능력에 중요한 뇌의 시상하부와 대뇌피질에 비정상적인 물질들이 모여 있는 노인성반점(Senile plaque)과 신경세포 안에서 신경원섬유들이 비정상적으로 꼬여 있는 신경섬유 덩어리(Neurofibrillary tangle)가 생겨 신경세포가 손상된 것이다. 노인반의 중심부분에는 알츠하이머병에 특징적인 베타-아밀로이드로 구성된 아밀로이드 침착물이 발견된다.

(2) 증 상

기억력의 감퇴, 언어능력, 공간감각, 추상적 사고능력, 문제해결능력 등의 인지적 기능의 감퇴가 점차적으로 진행되는 질환이다. 초기에는 건망증 같은 단기 기억력의 감퇴가 나타난다.

새로운 정보를 습득하고 저장할 수 없게 되며 일상생활을 해나가는 데 있어 학습능력이 크게 떨어진다. 올바른 단어를 대지 못하거나 말을 잘 알아듣지 못하며 실어증 등의 언어장애가 나타날 수 있다.

공간 지각능력의 장애로 익숙한 길을 잃거나 실행능력의 장애로 몇 가지 순서를 밟아서 행해야 하는 일을 하는데 어려움을 느끼게 된다. 행동 및 인격의 변화로 망상, 환각으로 인한 행동 이상, 의심증, 심한 충동적 행동 등을 보일 수 있다.

(3) 영양관리

알츠하이머병의 초기에는 포도당 대사의 손상을 보여 공복 시에 높은 혈당치와 인슐린 농도를 나타낸다. 왕성한 식욕을 보이기도 하나 감염으로 인한 대사항진, 식품섭취량 부족, 독립성 감소 등으로 체중 감소가 되며 자기 스스로 식사할 수 없게 된다. 또한 먹는 것을 거부하거나 잊어버릴 수 있으며, 부적절한 식사행동을 나타낸다.

그러므로 알츠하이머병을 예방하기 위해 아래와 같은 지침이 권장된다.

- 체중감소나 활동 감소로 인한 과도한 체중 증가를 방지하기 위해 충분한 단백질을 공급한다.
- 비타민 E, 셀레늄, 수분을 충분히 공급한다.
- 식사를 규칙적으로 하도록 한다.
- 변비를 방지한다.
- 혼자 식사할 수 있게 한다.
- 탈수를 방지한다.

10. 간 질(Epilepsy)

간질은 신경세포 일부가 짧은 시간 발작적으로 과도한 전기를 발생시킴으로써 일어나는 신경계 증상으로 의식상실, 불수의적인 경련 등이 나타난다. 소아기에 많이 발생한다.

(1) 원 인

간질의 원인은 잘 알려져 있지 않으며 유전적 요인이 크고 뇌질환, 중추신경계 장애로 발생한다. 소아 간질의 경우 대뇌의 선천성 발달기형, 출생전후에 발생한 저산소 허혈성 뇌증, 뇌염, 두부외상 및 대사성 뇌질환에 의해 발생한다. 이외에도 뇌종양, 뇌혈관 기형 및 뇌졸중(중풍) 등에 의해서도 발생한다.

(2) 증 상

간질 발작은 갑자기 의식을 잃고 전신근육이 강직되고 몇분 동안 경련이 계속되며 끝난 뒤에는 서서히 회복되기도 하며 잠들어버리기도 한다. 발작 중에 쓰러지면 상처를 입거나 혀를 깨물기도 한다.

(3) 약물치료

간질치료에는 항경련제 약물 투여가 매우 중요하다. 환자의 85%가 항경련제 치료에 의해 완전히 조절될 수 있으며, 잘 조절되지 않는 간질에는 수술요법이 시행되고 있다. 약제로 사용되는 페노바비탈(Phenobarbital) 및 페니토인(Phenytoin), 프리미돈(Primidone)은 간에서 비타민 D 대사를 항진시켜 칼슘의 장내 흡수를 저해한다. 수년간 복용 시 골연화증이나 구루병을 유발하므로 소아 1일 10~4μg, 성인 5μg의 비타민 D를 권장한다.

페니토인 대사 시 엽산이 필요하므로 엽산을 보충하면 페니토인 대사를 항진시킨다. 페노바비탈은 엽산에 의해 영향을 받지 않는다. 카바마제핀(Carbamazepin), 바륨 등도 사용되고 있다.

약물치료 시 흔히 볼 수 있는 부작용들로 인지능력 저하, 어지럼증, 졸음, 소화불량 등이 있으나 시간이 경과하면 없어진다.

(4) 영양관리

1) 케톤 식사

케톤성 식사는 케톤증 상태가 되도록 당질의 양을 엄격하게 제한하고 지방의 양을 증가시킨 식사이다. 4:1 케톤성 식이와 MCT(Medium Chain Triglyceride, 중쇄중성지방) 식이가 있다. 4:1 케톤성 식이는 열량을 75 kcal/kg로 약간 제한하면서 지방 4g 대 탄수화물과 단백질의 합 1g의 비율로 식사를 공급한다.

하루 전체 열량을 3번으로 나누어서 공급하고, 각 식사 때마다 동일한 비율이 유지되도록 하며, 간식도 동일한 비율이다. 케톤성 식이요법은 탄수화물을 매우 제한하므로 음식에 대한 거부감이 심할 수 있으나, 설사나 복통 등 음식 자체로 인한 부작용은 훨씬 적은 것으로 알려져 있다.

MCT 식이는 열량 공급을 일반 권장량으로 유지하고 전체 열량의 60%를 MCT로 보충하는 방법으로, 케톤 식이에 비해 간편하다. MCT 요법은 비용이 많이 들기는 하지만, 식이 중에 더 많은 탄수화물과 단백질이 허용되어 음식에 대한 거부감을 줄일 수 있고, 칼로리당 케톤을 더 효과적으로 형성할 수 있는 Octanoic acid와 Decanoic acid가 많이 포함되어 있는 장점이 있으며, 혈청 콜레스테롤 농도가 비교적 안정적으로 유지되는 이점이 있다.

또 케토시스가 케톤성 식이요법에 비해 보다 신속하게 나타나고 잘 유지되는 장점이 있으나, 소화 장애, 복통, 설사 등 음식에 의한 소화기 부작용은 훨씬 더 심한 것으로 알려져 있다.

2) 비타민 무기질 섭취

무기질과 비타민은 필요량만큼 공급하고 부족하면 약으로 보충한다.

3) 그 밖의 주의사항

커피, 알코올, 차, 맥주 등의 음료는 섭취하지 않는다.

Focus ON 케톤성 식이요법

제한해야 할 식품들

가당연유 케이크, 기침약(당분 함유 시럽제), 꿀, 쿠키, 아이스크림, 당밀, 파이, 젤리, 마멀레이드, 껌, 케첩, 셔벗, 사탕, 탄산음료, 시럽, 설탕 페이스트리, 잼, 롤빵(단것), 푸딩, 곡류제품, 허용량 이외의 모든 빵

허용가능한 식품들

고추냉이, 향추출물, 무가당, 젤라틴, 차, 후추, 파슬리, 실파, 겨자, 식초, 코코아가루, 소금, 커피, 육수, 카페인 제거 커피, 크림

4) 케톤성 영양치료 시 합병증

케톤성 영양치료의 합병증으로는 식욕저하, 음식 거부, 구토, 변비 및 설사 등이 있으며, 이는 지방식이 종류의 조절 또는 약물투여 등으로 증상을 완화시킬 수 있다. 또 약간의 성장장애나 골밀도 저하 등이 동반되기도 하나, 중지 후에는 정상화되는 것으로 알려져 있고, 비타민 D의 보조요법으로 방지할 수 있다.

일부에서 요로 결석, 또는 혈중 요산의 증가에 의한 통풍 등이 보고되고 있다. 혈중 요산이 계속 증가되어 있을 때 수분의 섭취를 늘려주는 것만으로도 요로 결석을 예방할 수 있으며, 알로퓨리놀(Allopurinol) 같은 약제가 도움이 되기도 한다.

고지방식이를 오래 섭취해서 우려되는 심혈관계 질환은 현재까지의 장기간 추적조사결과 영향을 미치지 않는 것으로 알려져 있으며, 혈중 지질의 변화도 혈중 콜레스테롤과 HDL-콜레스테롤의 농도가 함께 증가하여 심혈관계에 부담을 완화시키는 것으로 보고되어 있다.

Chapter 13. 빈혈과 선천적 대사장애 질환

1. 빈 혈

빈혈이란 적혈구의 크기, 수, 용적, 헤모글로빈 농도 등이 낮아져 혈액의 산소 운반 능력이 떨어진 상태를 말한다. 빈혈은 질병에 의해 생기기보다는 영양섭취, 특히 철분, 비타민 B_{12}, 엽산 섭취가 부족하여 생기는 경우가 많다. 유아기나 사춘기에는 철결핍으로 빈혈이 생길 수 있으며, 채식주의자나 노인, 알코올 중독자들은 비타민 B_{12} 섭취 부족으로 오기도 한다.

그 밖에도 단백질, 에너지, 비타민 C, 비타민 B_6, 리보플라빈, 구리 등의 영양소가 부족해도 빈혈이 생길 수 있다. 2010년도 보건복지가족부 조사결과에 의하면 빈혈 유병률은 전체 7.3%였고, 남자 2.4%, 여자 12.4%로 여자가 높았다.

연령별로는 남자는 40대부터 증가하기 시작하여 70대의 경우 남자 12.8%, 여자 20.7%로 노인층의 유병율이 높았으며, 여자는 40대에서 16.1%로 가장 높았다고 한다.

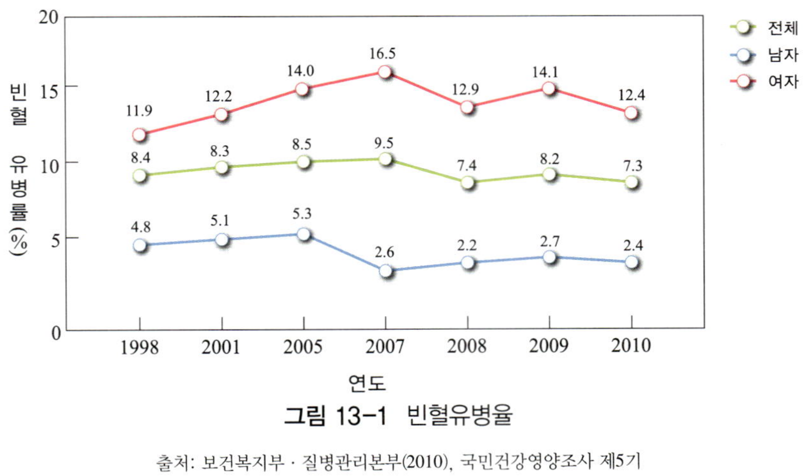

그림 13-1 빈혈유병율

출처: 보건복지부 · 질병관리본부(2010), 국민건강영양조사 제5기

- 유기물질
  - 단백질(6~8/dℓ)
  - 당질(80~100mg/dℓ)
  - 지질(약 0.9%)
  - 기타(요소, 요산,creatine,creatinine), 호르몬,효소,비타민)
  - → 영양소, 대사산물, 교질삼투압의 조절
- 무기질(0.9% Na^+,K^+,Ca^+,Mg^{2+},Cl^-)–pH, 삼투압 조절
- 물(90%) – 대사시 물질운반, 혈압, 체온조절

- 적혈구 – O_2, CO_2 운반, pH의 조절
  - 남 500만/mm^3
  - 여 450만/nm^3
- 백혈구
  - 5,000~10,000/nm^3
  - 평균 7,500/nm^3
  - 과립백혈구
    - 호중성 55~65%
    - 호산성 1~4%
    - 호염기성 0.5~1%
    - → 세균감염방지, 이물질 처리
  - 무과립백혈구
    - 단핵구 2~8%
    - 림프구 20~30%
    - → 항체생산
- 혈소판(20~30만/nm) – 혈액응고, 지혈(혈전형성)

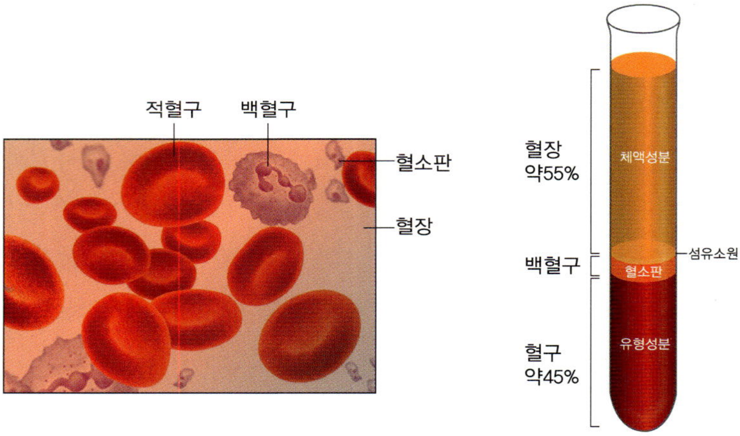

그림 13-2 혈액의 조성과 기능

(1) 혈액의 생리와 기능

혈액은 소화관에서 흡수된 영양소와 폐에서 흡수된 산소를 각 조직으로 운반하고 탄산가스와 기타 노폐물을 각 조직으로부터 배설기관으로 운반한다.

혈액은 혈구와 혈장으로 구성되어 있으며 혈구는 적혈구, 백혈구, 혈소판으로 이루어져 있다. 건강한 성인의 혈액량은 전체 체중의 약 5~6%이다.

1) 혈　장(Blood plasma)

투명한 담황색의 액체이며, 91%가 수분이고 단백질 7%, 지질 1%, 탄수화물 0.1%, 무기성분 0.9%이다. 혈장단백질은 알부민과 글로불린으로 분류된다. 알부민은 균일 단백질이나 글로불린은 전기영동법에 의해 a_1, a_2, b, g로 분류되며, 이들 각 글로불린은 여러 가지 단백질로부터 구성된다.

알부민과 글로불린의 비는(A/G)는 1.5~2.2이며, 알부민은 혈장의 삼투압 유지에 중요한 역할을 하며 물이 혈관을 통해 밖으로 쉽게 빠져나가지 않도록 한다. 당단백질의 일종인 Transferrin은 철분과 가역적으로 결합하는 성질을 가지고 있으며 소화관으로부터 골수로 철분을 운반한다. g-글로불린 분획에는 면역항체가 들어 있어 면역 글로불린이라고 한다. 그 밖에 혈장단백질 속에는 혈액고에 중요한 Prothrombin, Fibrinogen, 기타 응고인자가 있다.

2) 적혈구(Red Blood Cell)

적혈구는 무핵의 세포로, 혈액 $1mm^3$ 속에 남자는 약 500만, 여자는 약 450만 개가 들어 있으며, 유형성분의 99% 이상을 차지하고 있다. 적혈구는 혈류 속에서 여러 가지 모양으로 달라질 수 있어서 적혈구의 직경보다 작은 모세혈관도 통과할 수 있다.

적혈구 속에는 혈색소가 들어 있으며, 전체 적혈구의 약 0.8%는 매일 파괴되고 새로운 적혈구가 골수에서 만들어진다. 적혈구의 생성에는 비타민 B_{12}, 비타민 B_6, 엽산, 철, 구리 등의 영양소가 관여한다.

적혈구는 혈류 속에서 약 120일 동안 생존한 다음에 간, 비장, 임파절 등에 있는 망상내피세포에 있는 대식세포가 오래된 적혈구를 처리한다. 적혈구 속의 Hemoglobulin은 Heme과 Globin으로 분리되어 Heme은 간에서 Biliverdin을 거쳐 철분과 빌리루빈이 되며, 빌리루빈은 담즙에서 배설된다.

빌리루빈은 장관에서 Urobilinogen이 되어 대부분은 흡수되어 혈액을 거쳐 간으로 들어와 다시 빌리루빈이 된다. 분리된 철분은 다시 골수로 내보내 헤모글로빈의 원료가 된다.

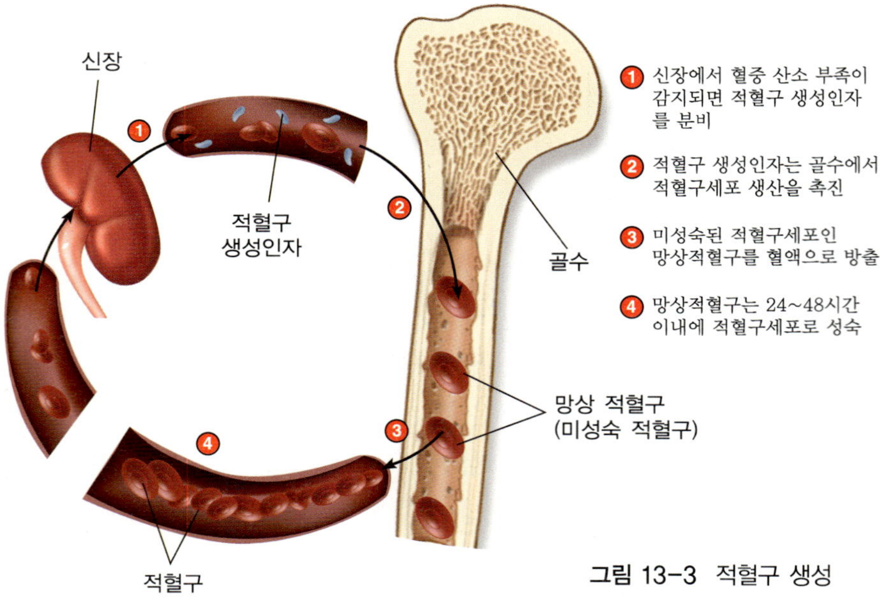

그림 13-3 적혈구 생성

표 13-1 혈구의 구성과 특성

	적혈구	백혈구	혈소판
형 태	가운데가 오목한 원반형	아메바형으로 변형	부정형
핵의 유무	무핵	1~여러개	무핵
지 름	7~8μm	10~15μm	2~3μm
수(mm^3당)	남자 500만개 / 여자 450만개	6,000~8,000개	20~30만 개
생성 장소	골수	골수, 림프절, 지라	골수
파괴 장소	지라, 간	지라, 골수	지라
수 명	100~120일	10~20일	2~3일

3) 백혈구(White Blood cell, Leukocyte)

핵이 있고 부정형이며 골수에서 생성되고 정상인은 5,000~10,000개/mm^3를 가지고 있다. 과립 백혈구는 과립이 있으며 호중구, 호산구, 호염기구가 있으며, 과립이 없는 무과립 백혈구에는 단백구와 림프구가 있다. 식작용과 면역체를 형성하며 신체방어와 면역기능을 한다.

4) 혈소판(Platelet)

골수 속에 있는 거핵구의 원형질에서 만들어지며 수명은 약 10일로 비장에서 파괴된다. 출혈 시 혈액 속의 혈소판이 혈장성분 속의 Fibrin에 부착하여 지혈이 된다.

5) 헤모글로빈(Hemoglobin)

적혈구 속에는 약 34%가량의 헤모글로빈이 들어 있으며 산소와 탄산가스를 운반한다. 철은 Protoporphyrin과 결합해서 heme이란 물질을 만들며, 각종 아미노산으로부터 Globin이 합성되어 혈색소를 형성(남자 14-18g/dL, 여자 12-16g/dL)한다.

체내에 들어 있는 철분의 약 65%는 혈색소 속에 들어 있으며 근육 속의 Myoglobin과 기타 조직에 약간 들어 있다.

(2) 빈혈의 기준과 지표

1) 적혈구 수, 혈색소 농도, 적혈구 용적

건강한 성인 남자의 적혈구수는 1mm^3 중 410~530만 개, 혈색소 농도는 14~18g/100mL, 적혈구 용적은 43~52%, 여자는 적혈구수는 380~480만 개, 혈색소 농도는 12~16g/100mL, 적혈구 용적은 35~48%이다.

2) 평균 적혈구 용적(MCV, Mean Corpuscular Volume)

한 개의 적혈구 용적으로 Hematocrit는 단위용적의 혈액 속에서 적혈구가 차지하는 용적이며, 이를 적혈구수로 나누면 적혈구 한 개의 평균용적이 산출된다.

$$MCV = \frac{\text{Hematocrit(\%)} \times 100}{\text{적혈구 수(백만)}} m^3$$

평균치는 90m^{3}이다.

3) 평균 적혈구 혈색소량(MCH, Mean Corpuscular Hemoglobin)

혈색소 농도는 100mL 속의 혈색소의 양이므로 이것을 적혈구수로 나누면 적혈구 한 개가 가지고 있는 혈색소량이 산출된다.

$$\text{MCH} = \frac{\text{Hemoglobin 농도(g/100mL)} \times 10}{\text{적혈구수(백만)}} \text{pg}$$

정상범위는 27~32pg이다.

4) 평균 적혈구 헤모글로빈 농도 (MCHC, Mean Corpuscular Hemoglobin Concentration)

hemoglobin 농도와 hematocrit치(단위용적 중의 적혈구의 용적)에서는 적혈구 한 개의 hemoglobin 농도가 산출된다.

$$\text{MCHC} = \frac{\text{Hemoglobin 농도(g/L)}}{\text{Hematocrit(\%)}} \text{pg}$$

평균치는 320~360(g/L)이다.

5) 혈청 페리틴

철을 저장하고 있는 페리틴의 일부가 떨어져 나와 혈청에 존재한다. 혈청 페리틴이 $<$ 12mg/L이면 철의 저장이 고갈된 것이다.

6) 트랜스페린 포화도

트랜스페린 포화도는 혈청철을 총 철결합능력(Total Iron Binding Capacity, TIBC)으로 나누어서 얻어진다. 트랜스페린이 철과 결합할 수 있는 능력으로 혈장의 트랜스페린 농도를 나타낸다.

$$\text{트랜스페린 포화도(\%)} = \text{혈청철(mmol/L)/TIBC} \times 100$$

(3) 빈혈의 분류

1) 출혈에 의한 빈혈

외상, 수술 등으로 인해 갑작스러운 출혈이 있을 경우 산소운반 부족에 의해 빈혈이 나타난다. 출혈 시 체내에서는 3일 이내에 혈장을 재생하나 혈구는 시간이 걸리므로 일시적으로 헤모글로빈 농도는 낮게 나타난다. 혈구는 보통 3~4일 안에 정상으로 돌아오며 재생속도는 식사에 의해 영향을 받는다. 출혈 시에는 철분, 단백질, 비타민 C 등을 충분히 섭취하고 수분을 충분히 공급한다.

2) 용혈성 빈혈

적혈구가 120일을 살지 못하고 빠른 속도로 파괴되나 골수가 적혈구를 제대로 보충할 수 없을 때 용혈성 빈혈(Hemolytic anemia)이 발생한다. 적혈구 자체에 결함이 있거나 비타민 E의 부족, 화학물질에 노출되거나 심한 운동 시에 적혈구 파괴속도가 빨라진다.

3) 재생불량성 빈혈

약물이나 방사선 또는 기타 원인에 의해 골수에 장애가 생겨 빈혈뿐만 아니라 백혈구, 혈소판 등이 감소한다.

4) 철결핍성 빈혈

① 원 인

식사로부터의 철섭취량의 부족, 위 절제, 무산증, 흡수불량증후군 등으로 철의 흡수장애에 의해 빈혈이 생긴다. 성장, 임신, 수유, 월경 등에 의한 체내 수요량의 증가에 의해 빈혈이 생기기도 하며, 소화성 궤양, 위염, 암, 치질, 자궁근종, 월경과다, 급성출혈, 만성 출혈에 의해 발생한다.

② 증 상

조직철이 감소되면 손톱 모양이 달라지며 구각염 등의 증상이 나타난다. 조직으로 공급하는 산소부족으로 인해 환자는 권태감, 피로 , 호흡곤란, 창백한 안색 등을 나타낸다.

③ 영양관리

고열량식, 고단백식을 하며 동물성 단백질을 총 단백질량의 1/2정도 공급한다. 철분 공급을 위해 고철분식을 하고 비타민도 충분히 섭취시킨다. 식사가 끝난 다음에 바로 차 또는 커피를 마시는 것을 피하여 탄닌이 철흡수를 억제하는 것을 막는다.

철분이 많은 식품으로는 간, 굴, 생선, 쇠고기, 닭고기, 계란노른자, 고등어, 참치, 갈치, 멸치, 조갯살, 새우 등 육류 등이 있다. 녹색채소와 해조류는 철함량은 많으나 수산과 섬유소가 많아 흡수율이 낮다. 건포도, 호박씨, 해바라기씨 등에도 많이 들어 있으나 지방함량이 많으므로 주의한다. 오렌지주스 등 비타민 C가 풍부한 음료를 마시는 것은 철흡수에 도움이 된다.

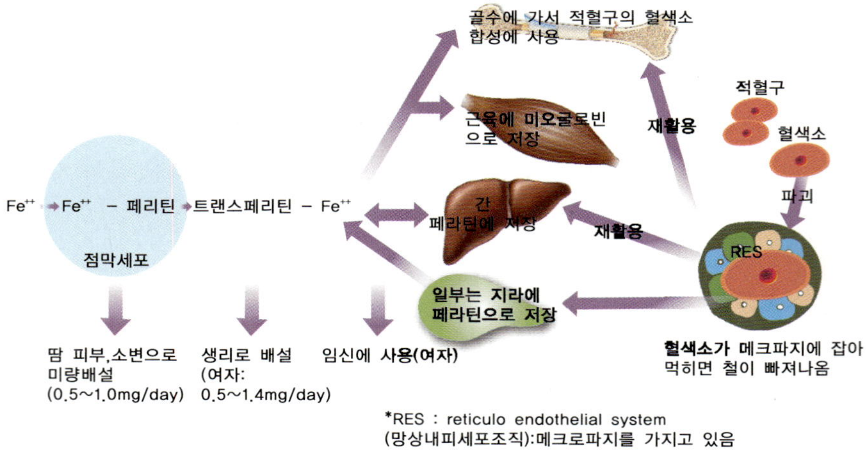

그림 13-4 철의 흡수과정

표 13-2 철의 흡수를 방해하는 인자

인자들	작 용	급 원
피트산	철과 결합하여 불용성 염을 형성	전곡료, 콩
옥살산 (수산)	철과 결합하여 불용성 염을 형성	시금치, 초콜릿, 땅콩, 코코아, 커피, 홍차, 자두, 딸기, 젤라틴
칼슘, 인	같은 양이온으로서 흡수장소를 놓고 경쟁	우유, 유제품, 잔생선, 해조류
섬유소	부풀어 올라 철을 둘러쌈	채소, 과일, 전곡류
탄닌산	철과 결합하여 흡수율 낮춤	홍차, 커피, 견과류, 떫은 감, 바나나
EDTA	식품첨가제로 사용되며 철과 결합 후 침전되어 흡수율을 50% 떨어뜨림	가공식품
비헴철 (nonheme iron)	다른 이온들과의 상호작용	육류, 조류, 생선류에 있는 철의 60%, 식물성 식품에 있는 철의 100%
위절제, 무산증, 제산제 과다사용	산의 분비 부족 혹은 중화로 인해 철의 용해성이 낮아짐	
위장질병	점막세포의 위축으로 흡수감소	

표 13-3 철의 흡수를 도와주는 인자

인자들	작 용	급 원
헴철(heme iron)	• 철이 헴의 형태로 되어있어 방해하는 인자와의 접근이 차단됨 • 흡수율 : 23%(체내 철 저장량이 충분할 때) ~35%(체내 철 저장량이 고갈되었을 때)	고기, 조류, 생선에 포함된 철의 40%, 식물성 식품에는 0%
위산	위산은 3가 페릭(Fe^{++})의 철을 2가 페러스(Fe^{++})로 바꾸어 용해성을 높임	위산, 구연산, 젖산
비타민 C	3가의 철을 2가로 바꾸어 용해성을 높임	오렌지 주스, 레몬주스, 토마토주스, 정제
MFP 인자 (meat, fish, poultry)	MFP 인자는 고기, 생선, 조류의 소화산물의 일종으로 비헴철의 흡수를 4배가량 높아짐	고기, 생선, 조류
성장, 임신, 수유, 출혈, 저장철 고갈	적혈구, 근육합성에 필요하므로 철의 흡수율 증가	

Focus ON 철의 유해성

철은 우리 몸에서 적혈구의 헤모글로빈과 근육의 미오글로빈 합성에 꼭 필요한 무기질이지만 배설통로가 특별히 없어 독성을 유발할 수 있다.

따라서 철의 흡수율은 약 10% 정도밖에 되지 않는다. 간과 비장, 장점막세포는 페리틴으로 철을 저장하고 있다가 필요할 때 트랜스페린이 혈액을 통해 철을 필요한 기관에 운반해 준다. 체내에 철이 많을 때는 헤모시데린으로 저장한다.

단백질과 결합하지 않은 철은 유리기로 작용하여 지방, 단백질, DNA 등을 공격해 손상시키기 때문이다.

Focus ON 고철분 식단(1,800 kcal, 철분 20mg 이상)

- 아침 : 콩밥, 시금치국, 달걀프라이, 연두부찜, 배추김치
- 간식 : 우유
- 점심 : 잡곡밥, 두부된장국, 쇠고기간전, 김자반, 배추김치, 깻잎전
- 간식 : 두유
- 저녁 : 현미밥, 쇠고기미역국, 삼치구이, 콩나물, 멸치볶음, 배추김치
- 간식 : 과일

표 13-4 식품 중의 철분 함량(mg/100g)

식품명	함 량	식품명	함 량	식품명	함 량
쇠고기	3.0	콩	6.7	파래	129.5
돼지고기	4.5	푸른 채소	3.2	김	17.6
쇠간	10.1	초콜릿	4.0	마른 미역	13.8
돼지간	16.4	당말	4.3~11.3	흰밥	11.7
죽조개	8.7	간장	5.3	밀	3.2
피조개	7.3	건포도	3.3	무	0.6~0.4
바지락	13.4	검정콩	7.5	무청	7.3
달걀노른자	6.5	두릅	37.5	쑥갓	4.2
뱅어포	7.2	들깻잎	15.0	쌀밥	0.3
뱀장어	2.0	파슬리	10.6	사과	3.5

5) 엽산 결핍으로 인한 거대적아구성 빈혈

① 원 인

불량한 식사, 알코올 중독, 혈액투석, 장절제, 지방변증으로 인해 엽산의 흡수가 감소되거나, 경구피임약 복용, 임신, 유아, 신생물 질환으로 인한 요구량이 증가하는데 섭취가 따르지 못하거나 대사장애로 인해 생긴다. 특히 알코올 중독자는 엽산의 섭취, 흡수, 이용이 불량하고 배설량과 요구량은 증가하여 엽산 결핍증이 가장 많이 나타난다.

엽산의 체내저장량은 많지 않으므로 식이로 엽산의 섭취가 부족하면 체내 엽산의 결핍이 초래되고, 채소를 싫어하는 편식 또는 조리의 잘못에 의한 손실 등에 의한 섭취부족이 될 수도 있다. 만성 간염, 흡수불량 증후군 등에 의해 엽산 흡수의 장애가 생길 수 있다.

표 13-5 식품에 들어 있는 엽산(mg/100g) 및 비타민 B_{12}(mg/100g) 함량

식품명	엽산	비타민 B_{12}	식품명	엽산	비타민 B_{12}
쇠간	300	50	양배추	20	0
돼지간	220	30	상추	20	0
굴	240	15	당근	10	0
대구	50	1	포도	6	0
달걀노른자	22	1.8	딸기	5	0
쇠고기	10	2	살구	3	0
달걀	8	7	자두	5	0
돼지고기	3	2	사과	1	0
우유	0.3	0.3	호두	77	0
시금치	80	0	땅콩	55	0
파슬리	40	0			

② 증 상

거대적아구성 빈혈증상이 나타난다. 거대적아구는 엽산이 결핍되어 적혈구 분열에 관계하는 DNA 합성이 제대로 이루어지지 않아 적혈구 분화가 일어나지 못해 크기만 큰 적아구가 생긴다. 적아구는 막이 얇고 쉽게 터져 산소를 충분히 공급하지 못한다. 피곤, 호흡곤란, 설사, 기억력 감퇴, 식욕상실, 체중 감소 등이 나타난다.

③ 영양관리

엽산은 열에 쉽게 파괴되므로 하루 50~100mg 섭취하는 것이 좋다. 생과일, 채소, 과일주스 등 충분한 열량, 고단백, 고비타민식으로 한다.

Reference

악성빈혈
(pernicious anemia)
비타민 B_{12} 결핍과 내인자 결핍으로 거대적아구성빈혈과 신경장애가 나타나는 빈혈

6) 비타민 B_{12} 결핍으로 인한 거대적아구성 빈혈

① 원 인

위점막의 위축에 의해 위액분비장애가 일어나거나, 위절제에 의해 위액분비 저하 때문에 비타민 B_{12}의 흡수가 저하되어 나타난다. 비타민 B_{12}의 흡수에는 내인자가 꼭 필요한데 노인의 경우 위액분비가 감소되어 내인자가 감소해 결핍되기도 한다.

내인자는 위의 위체 부분의 벽세포에서 분비되어 위액과 섞이게 되고 비타민 B_{12}와 결합한 다음 회장으로 가서 회장점막의 수용체에 결합되고, 그 후 식작용에 의해 회장에서 비타민 B_{12}가 흡수되는데 꼭 필요한 당단백질이다.

② 영양관리

충분한 열량, 고단백, 고비타민 B_{12}, 비타민 C, 고엽산 식품을 섭취한다.

비타민 B_{12}가 부족하면 비타민 C는 150~200mg, 엽산은 400~450mg, 엽산이 부족하면 비타민 C는 150~200mg, 비타민 B_{12}는 40~50mg, 엽산은 450~500mg 섭취한다.

7) 비타민 E 결핍 빈혈

비타민 E가 부족하면 항산화 작용이 약해져 적혈구 세포막을 구성하고 있는 다불포화지방산의 과산화로 인해 유리기 생성이 많아져 적혈구막을 손상시켜 용혈이 늘어난다.

유아들은 불포화지방산과 철분이 풍부한 조제분유를 먹였을 때 철분이 산화제로 작용하여 불포화지방산이 과산화되면서 용혈성 빈혈을 일으키기 쉽다.

8) 피리독신 결핍으로 인한 빈혈

적혈구 크기가 작고 헤모글로빈 농도가 낮다. 혈청과 조직 내 철수준이 높다. 헴 합성에 관련된 Aminolevulinic acid synthetase(조효소로 피리독살-5인산이 작용함) 형성에 유전적인 결함이 있어 미성숙 적혈구가 형성된다. 철은 헴 합성에 사용되지 못하고 미성숙 적혈구의 미토콘드리아 내에 저장된다.

이렇게 철이 축적된 미토콘드리아는 정상기능을 할 수 없고 적혈구의 발달과 형성이 비효율적으로 되어 빈혈이 된다.

피리독신 또는 피리독살 인산염을 하루에 50~200mg 섭취한다. 치료는 잘 되지 않는다.

9) 겸상적혈구 빈혈(Sickle cell anemia)

① 원 인

겸상적혈구 빈혈은 유전적인 질병으로서 헤모글로빈의 글로빈에 이상이 생겨 비정상적인 헤모글로빈이 되며 산소농도가 낮은 곳에 노출되면 겸상으로 침전이 된다.

Reference

겸상적혈구 빈혈과 말라리아

말라리아는 적혈구에 유충이 기생하는데 겸상적혈구를 가진 사람은 적혈구가 쉽게 파괴되므로 말라리아 유충이 자라지 못하고 죽어 말라리아로부터 보호될 수 있다.

겸상적혈구

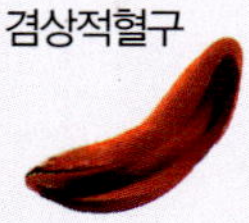

정상적혈구

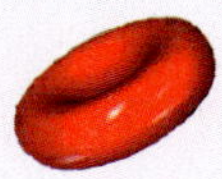

이 침전물 때문에 적혈구의 모양은 길어지고 굽어져서 낫 모양이 된다. 적혈구의 막도 약해지며 약한 자극에도 터져서 용혈현상을 일으킨다. 겸상적혈구 빈혈은 아프리카 흑인들과 미국 흑인들의 경우 0.3~1.0%로 높게 발생한다.

② 증 상

적혈구 파괴 시에 나오는 철분이 지나치게 많이 저장되면서 아연결핍현상이 일어나 남자의 경우 성기능 저하, 저체중, 거친 피부, 식욕저하가 일어나기도 한다.

③ 영양관리

겸상적혈구 빈혈 시에는 오히려 체내에 많은 철분이 저장되므로 철분함량과 비타민 C가 적은 식사를 주어야 하며, 적혈구가 계속 파괴되기 때문에 적혈구 생성에 필요한 엽산(하루에 400~600mg/day)과 적혈구의 산소친화력을 증가시키는 아연을 보충해야 한다.

10) 과도한 운동으로 인한 빈혈

과도한 운동은 혈관에 스트레스를 주어 혈액의 적혈구가 파괴된다. 운동선수들은 땀으로 철분을 많이 손실하고 강한 훈련 시에 혈액의 부피가 증가되면서 일시적으로 희석현상이 일어나 빈혈이 되기 쉽다.

11) 혈색소증(Hemochromatosis)

혈색소증은 철 과잉으로 인해 나타나는 질환이다.

① 원 인

철손실이 없는 남자에게서 더 많이 나타난다. 철함유 토양에 오염된 식품 혹은 철제 요리기구 등에 의해 철을 과잉섭취하는 경우 나타난다. 과잉된 철은 간, 비장, 골수의 대식세포 안에 페리틴과 헤모시데린(hemosiderin)으로 저장된다. 체내 철배설 능력이 제한되어 있어 하루 약 1mg의 철만이 소화기관, 소변, 피부로 제거된다.

② 증 상

철흡수가 증가되어 점진적인 철축적이 일어난다. 백인은 비정상적인 6번 염색체에 있는 HLA-A 유전자와 관련이 있다고 한다. 대부분의 사람들은 자각 증상이 없으며 피곤, 허약 등 철결핍과 유사한 증세를 보인다.

나중에는 만성 복통, 관절통, 무기력, 월경불순이 나타난다. 지속적인 철과잉은 간비대, 피부색소 침착, 당뇨, 관절염, 암, 심장질환, 성기능 부전 등 여러 문제로 이어질 수 있다.

③ 영양관리

헴 철 섭취를 줄이고 철흡수를 증가시키는 비타민 C 섭취도 제한한다.

2. 선천적 대사 장애

(1) 페닐케톤뇨증(Phenylketonuria)

1) 원 인

선천적으로 아미노산인 Phenylalanine을 대사시키는 Phenyalanine hydroxylase 효소(phenylalanine을 tyrosine으로 분해)가 부족하거나 기능이 손상되어 나타난다.

Reference

페닐알라닌 결핍

- 소아성장 및 정신 발달 속도를 늦춤
- 성인의 경우 빈혈, 머리숱 감소, 혈장 알부민, 프리 알부민 감소

2) 증 상

페닐알라닌이 티로신으로 전환되지 못하고 Phenylpyruvic acid, Phenylacetic acid, Phenyl glutamine 등이 생성되며 혈액과 소변에서 이들 농도가 상승되어 뇌를 손상시켜 정신발달이 지체된다. 성장장애가 나타나며 멜라닌 색소 생성이 감소하여 피부가 하얗고 연한 모발색을 나타내며 안구의 빛깔도 퇴색하고 부신수질호르몬 합성이 저하되어 혈당 및 혈압저하가 나타난다. 혈청 중 페닐알라닌의 정상농도는 2~6mg/100mL이나 페닐케톤뇨증 아이에게서는 15~60mg/100mL로 증가되어 있다. 초기에 치료하면 정상아로 성장할 수 있다.

3) 영양치료

Phenylalanine이 함유된 식품을 엄격하게 제한한다. 천연의 모든 단백질 식품은 모두 페닐알라닌을 함유하고 있으므로 페닐알라닌이 적거나 제거된 식품을 이용하고 특수분유를 사용한다. 필수아미노산인 페닐알라닌은 성장기 아동에게는 반드시 공급해야 한다.

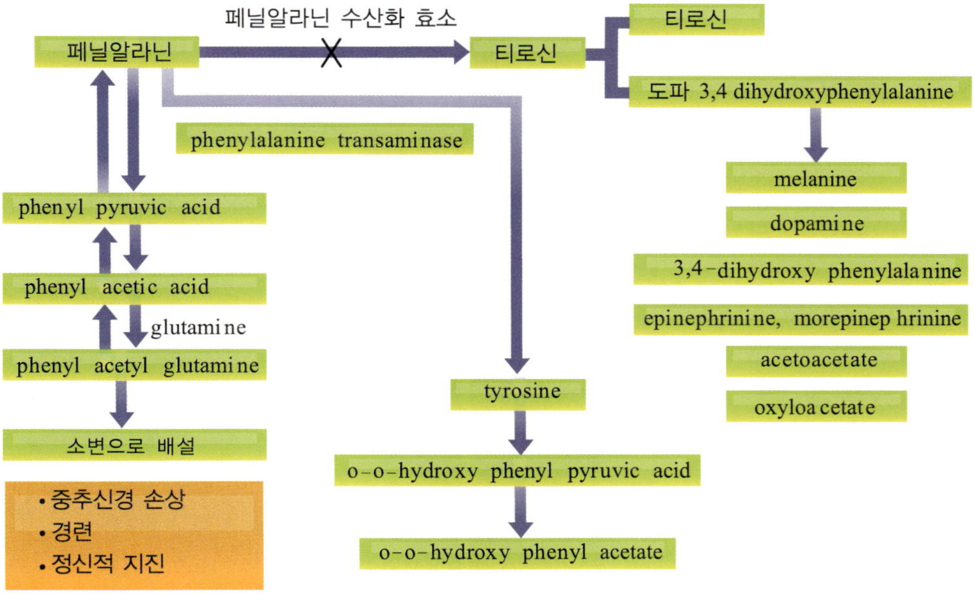

그림 13-5 페닐케톤뇨증의 대사장애 기전

지나치게 결핍되면 식욕부진, 설사, 성장장애, 감염, 저단백혈증이 나타난다. 성장에 필요한 페닐알라닌의 양은 1일 체중 kg당 5~10mg으로 알려져 있다. 평생 영양치료를 해야 하며 혈청 페닐알라닌 농도는 1주일에 한 번씩 검사하여 8mg/100mL 이하로 유지해야 한다.

(2) 갈락토세미아(Galactosemia)

1) 원 인

락토오스(Lactose)는 소장 내에서 Lactase에 의해 Galactose, Glucose로 분해된 후 흡수되는데 체조직세포 내에서 Galactose가 Galactose-1-phosphate uridyl transferase(G-1-PUT)가 선천적으로 부족하여 포도당으로 전환되지 못하는 것으로 중간생성물인 Galactose-1-phosphate의 혈중 농도가 상승하는 유전적 질환이다.

2) 증 상

출생 후 수유를 하면 구토와 설사를 계속하며 체중감소와 함께 포유가 힘들고 혈액과 요 중에 갈락토오스가 증가하여 간장애를 일으킨다. 간장애로 황달이 오고 치료하지 않으면 6~12개월 후에 정신장애를 일으킨다.

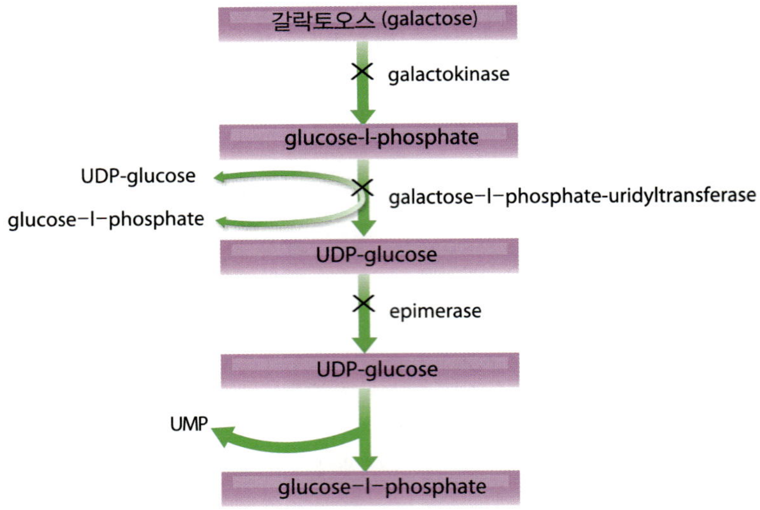

그림 13-6 갈락토오스 혈증에서의 대사이상

3) 영양치료

갈락토오스가 함유된 우유와 유제품을 엄격하게 제한한다. 그러나 성장기 어린이에게는 우유가 필요하므로 갈락토오스를 제거한 특수분유를 준다.

(3) 윌슨씨병(Wilson's disease)

1) 원 인

체내 구리의 저장과 이동에 장애가 생겨서 간, 두뇌, 신장, 각막 등에 구리가 축적되는 선천적 대사질환이다.

2) 증 상

간경화, 만성 활동성 간염, 간부전, 신경증상이 나타난다.

3) 영양치료

혈청 구리 수준을 감소시키고 체내 구리의 축적을 방지하기 위해서 식사 중의 구리성분을 제한해야 한다. 간과 뇌에서 구리를 제거하기 위해 chelating agent로 D-penicillamine를 사용할 경우 비타민 B_6의 결핍을 방지하기 위해 비타민 B_6를 보충한다(하루 25mg/mL).

하루 구리 섭취를 1.5mg 미만으로 제한한다(성인 하루 구리섭취량은 2~5mg 이다). 균형된 식사를 하고 알코올 섭취를 제한한다.

(4) 단풍당뇨증(Maple syrup urine disease, MSUD)

1) 원 인

선천적으로 Leucine, Isoleucine, Valine에 산화적 탈산화를 촉진시키는 효소가 결핍되어 일어나는 질병이다.

2) 증 상

혈액과 요 중에 세 가지 아미노산과 이들 아미노산에서 유래된 케토산의 농도가 증가한다. 생후 일주일 이내에 발견하여 치료를 하지 않으면 신경장애가 생겨 정신발달이 지연된다. 수유곤란, 구토, 경련 등의 증세가 나타나고 심하면 사망할 수도 있다.

3) 영양치료

루이신, 이소루이신, 발린이 함유된 식품을 제한한다. 무기질, 비타민은 충분히 공급한다.

(5) 티로신 혈증(Tyrosinemia)

1) 원 인

선천적으로 티로신 대사에 관여하는 효소가 부족하여 생기거나 간기능 부전과 비타민 C 섭취부족이 원인이 되어 발생하기도 한다.

신생아의 티로신혈증은 p-hydroxy phenylpyruvate hydroxylase 부족으로 혈액과 요에 페닐알라닌, 티로신, p-hydroxyphenylacetate, N-acetyltyrosine, Tyramine 이 상승하는 질병이다. 조산아, 비타민 C 부족, 간기능 미숙 등이 원인이 되어 발생한다.

퓨마닐 아세토아세테이트 수산화효소의 결핍으로 생기는 티로신혈증은 혈장내의 티로신이 6~12mg/dL 정도로 상승하고 설사와 구토 · 성장장애를 보인다. 만성인 경우는 10세까지 이러한 증상이 계속되다가 사망에 이른다. 페닐알라닌이 낮은 식사를 섭취하고, Methionine 함량이 낮은 식사를 한다.

Tyrosine transaminase 결핍으로 인한 티로신 혈증은 Tyrosine transaminase 결핍으로 티로신 대사산물이 요 중으로 배설이 증가하여 발바닥 · 손바닥이 각질화되며, 각막궤양이나 정신장애 등이 나타난다. 단백질 섭취량을 제한하고 비타민 C를 공급한다.

2) 증 상

황달 · 복수 · 간경변증으로 인해 혈중 메티오닌 함량이 증가한다. 세뇨관에서의 재흡수장애로 아미노산, 인, 혈당의 배설 초래, 저혈당증, 저프로트롬빈혈증이 발생한다.

3) 영양치료

단기간 동안 단백질을 체중 1kg당 1.5~2.0g으로 제한하면 대부분 생후 4주 이내에 혈중 티로신농도가 낮아진다. 고티로신혈증이 계속되면 정신기능에 손상이 오며, 영양치료를 하지 않으면 간이 약화되어 생후 6~7개월 이내에 사망한다. 아르코르빈산염을 주고 저단백식사를 권장한다.

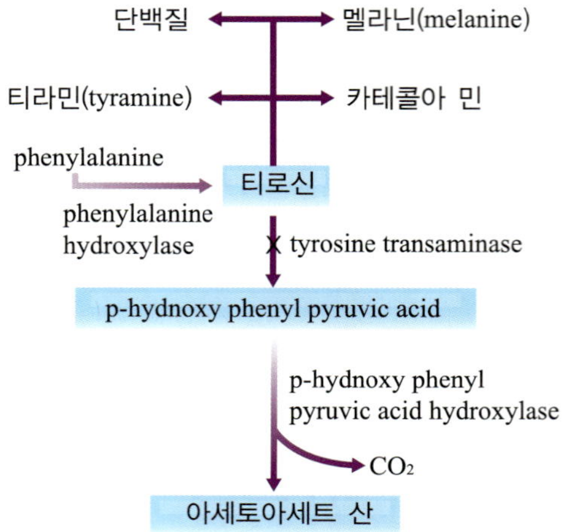

그림 13-7 티로신의 대사이상

Focus ON

페닐케톤뇨증환자를 위한 식단(3세 남아 16kg)

열량 1,530kcal, 탄수화물 305g(70%), 단백질 14g(14%), 지방 28(16%), 페닐알라닌 508mg

- 아침: 저단백쌀밥, 버섯국, 애호박전(밀가루, 달걀 제외), 김구이, 김치(젓갈없이)
- 간식: 과일
- 점심: 저단백쌀밥, 근대국, 달걀찜(격일), 양상추샐러드, 김치(젓갈없이)
- 간식: 과일주스
- 저녁: 저단백쌀밥, 콩나물국, 연근조림, 김치(젓갈없이), 당근버터볶음, 우유(격일)

페닐알라닌이 함유된 식품 엄격하게 제한

Chapter

14. 수술과 화상

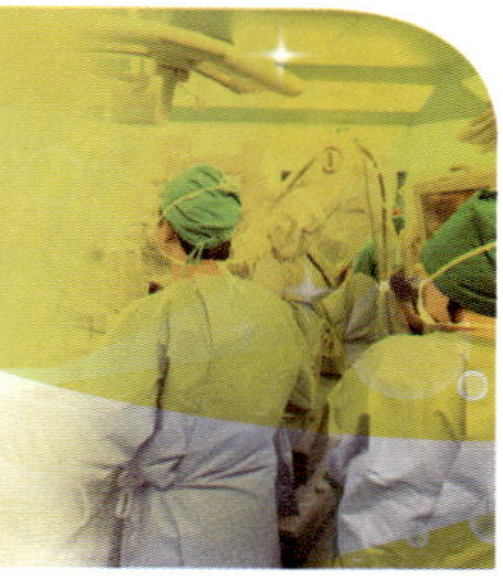

수술 전후의 환자는 육체적으로뿐 아니라 심리적으로 많은 스트레스를 받고 수술에 대한 두려움, 수술 후의 회복에 대한 의구심 등으로 체내대사가 영향을 받게 된다. 수술 전의 환자 영양상태는 수술 후 환자 회복에 큰 영향을 미치므로 수술 전 환자의 영양관리와 정신적인 안정감 유지는 매우 중요하다.

수술 전의 영양상태가 불량한 사람은 저영양으로 인해 상처회복이 지연되고 소화기관 수술의 경우는 영양소의 소화나 흡수에 장애가 생긴다.

심한 저체중은 수술 시 위험할 수 있으므로 정상 체중에 근접하게 식이 치료를 받고, 과체중인 경우에는 체중을 감량한다.

1. 수술이나 화상이 대사에 미치는 영향

수술이나 화상은 내분비계를 자극해 호르몬 반응을 유발한다. 부신에서 글루코코르티코이드와 카테콜아민(에피네프린과 노르에피네프린)을 분비시켜 심장근육을 자극해 혈류량을 변경시키고, 기초대사율을 증가시킨다. 에피네프린은 췌장에서 글루카곤 분비를 촉진시켜 당신생을 유도하여 수술 후의 일부 환자들은 고혈당 증세가 나타날 수 있다. 카테콜아민은 인슐린 분비를 방해하여 인슐린 저항성을 증가시켜 고혈당 증세를 유발한다.

코티솔은 단백질 분해를 증가시켜, 혈액 중의 아미노산을 증가시키며 아미노산을 포도당으로 전환시킨다. 단백질 분해로 인해 질소 평형은 음이 되므로 상처부위의 새로운 체조직 합성을 위한 단백질 공급이 매우 중요하다. 저장지방 또한 지방산을 유리시켜 간이나 조직에서의 에너지원으로 쓰이므로 지방의 공급도 중요하다. 체단백질 분해는 주로 근육층에서 일어나며 내장단백질은 최대한 보유된다.

과잉의 코티솔은 칼슘대사를 변화시키며 인슐린 저항성을 유발하고 지방분해를 비정상적으로 하며 면역반응을 억제하고 감염에 대한 민감도를 증가시킨다.

표 14-1 수술과 화상 등 스트레스로 인한 체내 대사 변화

호르몬	대사 변화
카테콜아민	• 대사율 증가 • 간과 근육에서 글리코겐 분해 • 아미노산으로부터 포도당 생산 • 지방조직으로부터 지방산 방출 • 췌장으로부터 글루카곤 분비
글루카곤	• 간에서 글리코겐 분해 • 아미노산으로부터 포도당 생산 • 지방조직으로부터 지방산 방출
코티솔	• 단백질 분해 • 간 글리코겐에 대한 글루카곤 작용의 상승 • 아미노산으로부터 포도당 생산 • 지방조직으로부터 지방산 방출
알도스테론	• 나트륨 보유
항이뇨호르몬	• 수분 보유

2. 수술 전의 영양관리

수술이나 외상으로 인한 스트레스 후 위기능은 1~2일간, 대장기능을 3~5일간 감소되며, 소장기능은 정상을 유지하지만, 조기 경장영양방법이 중요하다.

(1) 단백질

수술 전의 환자는 원인이 되는 질병에 의해 발열 등 대사율이 항진되어 있으므로 에너지를 충분히 섭취하여 체단백질이 손실되는 것을 막도록 한다. 수술 전의 환자는 수술하는 동안의 출혈에 대비하여 체단백질을 충분히 보유하기 위해 단백질을 1일 100g 정도 섭취한다.

(2) 당 질

당질은 수술 전의 충분한 체내 단백질 필요량을 절약하고 수술 후의 케톤증과 구토를 방지할 수 있으므로 충분히 섭취한다.

(3) 비타민과 무기질

비타민 C는 상처회복에 중요하고 비타민 K는 지혈을 도와주므로 충분히 섭취한다. 빈혈이 있는 경우 철분, 단백질, 비타민 C 등이 풍부한 식품을 섭취하며, 면역기능에 관여하는 아연 같은 무기질도 부족하지 않도록 한다.

(4) 수 분

수술 전에 충분한 양의 전해질과 수분을 공급해 체액의 균형을 이루게 하며 부족하면 정맥주사를 통해서 공급한다.

(5) 음식섭취

수술전에는 금식하는데, 이는 수술 후 음식이 남아 있으면 회복이 지연되거나 위를 팽창시킬 수도 있으며, 마취가 풀리면서 구토가 있을 경우 음식물이 흡인되어 폐합병증이 올 수 있기 때문이다.

소화기계 수술 전에는 음식물의 잔여물을 적게 하기 위해 저잔사식이나 액체 음식을 공급하기도 한다.

3. 수술 후의 영양관리

수술 후에는 수술로 인한 스트레스와 긴장, 출혈, 체액상실, 체단백질 손실 등으로 영양소의 요구량은 증가하는데 영양소 섭취는 어려우므로 상처회복이 지연되고 면역력이 떨어져 또 다른 합병증을 유발할 수 있다.

수술 후 24~48시간은 5% 포도당 용액과 3% 아미노산 용액이 함유된 것을 정맥으로 공급하여 체단백질이 분해되는 것을 막고 전해질과 수분을 공급한다.

위장 기능이 정상화되면 맑은 유동식으로 시작해 일반식으로 이행시킨다. 상처가 크고 회복기간이 오래 걸리는 환자에게는 우선 중심정맥영양을 공급하다가 경구로 식사가 가능하게 되면 전유동식을 시행하면서 경과를 관찰하여 소화가 무리없이 이루어지면 연식 등으로 바꾼다.

체온과 비슷한 온도의 음식을 공급하며 저잔사, 저자극성 식사를 섭취시킨다.

(1) 단백질

수술 후에는 체단백질이 분해되고 이화작용이 급격히 항진되어 혈청단백질 농도는 저하하고, 출혈로 인해 단백질 소모가 많으므로 단백질을 충분히 공급한다. 염증이나 감염 등의 우려가 크므로 매일 약 150g 정도 혹은 체중 kg당 1~2g의 단백질을 공급하도록 한다.

(2) 당질, 지질과 에너지

수술 후에는 상처 회복을 위해 고열량식품을 공급하며, 탄수화물은 단백질을 절약하여 단백질이 체조직 합성에 쓰일 수 있도록 하므로 충분히 공급한다. 지방은 소량으로 에너지를 많이 낼 수 있으므로 소화기관이나 질환 등에 방해가 되지 않으면 소화되기 쉬운 지방식품을 섭취한다. 열량을 정상필요량의 10% 증가시키고 복합 골절과 외상 수술은 열량을 10~25% 증가시킨다.

(3) 비타민과 무기질

상처 회복을 위해 상피조직 형성에 필요한 비타민 A와 콜라겐 형성에 필요한 비타민 C, 출혈로 인한 혈액 손실을 보충하기 위해 비타민 K를 충분히 섭취한다. 티아민, 리보플라빈, 니아신이 많은 식품을 공급하며, 식품으로 섭취하기 어려운 경우에는 약제로 공급한다.

엽산, 피리독신, 비타민 B_{12} 등도 혈액 생성에 중요하므로 보충한다. 아연은 면역기능 향상과 단백질 대사에 관여하므로 충분히 공급한다.

(4) 수분과 전해질 대사

발열, 땀, 구토 등에 의해 다량의 수분과 전해질이 손실되므로 하루에 2~3L의 수분을 공급하며, 폐혈증 등의 합병증이 있을 경우에는 3L 이상의 수분을 공급한다. 수분과 전해질은 처음에는 정맥으로 공급하나 빠른 시일 내에 경구로 마실 수 있게 하는 것이 바람직하다.

1. 장 절제 수술

암, 게실염, 회장염, 천공, 협착증 등의 치료를 위해서 소장이나 대장의 2/3 이상을 절제하면 심한 대사장애, 영양불량이 일어난다. 단백질은 별 영향을 받지 않으며 포도당은 소장효소가 존재하는 한 쉽게 흡수되지만 지방은 잘 흡수되지 않기 때문에 지방변을 보며 지용성 비타민의 흡수도 저해된다.

비구강적 급식을 하고 소장이 적응할 수 있을 때까지 기다렸다가 유동식부터 시작해 정상식사로 이행한다.

2. 담낭 수술

담낭이 제거되어 담즙산이 충분히 공급되지 못하면 지방이 십이지장에 머무르고 콜레시스토키닌(CCK, cholecystokinin)을 계속 분비하므로 수술부위를 수축시켜 통증을 유발한다. 간으로부터 담즙산이 지방의 소화를 위해 충분히 분비될 때까지 적응기간이 필요하므로 처음에는 저지방식으로 하고 적응도에 따라 지방의 양을 늘려간다.

Focus ON 담낭환자의 수술 후 영양 급식

수술 후 제 1일 : 수혈 정맥주사
제 2일 : 맑은 유동식(홍차, 젤라틴)
제 3일 : 묽은 미음, 탈지유, 과즙
제 4일 : 고단백 유동식
제 5일 : 구강으로 70~100g의 단백질 음식
제 6일 : 저지방식 3~6개월

3. 편도선 절제 수술

편도선 수술 후에는 목이 매우 예민하므로, 자극성이 없고 체온에 가까운 온도의 음식을 전유동식으로 제공한다. 차고 부드러운 음식은 수술환부의 출혈을 막는다. 수술 후 처음 24시간 동안에는 냉우유, 유제품을 공급하며, 2일 후에는 따뜻한 액체와 음식에서 시작하여 미음, 죽 등을 공급하다가 10일 내에 정상식사를 준다. 감귤류의 주스나 수프, 커피 같은 음식은 피한다.

4. 골절과 외상

골절이나 외과적 수술 후에는 단백질 손실이 증가하므로 단백질은 150g 열량은 3,000 kcal 정도를 공급하며 수분과 전해질을 충분히 섭취시킨다.

4. 화 상

화상은 열, 전기, 화학물질 등과의 접촉에 의해 피부조직이 손상된 것으로 손상받은 체표면적이나 피부조직의 깊이에 따라 치료를 달리 한다.

(1) 화상의 분류와 증상

피부는 표피, 진피, 피하조직, 근육층으로 구성되어 있는데 1도 화상은 표피만 손상된 것으로 피부의 발적과 동통, 부종이 생기는 정도이다. 2도 화상은 뜨거운 물 등에 의해 표피와 진피층이 손상을 입어 붓게 되며 동통과 수포, 부종이 나타난다.

3도 화상은 피부 전체가 손상을 받고 피하조직까지 손상받는 경우를 말한다. 심한 화상을 입은 경우에는 영양처방이 적극적으로 이루어져야 한다.

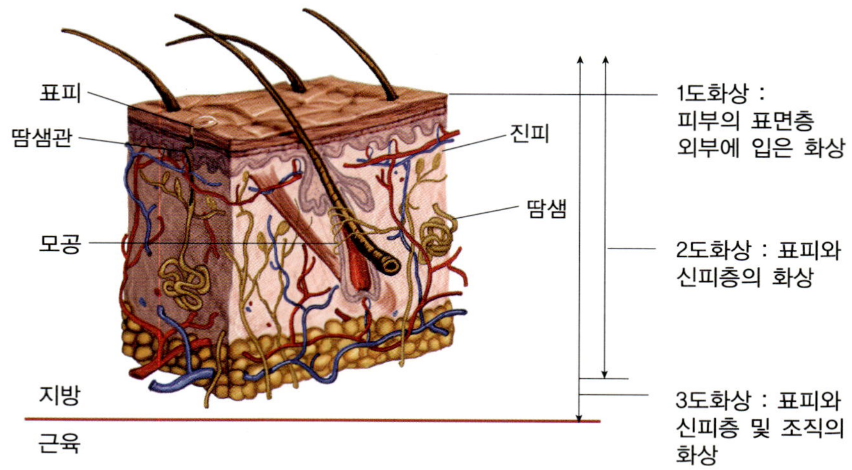

그림 14-1 화상의 정도

영양처방은 환자의 나이와 건강상태, 화상의 정도에 따라 달라진다. 피부 면적의 20% 이상 화상을 입은 경우에는 체액의 손실이 매우 크므로 정맥주사치료를 해야 한다. 화상부위에서는 분비물이 나와 체액의 손실이 증가하고 수분 및 전해질의 균형이 깨지게 된다. 화상을 입게 되면 에너지 대사가 항진되어 에너지 요구량이 많아진다. 그러므로 물과 전해질 공급이 중요하다.

(2) 영양치료

1) 수분과 전해질 공급

상처를 통해 많은 양의 체액과 전해질의 손실이 있으므로 이를 보상하기 위해 혈관벽의 투과성이 커지면서 혈장과 알부민이 세포외액으로 빠져 나오므로 수분과 전해질을 공급한다. 하루에 7~10L의 수분을 공급하며 화상부위를 통해 증발되는 수분 손실을 보충한다.

2) 열 량

열량 요구량은 화상 정도에 따라 다르며 일반적인 상황일 때보다 열량 요구량이 높다. 감염이나 열이 나게 되면 열량을 더 증가시켜야 한다. 체중 감소는 질병의 감염률을 높이므로 화상 전 체중보다 10% 이상 감소되지 않도록 한다.

화상 전의 체중을 기준으로 약 50~90 kcal/kg의 에너지가 필요하다.

3,000~5,000kcal의 열량을 고당질식이와 함께 공급해야 조직재생에 필요한 단백질을 절약할 수 있으며, 높아진 열량요구량도 충족시킬 수 있다.

과다한 탄수화물 공급은 지질합성을 초래하며 CO_2 생성을 증가시켜서 대사적 스트레스로 인한 고혈당을 악화시킬 수 있으므로 총 에너지의 60~65%를 공급한다.

3) 단백질

이화작용(Hypercatabolism)의 증가로 소변으로 배설되는 질소량과 상처로 손실되는 질소량이 많아 단백질 결핍상태가 초래될 수 있으므로 손실된 체단백과 혈장단백을 보충하기 위해 고단백질 식사를 공급한다. 단백질은 화상부위가 체표면적의 20% 미만이면 1.5g/kg, 화상부위가 20% 이상인 경우는 2g/kg을 공급한다.

4) 당질과 지질

과다한 당질공급은 지질합성을 초래하고 CO_2 생성을 증가시키며 대사적 스트레스로 인한 고혈당을 악화시킬 수 있으므로 총 에너지의 60~65%를 공급한다. 지방은 총 에너지의 10% 정도를 공급하며 n−3지방산은 화상에 의한 혈전성 합병증을 감소시키고 면역기능을 충분히 공급한다.

5) 비타민과 무기질

화상으로 인한 체액손실과 조직액을 보상하기 위해 세포 내 수분이 빠져 나와 탈수상태가 되므로 비타민, 무기질, 전해질을 충분히 공급한다. 새로운 조직의 콜라겐 합성을 위한 비타민 C는 하루에 1~2g을 공급하며 에너지와 당질대사에 관여하는 비타민 B 복합체 섭취를 증가시킨다.

아연은 피부에 체내 저장량의 20%가 있어 화상을 입게 되면 아연이 손실이 크므로 충분히 공급한다.

화상으로 인한 상처로 소변 중에 마그네슘 배설이 늘어나므로 마그네슘을 공급하며, 셀레늄 등의 무기질도 부족하지 않게 공급한다.

6) 화상 환자에게 영양소 공급

얼굴에 화상을 입은 경우에는 음식을 씹고 삼키기가 어려우므로 장을 통해 경관으로 공급한다. 경구 섭취가 가능하면 고열량 고단백식이를 5~6회로 나누어 공급하며 부족할 경우 보충식을 제공한다.

장을 통한 영양공급이 힘든 경우에는 정맥을 통해 영양공급을 한다.

Focus ON Curreri가 제안하는 열량 필요량 계산식

- **열량 필요량**

  어른 : 25kcal × 화상 전 체중(kg) + [40kcal × 전체 체표면적에 대한 화상의 %]

  어린이 : 30~100kcal(나이에 따른 RDA) × 화상 전 체중(kg) + [40kcal × 전체 체표면적에 대한 화상의 %]

- **단백질 필요량**

  1g 단백질 × 화상 전 체중(kg) + [3g 단백질 × 전체 체표면적에 대한 화상의 %]

Chapter 15. 면역과 호흡기계 질환

1. 인체의 면역체계

인체면역계는 다양한 위험을 확인하고 무력화시키는 방어메커니즘, 즉 비자기와 자기를 구별하는 능력을 가지고 있다. 인체면역계를 위협하는 요소들에는 외부로부터 침투하는 감염성 미생물, 독성물질, 체내에서 발생하는 잠재적으로 해로운 변화의 결과(정상세포의 암세포로의 악성전환) 등이 있다.

다행히도 면역계는 방어체계가 잘 되어 있어 이물질을 고립, 파괴, 섭취해 버리거나 혹은 이러한 모든 방법들을 조합해 위협요소를 제거한다.

면역계는 내재면역계와 적응면역계로 되어 있다.

1. 면역계

(1) 내재면역계

내재면역계는 선천적인 면역반응으로 미생물이나 외부 침입에 대해 신속히 반응하며 한번 노출된 이후에 다시 노출되어도 같은 반응을 보인다. 대식세포나 자연살해세포 등이 일차적으로 반응을 나타낸다. 혈관의 투과성 변화 및 체온 상승 등의 작용을 통해 염증반응에 기여한다.

인체는 이물질에 감염이 되면 스트레스 반응이 일어나며, 조직을 보호하는 반응을 나타낸다. 이를 염증반응이라 하며, 손상된 조직으로 혈액을 전달하여 혈관이 팽창되는 것과 감염조직에서 떨어진 곳에 혈액을 운반하여 소혈관이 수축되는 것으로 시작된다. 손상된 조직 안의 모세혈관은 조직에 체액이 축적되도록 더 쉽게 침투하게 되고 유입을 허용하여 부종의 원인이 된다.

혈관에서는 감염 전파를 예방하고 면역세포들의 역할을 촉진하여 이물질을 파괴한다. 제일 먼저 도착하는 세포들 중에 하나는 혈관벽을 형성하는 내피세포들 틈 사이로 들어갈 식세포이다.

식세포는 가수분해효소와 산화반응으로 미생물들을 삼키고 파괴한다. 염증이 만성이 되면 이러한 유익한 식세포가 건강한 조직까지 손상을 입힐 수 있다.

수많은 화학물질이 염증과정을 조정한다. 이 매개물질은 손상된 조직, 혈관세포, 활성화된 면역세포에 의해 방출된다. 이러한 매개물질은 염증반응의 과정들 중 하나 이상을 통제한다. 히스타민은 비만세포에서 나와 혈관을 확장시키고 모세혈관의 삼투성을 높여준다.

그 밖에 염증과정에 참여하는 단백질로는 백혈구에서 생성된 사이토카인과 식사지방산에서 유래된 아이코사노이드가 있다. 스테로이드약(Cortisone과 prednisone)과 비스테로이드약(아스피린과 Ibuprofen)들은 Eicosanoid 합성을 막는다. 식이지방은 면역반응에 매우 중요한다. Eicosanoids의 전구체들은 아라키돈산에서 생성된다.

오메가3 지방산은 아라키돈산과 경쟁하여 염증작용 매개물질들의 생산을 방지한다. 오메가6 지방산의 함량이 높은 기름을 오메가3 지방산이 많은 생선기름으로 대체하는 것은 염증작용을 완화하는 효과가 있을 수 있다.

염증의 주된 증상으로는 발적(손상된 조직 부위의 소혈관 팽창), 열감(더운 동맥혈액의 유입), 아픔(손상된 조직 내에 부종의 압력과 아픔수용기에 어떤 화학적 매개물의 작용), 종창(손상조직에 액체의 축적으로 발생), 식세포(phagocytes)[백혈구(호중구와 대식세포)는 항원을 삼켜 파괴)], 비만세포(결합조직 내의 세포는 히스타민을 생산하고 방출) 등이 있다.

(2) 적응면역계

적응면역계는 후천적인 면역으로 면역기억을 가지고 있어 감염이나 노출이 반복되면 다양한 방법으로 대응하여 인체를 방어한다. 림프구가 관여하며 특정 항원에 대해 수백수천 가지의 항체를 만들어 감염으로부터 인체를 보호한다.

적응면역계의 세포들은 전문화된 흉선과 골수에서 훈련을 받고 비장, 림프절 등에서 작용하며 분화될 수 있으며, 혈류를 통해 다른 곳으로 이동해 면역작용을 나타낸다.

1) 흉선유래 림프구(Thymus derived lymphocyte)

T 세포는 직접면역반응에 참여할 뿐 아니라 다른 세포의 활성을 조절하거나 지휘한다.

T 세포는 골수의 조혈 줄기세포에서 발생되어 성숙 분화되어 면역반응을 나타낸다. T-임파구가 항원에 노출되면 대사적 변화가 일어나고 감작된 항원에 대한 특정 수용체를 운반하는 세포의 Clone이 형성된다. 동일한 항원에 재노출될 경우, 적절한 항원수용체를 갖는 T-임파구에서 Lymphokine이 방출되어 식세포 등 다른 세포의 도움으로 항원을 파괴시키게 된다.

세포매개성 면역은 피부 과민지연반응, 조직이식 거부반응, 세포독성(cytotoxicity) 등에 관여한다.

숙주면역장해 요인들에는 영양불량, 미생물, 기생충, 알레르기원, 독소 등이 있다.

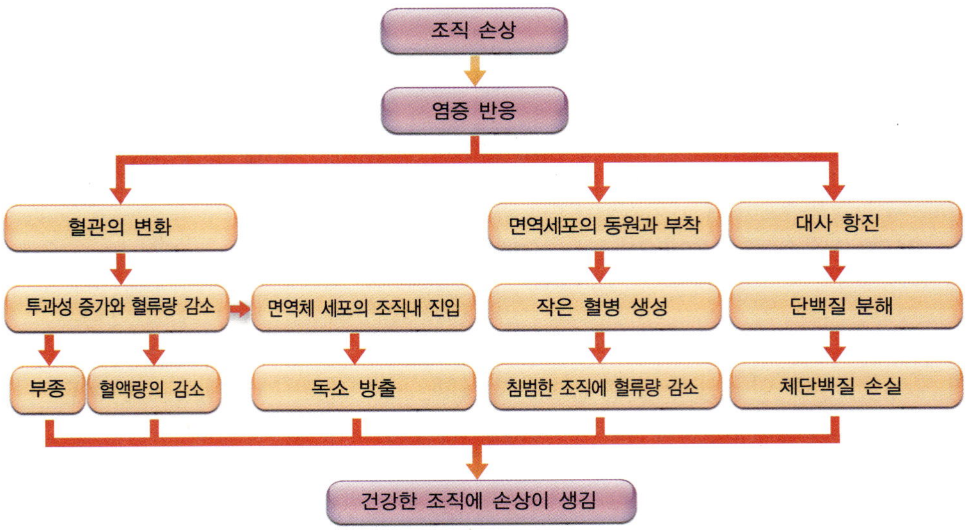

그림 15-1 염증반응과 조직 손상

2) 골수유래 림프구(Bone marrow derived lymphocyte)

골수(bone marrow)에서 유래한 B-cell이 접촉된 항원을 인식하여 특정한 항체를 형성하는 면역반응이다. 항체에는 IgG, IgA, IgM, IgD, IgE 등이 있다. 보체계는 항원-항체반응의 1차적인 증폭제로 작용한다. 항체가 일단 형성되면 일종의 효소인 보체들이 활성화되어 항원으로부터 숙주를 방어하게 된다.

혈관 내층세포들은 서로 붙어있어 정상적으로는 조직 속으로 내용물을 허용할 수 없다. 그러나 조직이 손상되면 히스타민을 방출하고, 히스타민이 혈관을 팽창시키고, 손상된 부위에 혈류를 증가시킨다. 액체는 모세혈관에서 빠져나오고(종창의 원인), 식세포는 투과성이 커진 혈관벽을 누출해 빠져나온다. 식세포는 세균을 삼키고 가수분해효소로 소화하고 산화된다.

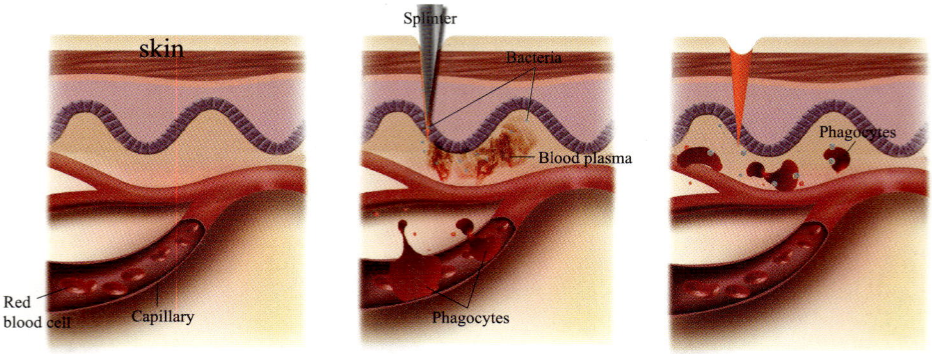

혈관 내층 세포들은 밀접해 있어서 정상적으로 조직 속에 내용물을 허용할 수 없다.

조직이 손상됐을 때, 면역세포는 히스타민을 방출하고, 히스타민이 혈관을 팽창시키고, 손상된 부위에 혈류를 증가시킨다. 액체는 모세혈관에서 빠져나오고(종창의 원인), 식세포는 투과성이 커진 혈관벽을 누출해 빠져 나온다.

식세포는 세균을 삼키고 가수분해효소를 소화하고 산화시킨다.

그림 15-2 염증과정

2. 면역반응이 체내에 미치는 영향

인체는 이물질의 침입에 의해 광범위한 면역반응을 나타낸다. 체내에서는 감염 후에 간은 C-반응단백질, 보체, 피브리노겐, 프로트롬빈과 혈액응고 단백질 등을 생산한다. 이때 알부민, 철, 아연의 혈장농도는 떨어진다.

급성단계 반응은 포도당 생산을 위한 아미노산 생성, 조직 회복, 면역 단백질 합성을 위해 근육의 이화작용이 활발해져 음질소평형이 나타나 근육이 소모된다. 기초대사는 상승하고 호중구가 증가하며 열이 나고 종창 등의 증상이 나타난다.

2. 면역반응과 영양

영양과 면역은 밀접한 관계가 있다. 이는 지방이 면역반응 중 염증과정에 관여하는 것으로 알 수 있으며, 아연이 면역기능을 향상시킨다는 사실은 여러 연구결과로도 알려져 있다. 단백질, 지방, 비타민, 각종 무기질 등의 결핍은 체내 면역반응을 저해시키고 질병에의 감염 가능성을 높이며 질환의 치유를 더디게 한다. 영양과잉도 면역에 좋은 것은 아니다.

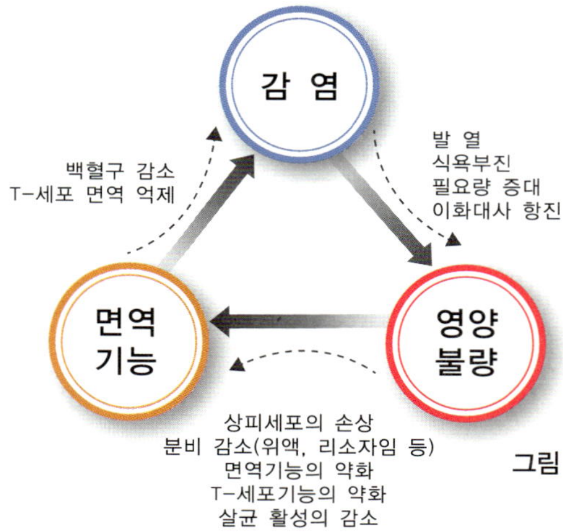

그림 15-3
영양과 면역반응

(1) 단백질-열량 영양불량(Protein-energy malnutrition, PEM)

세포매개성 면역이 영향을 받아 PEM시 임파절, 편도선, 비장, 흉선 등의 임파조직이 위축되고, T-임파구의 수와 기능이 저하된다. 편도선의 크기가 감소하는 것도 영양이 불균형함을 알 수 있는 지표이다.

단백질 열량 영양결핍은 체액성 면역에는 거의 영향을 미치지 않는다고 알려져 있어 면역글로불린 함량은 거의 변화가 없거나 혹은 증가한다. 저알부민혈증 환자는 체액성 면역, 세포 매개성 면역과 보체계 등에 결함을 보인다.

(2) 과영양(Overnutrition)

비만한 사람은 호흡기 감염과 수술 후 패혈증의 발병률이 높으며 면역기능이 저하된다. 비만인 경우 대부분 이상지질혈증인데 이는 임파구의 반응을 저해한다.

(3) 지 방

필수지방산이 부족한 경우 실험동물의 임파선이 위축되고 항체반응이 저하된다. 고도불포화지방산이 과잉섭취될 경우는 임파선이 위축되고 T-세포 면역반응이 억제된다. 필수지방산은 아이코사노이드의 전구체로 아이코사노이드는 프로스타글란딘, 트롬복산, 프로스타사이클린으로 전환되며 지질산소화 효소에 의해 루코트리엔이 된다.

4계열의 루코트리엔은 아라키돈산에 지질산소화 효소가 작용하여 백혈구나 단핵세포 등에서 생성되어 평활근을 수축시키고 염증반응을 촉진시킨다. 그러나 n-3지방산의 섭취가 많으면 4계열의 루코트리엔의 생성보다는 활성이 낮은 5계열의 루코트리엔이 형성되어 염증반응을 억제한다.

그러므로 n-6과 n-3 다가불포화지방산의 비율은 면역기능에 매우 중요하다. 동물실험에서 혈청 콜레스테롤이 증가되면 감염에 대한 취약성이 높아지는데 이는 세포막의 콜레스테롤양이 증가되므로 이에 따른 세포막의 유동성이 변화되기 때문으로 알려져 있다. [지방 (4)아이코사노이드 참조]

Reference

아이코사노이드
(Eicosanoids)
탄소수 20개인 지방산이 산화되어 세포막의 인지질에서 합성되어 생리기능을 한다. 프로스타글란딘, 트롬복산, 프로스타사이클린, 루코트리엔 등이 있다.

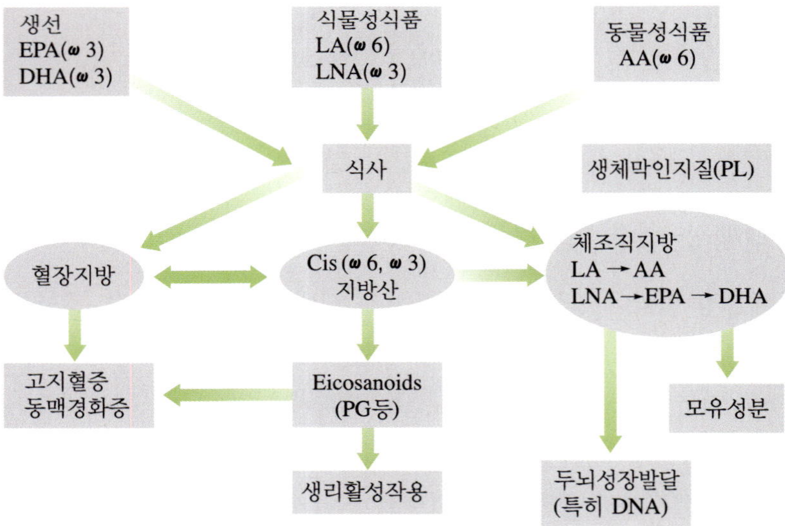

LA : linoleic acid(18:2) LNA : linolenic acid(18:3)
AA : arachidonic acid(20:4) EPA : eicosadentaenoic acid(20:5)
DHA : docosahexaenoic(22:6) PL : phosphollpids
PG : prostalandins

그림 15-4 필수지방산과 아이코사노이드

(4) 비타민

비타민 A는 중성구, 단핵구, 림프구뿐 아니라 다른 면역세포들의 발달과 분화에도 중요한 역할을 한다. 비타민 A가 결핍되면 감염의 가능성이 높아지고, 상피세포가 손상받으며 세포매개성 면역과 체액성 면역능력이 저하된다. 또한 림프조직과 말초혈액에서의 CD4 T 림프구 수와 혈액 내 중성구를 감소시킨다고 알려져 있다.

비타민 E는 지용성 항산화제로 세포막 불포화지방산의 산화를 억제하여 세포막을 보호한다. 비타민 E가 결핍되면 면역글로불린 양이 감소하고 피부과민지연반응이 감소하는 등 면역반응이 손상되며 과잉섭취의 경우에도 면역기능이 저하된다. 어느 정도의 양이 면역능력을 향상시킬 수 있는지는 알려져 있지 않다.

비타민 C는 체액에 있는 수용성 항산화제로 비타민 E의 환원형태를 재생할 수 있는 작용이 있어 다른 항산화제의 효과를 보완하거나 상승시키는 작용을 한다. 비타민 C는 식세포 작용에 중요한 영양소이다.

비타민 B_6(Pyridoxine)은 아미노산의 합성과 대사에 필수적이므로 부족되면 면역기능을 수행하는 항체와 사이토카인 등의 생성이 제대로 되지 않아 면역능력이 저하된다. 판토텐산(Pantothenic acid)과 엽산의 결핍도 세포매개성 면역과 체액성 면역기능을 손상시킨다.

(5) 무기질

철, 칼슘, 마그네슘, 망간, 구리, 셀레늄, 카드뮴, 크롬 및 요오드의 결핍은 면역기능을 저하시킨다. 철분의 경우 결핍시와 과잉시 모두 감염에 약해진다. 철분이 숙주의 적절한 면역기능에 필수적인 반면, 박테리아의 증식과 성장에도 필요하므로 철분의 섭취를 증가시키면 박테리아의 증식을 지원하는 유리철분을 제공하게 되어 감염을 활성화시킬 수도 있다.

아연이 결핍되면 흉선과 골수에서 T 세포와 B 세포의 전구체 사멸이 증가해 면역 세포들의 생성이 감소한다. 면역세포들은 반응할 때 효소가 꼭 필요한데 아연은 많은 효소들의 구성성분이므로 결핍되면 면역능력이 손상된다.

태아기 혹은 출산 직후의 아연 결핍은 면역계의 정상적인 발달을 지연시킨다. 마그네슘 결핍증은 실험동물에서 흉선위축과 항체반응의 감소를 초래하였다고 보고되어 있다.

셀레늄은 항산화제인 글루타티온 퍼옥시다아제의 구성성분으로 대식세포나 중성구와 같이 유리기를 생산하거나 산화적 스트레스에 많이 노출되는 세포들에게는 매우 중요한 영양소이다. 동물실험에서 셀레늄이 결핍되면 림프구 활성이 저하되고 중성구에 의한 유리산소기 발생이 증가되는 것으로 나타나 셀레늄이 산화전구체로부터 세포를 보호할 수 있다고 한다.

3. 호흡기 질환의 면역체계와 영양

공기와 혈액 사이의 가스교환 과정이 혼란되면 혈액의 산소공급 감소와 이산화탄소 농도의 증가가 특징인 호흡질환이 유발된다.

(1) 호흡기의 구조

코, 인후, 기관지와 폐로 구성되어 있다. 공기 중의 산소는 호흡기의 외부와 연결된 코를 통하여 들어와 인후와 기관지를 지나 소기관지, 기관, 폐포낭을 거쳐서 폐포에 이른다. 비강에서 기관지에 이르는 부위에서는 공기의 온도와 습도를 조절하며 이물질은 제거한다.

폐는 공기 중의 산소를 흡입하여 탄산가스 배출하는 곳으로 우측에 3개, 좌측에 2개의 폐엽으로 나누어져 있고, 각 폐엽은 늑막의 견고한 막으로 싸여 있다. 폐포의 총수는 약 30억 개에 달하며 각 폐포의 총 표면적은 $70m^2$이다.

(2) 호흡기의 기능

혈액을 통하여 산소를 각 세포로 운반하고 각 체세포가 산소를 이용하여 에너지를 생성하도록 하며 생성된 탄산가스를 체외로 배출한다. 산염기의 평형, 수분 및 열방출과 발성을 통하여 말을 할 수 있도록 한다.

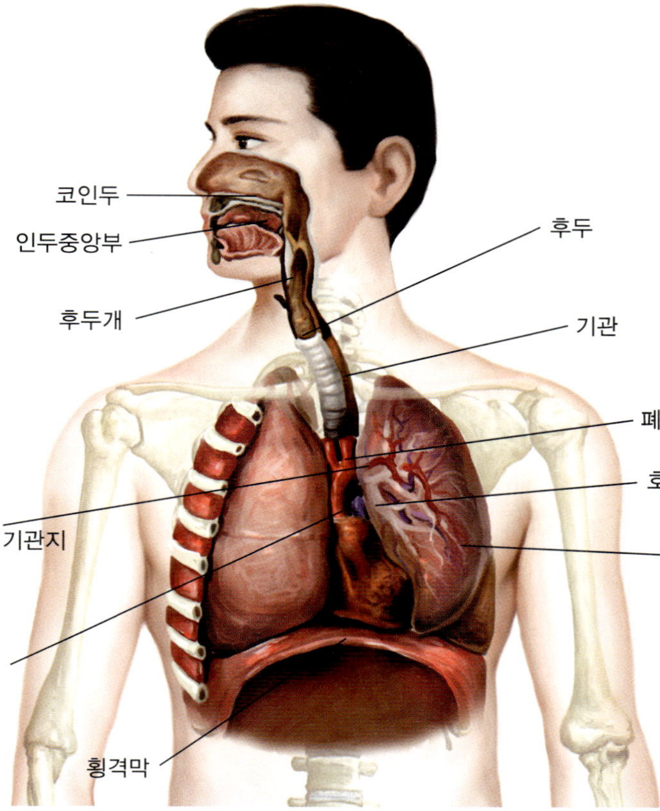

그림 15-5 호흡기의 구조

기관을 통한 기관지와 세기관지까지의 공기 흡입은 폐의 주요한 호흡 통로이다.
산소와 이산화탄소는 모세혈관으로 둘러싸인 폐포벽에서 가스교환된다.

1) 체내 산소공급

신체의 구성세포는 공기를 직접 받아들일 수 없어 코를 통해서 인후를 거쳐 기관지를 통하여 폐로 들어와 폐동맥 혈액 속으로 들어가 각 세포로 운반되고 영양소를 산화시켜서 ATP를 합성하는 데 쓰인다.

2) 탄산가스의 배출

탄수화물, 지방, 단백질이 ATP를 합성하면서 탄산가스가 생성되어 혈액으로 방출되면 탄산이 되어 폐로 운반되고 호흡을 함으로써 체외로 배출되는데 제대로 되지 않으면 혈액 내 탄산이 많아진다.

3) 체액의 산염기 평형

체내의 가스성분을 일정하게 유지하고 끊임없이 생산되는 탄산은 체액을 유지한다.

4) 수분 및 열방출

호흡으로 인한 성인의 수분 배설량은 1일 400~500mL이다. 체온조절 시 땀과 호흡으로 수분을 배출시키며 열이 심하게 나면 호흡수가 많아진다.

(3) 호흡기의 호흡과정

폐환기는 폐포내 공기와 대기사이의 공기교환으로 산소가 많은 대기중 공기를 폐포내로 흡인하고 탄산가스 농도가 높은 공기를 체외로 배출한다.

외호흡은 공기와 혈액 사이의 산소와 탄산가스의 교환과정으로 확산에 의해서 이루어지며, 내호흡은 산소 및 탄산가스의 운반과 혈액과 조직세포 사이에서 이루어진다.

(4) 호흡기 질환

1) 만성 폐쇄성 폐질환(Chronic obstructive pulmonary disease, COPD)

폐를 통한 공기흐름의 지속적인 장애가 특징으로 만성기관지염과 폐기종을 포함하는 폐질환을 말한다.

만성 기관지염(chronic bronchitis)은 폐의 주기도 안쪽 점막의 지속적인 염증으로 점액이 과잉분비되어 폐의 기도를 막아 점액 제거가 충분히 되지 않기 때문에 기도가 좁아지는 질병으로 만성적으로 기침을 한다.

폐기종(Emphysema)은 폐의 폐포가 점진적으로 손상되어 호흡곤란의 원인이 되는 질환으로 폐 탄성조직이 붕괴되고 세기관지와 폐포벽이 파괴되며 표면적을 감소시킨다. 만성 기관지염과 폐기종 환자들은 혈액 중의 정상적인 산소와 이산화탄소 농도를 유지하지 위하여 폐의 용량을 감소시키므로 숨이 가쁘고 호흡곤란이 발생하며 호흡기나 심장기능부전으로 이어질 수 있다.

체중감소, 조직의 소모, 열량불량, 복부의 통증, 위궤양이 발생하며, 폐의 확산능력이 떨어져 혈액의 산소공급과 탄산가스 제거능력이 감소되며 폐 일부의 공기유통이 두절되어 조직이 사멸한다.

폐순환혈관의 저항력이 증가되며 폐동맥의 고혈압이 나타나 심장의 부담을 증가시키고 우심장부전의 원인이 되며, 저산소증과 탄산과잉증이 발생되어 사망하게 된다.

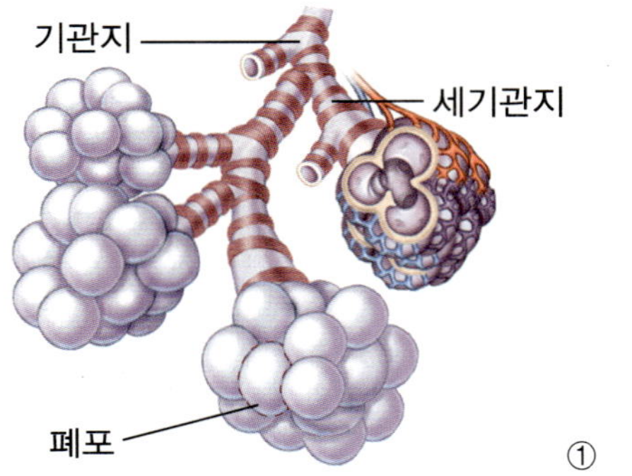

건강한 기관지는 공기의 통로를 제공한다. 건강한 폐포는 공기와 혈액사이의 가스교환을 한다.

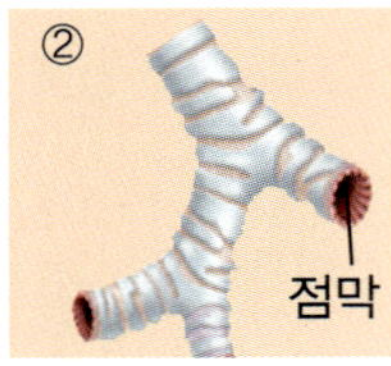

만성 기관지염은 염증을 일으키고, 점막에서 분비물이 과도하게 분비되어 기관지를 좁게 하여 정상적인 공기 흐름을 감소시킨다.

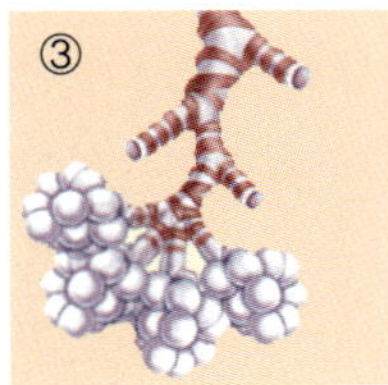

폐기종은 벽의 점차적인 파괴로 폐포를 분리하고 폐 탄력성을 감소시킨다.

그림 15-6 만성 폐쇄성 폐질환 (사진 ①과 ②는 건강한 기관지와 제 3기 기관지염 상태. 사진 ③은 폐기종의 원인과 위험요인)

표 15-1 만성 폐쇄성 폐질환에 사용되는 약이 체내에 미치는 영향

(1) 기관지 확장제(Theophylline, dyphylline)
위산분비를 증가시키며, 위산역류가 증가한다.
(2) 코르티코스테로이드(프리드니손, Prednisone)
당불내증, 나트륨 보유, 음의 질소평형, 식욕자극, 체중 증가, 어린이의 성장억제를 유발하는 부작용이 있을 수 있다.

① 원 인

흡연이 가장 큰 위험 요인이며 호흡감염이나 먼지, 화학약품 등에 직업적으로 노출되어 있는 경우에도 치명적이다.

유전적 요인들도 크게 작용한다. 폐 결합조직의 a-1 항트립신의 유전적인 결핍으로도 발생한다.

② 치 료

호흡곤란과 기침을 경감시키고 합병증을 막기 위해 금연한다.

공기의 흐름을 원활하게 해주는 기관지 확장제와 증상이 재발하는 것을 막는 코르티코스테로이드(항염증성 약품)을 처방한다.

정상 체중을 유지하고 근육손실을 막기 위해 운동을 하는 것이 권장된다.

③ 영양관리

만성 폐쇄성 폐질환 환자들은 호흡곤란으로 인해 씹기나 삼키기가 어려워 식욕을 잃게 되며 정신적인 스트레스로 인해 음식의 섭취가 줄어 영양결핍을 유발하게 된다.

횡격막과 폐의 변화로 복부의 부피가 줄어 조금만 먹어도 포만감을 느끼므로 음식섭취가 줄어 영양불량이 될 수도 있다.

그러므로 하루에 먹을 음식의 양을 나누어 소량씩 자주 섭취하며 가스를 형성하는 음식들은 피하고 수분을 충분히 섭취해 두꺼워진 점막의 점액 분비를 막아야 한다.

고칼로리, 고단백식이는 도움이 될 수도 있지만, 과잉의 에너지 섭취는 이산화탄소 배출량을 증가시켜 호흡질환을 악화시킨다. 중간에 수분 보충도 필요하나 너무 잦은 수분섭취는 포만감을 초래해 식사를 제대로 하지 못하게 하여 영양결핍을 유발할 수 있다.

비만이나 과체중인 사람들은 체중을 정상으로 하여 호흡기에 부담을 덜어준다. 코르티코스테로이드는 이화작용을 촉진하고 만성 폐쇄성 폐질환을 동반하는 근육소모를 악화시킬 수 있다. 미각이 기관지 확장제나 약물로 인해 변하고 만성적인 구강호흡으로 구강이 건조하게 된다.

2) 호흡부전

호흡부전은 공기와 순환하는 혈액 사이의 가스교환이 되지 않는 상태로 만성 폐쇄성 폐질환으로 인해 발생하는데 갑자기 발병하는 것은 급성 호흡곤란 증후군(Acute Respiratory Distress Syndrome, ARDS)이라 한다.

① 원 인

기도 상단의 장애나 허약, 호흡에 관련된 근육들의 마비로 발생할 수 있으며 폐 안에 위치한 색전이 혈액의 흐름을 막거나 유독물질들이 폐조직을 손상시켜 나타날 수도 있다. 수술이나 내시경(Abdominal procedure) 등에 의해서도 호흡부전이 나타날 수 있다.

② 증 상

가스교환이 제대로 이루어지지 않아 저산소혈증과 탄산과잉증이 나타나며 조직 안의 불충분한 산소공급은 세포기능을 막아 세포의 죽음을 유발한다.

탄산과잉증은 중추신경계와 심장의 기능을 방해하는 산 과다증으로 이어질 수 있다. 호흡부전으로 인해 환자들은 호흡을 가쁘게 하고 심장박동수도 늘어나 두통, 의식장애, 어지러움증이 발생할 수 있다.

③ 치 료

호흡부전의 치료는 폐기능을 정상으로 하기 위해 산소를 공급하는 것이 바람직하다. 급성 호흡곤란 증후군 환자들은 스스로 숨을 쉴 수 있을 때까지 기계호흡을 시키고 체액균형을 유지하도록 한다. 이뇨제는 폐조직에 쌓인 체액을 배설하기 위해 사용하기도 하며 약물치료로 염증을 경감시킨다.

④ 영양관리

면역이 약한 호흡기에 무리를 주지 않으면서 폐기능을 보완하기 위해 충분한 단백질을 공급하며 경장영양으로 하는 것이 바람직하다.

3) 감 기

① 원인과 증상

바이러스, 과로, 좋지 않은 영양상태, 한랭 습기 등에 의해 일어나며 콧물, 인후통, 두통, 전신권태, 발열 등의 증상을 보인다.

② 영양치료

고열량, 고단백, 고비타민식이를 섭취하며 특히 비타민 C를 섭취하는 것이 도움이 된다.

4) 폐 렴

① 원인 및 증상

폐에 염증이 생겨 폐포가 액체와 혈구로 차 있는 상태로 폐렴구균, 감기 바이러스 등의 감염으로 발생한다.

폐포에 감염된 후 폐동맥 세포막으로 이동하고 여기에 구멍이 뚫려서 액체와 적혈구, 백혈구 세포가 혈액에서 폐포로 흘러들어가므로 감염된 폐포는 점차 액체와 세포로 차게 된다. 호흡곤란, 고열, 심하면 사망하게 된다.

② 영양치료

수분공급, 정맥주사로 영양을 공급한다.

5) 폐결핵

① 원인과 증상

과로 또는 장기영양실조로 인한 저항력의 약화상태, 오염된 환경 속에서 결핵균에 의해 감염된다. 권태감, 기침, 가래, 객혈, 발열 등의 증상이 있다.

② 영양치료

고열량, 고단백, 유지방, 칼슘을 충분히 섭취(신경의 진정작용이 있고 병균의 석회화에 중요 역할)하고, 각혈이 있으므로 조혈작용이 있는 철분을 섭취하며, 비타민 A, C는 저항력을 강화시키므로 섭취한다.

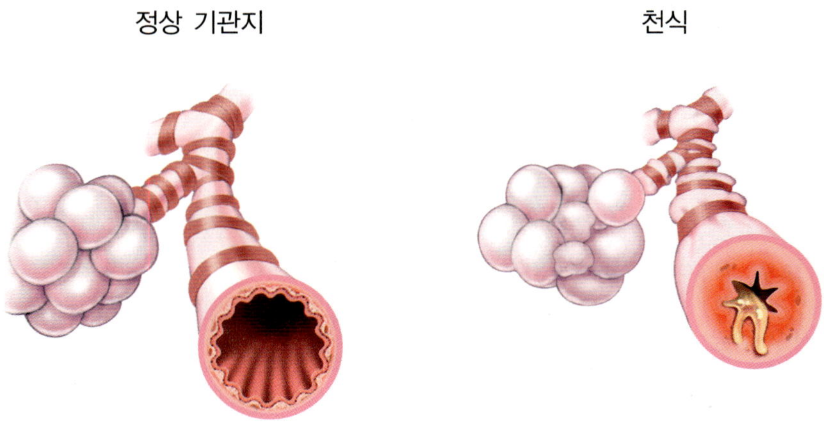

그림 15-7 정상 기관지와 천식일 때의 기관지

6) 기관지천식

천식은 흔히 비만세포가 알레르기원과 만나면서 유리되는 염증매개자에 의해 초래되는 가역적인 기도 폐색이다.

이러한 염증매개체들은 세기관지 상피의 Tight junction 이완, 모세혈관 투과성 증가 그리고 기관지를 둘러싼 평활근의 연축성 수축을 초래한다.

① 원인과 증상

감기, 바이러스 감염 등에 의해 발생한다. 호흡곤란이 발생한다.

② 영양치료

금연, 항히스타민제 복용, 무기질, 비타민을 공급한다.

4. HIV와 AIDS의 면역체계

2005년 발표에 의하면 전세계적으로 4천만 명의 인구가 HIV/AIDS를 가지고 살고 있는 것으로 추정하고 있으며, HIV(Human immunodeficiency virus) 감염자 대부분이 사하라 사막 이남 지역의 아프리카에서 살고 있다. 1980년 최초의 증례가 확인된 이래 현재까지 2천 7백만 명이 AIDS(Acquired Immune Deficiency Syndrome)로 사망하였다고 한다.

그러나 2000년대 초 이래로 효과적인 항바이러스제 요법으로 새로운 AIDS 사례 발생 및 HIV 감염관련 사망자 수가 많이 감소하였다. 현재까지도 효과적인 약들을 개발하는 노력이 이어지고 있다.

후천성 면역결핍증(AIDS)을 초래하는 HIV는 면역세포에 손상을 주는 레트로바이러스로 면역체계를 공격해서 기회감염과 각종 암의 발현을 초래한다. 후천성 면역결핍증은 예방이 가장 중요하다.

(1) 원 인

HIV는 성 접촉에 의해 전파되며, 혈액, 정액, 질 분비물, 모유와 같은 감염된 체액과의 직접 접촉에 의해 퍼질 수 있다. 많은 사람들이 감염초기에는 증상이 없기 때문에 자신이 병에 걸렸는지도 모르고 자신이 다른 사람에게 병을 옮기리라고도 생각하지 못한다. 혈액검사를 통해 감염 후 수개월 내 생성된 HIV 항체를 추정할 수 있으며, 1주나 2주 후에도 가능하다.

(2) 증상과 치료로 인한 합병증

HIV에 감염되면 초기에는 증상이 별로 없다가 열, 목통증, 피부발진, 메스꺼움, 근관절통, 설사 등이 나타난다. 오랜 기간 동안 증세가 없을 수도 있어 매우 위험하다. HIV 감염은 조기에 발견하여 치료하지 않으면 T 세포가 감소하여 정상인에게는 질병을 일으키지 않는 미생물에 의해서도 감염되기 쉽다. HIV 감염 말기에는 면역결핍이 나타나 사망하게 된다.

HIV 감염을 억제하는 많은 약물치료는 포도당과 지방대사 이상을 초래하는 HIV 지질 이영양증후군(HIV-lipodystrophy syndrome)이라는 합병증을 나타낸다. 환자들은 복부에 지방이 축적되고 얼굴, 팔, 다리에는 지방이 줄어든다. 또한 유방이 비대해지고 목 아래쪽에 지방이 축적되며 지방조직으로 구성된 양성 종양(Lipoma, 지방종양)이 나타난다.

체구성 성분의 변화로 얼굴과 체형이 변하고 고중성지방혈증, HDL콜레스테롤 수치의 감소, 포도당불내증과 고인슐린혈증이 나타난다.

HIV 감염을 치료해도 HIV 감염자는 체중이 감소하고 근육이 쇠약해지며 설사나 열을 동반하면서 6개월 내 체중이 10% 감소되는 AIDS 관련 소모증후군(related wasting syndrome)이 나타난다. AIDS 후반기에는 식욕부진으로 음식을 섭취하지 못해 영양결핍이 유발되며 대사가 변화되고 영양소는 흡수 되지 못해 만성적인 설사를 하게 되어 체력소모는 더 심해지며, 사망 위험이 증가한다.

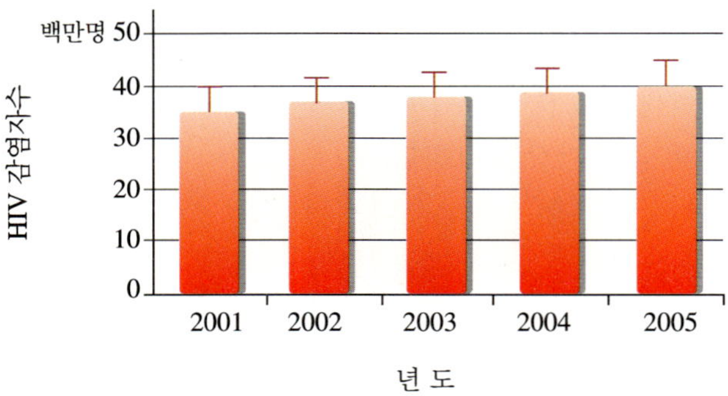

그림 15-8 전 세계적 HIV/AIDS 발생추이(2001~2005)

출처: AIDS Epidemic Update. December 2005.
World Health Organization and Joint United Nations Programme on HIV/AIDS

환자들은 불안, 우울, 피로, 통증 등에 의한 식욕부진으로 식품을 섭취할 수 없다. 또한 아구창(Thrush)과 단순포진 바이러스(Herpes simplex virus) 등으로 구강이 감염되면 식사를 할 수가 없다. 아구창은 입안 통증과 연하곤란 장애(Dysphagia)를 일으키고, 미각을 변경시키며, 단순포진 바이러스는 입술주변과 구강 내 통증성 상흔을 일으킨다. 폐렴과 결핵 등 호흡기 감염으로 인한 기침 등으로 음식을 섭취하기 어렵고 식욕부진을 일으킨다.

HIV 감염, 암 등을 치료하는 약들은 흔히 식욕부진(Anorexia), 메스꺼움, 구토, 미각변경, 설사를 일으킨다.

AIDS가 진행됨에 따라 소장 점막 층에 융모가 짧아지고 편평해지며 흡수면적이 감소해 흡수불량, 지방변증, 설사를 일으킨다.

(3) 치 료

HIV 감염을 완치할 수는 없지만, 치료를 통해 진행을 늦추고, 합병증을 감소시키며, 통증을 줄일 수 있다.

HIV 감염을 억제하기 위해 highly active antiretroviral therapy(HAART)를 하는데 이 치료는 3개 이상의 Antiretroviral Drug를 혼합하여 사용한다. 치료는 많은 부작용을 유발한다. 피부발진, 두통, 빈혈, 간염, 췌장염, 신결석이 있다.

표 15-2 HIV 감염환자 치료에 사용하는 약물과 작용기전

(1) 뉴클레오시드 역전사효소 억제제(Nucleside reverse transcriptase inhibitors, NRTI)
DNA합성에 필요한 뉴클레오시드 유사체로서 NRTI는 HIV의 역전사효소의 능력을 손상시켜 쓸모없는 DNA 복제품을 생성한다. 지도부딘(Zidovudine, AZT), 디다노신(Didanosine), 라미뷰딘(Lamivudine)

(2) 비뉴클레오시드 역전사효소 억제제 (Nonnucleside reverse transcriptase inhibitors, NRTI)
NNRTI는 HIV 역전사효소의 활성부위에 결합해서 HIV의 DNA복제를 막는다.
네비라핀(Nevirapine), 델라버딘(Delavirdine), 에파비렌즈(Efavirenz)

(3) 단백질분해효소 억제제(Protease inhibitors, PI)
PI는 HIV 단백질 분해효소를 억제해서, HIV 유전자를 쓸모없는 구조단백질로 절단한다.
사퀴나버(Saquinavir), 리토나버(Ritonavir), 인디나버(Indnavir)

(4) 용해억제제(fusion inhibitors): 용해억제제는 HIV가 세포로 들어가는 것을 막는다.
엔퓨버티드(Enfuvirtide)

표 15-3 HIV 환자 치료에 사용하는 약물이 식사에 미치는 영향

(1) **메게스트롤아세테이트**(Megesterol acetate), **드로나비놀**(Dronabinol)
메스꺼움, 구토, 설사를 유발하며, 메게스트롤아세테이트는 고혈당을 유발한다.

(2) **디다노신**(Didanosine)
메스꺼움, 구토, 구강건조, 미각변경, 거식증, 변비를 유발한다.
알코올 제한, 알루미늄, 마그네슘함유 제산제 섭취제한, 췌장염을 일으킬 수 있다.

(3) **엔퓨버티드**(Enfuvirtide)
메스꺼움, 구토, 거식증, 설사, 변비를 유발하며 췌장염을 일으킬 수 있고, 혈중중성지질이 증가한다.

(4) **메토트렉세이트**(Methotrexate)
메스꺼움, 구토, 설사, 비타민 B_{12}흡수 감소, 칼슘흡수 감소, 우유와 함께 복용시 약물의 흡수가 감소하며 혈중요산농도 증가, 빈혈, 간독성을 유발할 수 있다.

(5) **리토나버**(Ritonavir)
메스꺼움, 구토, 설사, 비타민 B_{12}흡수 감소, 칼슘흡수 감소, 췌장염, 당뇨병, 혈중구리, 아연 농도 감소, 혈중 중성지질농도를 증가시키며 간 효소, 크레아틴 키나아제, 요산 농도를 증가시킨다.

(6) **지도뷰딘**(Zidovudine, AZT)
메스꺼움, 구토, 미각변경, 거식증, 입안 헐음(mouth sores), 변비, 빈혈을 유발하며, 혈중구리, 아연 농도를 감소시킨다.

HIV 감염 치료제로 사용하는 다른 약물들도 여러 가지 장애를 일으킨다.

식욕촉진제와 운동은 HIV 감염자의 체중손실을 막고, 근육량을 증가시킨다. 메게스트롤 아세테이트(Megestrol acetate)와 드로나비놀(Dronabinol)은 식욕촉진과 체중증가를 위해 처방된다. 테스토스테론과 성장호르몬(HGH, Human growth hormone)을 운동과 병행하면 양의 질소평형과 근육의 강도를 증가시키며 혈중 지질을 감소시키고 인슐린 저항성을 개선할 수 있다.

(4) 영양치료

체중과 근육조직을 유지해야 한다. 식품섭취가 어려우면 소량씩 자주 급식한다. 고열량 고단백질을 섭취시키며 비타민 무기질 보충제를 권장한다.

약물치료를 받는 HIV 감염자는 인슐린 저항성과 고중성지질 혈증, 고 LDL콜레스테롤혈증을 보인다. 환자는 표준체중을 유지하도록 하며, 포화지방을 단일불포화지방과 다불포화지방으로 섭취하고, 트랜스지방산과 콜레스테롤의 섭취를 제한한다. 당함량이 높은 식품보다 복합다당류를 섭취하도록 한다. 규칙적인 신체활동은 혈중지질과 인슐린 저항성을 개선하기 위해 권장된다.

식품을 통해서도 감염되므로 물도 끓여서 마시도록 한다.

질병의 말기에 HIV 감염자가 식품을 충분히 섭취할 수 없으면 소화기관의 기능이 작용하는 한 경관급식을 한다. 제조식의 세균오염을 막는 것이 특히 중요하다. 정맥영양은 소화관이 폐색인 경우에 한다. 심한 흡수불량인 경우에는 중쇄지방(MCT)을 함유한 가수분해 조제식을 경구로 투여한다. 이는 체중감소와 체력소모를 회복시키는 데 정맥영양만큼이나 효과적일 수도 있다.

5. 알레르기(과민반응)

알레르기 혹은 과민반응(Hypersensitivity)은 어떤 항원에 대한 인체의 반응으로 여러 가지 물질들이 항원이 될 수 있으며, 개인에 따라 일부 사람들은 특정 식품에 대해 과민반응을 나타내는 경우, 이를 식품 알레르기라 한다.

어떤 음식의 특정 단백질(allergen)에 대하여 천식, 가려움을 동반한 발진, 발열 등의 전신증상과 신경증상, 설사, 복통, 구토 등이 유발되는 것을 말한다.

(1) 과민반응의 유형

과민반응은 세포들을 모집하고 활성화하는 화학물질과 염증을 유발하는 분자들을 방출함으로써 조직손상을 초래한다.

① **제I형 과민반응** : 항원에 노출된 수분 이내에 신속히 일어나며 호염기구와 비만세포의 IgE-매개 탈과립화와 혈관활성 아민(예: 히스타민) 및 기타 염증 매개체들의 방출을 유도한다. 히스타민 및 염증 매개체들은 혈관 내피세포 연접을 이완시키고(혈관 확장) 혈관 투과성을 증가시켜 조직 내 체액의 축적(부종)을 초래한다. 히스타민은 동맥 및 세동맥 혈관벽의 평활근 수축을 유도하여(혈관 수축) 신체의 중심으로부터 말초 조직으로의 체액의 분포를 빠르게 한다.

천식은 제I형 과민반응으로 비만세포가 알레르기원과 만나면서 유리되는 염증매개체에 의해 발생하는 가역적인 기도폐색을 일으켜 호흡곤란을 초래한다. 아나필락시스(Anaphylaxis)는 혈관 평활근수축(혈관수축)과 인접모세혈관 내피세포 사이의 틈새형성(혈관확장)을 함께 초래함으로써 중증 체액소실 및 쇼크에까지 이르게 하는 특징을 가지고 있다.

② 제II형 과민반응 : 항체(IgM 또는 IgG)와 세포막 또는 항체와 세포외 기질과의 상호작용에 의해 개시된다.

인식되는 항원은 세포막 또는 세포외 기질에 내재성일 수도 있으며 세포막이나 세포외 기질에 흡착된 약물대사체와 같이 외인성분자일 수도 있다. 예로 용혈성 빈혈이 있으며 그레이브스병이나 중증근무력증 등이 이에 해당한다.

③ 제III형 과민반응 : 조직에 축적되는 수용성 항원-항체 복합체를 형성하는 항체와 수용성 분자와의 상호작용을 수반한다. 순환중인 항원−항체 복합체는 그 축적되는 장소에서 염증반응을 유도하여 흔히 혈관염증(혈관염, vasculitis)을 일으킬 수 있다. 면역복합체는 외인성(미생물, 바이러스 또는 화학적으로 변환된 자기단백질) 또는 내재성 항원(혈장 단백질)과의 상호작용으로 초래되어 손상을 일으킬 수 있다. 내재성 항원은 만성적 항원노출, 만성적 면역접종 및 장기면역복합체 질환을 일으킨다.

자가면역질환은 흔히 면역복합체 질환을 동반하는데 매년 인구 100만 명당 50명의 전신홍반루프스가 그 예이다. 이 질환은 여성에서 더 많이 일어나고 혈관염을 일으킨다.

④ 제IV형 과민반응 : 항체가 없는 상태에서 면역세포가 숙주세포를 직접 공격한다. 이 반응에는 접촉성 피부염, 지연형 과민반응, 그리고 때때로 세포독성T 림프구 반응 등이 있다. 제IV형 과민반응은 T 세포−개시염증으로부터 초래된다. 염증반응은 T 세포가 항체를 만나고 그에 대해 반응하는 결과로 발생된다. CD4+T 세포가 국소적으로 투여된 항원(접촉성 피부염) 또는 주입된 항원(지연형 과민반응)에 감작되고 반응할 수 있다.

접촉민감제에는 합성화학물질, 식물대사산물, 니켈 같은 금속 등이 자기단백질과 상호작용하여 신항원(합텐 hapten)을 만들어 면역계를 자극하며 재노출 또는 만성적인 노출은 진피의 국소적 염증을 일으킨다.

표 15-4 알레르기 반응의 형태

분 류	반응형태	기 전	적용 및 증상
Type I	즉석 과민성 아나필락틱 IgE-매개형	알레르겐이 비만 세포나 호염기구 표면에 있는 IgE 항체와 결합하면 히스타민, 시토킨, 브라디키닌 등 매개체들을 방출하며 IgG도 즉석 과민성에 관여함	• 화분증, 아토피성 피부염, 천식, 아나필락시스, 식품 알레르기 등에서 발생됨 • 후두부종, 메스꺼움, 구토, 복통, 설사, 기관지 경련, 가슴 답답함, 가려움증, 기침, 습진, 부종, 홍반 등이 나타남
Type II	세포독소형	IgG 항체는 세포막이나 세포막에 연관된 알레르겐과 반응함	• 부적합혈액형의 수혈에 의해 발생 • 식품반응은 안 나타남
Type III	항원-항체 복합체 Arthus 반응	항원과 IgG와 IgM 항체가 복합체를 형성하고 이 복합체는 혈관, 폐, 신장과 같은 연조직에 부착되어 염증성 괴사성 변화를 일으키며 복합체가 순환 시에는 혈청질환(serum sickness)이 나타남. 보체도 반응을 활성화시키기도 함.	• 약간의 식품 반응에서 나타남 • 우유 침전물이 만성호흡성 감염에 걸린 어린이의 폐와 위장관에서 발견됨 • 알레르기 반응은 6시간이나 그 이상 지나 나타나고 임상적 출현은 며칠이 지나 나타남
Type IV	지연형, 또는 세포매개성 과민형	T세포가 항원에 직접 반응하며 림포카인이 방출됨	• 조직이식 거절 기전에 나타남 • 단백질 손상 장질병과 같은 식품 알레르기에 관련됨

(2) 식품에 의한 과민반응

어떤 사람들은 섭취하는 식품들 중에 특정식품에 과민반응을 보이는 경우가 많다. 특히 달걀, 우유, 메밀 등의 항원에 대해 IgE 항체를 만들어 비만세포에 작용하여 히스타민 등 각종 화합물질이 방출되어 반응을 나타내는 현상을 식품에 대한 과민반응이라 말한다.

소화관 내에서 반응이 일어나면 설사나 복통 등이 생기며, 재채기나 두드러기 등이 심하면 호흡곤란 등의 증상도 일어난다. 또한 항원과 반응하는 T 세포는 시간이 지난 후에 반응을 나타내 피부가 붉어지거나 붓고 가려운 증상 등을 나타내기도 한다.

식품에 함유되어 있는 특정 물질에 반응을 나타내는 경우도 있다. 시금치, 가지, 토마토 등에는 히스타민이 많고, 바나나, 파인애플, 키위 등에는 세로토닌 등이 많아 알레르기를 일으킬 수 있다.

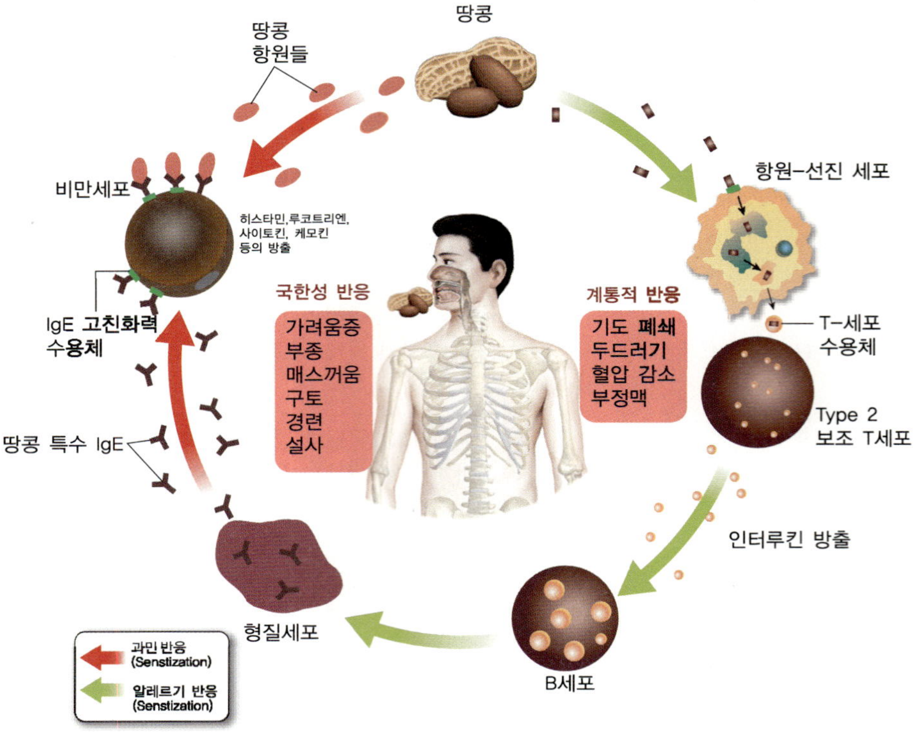

그림 15-9 과민 반응과 알레르기 반응

① 달걀 알레르기

달걀 알레르기는 유아와 어린이들에게 가장 발생빈도가 높은 대표적인 식품 알레르기의 하나이다. 달걀 알레르기를 일으키는 물질은 난백에 있는 Ovalbumin, Ovomucoid, 달걀 Lysozyme이 있다.

Reference

유아들에게는 달걀 흰자보다는 노른자를 주는 것이 바람직한데, 이는 달걀 흰자의 아비딘은 비오틴의 흡수를 방해하기 때문이다.

② 우유 알레르기

우유 알레르기는 락타아제가 부족하여 우유를 분해하지 못해 설사, 복통 등의 증상이 나타나는 것을 말한다. 우유 알레르기가 있는 사람들은 두유나 두유 제품으로 대체하면 증상이 완화되는 경우가 많다.

③ 메밀 알레르기

메밀 알레르기는 메밀을 섭취할 때 천식, 발작, 두드러기, 구토, 혈압저하 등의 증상이 나타나며 유아기에 주로 많이 발생한다.

④ 글루텐 알레르기

밀가루에 있는 글루텐 단백질이 알레르기 증상을 일으킨다. 실리악 질환(Celiac disease)은 매우 심한 위장증상으로 소맥류(밀, 보리, 귀리 등)를 섭취하면, 소장에 염증과 흡수불량이 나타난다. 주로 서구인에게서 발생하며 한국인에게서는 거의 나타나지 않는다.

⑤ 신경성 알레르기

알레르기 반응은 자율신경과 밀접한 관계가 있으며, 특히 부교감신경의 긴장이 쉽게 항진되는 사람 또는 자율신경이 불안정한 사람, 스트레스를 많이 받는 사람에게서 식사성 알레르기가 잘 일어난다.

(3) 알레르기에 대한 영양치료

식품알레르기의 원인이 되는 식품 항원을 섭취하지 않도록 하며, 제한되는 식품으로 인한 영양부족을 대체할 수 있는 식품을 잘 선택해 섭취한다. 대부분의 식품은 시간이 지나면 알레르기가 사라지지만 땅콩, 견과류, 해산물 등은 변화가 없는 경우도 많다.

① 식품 재료는 신선한 것을 선택하고, 부패성이 높은 동물성 단백질 식품은 주의한다.
② 가공식품, 조리된 식품은 되도록 피하고 사용할 때에는 첨가되는 물질을 확인한다.
③ 채소류는 향기가 강한 채소를 피하고 가능한 가열 조리를 한다.
④ 기름은 신선한 것을 이용하고 향신료 및 자극성 있는 식품 등도 주의한다.
⑤ 소화흡수가 잘 되는 식품을 섭취하도록 하며, 알레르기는 밤에 잘 일어나므로 저녁 식사에는 소화흡수가 잘되는 식품을 이용한다.
⑥ 어린이의 간식, 음료 중에 알레르기 유발물질의 유무를 충분히 확인한다.
⑦ 과음이나 과식, 알코올음료, 단백질과 지방 식품 섭취에 유의하고, 장내가스 형성 식품 등을 금한다.

부록
생활지침 및 영양섭취권장량

1. 한국인의 영양섭취기준 (2010)

1. 한국인 영양섭취기준이란?

한국인 영양섭취기준이란 질병이 없는 대다수의 한국 사람들이 건강을 최적 상태로 유지하고 질병을 예방하는 데 도움이 되도록 필요한 영양소 섭취수준을 제시하는 기준이다. 종전의 영양권장량에서는 각 영양소별로 단일 값으로 제시하였으나 만성질환이나 영양소 과다 섭취에 관한 우려와 예방의 필요성을 고려하여 여러 수준으로의 영양섭취기준을 2005년도에 새로이 설정하였고 2010년에 1차 개정이 이루어지게 되었다.

영양섭취기준(Dietary Reference Intakes, DRIs)은 평균필요량(Estimated Average Requirement, EAR), 권장섭취량(Recommended Nutrient Intake, RNI), 충분섭취량(Adequate Intake, AI) 및 상한섭취량(Tolerable Upper Intake Level, UL)의 4가지로 구성되어 있다. 평균필요량은 대상 집단을 구성하는 건강한 사람들의 절반에 해당하는 사람들의 일일 필요량을 충족시키는 값으로 대상 집단의 필요량 분포치 중앙값으로부터 산출한 수치이다.

권장섭취량은 평균필요량에 표준편차의 2배를 더하여 정하였다. 충분섭취량은 영양소 필요량에 대한 정확한 자료가 부족하거나 필요량의 중앙값과 표준편차를 구하기 어려워 권장섭취량을 산출할 수 없는 경우에 제시하였다. 상한섭취량은 인체 건강에 유해영향이 나타나지 않는 최대 영양소 섭취수준으로서 과량섭취 시 건강에 악영향의 위험이 있다는 자료가 있는 경우에 설정이 가능하다.

탄수화물과 지질의 영양섭취기준은 다른 영양소와 달리 서로 간의 균형이 중요하므로 에너지 적정비율(Acceptable Macronutrient Distribution Ranges, AMDR)을 설정한다.

2. 식사구성안과 식품구성자전거

(1) 식사구성안이란?

일반인에게 영양섭취기준에 만족할 만한 식사를 제공할 수 있도록 식품군별 대표식품과 섭취 횟수를 이용하여 식사의 기본 구성 개념을 설명한 것이다.

(2) 식품구성자전거와 식품군별 1인 1회 분량

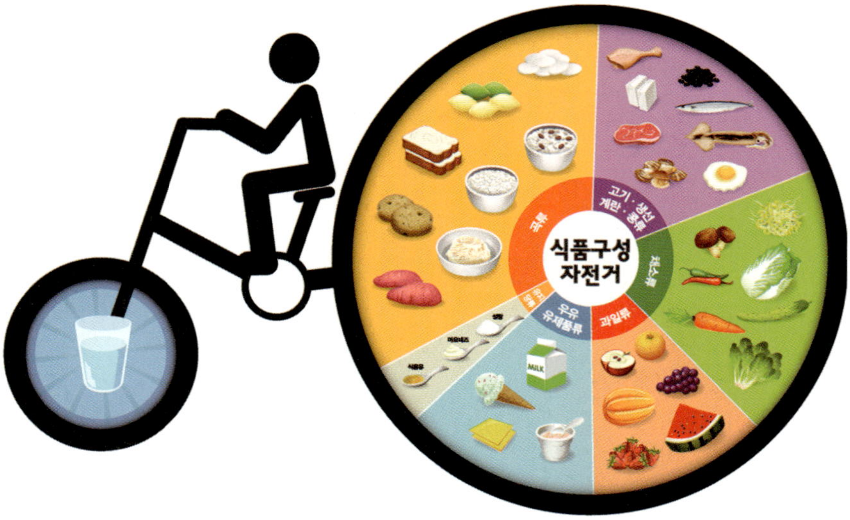

그림 1-1 한국인의 건강을 위한 식품구성 자전거 (한국영양학회)

식품구성자전거는 6개의 식품군에 권장식사패턴의 섭취 횟수와 분량에 맞추어 바퀴 면적을 배분한 형태로, 기존의 식품구성탑보다 다양한 식품 섭취를 통한 균형 잡힌 식사와 수분 섭취의 중요성 그리고 적절한 운동을 통한 비만 예방이라는 기본 개념을 나타낸다.

식품군별 대표식품인 1인 1회 분량을 기준으로 섭취 횟수를 활용하여 개인별 권장섭취패턴을 계획하거나 평가할 수 있다.

표 1-1 신장, 체중, 활동량에 따른 하루 필요 에너지량 (30세 성인)

성별	신장(cm)	신체활동 수준	체중(kg)		에너지필요추정량	
			기준BMI 18.5	기준BMI 24.9	기준BMI 18.5	기준BMI 24.9
남자	160	비활동적	47.4	64.0	1,993	2,257
		저활동적			2,171	2,464
		활동적			2,397	2,727
		매우 활동적			2,769	3,160
	170	비활동적	53.5	72.2	2,114	2,442
		저활동적			2,338	2,670
		활동적			2,586	2,959
		매우 활동적			2,992	3,434
	180	비활동적	59.9	81.0	2,301	2,635
		저활동적			2,513	2,884
		활동적			2,782	3,200
		매우 활동적			3,225	3,720
여자	150	비활동적	41.6	56.2	1,625	1,762
		저활동적			1,803	1,956
		활동적			2,025	2,198
		매우 활동적			2,291	2,489
	160	비활동적	47.4	64.0	1,752	1,907
		저활동적			1,944	2,118
		활동적			2,185	2,385
		매우 활동적			2,474	2,699
	170	비활동적	53.5	72.2	1,881	2,057
		저활동적			2,090	2,286
		활동적			2,350	2,573
		매우 활동적			2,662	2,917

* 한국영양학회, 한국인영양섭취기준위원회, 2010

표 1-2 한국인의 에너지 적정섭취비율

영양소	1~2세	3~18세	19세 이상
탄수화물	55~70%	55~70%	55~70%
단백질	7~20%	7~20%	7~20%
지방	20~35%	15~30%	15~25%
n−6 불포화지방산	4~8%	4~8%	4~8%
n−3 불포화지방산	1% 내외	1% 내외	1% 내외

* 한국영양학회, 한국인영양섭취기준위원회, 2010

표 1-3 한국인의 연령별 다량영양소 섭취기준

한국영양학회, 한국인영양섭취기준위원회, 2010

성별	연령	에너지(kcal/일)				탄수화물(g/일)			
		필요 추정량	권장 섭취량	충분 섭취량	상한 섭취량	평균 필요량	권장 섭취량	충분 섭취량	상한 섭취량
영아	0~5(개월)	550						55	
	6~11	700						90	
유아	1~2(세)	1,000							
	3~5	1,400							
남자	6~8(세)	1,600							
	9~11	1,900							
	12~14	2,400							
	15~18	2,700							
	19~29	2,600							
	30~49	2,400							
	50~64	2,200							
	65~74	2,000							
	75 이상	2,000							
여자	6~8(세)	1,500							
	9~11	1,700							
	12~14	2,000							
	15~18	2,000							
	19~29	2,100							
	30~49	1,900							
	50~64	1,800							
	65~74	1,600							
	75 이상	1,600							
임신부		+0/340/450							
수유부		+320							

(계속)

표 1-3 한국인의 연령별 다량영양소 섭취기준 (계속)

한국영양학회, 한국인영양섭취기준위원회, 2010

성별	연령	지방(g/일)				n-6 불포화지방산(g/일)			
		필요 필요량	권장 섭취량	충분 섭취량	상한 섭취량	평균 필요량	권장 섭취량	충분 섭취량	상한 섭취량
영아	0~5(개월)			25				2.0	
	6~11			25				4.5	
유아	1~2(세)								
	3~5								
남자	6~8(세)								
	9~11								
	12~14								
	15~18								
	19~29								
	30~49								
	50~64								
	65~74								
	75 이상								
여자	6~8(세)								
	9~11								
	12~14								
	15~18								
	19~29								
	30~49								
	50~64								
	65~74								
	75 이상								
임신부									
수유부									

(계속)

표 1-3 한국인의 연령별 다량영양소 섭취기준 (계속)

한국영양학회, 한국인영양섭취기준위원회, 2010

성별	연령	n-3 불포화지방산(g/일)				단백질(g/일)			
		평균 필요량	권장 섭취량	충분 섭취량	상한 섭취량	평균 필요량	권장 섭취량	충분 섭취량	상한 섭취량
영아	0~5(개월)			0.3				9.5	
	6~11			0.8		9.8	13.5		
유아	1~2(세)					12	15		
	3~5					15	20		
남자	6~8(세)					20	25		
	9~11					30	35		
	12~14					40	50		
	15~18					45	55		
	19~29					45	55		
	30~49					45	55		
	50~64					40	50		
	65~74					40	50		
	75 이상					40	50		
여자	6~8(세)					20	25		
	9~11					30	35		
	12~14					40	45		
	15~18					40	45		
	19~29					40	50		
	30~49					35	45		
	50~64					35	45		
	65~74					35	45		
	75 이상					35	45		
임신부						+0/+12/+25	+0/+15/+30		
수유부						+20	+25		

*에너지, 단백질 : 임신 1, 2, 3분기별 부가량

(계속)

표 1-3 한국인의 연령별 다량영양소 섭취기준 (계속)

한국영양학회, 한국인영양섭취기준위원회, 2010

성별	연령	식이섬유(g/일)				수분(mL/일)			
		평균 필요량	권장 섭취량	충분 섭취량	상한 섭취량	평균 필요량	권장 섭취량	충분 섭취량	상한 섭취량
영아	0~5(개월)							700	
	6~11							800	
유아	1~2(세)			10				1,100	
	3~5			15				1,400	
남자	6~8(세)			20				1,800	
	9~11			20				2,000	
	12~14			25				2,300	
	15~18			25				2,600	
	19~29			25				2,600	
	30~49			25				2,500	
	50~64			25				2,200	
	65~74			25				2,100	
	75 이상			25				2,100	
여자	6~8(세)			15				1,700	
	9~11			15				1,800	
	12~14			20				2,000	
	15~18			20				2,100	
	19~29			20				2,100	
	30~49			20				2,000	
	50~64			20				1,900	
	65~74			20				1,800	
	75 이상			20				1,800	
임신부				+5				+200	
수유부				+5				+700	

표 1-4 한국인의 연령별 지용성 비타민 섭취기준

한국영양학회, 한국인영양섭취기준위원회, 2010

성별	연령	비타민 A(μgRE/일)				비타민 D(μg/일)			
		평균 필요량	권장 섭취량	충분 섭취량	상한 섭취량	평균 필요량	권장 섭취량	충분 섭취량	상한 섭취량
영아	0~5(개월)			300	600			5	25
	6~11			400	600			5	25
유아	1~2(세)	200	300		600			5	60
	3~5	230	300		700			5	60
남자	6~8(세)	300	400		1,100			5	60
	9~11	390	550		1,500			5	60
	12~14	510	700		2,100			5	60
	15~18	590	850		2,400			5	60
	19~29	540	750		3,000			5	60
	30~49	520	750		3,000			5	60
	50~64	500	700		3,000			10	60
	65~74	490	700		3,000			10	60
	75 이상	490	700		3,000			10	60
여자	6~8(세)	280	400		1,100			5	60
	9~11	370	500		1,500			5	60
	12~14	470	650		2,100			5	60
	15~18	440	600		2,400			5	60
	19~29	460	650		3,000			5	60
	30~49	450	650		3,000			5	60
	50~64	430	600		3,000			10	60
	65~74	410	600		3,000			10	60
	75 이상	410	600		3,000			10	60
임신부		+50	+70		3,000			+5	60
수유부		+350	+490		3,000			+5	60

(계속)

표 1-4 한국인의 연령별 지용성 비타민 섭취기준 (계속)

한국영양학회, 한국인영양섭취기준위원회, 2010

성별	연령	비타민 E(mg α-TE/일)				비타민 K(μg/일)			
		평균 필요량	권장 섭취량	충분 섭취량	상한 섭취량	평균 필요량	권장 섭취량	충분 섭취량	상한 섭취량
영아	0~5(개월)			3				4	
	6~11			4				7	
유아	1~2(세)			5	100			25	
	3~5			6	140			30	
남자	6~8(세)			8	200			45	
	9~11			9	280			55	
	12~14			10	380			70	
	15~18			12	430			80	
	19~29			12	540			75	
	30~49			12	540			75	
	50~64			12	540			75	
	65~74			12	540			75	
	75 이상			12	540			75	
여자	6~8(세)			7	200			45	
	9~11			8	280			55	
	12~14			9	380			65	
	15~18			10	430			65	
	19~29			10	540			65	
	30~49			10	540			65	
	50~64			10	540			65	
	65~74			10	540			65	
	75 이상			10	540			65	
임신부				+0	540			+0	
수유부				+3	540			+0	

* RRR-α-tocopherol

표 1-5 한국인의 연령별 수용성 비타민 섭취기준

한국영양학회, 한국인영양섭취기준위원회, 2010

성별	연령	비타민 C(mg/일)				티아민(mg/일)			
		평균 필요량	권장 섭취량	충분 섭취량	상한 섭취량	평균 필요량	권장 섭취량	충분 섭취량	상한 섭취량
영아	0~5(개월)			35				0.2	
	6~11			45				0.3	
유아	1~2(세)	30	40		350	0.4	0.5		
	3~5	30	40		500	0.4	0.5		
남자	6~8(세)	40	60		700	0.6	0.7		
	9~11	55	70		1,000	0.7	0.9		
	12~14	75	100		1,400	0.9	1.1		
	15~18	85	110		1,600	1.1	1.3		
	19~29	75	100		2,000	1.0	1.2		
	30~49	75	100		2,000	1.0	1.2		
	50~64	75	100		2,000	1.0	1.2		
	65~74	75	100		2,000	1.0	1.2		
	75 이상	75	100		2,000	1.0	1.2		
여자	6~8(세)	50	60		700	0.6	0.7		
	9~11	60	80		1,000	0.7	0.9		
	12~14	75	100		1,400	0.9	1.1		
	15~18	75	100		1,600	0.9	1.0		
	19~29	75	100		2.000	0.9	1.1		
	30~49	75	100		2,000	0.9	1.1		
	50~64	75	100		2,000	0.9	1.1		
	65~74	75	100		2,000	0.9	1.1		
	75 이상	75	100		2,000	0.9	1.1		
임신부		+10	+10		2,000	+0.4	+0.4		
수유부		+35	+35		2,000	+0.3	+0.4		

(계속)

표 1-5 한국인의 연령별 수용성 비타민 섭취기준 (계속)

한국영양학회, 한국인영양섭취기준위원회, 2010

성별	연령	리보플라빈(mg/일)				니아신(mg NE/일)				
		평균 필요량	권장 섭취량	충분 섭취량	상한 섭취량	평균 필요량	권장 섭취량	충분 섭취량	상한 섭취량1	상한 섭취량2
영아	0~5(개월)			0.3				2		
	6~11			0.4				3		
유아	1~2(세)	0.5	0.6			5	6		10	180
	3~5	0.6	0.7			5	7		10	250
남자	6~8(세)	0.7	0.9			7	9		15	350
	9~11	0.9	1.1			9	11		20	500
	12~14	1.2	1.5			11	15		25	700
	15~18	1.4	1.7			13	17		30	800
	19~29	1.3	1.5			12	16		35	1,000
	30~49	1.3	1.5			12	16		35	1,000
	50~64	1.3	1.5			12	16		35	1,000
	65~74	1.3	1.5			12	16		35	1,000
	75 이상	1.3	1.5			12	16		35	1,000
여자	6~8(세)	0.6	0.7			7	9		15	350
	9~11	0.8	0.9			9	11		20	500
	12~14	1.0	1.2			11	14		25	700
	15~18	1.0	1.2			11	14		30	800
	19~29	1.0	1.2			11	14		35	1,000
	30~49	1.0	1.2			11	14		35	1,000
	50~64	1.0	1.2			11	14		35	1,000
	65~74	1.0	1.2			11	14		35	1,000
	75 이상	1.0	1.2			11	14		35	1,000
임신부		+0.3	+0.4			+3	+4		35	1,000
수유부		+0.4	+0.4			+3	+5		35	1,000

(계속)

표 1-5 한국인의 연령별 수용성 비타민 섭취기준 (계속)

한국영양학회, 한국인영양섭취기준위원회, 2010

비타민 B_6(mg/일)				엽산(μg DFE/일)				비타민 B_{12}(μg/일)				판토텐산(mg/일)				비오틴(μg/일)			
평균 필요량	권장 섭취량	충분 섭취량	상한 섭취량	평균 필요량	권장 섭취량	충분 섭취량	상한 섭취량	평균 필요량	권장 섭취량	충분 섭취량	상한 섭취량	평균 필요량	권장 섭취량	충분 섭취량	상한 섭취량	평균 필요량	권장 섭취량	충분 섭취량	상한 섭취량
		0.1				65				0.3				1.7				5	
		0.3				80				0.5				1.8				7	
0.5	0.6		25	120	150		300	0.8	0.9					2				9	
0.6	0.7		35	150	180		400	0.9	1.1					3				11	
0.7	0.9		45	180	220		500	1.1	1.3					3				15	
0.9	1.1		60	250	300		600	1.5	1.7					4				20	
1.3	1.5		80	320	400		800	1.9	2.3					5				25	
1.3	1.5		90	320	400		900	2.2	2.7					6				30	
1.3	1.5		100	320	400		1,000	2.0	2.4					5				30	
1.3	1.5		100	320	400		1,000	2.0	2.4					5				30	
1.3	1.5		100	320	400		1,000	2.0	2.4					5				30	
1.3	1.5		100	320	400		1,000	2.0	2.4					5				30	
1.3	1.5		100	320	400		1,000	2.0	2.4					5				30	
0.7	0.9		45	180	220		500	1.2	1.5					3				15	
0.9	1.1		60	250	300		600	1.6	1.9					4				20	
1.2	1.4		80	320	400		800	2.0	2.4					5				25	
1.2	1.4		90	320	400		900	2.0	2.4					6				30	
1.2	1.4		100	320	400		1,000	2.0	2.4					5				30	
1.2	1.4		100	320	400		1,000	2.0	2.4					5				30	
1.2	1.4		100	320	400		1,000	2.0	2.4					5				30	
1.2	1.4		100	320	400		1,000	2.0	2.4					5				30	
1.2	1.4		100	320	400		1,000	2.0	2.4					5				30	
+0.6	+0.8		100	+200	+200		1,000	+0.2	+0.2					+1				+0	
+0.6	+0.8		100	+130	+150		1,000	+0.3	+0.4					+2				+5	

1) 니코틴산(mg/일), 2) 니코틴아미드(mg/일)

표 1-6 한국인의 연령별 다량무기질 섭취기준

한국영양학회, 한국인영양섭취기준위원회, 2010

성별	연령	칼슘(mg/일)				인(mg/일)				나트륨(g/일)				
		평균 필요량	권장 섭취량	충분 섭취량	상한 섭취량	평균 필요량	권장 섭취량	충분 섭취량	상한 섭취량	평균 필요량	권장 섭취량	충분 섭취량	상한 섭취량	목표 섭취량
영아	0~5(개월)			200				100				0.12		
	6~11			300				300				0.37		
유아	1~2(세)	390	500		2,500	350	500		3,000			0.7		
	3~5	470	600		2,500	390	500		3,000			0.9		
남자	6~8(세)	580	700		2,500	550	700		3,000			1.2		
	9~11	670	800		2,500	810	1,000		3,500			1.3		2.0
	12~14	800	1,000		2,500	860	1,000		3,500			1.5		2.0
	15~18	750	900		2,500	790	1,000		3,500			1.5		2.0
	19~29	620	750		2,500	580	700		3,500			1.5		2.0
	30~49	600	750		2,500	580	700		3,500			1.5		2.0
	50~64	570	700		2,500	580	700		3,500			1.4		2.0
	65~74	560	700		2,500	580	700		3,500			1.2		2.0
	75 이상	560	700		2,500	580	700		3,000			1.1		2.0
여자	6~8(세)	580	700		2,500	450	600		3,000			1.2		
	9~11	670	800		2,500	700	900		3,500			1.3		2.0
	12~14	740	900		2,500	680	900		3,500			1.5		2.0
	15~18	660	800		2,500	580	800		3,500			1.5		2.0
	19~29	530	650		2,500	580	700		3,500			1.5		2.0
	30~49	510	650		2,500	580	700		3,500			1.5		2.0
	50~64	590	700		2,500	580	700		3,500			1.4		2.0
	65~74	570	700		2,500	580	700		3,500			1.2		2.0
	75 이상	570	700		2,500	580	700		3,000			1.1		2.0
임신부		+230	+280		2,500	+0	+0		3,000			+0		2.0
수유부		+310	+370		2,500	+0	+0		3,500			+0		2.0

표 1-6 한국인의 연령별 다량무기질 섭취기준 (계속)

한국영양학회, 한국인영양섭취기준위원회, 2010

성별	연령	염소(g/일)				칼륨(g/일)				마그네슘(mg/일)			
		평균 필요량	권장 섭취량	충분 섭취량	상한 섭취량	평균 필요량	권장 섭취량	충분 섭취량	상한 섭취량	평균 필요량	권장 섭취량	충분 섭취량	상한* 섭취량
영아	0~5(개월)			0.18				0.4				30	
	6~11			0.56				0.7				55	
유아	1~2(세)			1.1				1.7		60	75		65
	3~5			1.4				2.3		85	100		90
남자	6~8(세)			1.8				2.8		125	150		130
	9~11			2.0				3.2		175	210		180
	12~14			2.3				3.5		250	300		250
	15~18			2.3				3.5		335	400		350
	19~29			2.3				3.5		285	340		350
	30~49			2.3				3.5		295	350		350
	50~64			2.1				3.5		295	350		350
	65~74			1.9				3.5		295	350		350
	75 이상			1.6				3.5		295	350		350
여자	6~8(세)			1.8				2.8		125	150		130
	9~11			2.0				3.2		175	210		180
	12~14			2.3				3.5		240	290		250
	15~18			2.3				3.5		285	340		350
	19~29			2.3				3.5		235	280		350
	30~49			2.3				3.5		235	280		350
	50~64			2.1				3.5		235	280		350
	65~74			1.9				3.5		235	280		350
	75 이상			1.6				3.5		235	280		350
임신부				+0				+0		+33	+40		350
수유부				+0				+0.4		+0	+0		350

*식품외 급원의 마그네슘에만 해당

표 1-7 한국인의 미량무기질 섭취기준

한국영양학회, 한국인영양섭취기준위원회, 2010

성별	연령	철(mg/일)				아연(mg/일)			
		평균 필요량	권장 섭취량	충분 섭취량	상한 섭취량	평균 필요량	권장 섭취량	충분 섭취량	상한 섭취량
영아	0~5(개월)			0.3	40			1.7	
	6~11	5.0	6		40	2.3	2.8		
유아	1~2(세)	4.8	6		40	2.4	3		6
	3~5	5.4	7		40	3.2	4		9
남자	6~8(세)	6.3	8		40	4.5	5		13
	9~11	8.5	11		40	6.4	8		18
	12~14	11.0	14		40	6.6	8		25
	15~18	11.8	15		45	8.2	10		30
	19~29	7.7	10		45	8.1	10		35
	30~49	7.4	10		45	7.9	9		35
	50~64	7.1	9		45	7.5	9		35
	65~74	6.9	9		45	7.2	9		35
	75 이상	6.9	9		45	7.1	9		35
여자	6~8(세)	6.3	8		40	4.4	5		13
	9~11	8.0	10		40	6.2	7		18
	12~14	10.0	13		40	6.2	7		25
	15~18	12.9	17		45	7.2	9		30
	19~29	10.8	14		45	7.0	8		35
	30~49	10.5	14		45	6.8	8		35
	50~64	6.1	8		45	6.3	8		35
	65~74	5.8	8		45	6.0	7		35
	75 이상	5.8	8		45	6.0	7		35
임신부		+7.8	+10		45	+2.0	+2.5		35
수유부		+0	+0		45	+4.0	+5.0		35

(계속)

표 1-7 한국인의 미량무기질 섭취기준 (계속)

한국영양학회, 한국인영양섭취기준위원회, 2010

성별	연령	구리(μg/일)				불소(mg/일)			
		평균 섭취량	권장 섭취량	충분 섭취량	상한 섭취량	평균 섭취량	권장 섭취량	충분 섭취량	상한 섭취량
영아	0~5(개월)			230				0.01	0.6
	6~11			300				0.5	0.9
유아	1~2(세)	220	290		1,500			0.6	1.2
	3~5	250	330		2,000			0.8	1.7
남자	6~8(세)	330	430		3,000			1.0	2.5
	9~11	440	570		5,000			2.0	10
	12~14	570	740		7,000			2.5	10
	15~18	670	870		8,000			3.0	10
	19~29	600	800		10,000			3.5	10
	30~49	600	800		10,000			3.0	10
	50~64	600	800		10,000			3.0	10
	65~74	600	800		10,000			3.0	10
	75 이상	600	800		10,000			3.0	10
여자	6~8(세)	330	430		3,000			1.0	2.5
	9~11	440	570		5,000			2.0	10
	12~14	570	740		7,000			2.5	10
	15~18	670	870		8,000			2.5	10
	19~29	600	800		10,000			3.0	10
	30~49	600	800		10,000			2.5	10
	50~64	600	800		10,000			2.5	10
	65~74	600	800		10,000			2.5	10
	75 이상	600	800		10,000			2.5	10
임신부		+100	+130		10,000			+0	10
수유부		+350	+450		10,000			+0	10

(계속)

표 1-7 한국인의 미량무기질 섭취기준

한국영양학회, 한국인영양섭취기준위원회, 2010

성별	연령	망간(mg/일)				요오드(μg/일)			
		평균 필요량	권장 섭취량	충분 섭취량	상한 섭취량	평균 필요량	권장 섭취량	충분 섭취량	상한 섭취량
영아	0~5(개월)			0.01				130	250
	6~11			0.8				170	250
유아	1~2(세)			1.4	2	55	80		300
	3~5			2.0	3	65	90		300
남자	6~8(세)			2.5	4	75	100		500
	9~11			3.0	5	85	110		700
	12~14			4.0	7	90	130		1,700
	15~18			4.0	9	95	130		1,900
	19~29			4.0	11	95	150		2,400
	30~49			4.0	11	95	150		2,400
	50~64			4.0	11	95	150		2,400
	65~74			4.0	11	95	150		2,400
	75 이상			4.0	11	95	150		2,400
여자	6~8(세)			2.5	4	75	100		500
	9~11			3.0	5	85	110		700
	12~14			3.5	7	90	130		1,700
	15~18			3.5	9	95	130		1,900
	19~29			3.5	11	95	150		2,400
	30~49			3.5	11	95	150		2,400
	50~64			3.5	11	95	150		2,400
	65~74			3.5	11	95	150		2,400
	75 이상			3.5	11	95	150		2,400
임신부				+0	11	+65	+90		
수유부				+0	11	+130	+180		

(계속)

표 1-7 한국인의 미량무기질 섭취기준

한국영양학회, 한국인영양섭취기준위원회, 2010

성별	연령	셀레늄(μg/일)				몰리브덴(μg/일)			
		평균필요량	권장섭취량	충분섭취량	상한섭취량	평균필요량	권장섭취량	충분섭취량	상한섭취량
영아	0~5(개월)			8.5	40				
	6~11			11	60				
유아	1~2(세)	17	20		85				100
	3~5	19	25		120				150
남자	6~8(세)	25	30		150				200
	9~11	33	40		200				300
	12~14	43	50		300				400
	15~18	50	60		300				500
	19~29	45	55		400				600
	30~49	45	55		400				600
	50~64	45	55		400				600
	65~74	45	55		400				600
	75 이상	45	55		400				600
여자	6~8(세)	25	30		150				200
	9~11	33	40		200				300
	12~14	43	50		300				400
	15~18	50	60		300				500
	19~29	45	55		400				600
	30~49	45	55		400				600
	50~64	45	55		400				600
	65~74	45	55		400				600
	75 이상	45	55		400				600
임신부		+3	+4		400				600
수유부		+8	+10		400				600

2. 식품교환표

1. 식품교환표의 이해

식품교환표는 식품들을 영양소 구성이 비슷한 것끼리 6가지 식품군으로 나누어 묶은 표이다. 6가지 식품군은 곡류군, 어육류군, 채소군, 지방군, 우유군, 과일군을 말하며, 같은 군내에서는 자유롭게 바꿔 먹을 수 있도록 설정되어 있다(표 2-1 참조).

표 2-1 식품군별 영양소 기준

		열량(kcal)	당 질(g)	단백질(g)	지 방(g)
곡 류 군		100	23	2	–
어육류군	저지방	50	–	8	2
	중지방	75	–	8	5
	고지방	100	–	8	8
채 소 군		20	3	2	–
지 방 군		45	–	–	5
우유군	일반우유	125	10	6	7
	저지방우유	80	10	6	2
과 일 군		50	12	–	–

당뇨병 식품교환표 활용지침 제 3판. 대한당뇨병학회, 2010

2. 교환단위의 이해

식품교환이란 식품들을 서로 바꿔 먹는다는 뜻으로, 같은 식품군내에서 식품을 바꾸어 먹을 때 영양소 함량이 동일한 기준단위량이 설정되어 있는데, 이를 1교환단위(1 exchange)라고 한다. 각 식품군별 식품 및 1교환단위량의 예는 표 2-2와 같다.

표 2-2 식품군별 식품 및 1교환단위량의 예

		열량(kcal)	당질(g)	단백질(g)	지방(g)	식품의 예
곡 류 군		100	23	2	–	밥 70g(1/3공기), 죽 140g(2/3공기), 식빵 35g(1쪽), 떡 50g, 삶은국수 90g, 고구마 70g, 감자 140g
어육류군	저지방	50	–	8	2	살코기 40g(탁구공 크기), 가자미/동태/조기 50g(소 1토막), 멸치 15g, 굴 70g(1/3컵), 중하새우 50g(3마리)
	중지방	75	–	8	5	쇠고기(등심) 40g(탁구공 크기), 고등어/꽁치/삼치/갈치 50g(소 1토막), 달걀 55g(1개), 검정콩 20g(2큰술), 두부 80g
	고지방	100	–	8	8	갈비/삼겹살 40g, 프랑크소시지 40g, 생선통조림 50g, 치즈 30g(1.5장)
채 소 군		20	3	2	–	푸른잎 채소 70g(익혀서 1/3컵), 무/오이/애호박/콩나물 70g, 김 2g(1장), 버섯 50g, 도라지 40g, 배추김치 50g
지 방 군		45	–	–	5	식물성 기름 5g(1작은 스푼), 견과류(땅콩/아몬드/호두/잣) 8g, 버터 5g, 마요네즈 5g, 드레싱 10g
우유군	일반우유	125	10	6	7	우유 200cc(1컵), 두유 200cc(1컵), 전지분유 25g(5큰 스푼)
	저지방 우유	80	10	6	2	저지방 우유 200cc(1컵)
과 일 군		50	12	–	–	사과(부사) 80g, 배 110g, 귤 120g, 딸기 150g, 단감 50g, 수박 150g, 참외 150g

표 2-3 곡류군에 속하는 식품

1교환단위당 영양소량 : 100칼로리
당질 23g, 단백질 2g

식품명	무 게(g)	목측량
밥류		
쌀 밥	70	1/3공기(소)
보리밥	70	1/3공기(소)
현미밥	70	1/3공기(소)
죽류		
쌀 죽	70	2/3공기(소)
알곡류 및 가루제품		
기 장	30	
녹 두	70	
녹말가루	30	5큰술
미숫가루	30	1/4컵(소)
밀가루	30	5큰술
백 미	30	3큰술(=1/5 쌀컵)
보리(쌀보리)	30	3큰술
완두콩	70	1/2컵(소)
율 무	30	3큰술
차수수	30	3큰술
차 조	30	3큰술
찹 쌀	30	3큰술
팥(붉은 것)	30	3큰술
현 미	30	3큰술
국수류		
냉면(건조)	30	
당면(생것)	30	
마른국수	30	
메밀국수(건조)	30	
메밀국수(생것)	40	
삶은 국수	90	
스파게티(건조)	30	
스파게티(삶은 것)	90	
쌀국수(건조)	30	
쌀국수(조리된 것)	90	
우동(생면)	70	
쫄면(건조)	30	
칼국수류(건조)	30	

(계속)

식 품 명	무 게(g)	목 측 량
감자류 및 전분류		
감 자	140	중 1개
고구마	70	중 1/2개
돼지감자	140	
찰옥수수(생것)	70	1/2개
토 란	140	
떡류		
가래떡	50	썬 것 11~12개
백설기	50	
송편(깨)	50	
시루떡	50	
인절미	50	3개
절 편	50	1개(5.5×5×1.5cm)
증 편	50	
빵류		
식 빵	35	1쪽(11×10×1.5cm)
모닝빵	35	중 1개
바게트빵	35	중 2쪽
묵류		
도토리묵	200	1/2모(6×7×4.5cm)
녹두묵	200	
메밀묵	200	
기타		
강냉이(옥수수)	30	1.5공기(소)
누룽지(마른 것)	30	지름 11.5cm
마	100	
밤	60	대 3개
오트밀	30	
은 행	60	1/3컵(소)
콘플레이크	30	3/4컵(소)
크래커	20	5개

표 2-4 저지방어육류군에 속하는 식품

1교환단위당 영양소량 : 50칼로리
단백질 8g, 지방 2g

식 품 명	무 게(g)	목 측 량
고기류		
닭고기(껍질, 기름제거 살코기)	40	소 1토막(탁구공 크기)
닭부산물(모래주머니)	40	
돼지고기(기름기 전혀 없는 살코기)	40	로스용 1장(12×10.3cm)
소 간◑	40	
쇠고기(사태, 홍두깨 등)	40	로스용 1장(12×10.3cm)
오리고기	40	
육 포	15	1장(9×6cm)
칠면조	40	
생선류		
가자미	50	소 1토막
광 어	50	소 1토막
대 구	50	소 1토막
동 태	50	소 1토막
미꾸라지(생것)	50	소 1토막
병 어	50	소 1토막
복 어	50	소 1토막
아 귀	50	소 1토막
연 어	50	소 1토막
옥돔(반건)	50	소 1토막
적 어	50	소 1토막
조 기	50	소 1토막
참도미	50	소 1토막
참 치	50	소 1토막
코다리	50	소 1토막
한 치	50	소 1토막
홍 어	50	소 1토막
건어물류 및 가공품		
건오징어채◑	15	
게맛살	50	
굴 비	15	1/2토막
멸 치	15	잔 것 1/4컵(소)
뱅어포	15	1장
북 어	15	1/2토막
어묵(찐 것)	50	1/3개(5.5cm)
쥐치포	15	1/2개(12×7cm)

◑ 콜레스테롤이 많은 식품 (계속)

식품명	무 게(g)	목측량
젓갈류		
명란젓◑	40	
어리굴젓	40	
창란젓◑	40	
기타 해산물		
개 불	70	
굴	70	1/3컵(소)
꼬막조개	70	
꽃 게	70	소 1마리
낙 지	100	1/2컵(소)
날치알	50	
대하(생것)	50	
멍 게	70	1/3컵(소)
문 어◑	70	1/3컵(소)
물오징어◑	50	몸통 1.3등분
미더덕	100	3/4컵(소)
새우(깐새우)◑	50	1/4컵(소)
새우(중하)◑	50	3마리
전 복◑	70	소 2개
조갯살	70	1/3컵(소)
해 삼	200	$1\frac{1}{3}$컵(소)
홍 합	70	1/3컵(소)

◑ 콜레스테롤이 많은 식품

표 2-5 중지방어육류군에 속하는 식품

1교환단위당 영양소량 : 75칼로리
단백질 8g, 지방 5g

식품명	무 게(g)	목측량
고기류		
돼지고기(안심)	40	
샐러드햄	40	
소곱창◑	40	
쇠고기(등심, 안심)	40	로스용 1장(12×10.3cm)
쇠고기(양지)	40	
햄(로스)	40	2장(8×6×0.8cm)
생선류		
갈 치	50	소 1토막
고등어	50	소 1토막
과메기(꽁치)	50	
꽁 치	50	소 1토막
도루묵	50	
메 로	50	
민 어	50	소 1토막
삼 치	50	소 1토막
임연수어	50	소 1토막
장 어◑	50	소 1토막
전갱이	50	소 1토막
준 치	50	소 1토막
청 어	50	소 1토막
훈제연어	50	소 1토막
가공품		
어묵(튀긴 것)	50	1장(15.5×10cm)
알류		
달 걀◑	55	중 1개
메추리알◑	40	5개
콩류 및 가공품		
검정콩	20	2큰술
낫 또	40	작은포장단위 1개
대두(노란콩)	20	
두 부	80	1/5모(420g 포장두부)
순두부	200	1/2봉(지름 5×10cm)
연두부	150	1/2개
콩비지	150	1/2봉, 2/3공기(소)

◑ 콜레스테롤이 많은 식품

표 2-6 고지방어육류군에 속하는 식품

1교환단위당 영양소량 : 100칼로리
단백질 8g, 지방 8g

식품명	무 게(g)	목측량
고기류 및 가공품		
개고기	40	
닭고기(껍질포함)★	40	닭다리 1개
돼지갈비	40	
돼지머리, 편육★	30	
돼지족, 돼지머리★	40	
런천미트★	40	5.5×4×1.8cm
베이컨	40	$1\frac{1}{4}$장
비엔나소시지★	40	5개
삼겹살★	40	
소갈비★	40	소 1토막
소꼬리★	40	
프랑크소시지★	40	$1\frac{1}{3}$개
생선류 및 가공품		
고등어통조림	50	1/3컵(소)
꽁치통조림	50	1/3컵(소)
뱀장어◑	50	소 1토막
유 부	30	5장(초밥용)
참치통조림	50	1/3컵(소)
치 즈	30	1.5장

★ 포화지방산이 많은 식품
◑ 콜레스테롤이 많은 식품

표 2-7 채소군에 속하는 식품

1교환단위당 영양소량 : 20칼로리
당질 3g, 단백질 2g
(가나다 순)

식품명	무 게(g)	목측량
곰취	70	
가지	70	지름 3cm×길이 10cm
고구마줄기	70	익혀서 1/3컵
고비	70	
고사리(삶은 것)	70	1/3컵
고춧잎♠	70	
근대	70	익혀서 1/3컵
깻잎	40	20장
냉이	70	
늙은 호박(생것)	70	4×4×6cm
늙은 호박, 호박고지	7	
단무지	70	
단호박♠	40	1/10개(지름 10cm)
달래	70	
당근♠	70	4×5cm 또는 대 1/3개
대파	40	
더덕	40	
도라지♠	40	
돌나물	70	
두릅	70	
돌미나리	70	
마늘	7	
마늘쫑	40	3개(6.5~7cm)
머위	70	
무	70	지름 8cm×길이 1.5cm
무말랭이	7	불려서 1/3컵
무청, 삶은 것	70	
미나리	70	익혀서 1/3컵
배추	70	중 3잎
부추	70	익혀서 1/3컵
붉은 양배추	70	1/5개(9×4×6cm)
브로콜리	70	
상추	70	소 12장
셀러리	70	길리 6cm 6개
숙주	70	익혀서 1/3컵
시금치	70	익혀서 1/3컵
쑥♠	40	

♠ 당질을 6g 이상 함유하고 있으므로 섭취 시 주의하여야 할 채소

(계속)

식품명	무 게(g)	목측량
쑥갓	70	익혀서 1/3컵
아욱	70	잎넓이 20cm 5장 (익혀서 1/3컵)
애호박	70	지름 6.5cm×두께 2.5cm
양배추	70	
양상추	70	
양파	70	
연근♠	40	
열무	70	
오이	70	중 1/3개
우엉♠	40	
원추리	70	
자운영, 싹	70	
죽순(생것)	70	
죽순, 통조림	70	
참나물	70	
청경채	70	
취나물(건조)	7	
치커리	70	
케일	70	잎넓이 30cm 1½장
콜리플라워, 꽃양배추	70	
콩나물	70	익혀서 2/5컵
파프리카, 녹색	70	대 1개
파프리카, 적색	70	
파프리카, 주황색	70	
풋고추	70	중 7~8개
풋마늘	70	
피망	70	중 2개
해조류		
곤약	70	
김	2	1장
매생이	20	
미역(생것)	70	
우뭇가사리, 우무	70	
톳(생것)	70	
파래(생것)	70	

(계속)

식품명	무 게(g)	목측량
버섯류		
느타리버섯(생것)		7개(8cm)
만가닥버섯(건조)	50	
송이버섯(생것)	50	소 2개
양송이버섯(생것)	50	3개(지름 4.5cm)
팽이버섯(생것)	50	
표고버섯(건조)	7	
표고버섯(생것)	50	대 3개
해조류		
갓김치	50	
깍두기	50	10개(1.5cm 크기)
나박김치	70	
동치미	70	
배추김치	50	6~7개(4.5cm)
총각김치	50	2개
채소주스		
당근주스	50	1/4컵(소)

♠ 당질을 6g 이상 함유하고 있으므로 섭취 시 주의하여야 할 채소

표 2-8 지방군에 속하는 식품

1교환단위당 영양소량 : 45칼로리/지방 5g

식품명	무 게(g)	목측량
견과류		
검정깨(건조)	8	
참깨(건조)	8	1큰스푼
땅콩◆	8	8개(1큰스푼)
아몬드◆	8	7개◆
잣	8	50알(1큰스푼)
캐슈넛(조미한 것)◆	8	
파스타치오◆	8	10개
해바라기씨	8	1큰스푼
호두	8	중 1.5개
호박씨(건조)	8	
호박씨(조미한 것)	8	
흰깨(건조)	8	
흰깨(볶은 것)	8	

(계속)

식품명	무 게(g)	목측량
고체성 기름		
땅콩버터	8	
마가린	5	1작은스푼
버터★	5	1작은스푼
쇼트닝★	5	1작은스푼
드레싱		
라이트 마요네즈	5	1작은스푼
마요네즈	5	1작은스푼
사우전드 드레싱	10	2작은스푼
이탈리안 드레싱	10	2작은스푼
프렌치 드레싱	10	2작은스푼
식물성 기름		
들기름	5	1작은스푼
미강유	5	1작은스푼
옥수수기름	5	1작은스푼
올리브유◆	5	
홍화씨기름◆	5	1작은스푼
참기름	5	1작은스푼
카놀라유◆	5	1작은스푼
콩기름	5	1작은스푼
포도씨유	5	
해바라기유	5	

★ 포화지방산이 많은 식품

◆ 단일불포화지방산이 많은 식품

표 2-9 일반우유군에 속하는 식품

1교환단위당 영양소량 : 125칼로리
당질 10g, 단백질 6g, 지방 7g

식품명	무 게(g)	목측량
두유(무가당)	200	1컵(1팩)
락토우유	200	1컵(1팩)
일반우유	200	1컵(1팩)
전지분유	25	5큰스푼
조제분유	25	5큰스푼

표 2-10 저지방우유군에 속하는 식품

1교환단위당 영양소량 : 80칼로리
당질 10g, 단백질 6g, 지방 2g

식품명	무 게(g)	목측량
저지방우유(2%)	200	1컵(1팩)

표 2-11 과일군에 속하는 식품

1교환단위당 영양소량 : 50칼로리
당질 12g

식품명	무 게(g)	목측량
감		
단감	50	중 1.3개
연시, 홍시	80	소 1개, 대 1/2개
곶감	15	소 1/2개
감귤류		
귤	120	
금귤	60	7개
오렌지	100	대 1/2개
유자	100	
자몽	150	중 1/2개
한라봉	100	
귤(통조림)	70	
대추		
대추(생것)	50	
대추(말린 것)	15	5개
두리안	40	
딸기		
딸기	150	중 7개
산딸기	150	
리치	70	
망고	70	
매실	150	

(계속)

식품명	무 게(g)	목측량
무화과		
무화과(생것) 무화(건조)	80 15	
멜론(머스크)	120	
바나나		
바나나(생것) 바나나(건조)	50 10	중 1/2개
배		
복숭아		
백도 복숭아(천도) 복숭아(황도) 백도(통조림) 황도(통조림)	150 150 150 60 60	소 1개 소 2개 중 1/2개 반절 1쪽 반절 1쪽
블루베리		
블루베리 블루베리(통조림)	80 50	
사과(후지)	80	중 1/3개
살구	150	
석류	80	
수박	150	중 1쪽
앵두	150	
올리브		
올리브 올리브(건조)	60 15	
자두	150	특대 1개
참외	150	중 1/2개
체리	80	
키위	80	중 1개

(계속)

식품명	무 게(g)	목측량
토마토		
방울토마토	300	
토마토	350	소 2개
파인애플		
파인애플	200	
파인애플(통조림)	70	
파파야	200	
포도		
청포도	80	
포도	80	소 19알
포도(거봉)	80	11개
포도(건조)	15	
후르츠칵테일(통조림)	60	
주스		
배주스	80	
사과주스	100	1/2컵(소)
오렌지주스(무가당)	100	1/2컵(소)
토마토주스	100	1/2컵(소)
파인애플주스	100	1/2컵(소)
포도주스	80	

3. 신장질환 식품교환표

신장질환 환자를 위한 식품교환표는 단백질, 나트륨, 칼륨, 인 등의 영양소 섭취를 조절할 필요가 있는 신장질환 환자를 위해 1997년 대한영양사회, 대한신장학회, 한국영양학회에서 공동으로 제작하였다.

신장질환 식품교환표는 곡류군, 어육류군, 채소군, 지방군, 우유군, 과일군, 열량보충군의 일곱 가지 식품군으로 구성되어 있다. 채소군과 과일군은 각각 칼륨함량을 기준으로 세분하였다.

1교환단위는 1회 섭취 분량이나 거래 단위를 기준으로 영양소 함량이 비슷한 분량을 정한 것이다. 심한 단백질 제한의 경우 부족한 칼로리를 보충할 수 있도록 열량보충식품도 포함되어 있다. 상용 식품을 대상으로 곡류군은 주식으로, 어육류군과 채소군은 부식으로, 지방군은 조리용 기름으로, 우유군, 과일군, 열량보충군은 간식으로 이용하여 식사를 계획한다.

1) 곡류군

곡류군은 대부분 주식이 되는 식품으로 구성되어 있으며, 주된 에너지원일 뿐 아니라 약간의 단백질도 함유되어 있다. 곡류군 1교환단위와 곡류군 중 칼륨이나 인 함량이 많아 섭취를 주의해야 하는 식품은 표 3-4와 같다.

2) 어육류군

어육류군은 질이 좋은 단백질로 구성되어 있으므로 반드시 허용된 범위 내에서 섭취해야 한다.

3) 채소군

채소군은 칼륨의 함량에 따라 채소군 1(칼륨 저함량), 채소군 2(칼륨 중등함량), 채소군 3(칼륨 고함량)의 3개 군으로 분류하였으며, 1교환단위의 분량은 대부분 목측량 1/2컵을 기준으로 통일되어 있다.

각 그룹의 칼륨 함량은 100mg, 200mg, 400mg이다. 칼륨을 제한해야 하는 경우 채소군 3(칼륨 고함량)의 식품들은 식단에서 제외하도록 한다.

4) 지방군

지방군은 소화 흡수 후 노폐물을 거의 생성하지 않아서 신장에 부담을 주지 않는다. 적은 양으로도 많은 에너지를 낼 수 있고 단백질을 많이 제한하는 경우 농축 에너지원으로 사용되어 체단백의 손실을 막을 수 있다.

5) 우유군

우유군은 양질의 단백질로 구성되어 있으나 대체로 칼륨과 인의 함량이 높기 때문에 1일 허용된 양 이상은 섭취하지 않는 것이 좋다.

6) 과일군

과일군은 칼륨 함량에 따라 3개의 그룹으로 분류하여 과일군 1(칼륨 저함량), 과일군 2(칼륨 중등함량), 과일군 3(칼륨 고함량)으로 나누었으며, 각 그룹의 칼륨 함량은 채소군과 같이 100mg, 200mg, 400mg이다. 칼륨을 제한해야 하는 경우 과일군 3(칼륨 고함량)의 식품들은 식단에서 제외하는 것이 좋다.

7) 열량보충군

단백질을 많이 제한하는 경우 열량보충군으로 에너지를 보충해 주면 체단백의 손실을 막을 수 있으며 소화 흡수 후 노폐물이 거의 생기지 않으므로 신장에 부담을 줄일 수 있다. 단, 복막투석을 하고 있는 경우에는 복막투석액 내에 이미 당분이 포함되어 있으므로 열량보충군의 섭취는 바람직하지 않다.

표 3-1 신장질환 식품교환표

	단백질(g)	나트륨(mg)	칼 륨(mg)	인(mg)	칼로리(kcal)
곡류군	2	2	30	30	100
어육류군	8	50	120	90	75
채소군 1	1	미량	100	20	20
2	1	미량	200	20	20
3	1	미량	400	20	20
지방군	0	0	0	0	45
우유군	6	100	300	180	125
과일군 1	미량	미량	100	20	50
2	미량	미량	200	20	50
3	미량	미량	400	20	50
열량보충군	0	3	20	5	100

표 3-2 신장질환 환자의 치료 방법에 따른 식사 지침

	에너지 (kcal/kg)	단백질 (g/kg)	소금 (g/day)	칼륨 (mg)	인 (mg/단백질g)	수분 (mL)	비타민
급성 신부전	35~50	0.6~0.8	상태에 따라 조절 5~10	보통은 제한하지 않으나 고칼륨혈증일 경우 2,000~2,500으로 제한	10~12	소변량+500	필요하면 보충제 복용
만성 신부전	30~50	0.6~0.8	5~10	보통은 제한하지 않으나 고칼륨혈증일 경우 2,000~2,500으로 제한	10~12	소변량+500	필요하면 보충제 복용
네트로제 증후군	35~50	0.8~1.0+요단백질 손실량 증상에 따라 1.5	5~10	제한하지 않음	제한하지 않음	자유롭게	필요하면 보충제 복용
혈액투석	35~50	1.2~1.4(동물성 단백질 60% 이상)	5~10	2,000~3,000	10~12	소변량+500	필요하면 보충제 복용
복막투석	25(보충이 필요 시: 40~50)	1.2~1.5(동물성 단백질 60% 이상)	5~10	보통은 제한하지 않음	10~12	자유롭게	필요하면 보충제 복용
신장이식	35~50	1.2~1.5	상태에 따라 조절 10~15	제한하지 않음	제한하지 않음	자유롭게	필요하면 보충제 복용

(1) 곡류군

곡류군은 대부분 주식이 되는 식품들로 구성되어 있으며, 좋은 에너지원일뿐 아니라 약간의 단백질도 포함되어 있다.

표 3-3 곡류군 1교환단위의 영양소 함량과 식품의 예

1교환단위의 영양소 함량	단백질(g)	나트륨(mg)	칼륨(mg)	인(mg)	에너지(kcal)
	2	2	30	30	100

식품명	가식부 무게(g)	목측량
쌀밥	70	1/3 공기
국수(삶은 것)*	90	1/2 공기
식빵*	35	1쪽
백미	30	3큰술
찹쌀	30	3큰술
밀가루	30	5큰술
마카로니	30	
가래떡	50	썬 것 11개
백설기	40	$6\times2\times3cm^3$
인절미	50	3개
절편(흰떡)	50	2개
카스텔라	30	$6.5\times5\times4.5cm^3$
크래커	20	5개
콘플레이크	30	3/4컵

*이 식품들은 다른 식품에 비해 나트륨과 단백질이 많기 때문에 제한해야 되는 경우에는 1일 1회 이하로 섭취하도록 한다.

표 3-4 곡류군 중 주의해야 할 식품

식품명	가식부 무게(g)	목측량	칼륨 주의 (60mg 이하)	인 주의 (60mg 이하)
감 자	180	대 1개	•	•
고구마	100	중 1/2개	•	
토 란	250	2컵	•	•
검정쌀	30	3큰술	•	•
보리쌀	30	3큰술	•	
현미쌀	30	3큰술	•	•
보리밥	70	1/3공기	•	
현미밥	70	1/3공기	•	•
녹 두	30	3큰술	•	•
율 무	30	3큰술	•	•
차수수	30	3큰술	•	•
차 조	30	3큰술	•	•
팥(붉은 것)	30	3큰술	•	•
호 밀	30	3큰술	•	
밤(생것)	60	중 6개		•
은행	60		•	•
메밀국수(건면)	30		•	
메밀국수(삶은 것)	90			•
시루떡	50		•	
보리미숫가루	30	5큰술		•
빵가루	30			•
오트밀	30	1/3컵	•	•
핫케이크 가루	25			•
옥수수	50	1/2	•	•
팝 콘	20		•	

• 이 식품들은 칼륨이나 인이 많기 때문에 제한해야 되는 경우 주의해야 한다.

(2) 어육류군

어육류군은 질이 좋은 단백질로 구성되어 있으므로 반드시 허용된 범위 내에서 섭취해야 한다.

표 3-5 어육류군 1교환단위의 영양소 함량과 식품의 예

1교환단위의 영양소 함량	단백질(g)	나트륨(mg)	칼륨(mg)	인(mg)	에너지(kcal)
	8	50	120	90	75

	식품명	가식부 무게(g)	목측량
고기류	쇠고기	40	로스용 1장(12×10.3cm)
	돼지고기	40	로스용 1장(12×10.3cm, 탁구공크기)
	닭고기	40	소 1토막(탁구공 크기)
	개고기	40	소 1토막(탁구공 크기)
	쇠 간	40	1/4컵
	쇠갈비	40	소 1토막
	우설	40	1/4컵
	돼지족, 돼지머리, 삼겹살	40	썰어서 4쪽(3×3cm)
	쇠곱창	60	1/2컵
	쇠꼬리	60	소 2토막
생선류	각종 생선류	40	소 1토막
건어물 및 해산물	뱅어포	10	1장
	북어	10	중 1/4토막
	새우	40	중하 3마리, 보리새우 10마리
	문어*	50	1/3컵
	물오징어*	50	
	꽃게*	50	중 1마리
	굴*	70	1/3컵
	낙지*	70	1/2컵
	전복	70	중 1마리
알류 및 콩류	달걀	60	대 1개
	메추리알	60	5개
	두부	80	1/6모
	순두부	200	1컵
	연두부	150	1/2개

*이 식품들은 다른 식품에 비해 염분이 약간 많으므로 물에 담가 염분을 충분히 뺀 후 조리해야 한다.

표 3-6 어육류군 중 주의해야 할 식품

식품명	가식부 무게(g)	목측량	칼륨 주의 (60mg 이하)	인 주의 (60mg 이하)
검정콩	20	2큰술	•	
노란콩	20	2큰술	•	
햄(로스)	50	1쪽(8×6×1cm)		•
런천미트	50	1쪽(5.5×4×2cm)		•
프랑크소시지	50	1.5개		•
생선통조림	40	1/3컵		•
치 즈	40	2장		•
잔멸치	15	1/4컵		•
오징어(건)	15	중 1/4마리(몸통)		•
조갯살	70	1/3컵		•
홍합(깐 것)	70	1/3컵		•
어 묵	80			•

• 이 식품들은 칼륨이나 나트륨이 많기 때문에 이들을 제한해야 하는 경우 주의해야 한다.

(3) 채소군

채소군은 칼륨의 함량에 따라 3개의 그룹으로 분류하였으며, 1교환단위의 분량은 대부분 목측량 1/2컵을 기준으로 통일되어 있다. 칼륨을 제한해야 하는 경우 채소군 3(칼륨 고함량)의 식품들은 식단에서 제외하도록 한다.

표 3-7 채소군 1(포타슘 저함량) 1교환단위의 영양소 함량과 칼륨 저함량 식품의 예

1교환단위의 영양소 함량	단백질(g)	나트륨(mg)	칼륨(mg)	인(mg)	에너지(kcal)
	1	미량	100	20	20

식품명	가식부 무게(g)	목측량
달래	30	생 1/2컵
당근	30	생 1/2컵
김	2	1장
깻잎	20	20장
풋고추	20	중 2~3장

(계속)

표 3-7 채소군 1(칼륨 저함량) 1교환단위의 영양소 함량과 칼륨 저함량 식품의 예 (계속)

식품명	가식부 무게(g)	목측량
생표고버섯	30	중 5개
더덕	30	중 2개
치커리	30	중 12잎
배추	70	소 3~4장
양상추	70	중 3~4장
마늘쫑	40	익혀서 1/2컵
파	40	익혀서 1/2컵
팽이버섯	40	익혀서 1/2컵
냉이	50	익혀서 1/2컵
무청	50	익혀서 1/2컵
양파	50	익혀서 1/2컵
양배추	50	익혀서 1/2컵
가지	70	익혀서 1/2컵
고비(삶은 것)	70	익혀서 1/2컵
고사리(삶은 것)	70	익혀서 1/2컵
무	70	익혀서 1/2컵
숙주	70	익혀서 1/2컵
오이	70	익혀서 1/2컵
죽순(통)	70	익혀서 1/2컵
콩나물	70	익혀서 1/2컵
피망	70	익혀서 1/2컵
녹두묵	100	1/4모
메밀묵	100	1/4모
도토리묵	100	1/4모

표 3-8 채소군 2(칼륨 중등함량) 1교환단위의 영양소 함량과 칼륨 중등 함량 식품의 예

1교환단위의 영양소 함량	단백질(g)	나트륨(mg)	칼륨(mg)	인(mg)	에너지(kcal)
	1	미량	200	20	20

식품명	가식부 무게(g)	목측량
무말랭이	10	불려서 1/2컵
두릅	50	3개
상추	70	중 10장
셀러리	70	6cm 길이 6개
케일	70	10cm 길이 10장
도라지	50	익혀서 1/2컵
연근	50	익혀서 1/2컵

(계속)

표 3-8 채소군 2(칼륨 중등함량) 1교환단위의 영양소 함량과 칼륨 중등 함량 식품의 예 (계속)

식품명	가식부 무게(g)	목측량
우엉	50	익혀서 1/2컵
풋마늘	50	익혀서 1/2컵
고구마순	70	익혀서 1/2컵
느타리 ★	70	익혀서 1/2컵
열무	70	익혀서 1/2컵
애호박	70	익혀서 1/2컵
중국부추	70	익혀서 1/2컵

★ 인이 많이 함유된 식품이다.

표 3-9 채소군 3(칼륨 고함량) 1교환단위의 영양소 함량과 칼륨 고함량 식품의 예

1교환단위의 영양소 함량	단백질(g)	나트륨(mg)	칼륨(mg)	인(mg)	에너지(kcal)
	1	미량	400	20	20

식품명	가식부 무게(g)	목측량
양송이	70	중 5개
고춧잎	50	익혀서 1/2컵
아욱	50	익혀서 1/2컵
근대	70	익혀서 1/2컵
머위	70	익혀서 1/2컵
물미역	70	익혀서 1/2컵
미나리	70	익혀서 1/2컵
부추	70	익혀서 1/2컵
쑥 ★	70	익혀서 1/2컵
쑥갓	70	익혀서 1/2컵
시금치	70	익혀서 1/2컵
죽순	70	익혀서 1/2컵
취	70	익혀서 1/2컵
단호박	100	익혀서 1/2컵
늙은호박 ★	150	익혀서 1/2컵

★ 인이 많이 함유된 식품이다.

(4) 지방군

지방군은 소화 흡수 후 노폐물을 거의 생성하지 않아서 신장에 부담을 주지 않는다. 적은 양으로도 많은 에너지를 낼 수 있고 단백질을 많이 제한하는 경우 농축 에너지원으로 사용되어 체단백의 손실을 막을 수 있다.

표 3-10 지방군의 영양소 함량과 식품의 예

1교환단위의 영양소 함량	단백질(g)	나트륨(mg)	칼륨(mg)	인(mg)	에너지(kcal)
	0	0	0	0	45

식품명	가식부 무게(g)	목측량
들기름	5	1작은술
미강유	5	1작은술
옥수수기름	5	1작은술
유채기름	5	1작은술
콩기름	5	1작은술
참기름	5	1작은술
카놀라유	5	1작은술
쇼트닝	5	1.5작은술
마가린	6	1.5작은술
버터	6	1.5작은술
마요네즈	7	1.5작은술

표 3-11 지방군 중 주의해야 할 식품

식품명	가식부 무게(g)	목측량
베이컨	7	1조각
땅콩	10	10개(1큰술)
아몬드	8	7개
잣	8	1큰술
참깨	8	1큰술
파스타치오	8	10개
해바라기씨	8	1큰술
호두	8	대 1개 또는 중 1.5개

(5) 우유군

우유군은 질이 좋은 단백질로 구성되어 있으나 대체로 칼륨과 인이 많기 때문에 1일 허용된 양 이상은 섭취하지 않는 것이 좋다.

표 3-12 우유군의 영양소 함량과 식품의 예

1교환단위의 영양소 함량	단백질(g)	나트륨(mg)	칼륨(mg)	인(mg)	에너지(kcal)
	6	100	300	180	125
식품명	**가식부 무게(g)**			**목측량**	
요구르트(액상) ◑	5			1작은술	
요구르트(호상) ◑	5			1작은술	
우유	5			1작은술	
락토우유	5			1작은술	
저지방우유(2%)	5			1작은술	
두유	5			1작은술	
연유(가당) ◑	5			1작은술	
조제분유	5			1.5작은술	
아이스크림 ◈	6			1.5작은술	

1컵 = 200cc

◑ 요구르트나 연유(가당)는 1교환단위의 에너지가 기준치의 1.5배이다.

◈ 아이스크림은 1교환단위의 에너지가 기준치의 2.5배이다.

(6) 과 일

과일군은 칼륨 함량에 따라 3개의 그룹으로 분류하였으며 칼륨을 제한해야 하는 경우 과일군 3(칼륨 고함량)의 식품들은 식단에서 제외하는 것이 좋다.

표 3-13 과일군 1(칼륨 저함량) 1교환단위의 영양소 함량과 칼륨 저함량 식품의 예

1교환단위의 영양소 함량	단백질(g)	나트륨(mg)	칼륨(mg)	인(mg)	에너지(kcal)
	미량	미량	100	20	50
식품명	**가식부 무게(g)**			**목측량**	
귤(통)*	80			18알	
금귤	60			7개	
단감	80			중 1/2개	
연시	80			소 1개	

(계속)

표 3-13 과일군 1(칼륨 저함량) 1교환단위의 영양소 함량과 칼륨 저함량 식품의 예 (계속)

식품명	가식부 무게(g)	목측량
레몬	80	중 1개
사과	100	중 1/2개
사과주스	100	1/2컵
자두	80	대 1개
파인애플	100	중 1쪽
파인애플(통)*	120	대 1쪽
포도	100	19개
깐 포도(통)*	100	
후르츠칵테일(통)*	100	

표 3-14 과일군 2(칼륨 중등함량) 1교환단위의 영양소 함량과 칼륨 중등 함량 식품의 예

1교환단위의 영양소 함량	단백질(g)	나트륨(mg)	칼륨(mg)	인(mg)	에너지(kcal)
	미량	미량	200	20	50

식품명	가식부 무게(g)	목측량
귤	100	중 1개
다래	80	
대추(건)	20	8개
대추(생)	60	8개
배	100	대 1/4개
딸기	150	10개
백도	150	중 1/2개
황도	150	중 1/2개
살구	150	3개
수박	200	1쪽
오렌지	150	중 1개
오렌지 주스	100	1/2컵
자몽	150	중 1/2개
파파야	100	
포도(거봉)	150	11개

표 3-15 과일군 3(칼륨 고함량) 1교환단위의 영양소 함량과 칼륨 고함량 식품의 예

1교환단위의 영양소 함량	단백질(g)	나트륨(mg)	칼륨(mg)	인(mg)	에너지(kcal)
	미량	미량	400	20	50

식품명	가식부 무게(g)	목측량
곶감	50	중 1개
멜론(머스크)	120	1/8개
바나나	120	중 1개
앵두	120	
참외	120	소 1/2개
천도 복숭아	200	소 2개
키위	100	대 1개
토마토	250	대 1개
체리토마토	250	중 20개

(7) 에너지 보충군

단백질을 많이 제한하는 경우 충분한 에너지를 공급해 주면 체단백의 손실을 막을 수 있으며 소화 흡수 후 노폐물을 거의 생성치 않아 신장에 부담을 줄일 수 있다. 단, 복막투석을 하고 있는 경우에는 복막투석액 내에 이미 당분이 포함되어 있으므로 에너지 보충군의 섭취는 바람직하지 않다.

표 3-16 에너지 보충군 1교환 단위의 영양소 함량과 식품의 예

1교환단위의 영양소 함량	단백질(g)	나트륨(mg)	칼륨(mg)	인(mg)	에너지(kcal)
	0	3	20	5	100

식품명	가식부 무게(g)	식품명	가식부 무게(g)
과당	25	양갱	35
꿀	30	엿	30
녹말가루	30	물엿	30
당면	30	젤리	30
마멀레이드	40	잼	35
사탕	25	캐러멜	25
설탕	25	칼로리-S	25

표 3-17 에너지 보충군 중 주의해야 할 식품

식품명	가식부 무게(g)	식품명	가식부 무게(g)
초콜릿	20	황설탕	25
흑설탕	25	로열 젤리	80

이 식품들은 에너지가 높고 칼륨, 인 함량이 많으므로 주의해야 한다.

4. 혈액과 소변의 생화학검사와 기준치

검사항목	정상범위	참조사항
총단백질 알부민	6~8g/dl 3.5~5.5g/dl	단백질 섭취 부족에서 총단백질/알부민이 감소 1달 이상의 장기간 영양결핍시 혈청 알부민 수준이 감소
FBS(fasting blood sugar) PP2hr(식후 2시간 혈당) HBG A1C OGTT (oral glucose tolerance test)	70~110mg/dl 140mg/dl 6% 이하7	공복시 혈당 140mg/dl 이상 또는 공복시가 아닐 때 혈당치 200mg/dl 이상이면 당뇨병으로 진다. 적혈구 수명과 관계되어 대개 1~3개월 전 혈당조절 상태를 나타냄
Bun(blood urea nitrogen) Cr(creatinine)	10~20mg/dl 0.5~1.5mg/dl	BUN/Cr 수준은 신장기능을 측정하는 지표이다.
총콜레스테롤(chol)	130~200mg/dl	고콜레스테롤: 동맥경화 위험도 증가 저콜레스테롤: 영양실조 위험
중성지방	10~160mg/dl	비만인, 알코올 · 탄수화물 · 지방의 과량 섭취로 인해 증가
HDL-콜레스테롤	30~80mg/dl	chol/HDL콜레스테롤 비율이 4:1 또는 5:1
LDL-콜레스테롤	130mg/dl	미만인 것이 이상적이다.
sGOT sGPT γ-GTP	0~35IU/l 0~35IU/l 5~50IU/l	간 기능이상에 민감하게 반응하는 효소로 급성간염 초기에는 sGOT > sGPT이며, 회복됨에 따라 sGOT < sGPT로 바뀌며, 알코올성 간질환일 때는 γ-GTP가 상승함.
헤모글로빈(Hb) 헤마토크리트(Hct) 평균적혈구용적(MCV) 혈청 철분(serum iron) 철결합능(TIBC)	남 14~18g/dl 여 12~16g/dl 남 42~52% 여 37~47% 83~97fl 80~97μg/dl 250~460μg/dl	빈혈진단의 한 방법으로 쓰임 철분결핍성 빈혈시 TIBC를 제외한 모든 수치가 감소함 엽산이나 비타민 B_{12} 부족일 때는 MCV가 감소함.
HBs Ag(B형 간염 항원) HBs Ag(B형 간염 항체)	음성 음성/양성	감염 항원이 양성이면 감염상태이고, 항체가 음성이면 면역 주사를 맞음

참고 문헌

- 강다원 외 4인, "식품학", 지구문화사, 2007.
- 구재옥 외 5인, "영양교육의 이론과 실제", 파워북, 2007.
- 구제옥 외 5인, "이해하기 쉬운 영양학", 2008.
- 구재옥외 3인, "식이요법", 한국방송통신대학교 출판부, 2006.
- 권순자 외 7인, "웰빙 식생활", 2012.
- 김미경 외 13인, "건강기능식품", 교문사, 2010.
- 김선효 외 3인, "체중관리를 위한 영양과 운동", 파워북, 2007.
- 김화영외 12인, "영양 그리고 건강 제 3판", 교문사, 2012.
- 김현숙 외 8인, "21세기 스포츠 영양학", 2003.
- 김희숙 외 5인, "식사요법", 교문사, 2006.
- 나가타 다카유키, "GI 다이어트", 시공사, 2004.
- 남궁석, "도해 식품학", 광문각, 2004.
- "농촌진흥청 국립농업과학원 2011 식품성분표 제 8개정판", 2011.
- 농촌진흥청, "소비자가 알기 쉬운 식품영양가표", 대한지역사회영양학회, 2011.
- 대한가정의학회, "한국인의 평생건강관리", 고려의학, 2007.
- "대한당뇨병학회 당뇨병 식품교환표 활용지침. 제 3판", 2010.
- 대한비만학회, "비만의 진단과 치료", 대한비만학회, 2003.
- 대한비만학회, "임상비만학 3판 고려의학", 2008.
- 모수미 외 7인, "식사요법 제 2개정판", 교문사, 2005.
- 문수재 외 11인, "알기 쉬운 영양학 개정판", 수학사, 2011.
- 박선민 외 2인, "비만과 식생활", 라이프 사이언스, 2012.
- 박양규 외 2인, "전문인이 꼭 알아야 할 한국인의 영양치료", 엠디, 2009.
- 박영숙 외 4인, "영양교육과 상담 개정 3판", 교문사, 2010.
- 박용우 외 9인, "영양치료가이드", 도서출판 한미의학, 2003.
- 박태선, 김은경, "현대인의 생활영양", 교문사, 2011.
- 백승한, "식품영양 에세이", 지구문화사, 2007.
- 변광의 외 6인, "식품, 음식 그리고 식생활", 교문사, 2005.
- 보건복지부 질병관리본부, "2009 국민건강통계[(국민영양조사 제4기 3차년도 (2009)]", 보건복지부 질병관리본부 편, 2010.
- 보건복지뷰, "한국영양학회, 식품의약품안전청, 한국인 영양섭취기준 개정판", 2010.
- 서울대학교 의과대학 가정의학교실, "영양치료와 건강기능식품의 처방", 2003.
- 서정숙 외 3인, "영양학", 지구문화사, 2007.

- 손숙미외 3인, "다이어트와 관강", 교문사, 2011.
- 손숙미 외 5인, "임상영양학 개정판", 교문사 2011.
- 승정자 외 5인, "칼로리 핸드북", 교문사, 2006.
- 식품의약품안전청, "건강기능식품의 기능성 시험가이드 I", 식품의약품안전청, 2004.
- 식품의약품안전청, "건강기능식품의 기능성 시험가이드 II", 식품의약품안전청, 2004.
- 안승요 외 6인, "식품화학 제 2개정판", 교문사, 2010.
- 안용근, 김승경, "건강기능식품", 광문각, 2004.
- 안홍석 외 7인, "피부미용과 영양", 파워북, 2007.
- 윤옥현, 이영순, 이경자, 최경순, 오순덕, 이정실. "포인트 식사요법", 교문사, 2012.
- 이건순, "웰빙식생활과 건강", 라이프사이언스, 2012.
- 이명천 외 7인 역저, "스포츠영양학", 라이프사이언스, 2005.
- 이미숙 외 10인, "리빙토픽 영양과 식생활", 교문사, 2011.
- 이정원 외 4인, "영양판정", 교문사, 2007.
- 임양순 외 3인, "식생활관리", 교문사, 2011.
- 장경자, "맞춤영양정보", 교문사, 2005.
- 장유경 외 4인, "기초영양학 개정판", 교문사, 2011.
- 정영진 외 5인, "식생활과 다이어트 개정판", 파워북, 2009.
- 조신호 외 7인, "식품학", 교문사, 2008.
- 주은정 외 3인, "질병맞춤형 임상영양학", 교문사, 2012.
- 진희정 외 2인, "식품과 현대인의 건강", 지구문화사, 2006.
- 최경순, 이정실, "웰빙생활과 영양", 유림문화사, 2008.
- 최진호, 오두한 공저, "기초 생화학", 교문사, 2009.
- 최혜미 외 16인, "21세기 영양학 제 2 개정판", 교문사, 2010.
- 최혜미 외 11인, "교양인을 위한 21세기 영양과 건강이야기", 라이프사이언스, 2012.
- 최홍식, "식품과 현대인의 식생활", 지구문화사, 2005.
- 통계청, "사망원인 통계연보 2010", 통계청, 2011.
- 한국산업간호협회, "사업장보건인 금연지도자교육과정", 한국산업간호협회, 2007.
- 한국영양학회, "식품영양소 함량 자료집", 한국영양학회, 2009.
- 한영실, "쉽게 찾는 칼로리북", 현암사, 2004.
- 한정순 외 5인, "간호와 영양", 지구문화사, 2010.
- 한정순 외 3인, "생애주기 영양학", 지구문화사, 2012.
- 한정순, "맞춤검사매뉴얼 북", 영기획, 2005.
- 한정순, "맞춤영양처방 매뉴얼 북", 영기획, 2005.
- 한정순 외 15인, "식이요법", 역서, 2011.

- 한정순, "임상영양치료학", 지구문화사, 2005.
- 한정순 외 6인, "뷰티영양학", 지구문화사, 2011.
- 한정순 외 2인, "현대인의 식생활과 건강", 지구문화사, 2013.
- 황진아 외 7인, "재미있는 인체생리학", 2012.
- 현화진 외 3인, "쉽게 보는 식품 칼로리와 영양성분표", 교문사, 2007.
- 홍희옥, 맹원재 공저, "현대인의 식생활과 건강", 건국대학교 출판부 2005.

- Bonnie S., Worthington-Roberts and Sue Rodwell Williams: "Nutrition throught the life cycle" 4th, McGrow Hill, 2000.
- Debruyne LK, Pinna K, Whitney E. Nutrition and Diet therapy 7th ed. Thmoson wodworth, 2008.
- Grodner M, Roth S.L., Walkingshaw B.C Foundations and clinical applications of nutrition 2nd. Elsevier Inc. 2007.
- Herlihy B The human body in health and illness. 4th ed. Elsevier saunders, 2011.
- International Obesity Task Force, Obesity the Global Epidemic, 2010.
- Jennie Brand-Miller, Thomas M. S. Wolever, Kaye Foster-Powell and Stephen Colagiuri: New Glucose Revolution The Dietary Solution for Lifelong Health, Marlowe & company, 2003.
- Judith E. Brown: Nutrition Now 3rd ed., Wadsworth Thomson, 2002.
- Liane M. Summerfield: Nutrition, Exercise, and Behavior- An Integrated Approach to Weight Management, Wadsworth Thomson 2001.
- Marcia Nahikian Nelms and Sara Long Anderson: Medical Nutrition Therapy- A Case Study approach, Wadsworth Thomson 2002.
- Michele Grodner, Sara Long Roth, Bonnie C. Walkingshaw, Nutritional foundations and clinical applications A nursing approach 5ed. Elsevier, 2012.
- Michelle McGuire, Kathy A. Beerman, Nutritional Science from fundamentals to food 3ed. Thomson, 2011.
- Melvin H. williams: Nutrition for Health, Fitness and Sport 6th, McGrow Hill, 2003.
- Robert Wildman and Barry Miller: Sports and Fitness Nutrition, Thomson Wadsworth, 2004.
- Stamford, B.A. & Shimer, P, Fitness without exercise, New York, Warner Books Inc, 2008.
- Whitney E., Debruyne LK, Pianna K, Rolfes SR, Nutrition for health and health care 3rded., 2010.
- WHO Report: Obesity- Preventing and Managing The Global Epidemic, World Health Organization Geeva, 2010.

찾아 보기

NEW 간호와 영양

2010년 3월 10일 초판 발행
2012년 2월 5일 재판 발행
2013년 3월 5일 개정 제2판 발행
2016년 2월 26일 개정 제3판 발행

저 자 한정순 · 고현주 · 김민주 · 배영주
서영승 · 이영미 · 최은숙

발행인 주 병 오

발행처 메디시인
경기도 파주시 회동길 209
파주출판문화정보산업단지
영업부 (031) 955-7566 · 7577
편집부 (031) 955-7731
FAX (031) 955-7730

등록번호 2005년 2월 16일 제 406-2005-000045 호

ISBN 979-11-86739-16-7 값 25,000 원

총판 지구문화사
JIGU PUBLISHING Co.

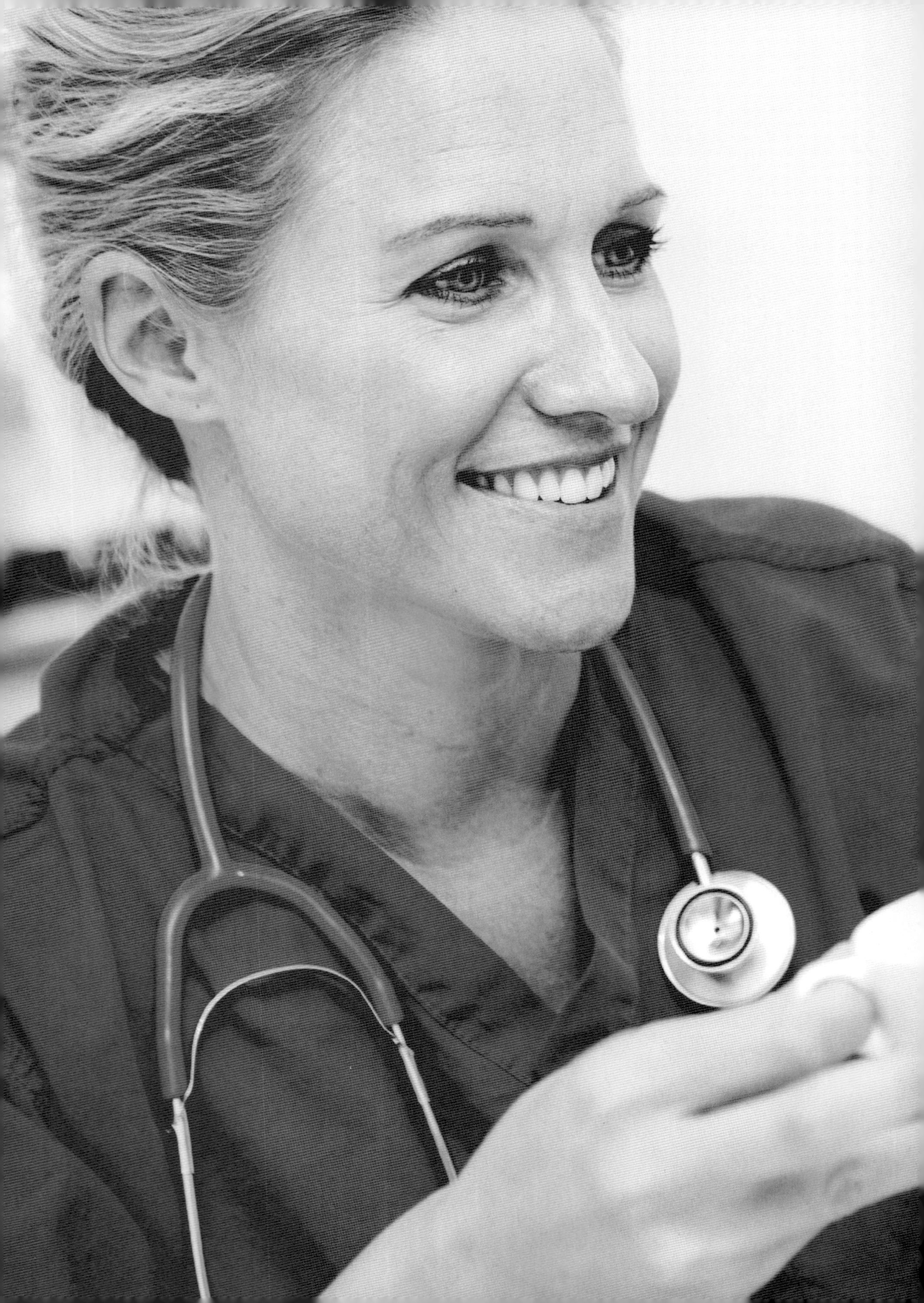

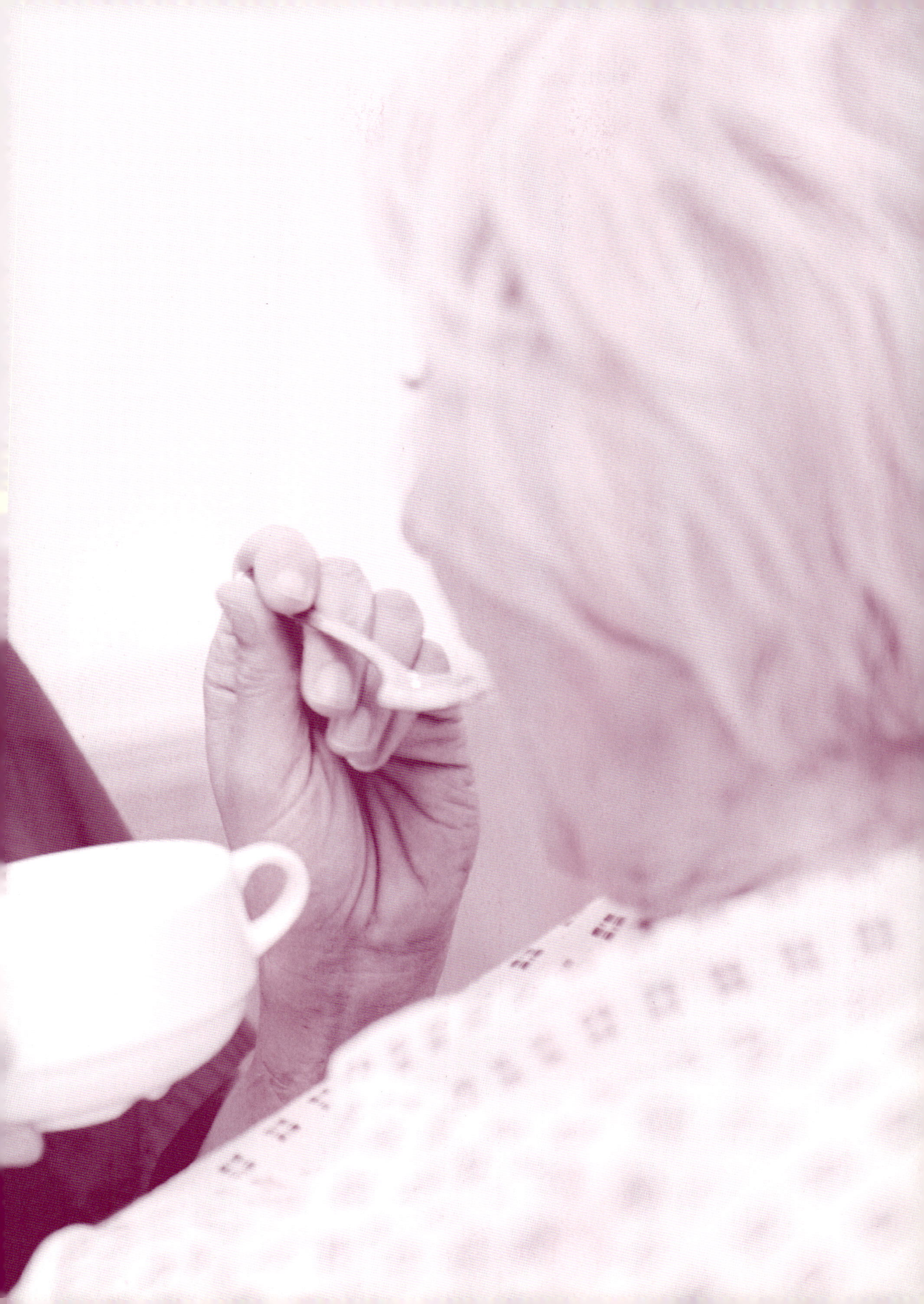